生理学

第3版

公益社団法人 東洋療法学校協会 編

内田さえ 著
原田玲子
佐藤優子
佐藤昭夫
鈴木敦子
鍵谷方子

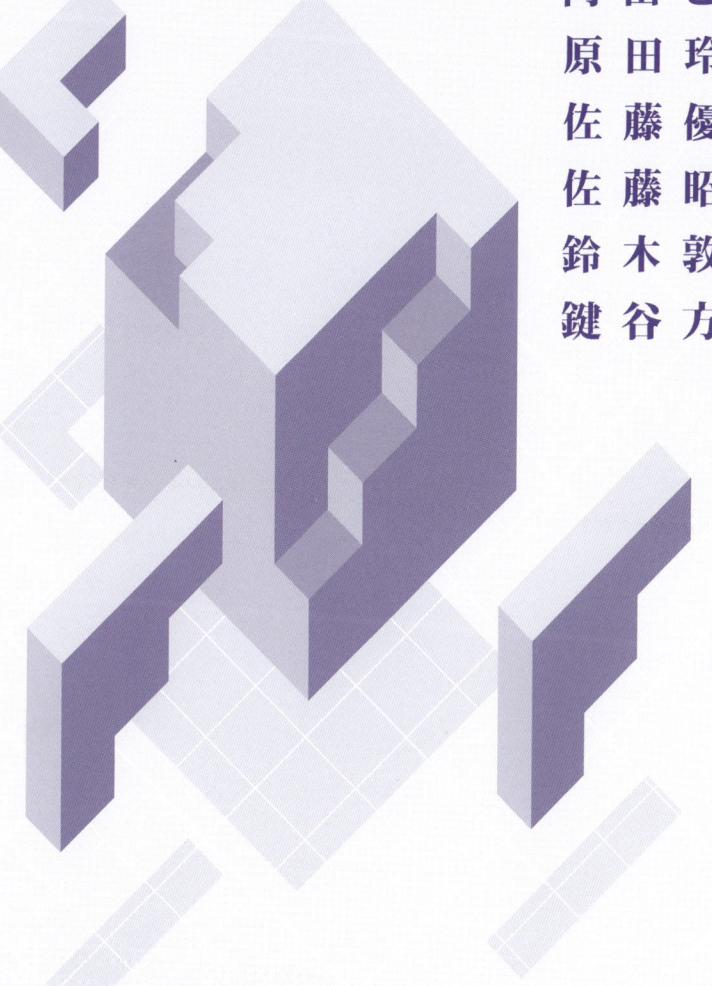

医歯薬出版株式会社

編者序

医学医療の目覚しい進歩により，わが国は世界一の長寿国となった．その一方で，生活習慣病の増加など高齢化の進展に伴う様々な問題を抱えている．国民医療費は増加の一途をたどり，介護保険においても，その総費用は制度創設時に比べ大きく増加している．こうした中，超高齢社会における医療・介護システムの構築や社会保障制度の改革などが喫緊の課題となっている．

公益社団法人東洋療法学校協会においては，国民の保健・医療・介護に寄与すべく，良き施術者の養成に向け，学術の振興や教員研修など教育に関する様々な事業に取り組んでいる．その中でも標準教科書の作成は，わが国の鍼灸・あん摩マッサージ指圧教育の根幹をなすものであり，近年のグローバル時代においては，その教育内容・レベルを国際社会に示す資料となりうることから，本協会において最も重要な事業として位置づけている．

医学医療は日進月歩であり，医療従事者は常に新しい知識・技術へとアップデイトしていく必要があることはいうまでもない．東洋療法の分野においても，長い歴史の中で継承されてきた伝統医学の知識や技術を大切にしつつ，新しい時代に相応しい医学医療として改良を加えていく自覚と責任が必要である．本協会教材研究部は，こうした高い理念のもと，適宜教科書の改訂に取り組んでおり，わが国鍼灸・あん摩マッサージ指圧教育の向上に大きく貢献している．

医学医療を取り巻く環境が変わりつつある中，医療そのものも大きな変革の時を迎えており，伝統医学への期待が高まっている．東洋療法の従事者は，国際社会における医療の動向にも目を向けながら，時代の移り変わりとともに多様化・複雑化する社会の健康ニーズに応えるため，生涯にわたって研鑽に努める態度や習慣が求められる．

自らの手で多くの人々の健康に貢献することこそ，東洋療法を学ぶ人達の夢であり使命である．本書がその夢の実現に向け，それぞれが進むべき道を切り拓く一助とならんことを願うものである．

2014年1月

公益社団法人　東洋療法学校協会

会　長　杉　山　誠　一

公益社団法人 東洋療法学校協会

教材研究部 教科書・教材委員会 平成 25 年 委員名簿（順不同）

役職	氏名（ふりがな）	所属
部　長	武田　大輔（たけだ だいすけ）	（関西医療学園専門学校）
副部長	小林　靖弘（こばやし やすひろ）	（京都仏眼鍼灸理療専門学校）
委　員	川浪　勝弘（かわなみ かつひろ）	（北海道鍼灸専門学校）
	長岡　靖彦（ながおか やすひこ）	（赤門鍼灸柔整専門学校）
	大嶋　秀一（おおしま しゅういち）	（大川学園医療福祉専門学校）
	船水　隆広（ふなみず たかひろ）	（呉竹医療専門学校）
	上原　敏子（うえはら としこ）	（東京医療専門学校）
	小松　和則（こまつ かずのり）	（東洋鍼灸専門学校）
	坂本　真紀（さかもと まき）	（人間総合科学大学鍼灸医療専門学校）
	小髙　直幹（おだか なおき）	（東京医療福祉専門学校）
	谷　　美樹（たに みき）	（東京衛生学園専門学校）
	小島　孝昭（こじま たかあき）	（日本鍼灸理療専門学校）
	大見川善則（おおみかわ よしのり）	（長生学園）
	黒沢　純一（くろさわ じゅんいち）	（日本指圧専門学校）
	西村　静子（にしむら しずこ）	（国際鍼灸専門学校）
	木原　和彦（きはら かずひこ）	（了德寺学園医療専門学校）
	大野　政明（おおの まさあき）	（中央医療学園専門学校）
	平沢　　豊（ひらさわ ゆたか）	（日本医学柔整鍼灸専門学校）
	坂東　臣政（ばんどう たかゆき）	（日本健康医療専門学校）
	兪　　路子（ゆ みちこ）	（東京メディカル・スポーツ専門学校）
	井上美奈子（いのうえ みなこ）	（新宿鍼灸柔整専門学校）
	山下　俊樹（やました としき）	（日本工学院八王子専門学校）
	高知尾厚志（たかちお あつし）	（関東鍼灸専門学校）
	平山　凡子（ひらやま なみこ）	（湘南医療福祉専門学校）
	鈴木　俊三（すずき しゅんぞう）	（呉竹鍼灸柔整専門学校）
	鈴木　　啓（すずき けい）	（神奈川衛生学園専門学校）
	鈴木　由美（すずき ゆみ）	（新潟看護医療専門学校）
	藤井　栄二（ふじい えいじ）	（信州医療福祉専門学校）
	臼井　明宏（うすい あきひろ）	（東海医療学園専門学校）
	井口　洋子（いぐち ようこ）	（専門学校浜松医療学院）
	兵藤　　平（ひょうどう たいら）	（専門学校名古屋鍼灸学校）
	清水　洋二（しみず ようじ）	（中和医療専門学校）
	小濱　公次（おばま こうじ）	（京都仏眼鍼灸理療専門学校）
	田中　健一（たなか けんいち）	（大阪行岡医療専門学校長柄校）
	安藤　文紀（あんどう ふみのり）	（明治東洋医学院専門学校）
	武田　貴司（たけだ たかし）	（関西医療学園専門学校）
	西田　　隆（にしだ たかし）	（森ノ宮医療学園専門学校）
	藤　　　仁（ふじ ひとし）	（履正社医療スポーツ専門学校）
	向井　小織（むかい さおり）	（大阪医療技術学園専門学校）
	野々井康治（ののい やすじ）	（兵庫鍼灸専門学校）
	植本千菜津（うえもと ちなつ）	（朝日医療専門学校岡山校）
	佐藤　隆誠（さとう たかせい）	（IGL医療専門学校）
	田畑　良子（たばた りょうこ）	（四国医療専門学校）
	小早川静泰（こばやかわ しずやす）	（福岡医療専門学校）
	久木田和隆（くきた かずたか）	（鹿児島鍼灸専門学校）
	伊ヶ崎克己（いかざき かつみ）	（朝日医療専門学校広島校）
	奥谷　和哉（おくたに かずや）	（大阪ハイテクノロジー専門学校）

第3版の序

　厚生労働省の指導により2000年にあん摩マッサージ指圧師，はり師，きゅう師の生理学のカリキュラムが大幅に改訂された．それに従って東洋療法学校協会としても教科書の改訂が必要とされるに至った．東洋療法研修試験財団では2002年と2008年に国家試験出題基準を作成した．著者らはそのような流れに沿って，最近の人体生理学の進歩も取り入れて改訂を行った．本書はあん摩マッサージ指圧師，はり師，きゅう師の分野で生理学を学ぶ学生にとって必要な最新の知識をわかりやすくまとめたものである．

　本書では，本文と図を用いて生理学を学ぶ学生にとって必要とされる基本的内容を記載し，詳しい高度な知識は注の文章や参考図を用いて記載した．注と参考図表の部分は，あくまでも将来の学習を考慮に入れて参考として記したものであり，とくに学生にとって現時点で記憶する必要はないと判断される内容であり，また現時点における試験問題の対象とすることも不適当であると考える．注は，正常な働きを理解する注●●と，病的症状の理解を助ける注●●を区別した．

　本書が簡単すぎるかあるいは難解すぎるかなどについて，今後，教育担当者，学生および関係分野の方々のご批判を受けて，内容の改善を図ろうと考えている．

　本書の執筆にあたり，下記の著書をとくに参考にさせていただいた．

　本書は東洋療法学校協会よりの指導によって作られたが，作成にあたり教科書委員会および医歯薬出版株式会社の竹内大氏に親身なアドバイスを受けた．ここに感謝の意を表したい．

2014年1月　著者一同

参考図書（アルファベット順）

1. Brodal A：Neurological Anatomy in Relation to Clinical Medicine. 3rd ed., Oxford Univ. Press, 1981.
2. Ganong WF（岡田泰伸・他訳）：ギャノング生理学．原書22版，丸善，2006.
3. 後藤昌義・他：生理学．理工学社，1980.
4. 後藤昌義・編著：概説生理学―植物機能編―．改訂第2版，南江堂，1987.
5. 廣重　力，加藤正道：小生理学．南山堂，1982.
6. 廣重　力，佐藤昭夫・編：新生理科学大系20，内分泌・自律機能調節の生理学．医学書院，1990.
7. 小澤瀞司・福田康一郎・総編集：標準生理学．第7版，医学書院，2009.
8. 岩瀬善彦，森本武利・編：やさしい生理学．改訂第4版，南江堂，2000.

9. Kandel ER, Schwartz, JH, Jessell TM：Principles of Neural Science. 4th ed., McGraw Hill, 2000.
10. 貴邑冨久子, 根来英雄：シンプル生理学. 改訂第4版, 南江堂, 1999.
11. 真島英信：生理学. 改訂第17版, 文光堂, 1978.
12. 佐藤昭夫, 佐藤優子, 五嶋摩理：自律機能生理学. 金芳堂, 1995.
13. 佐藤昭夫, 佐伯由香・編：人体の構造と機能. 医歯薬出版, 2002.
14. 佐藤優子, 佐藤昭夫, 山口雄三：生理学. 医歯薬出版, 1991.
15. Schmidt RF, Thews G(eds)（佐藤昭夫・監訳）：スタンダード人体生理学. シュプリンガー・フェアラーク東京, 1994.
16. Schmidt RF, Thews G：Human Physiology. 2nd ed., Springer-Verlag, 1989.
17. Schmidt RF（佐藤昭夫・監訳）：コンパクト生理学. 医学書院, 1997.
18. Schmidt RF・編（岩村吉晃, 酒田英夫, 佐藤昭夫, 豊田順一, 松裏修四, 小野武年・訳）：感覚生理学. 改訂第2版, 金芳堂, 1989.
19. Schmidt RF・編（内薗耕二, 佐藤昭夫, 金　彪・訳）：神経生理学. 改訂第2版, 金芳堂, 1988.
20. 杉　晴夫・編著：人体機能生理学. 改訂第3版, 南江堂, 1997.
21. 鈴木泰三, 星　猛・編：新生理学講義. 南山堂, 1980.
22. Vander AJ, Sherman J, Luciano D：Human Physiology：The Mechanisms of Body Function. 8th ed., McGraw-Hill, 2001.

辞典（アルファベット順）

相川直樹・他：医学大辞典. 第18版限定版, 南山堂, 2001.
後藤　稠・編集代表：最新医学大辞典. 第2版, 医歯薬出版, 1996.
日本生理学会・編：生理学用語集. 改訂第5版, 南江堂, 1998.

目 次

第1章　生理学の基礎

A. **生理機能の特徴** ……………………………………………………………… *2*
　a．生命現象 …………………………………………………………………… *2*
　b．内部環境の恒常性（ホメオスタシス） ………………………………… *2*
　c．細胞・組織・器官・器官系・個体 ……………………………………… *2*

B. **細胞の構造と機能** …………………………………………………………… *3*
　a．細胞膜の構造と機能 ……………………………………………………… *3*
　b．細胞質と細胞小器官 ……………………………………………………… *5*
　c．核，DNA，RNA，タンパク質合成 ……………………………………… *5*

C. **物質代謝** ……………………………………………………………………… *8*
　a．同化と異化 ………………………………………………………………… *8*
　b．解糖と内呼吸 ……………………………………………………………… *8*

D. **体液の組成と働き** …………………………………………………………… *9*
　a．体液の区分 ………………………………………………………………… *9*
　b．体液のイオン組成 ………………………………………………………… *10*
　c．体液のpH …………………………………………………………………… *10*
　d．体液の浸透圧 ……………………………………………………………… *11*
　e．体液量と水分の出納バランス …………………………………………… *11*
　f．体液の異常―脱水，浮腫 ………………………………………………… *12*

E. **物質移動** ……………………………………………………………………… *12*
　a．拡　散 ……………………………………………………………………… *12*
　b．浸　透 ……………………………………………………………………… *12*
　c．能動輸送 …………………………………………………………………… *13*
　d．膜動輸送（サイトーシス） ……………………………………………… *13*
　e．濾　過 ……………………………………………………………………… *13*

第2章　循　環

A. **血液の組成と働き** …………………………………………………………… *16*
　a．赤血球 ……………………………………………………………………… *17*
　b．白血球 ……………………………………………………………………… *21*
　c．血小板 ……………………………………………………………………… *21*
　d．血　漿 ……………………………………………………………………… *22*

- B. 止　血 ··· 23
  - a．血小板血栓（一次止血） ··· 24
  - b．血液凝固（二次止血） ··· 25
- C. 線維素溶解 ··· 26
  - a．線維素溶解（線溶） ··· 26
  - b．凝固阻止物質 ·· 26
- D. 血液型 ··· 27
  - a．ABO 式血液型 ··· 27
  - b．Rh 式血液型 ··· 28
- E. 心臓血管系 ··· 28
  - a．大循環（体循環）と小循環（肺循環） ································· 28
  - b．動脈と静脈 ·· 30
- F. 心臓の構造と働き ·· 30
  - a．心臓の構造と働き ·· 30
  - b．心筋の特性 ·· 31
  - c．刺激伝導系 ·· 31
  - d．心機能の調節 ·· 32
  - e．心電図 ·· 34
  - f．心臓の神経支配 ·· 36
- G. 血液循環 ·· 37
  - a．血管の構造と働き ·· 37
  - b．弾性血管，抵抗血管，交換血管，容量血管 ···························· 37
  - c．脈　拍 ·· 38
  - d．毛細血管の循環 ··· 39
  - e．静　脈 ·· 41
  - f．血管の神経支配 ·· 41
  - g．血　圧 ·· 42
- H. 循環調節 ·· 44
  - a．調節の仕組み ·· 44
  - b．循環中枢（心臓血管中枢） ·· 45
  - c．循環の反射性調節 ·· 45
  - d．高位中枢からの影響 ·· 47
  - e．特殊な部位の循環 ·· 47
- I. リンパ系 ·· 50
  - a．リンパ系の機能 ··· 50
  - b．リンパの生成と組成 ·· 51
  - c．リンパ管とリンパの輸送 ·· 51

第3章　呼　吸

- A. 呼吸器 ······ 54
  - a．外呼吸と内呼吸 ······ 54
  - b．呼吸器系の構造と機能 ······ 55
- B. 換気とガス交換 ······ 56
  - a．肺機能 ······ 57
  - b．ガス交換とガスの運搬 ······ 59
- C. 呼吸運動とその調節 ······ 62
  - a．吸　息 ······ 62
  - b．呼　息 ······ 62
  - c．胸腔内圧（胸膜腔内圧） ······ 63
  - d．呼吸中枢 ······ 63
  - e．呼吸の反射性調節 ······ 64
  - f．呼吸の異常 ······ 65

第4章　消化と吸収

- A. 消化と吸収 ······ 68
  - a．消化器系の構造と機能 ······ 68
  - b．各栄養素の消化と吸収 ······ 69
  - c．消化酵素の種類と働き ······ 69
- B. 消化管の運動 ······ 70
  - a．咀　嚼 ······ 70
  - b．嚥　下 ······ 70
  - c．消化管の運動とその調節 ······ 71
  - d．排　便 ······ 75
- C. 消化液 ······ 76
  - a．消化液の働きとその調節 ······ 76
  - b．消化管ホルモン ······ 83
- D. 吸　収 ······ 84
  - a．小腸吸収の機序 ······ 84
  - b．各種栄養素の吸収 ······ 85
- E. 肝臓の働き ······ 88
- F. 摂食の調節 ······ 89

第5章　代　謝

A. 食品と栄養素 ………………………………………………………………………… *92*
　a．栄養素 ………………………………………………………………………………… *92*
　b．栄養素の働き ………………………………………………………………………… *92*
B. 代　謝 ………………………………………………………………………………… *93*
　a．栄養素のエネルギー ………………………………………………………………… *93*
　b．エネルギー必要量と食事摂取基準 ………………………………………………… *93*
　c．エネルギー代謝 ……………………………………………………………………… *94*
C. 各栄養素の働きと代謝 ……………………………………………………………… *96*
　a．糖　質 ………………………………………………………………………………… *96*
　b．脂質（脂肪）………………………………………………………………………… *99*
　c．タンパク質 …………………………………………………………………………… *101*
　d．ビタミン ……………………………………………………………………………… *102*
　e．無機質 ………………………………………………………………………………… *104*
　f．水 ……………………………………………………………………………………… *104*
　g．代謝の調節 …………………………………………………………………………… *105*

第6章　体　温

A. 体温調節 ……………………………………………………………………………… *108*
　a．体温の部位差と生理的変動 ………………………………………………………… *108*
　b．温度受容器と体温調節中枢 ………………………………………………………… *109*
　c．体温調節反応 ………………………………………………………………………… *110*
B. 体熱の産生と放散 …………………………………………………………………… *111*
　a．熱産生（産熱）……………………………………………………………………… *111*
　b．熱放散（放熱）……………………………………………………………………… *112*
C. 発汗とその調節 ……………………………………………………………………… *114*
　a．汗　腺 ………………………………………………………………………………… *114*
　b．発汗の種類 …………………………………………………………………………… *114*
　c．発汗調節の仕組み …………………………………………………………………… *114*
D. 体温調節の障害 ……………………………………………………………………… *115*

第7章　排　泄

A. 腎臓の働き …………………………………………………………………………… *118*
　a．体液の調節 …………………………………………………………………………… *118*

b．不要物質の排泄と有用物質の保持 ……………………………………………… *118*
　　　c．ホルモンの産生と分泌 ……………………………………………………………… *118*
B． **腎循環** ……………………………………………………………………………………… *119*
　　　a．腎の血管系 ……………………………………………………………………………… *119*
　　　b．腎血流量（RBF） ……………………………………………………………………… *119*
C． **尿生成** ……………………………………………………………………………………… *120*
　　　a．ネフロンと尿生成 ……………………………………………………………………… *120*
　　　b．糸球体濾過 ……………………………………………………………………………… *121*
　　　c．尿細管の再吸収 ………………………………………………………………………… *122*
　　　d．尿細管の分泌 …………………………………………………………………………… *124*
　　　e．腎機能の測定―クリアランス ………………………………………………………… *124*
　　　f．尿の成分 ………………………………………………………………………………… *125*
D． **腎臓と体液の調節** ………………………………………………………………………… *125*
　　　a．体液のpH調節 ………………………………………………………………………… *125*
　　　b．体液の浸透圧調節 ……………………………………………………………………… *126*
　　　c．体液量の調節 …………………………………………………………………………… *126*
E． **蓄尿と排尿** ………………………………………………………………………………… *127*
　　　a．尿管・膀胱・尿道の構造と働き ……………………………………………………… *127*
　　　b．膀胱と尿道の神経支配 ………………………………………………………………… *127*
　　　c．蓄尿と排尿 ……………………………………………………………………………… *127*

第8章　内　分　泌

A． **ホルモンの特徴** …………………………………………………………………………… *130*
　　　a．ホルモンの一般的特徴 ………………………………………………………………… *130*
　　　b．ホルモンの化学的性質 ………………………………………………………………… *130*
　　　c．ホルモンの作用機序 …………………………………………………………………… *130*
　　　d．ホルモン分泌の調節 …………………………………………………………………… *131*
B． **ホルモンの種類とその働き** ……………………………………………………………… *134*
　　　a．視床下部と下垂体 ……………………………………………………………………… *134*
　　　b．視床下部ホルモン ……………………………………………………………………… *134*
　　　c．下垂体のホルモン ……………………………………………………………………… *135*
　　　d．甲状腺のホルモン ……………………………………………………………………… *138*
　　　e．副甲状腺のホルモン …………………………………………………………………… *140*
　　　f．膵臓のホルモン ………………………………………………………………………… *141*
　　　g．副腎のホルモン ………………………………………………………………………… *142*
　　　h．精巣のホルモン ………………………………………………………………………… *147*
　　　i．卵巣のホルモン ………………………………………………………………………… *148*
　　　j．その他のホルモン ……………………………………………………………………… *150*

第9章　生殖・成長と老化

- A. 生　殖 ... *152*
  - a．男性生殖器 ... *152*
  - b．女性生殖器 ... *154*
- B. 妊娠と出産 ... *156*
  - a．受精・着床・妊娠 ... *156*
  - b．胎児の発育 ... *157*
  - c．分　娩 ... *157*
  - d．乳汁分泌 ... *158*
- C. 成　長 ... *158*
  - a．身長・体重の経時的変化 ... *158*
  - b．身体各部位の成長 ... *158*
  - c．各器官の成長 ... *159*
- D. 老　化 ... *159*
  - a．細胞の寿命 ... *160*
  - b．生理的老化の特徴 ... *160*
  - c．身体機能の加齢変化 ... *161*

第10章　神　経

- A. ニューロンの構造と働き ... *165*
  - a．ニューロン ... *165*
  - b．支持細胞 ... *166*
  - c．軸索輸送 ... *166*
  - d．変性と再生 ... *167*
- B. 神経線維の興奮伝導 ... *167*
  - a．静止電位 ... *168*
  - b．活動電位 ... *168*
  - c．興奮の伝導 ... *170*
- C. シナプス伝達 ... *172*
  - a．興奮の伝達 ... *172*
  - b．シナプスの構造と働き ... *173*
  - c．シナプス伝達 ... *173*
  - d．神経伝達物質 ... *176*
  - e．受容体 ... *176*
- D. 中枢神経系の分類と機能 ... *178*
  - a．中枢神経系の分類 ... *178*

	b．中枢神経系の機能 ···	*178*
E.	**反　射** ··	*180*
	a．反射と反射弓 ···	*180*
	b．反射の特徴 ···	*181*
	c．反射の種類 ···	*181*
F.	**脊　髄** ··	*181*
	a．ベル・マジャンディーの法則 ··	*182*
	b．脊髄反射 ···	*182*
	c．脊髄ショック ···	*183*
	d．脊髄内の伝導路 ···	*183*
G.	**脳　幹** ··	*184*
H.	**小　脳** ··	*186*
I.	**視　床** ··	*186*
	a．感覚・意識 ···	*186*
	b．運　動 ···	*187*
J.	**視床下部** ··	*187*
K.	**大　脳** ··	*189*
	a．大脳基底核 ···	*190*
	b．大脳辺縁系 ···	*190*
	c．新皮質 ···	*192*
L.	**脳脊髄液** ··	*197*
M.	**末梢神経系** ··	*198*
	a．末梢神経系の分類 ···	*198*
	b．末梢神経系の機能 ···	*198*
N.	**自律神経系** ··	*201*
	a．自律神経系の概要 ···	*201*
	b．交感神経系 ···	*203*
	c．副交感神経系 ···	*204*
	d．自律神経調節の特徴 ···	*205*
	e．内臓求心性神経の働き ···	*207*
	f．自律神経節 ···	*207*
	g．消化管における壁内神経叢 ···	*207*
	h．自律神経系の神経伝達物質と受容体 ···	*207*
	i．自律神経系の中枢 ···	*210*
	j．自律神経の関与する反射 ···	*211*

第11章　筋

- A. 骨格筋の構造と働き ... 218
  - a. 骨格筋の種類 ... 218
  - b. 骨格筋の作用 ... 218
  - c. 筋線維と筋原線維 ... 219
  - d. 筋の微細構造 ... 220
- B. 筋の収縮の仕組み ... 221
  - a. 興奮収縮連関 ... 221
  - b. 等張性収縮と等尺性収縮 ... 222
  - c. 単収縮と強縮 ... 222
  - d. 筋の疲労 ... 223
- C. 筋のエネルギー供給の仕組み ... 223
  - a. 筋収縮のエネルギー代謝 ... 223
  - b. 筋の熱産生 ... 225
- D. 心筋と平滑筋 ... 225
  - a. 心筋の特徴 ... 225
  - b. 平滑筋の特徴 ... 226

第12章　運動

- A. 骨格筋の神経支配 ... 228
  - a. 運動単位とα運動ニューロン ... 228
  - b. 神経筋接合部の興奮伝達 ... 229
  - c. 筋紡錘と腱受容器 ... 230
  - d. γ運動ニューロン ... 232
  - e. 骨格筋の緊張（筋緊張） ... 232
- B. 運動の調節 ... 232
  - a. 脊髄レベルでの調節 ... 233
  - b. 脳幹による調節 ... 240
  - c. 小脳による調節 ... 241
  - d. 大脳基底核による調節 ... 242
  - e. 大脳皮質による調節 ... 243
- C. 錐体路系と錐体外路系 ... 246
  - a. 錐体路系 ... 246
  - b. 錐体外路系 ... 246
- D. 発声と言語 ... 248

第13章　感　覚

- A. **感覚の分類と一般的性質** ……………………………………………………… *250*
  - a．感覚とその分類 …………………………………………………………… *250*
  - b．感覚の一般的性質 ………………………………………………………… *250*
- B. **体性感覚** …………………………………………………………………………… *253*
  - a．皮膚感覚（表在感覚） …………………………………………………… *253*
  - b．深部感覚 …………………………………………………………………… *255*
  - c．体性感覚の伝導路 ………………………………………………………… *256*
- C. **内臓感覚** …………………………………………………………………………… *257*
- D. **痛　覚** ……………………………………………………………………………… *258*
  - a．痛みの分類 ………………………………………………………………… *258*
  - b．内因性発痛物質 …………………………………………………………… *260*
  - c．痛みによる反応 …………………………………………………………… *260*
  - d．痛みの抑制系 ……………………………………………………………… *261*
- E. **味覚と嗅覚** ………………………………………………………………………… *264*
  - a．味覚の性質 ………………………………………………………………… *264*
  - b．味覚の受容器と伝導路 …………………………………………………… *265*
  - c．嗅覚の性質 ………………………………………………………………… *265*
  - d．嗅覚の受容器と伝導路 …………………………………………………… *265*
- F. **聴　覚** ……………………………………………………………………………… *266*
  - a．聴覚の性質 ………………………………………………………………… *266*
  - b．聴覚器と伝導路 …………………………………………………………… *267*
- G. **平衡感覚** …………………………………………………………………………… *269*
  - a．平衡感覚の性質 …………………………………………………………… *269*
  - b．前庭器官と伝導路 ………………………………………………………… *269*
- H. **視　覚** ……………………………………………………………………………… *270*
  - a．視覚の性質 ………………………………………………………………… *270*
  - b．視覚の受容器と伝導路 …………………………………………………… *274*

第14章　生体の防御機構

- A. **生体の防御機構** …………………………………………………………………… *278*
  - a．非特異的防御機構（自然免疫） ………………………………………… *278*
  - b．特異的防御機構（獲得免疫） …………………………………………… *280*
  - c．白血球の働き ……………………………………………………………… *281*
  - d．免疫系に働く液性因子 …………………………………………………… *283*
  - e．リンパ系器官 ……………………………………………………………… *284*

B. 免疫反応 *285*
    a．液性免疫と細胞性免疫 *285*
    b．炎　症 *285*
    c．アレルギー *286*
    d．自己免疫疾患 *286*

第15章　身体活動の協調

A. 生体の適応 *288*
    a．気候馴化 *289*
    b．高地馴化 *289*
B. 恒常性維持 *289*
    a．ホメオスタシス *289*
    b．血圧と血液量の調節 *290*
    c．体液の電解質調節 *291*
    d．血糖調節 *293*
    e．体温調節 *293*
C. バイオリズム *294*
    a．バイオリズムとは *294*
    b．睡眠・覚醒と自律神経・内分泌機能の日内リズム *294*
    c．日内リズムの変更と正常化 *295*
    d．短いリズムと長いリズム *296*

●復習のポイント *297*
●本書に用いられる略語・単位・記号 *306*
●索　　引 *309*

第1章
生理学の基礎

●学習のためのキーワード●

- 内部環境／ホメオスタシス
- 細胞の機能
- 細胞膜／細胞質／細胞小器官
- 核／DNA／RNA
- 同化／異化
- 細胞内液と細胞外液
- 体液のpH／体液の浸透圧
- 拡散／浸透／能動輸送／濾過

第1章 生理学の基礎

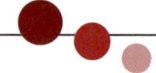

学習のねらい

生理学は，生物が示す生命現象の機序を明らかにすることを目的とした学問である．第1章でははじめに生命現象の特徴を学び，次いで，体を構成する細胞の構造と働き，細胞内での物質代謝，細胞内外を満たす体液の組成や働きなど，生理学を学ぶうえでの基礎事項を学ぶ．

A. 生理機能の特徴

● a. 生命現象

自然界に生きるすべての生物は，体内に物質を取り込み，体の構成に必要な物質を作ったり，物質を分解して取り出したエネルギーを使って活動し，不要になった物質を排泄し，生活を営んでいる．さらに成長，増殖も行って種の保存をはかる．生物が示すこのような生命の営みを**生命現象**という．

アメーバのように1個の細胞からなる単細胞生物の場合には1個の細胞の中ですべての生命現象が起こるが，ヒトをはじめとする多細胞生物の場合には，さまざまな種類に分化した細胞がおのおの独自の機能を分担，発揮することによって一つの個体としての生命現象を営む．

● b. 内部環境の恒常性（ホメオスタシス）

生体を取り巻く環境は常に変化している．生体を構成する器官系は環境の変化に常に対応して生体を構成する数多くの細胞にとっての最適な環境を作り上げる．

生体を構成する細胞を取り巻く細胞外液の物理的・化学的な性質，たとえば電解質組成，pH，浸透圧，温度などは驚くほど安定に保たれている．細胞にとっての環境である細胞外液の状態を**内部環境**という．生体の内部環境が安定に保たれる仕組みを**内部環境の恒常性（ホメオスタシス）**という．生体に備わっている多数のフィードバック調節機構によってホメオスタシスが保たれる．生体の持つホメオスタシス維持機構は生命現象の基本的概念である．

● c. 細胞・組織・器官・器官系・個体

ヒトの体は数十兆個の**細胞**から構成される．各細胞は個体の機能の一部を受け持っている．同じ種類の細胞が集合して組織を構成する．**組織**には上皮組織，支持および結合組織，筋組織，神経組織がある．これらの組織が一定の配列のもとに組み合わされて，一つの機能を営む**器官**を構成する．たとえば，心臓や肺はそれぞれ

が器官である．さらにいくつかの器官が集まって，①神経系，②感覚系，③運動系，④呼吸系，⑤循環系，⑥消化系，⑦排泄系，⑧内分泌系，⑨生殖系などの**器官系**を構成する．これらの特殊な役割を持つ器官系が協調的に働くことによって，1人の生体（**個体**）としての生命現象を営むことができる．

本書では，主としてこれらの器官系ごとに各機能の特徴を学ぶ．

B. 細胞の構造と機能

ヒトをはじめとする多細胞生物には生殖のために特別に分化した生殖細胞と身体を構成する体細胞とがある．体細胞は生後分裂・増殖を続けることのできるもの（皮膚や肝臓の細胞など）とできないもの（神経細胞や心筋細胞など）とに分けられる．体細胞の種類は数百種類に及ぶ．これらの細胞は，おのおのが特殊な機能を果たすために分化している．たとえば，神経細胞は情報の速い伝導と伝達，筋細胞は収縮，腺細胞は分泌などの働きを分担している．

細胞の大きさは，直径が1～30 μm（1 μm＝1/1,000 mm）ほどのものが多く，肉眼的に見分けることはできず，光学顕微鏡で観察される．細胞の大きさと形状は機能に応じてきわめて多様であり，球形，板状，紡錘形，星型などがある．一部の細胞は，たとえば神経細胞のように長い突起（神経線維は1 mを超える場合もある）をもつものがあり，骨格筋を構成する横紋筋線維のように，太さ10～100 μm，長さ数mm～約30 cmという大きな細胞もある．

ヒトの細胞は基本的に，**細胞膜**，**細胞質**，**核**より構成される（**図1-1**）．細胞質の中に小胞体，ゴルジ装置，ミトコンドリア，リソソーム，中心体などの細胞小器官が存在する．細胞を構成する主な分子は，水，タンパク質，脂質，糖質，核酸などであり，これらの分子を構成する主な原子は，水素（H），酸素（O），炭素（C），窒素（N）などである．細胞が発揮する機能はこれらの物質の物理的・化学的性質に基づいている．

> 注●● **神経幹細胞と心筋幹細胞**：神経細胞は成人では再生しないと考えられてきたが，海馬という領域に神経幹細胞が存在し，新しい神経細胞が作られていることが最近明らかになった．心筋細胞も再生しないと考えられてきたが，近年，大人の心臓でも心筋幹細胞がわずかに潜んでいることが明らかにされ，心筋再生治療に応用されている．

● a. 細胞膜の構造と機能

細胞膜は，細胞内に存在するすべての物質を外界と隔てている．細胞は細胞膜を介して必要なものを取り込み，不要なものを排出している．また，神経細胞や筋細胞などのように細胞膜が電気的に興奮して外界と情報交換を行う場合もある．

細胞膜はタンパク質と脂質（主にリン脂質）よりなる厚さ約75Å（7.5 nm）の膜である．細胞膜にはリン脂質分子が規則正しく配列している．リン脂質分子は二重層を作り，おのおのの疎水基を内側にして並ぶ（**図1-2**）．**リン脂質の二重層膜に**

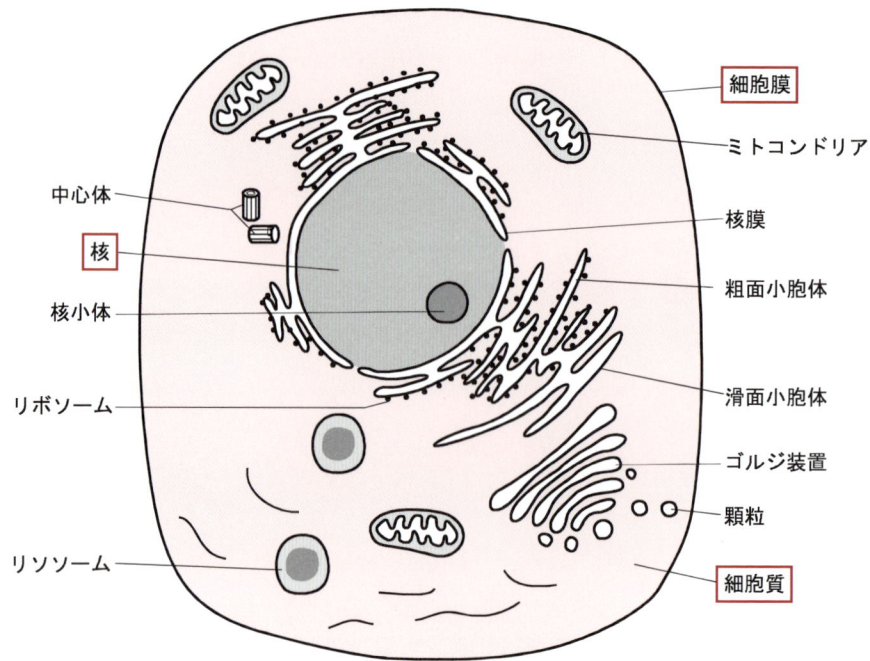

図1-1 細胞の微細構造

種々の形をしたタンパク質の分子がモザイク状に分布する．タンパク質分子は物質の輸送に関与したり，受容体や酵素として働く．

細胞膜には**半透性**の性質があり，水，酸素（O_2）や二酸化炭素（CO_2）などは通りやすいが，タンパク質のように大きな分子は通りにくい．またイオンに対しては**選択的な透過性**を持つ．細胞膜が脂質によって構成されているため，脂質に溶けやすい物質は比較的膜を通りやすい．

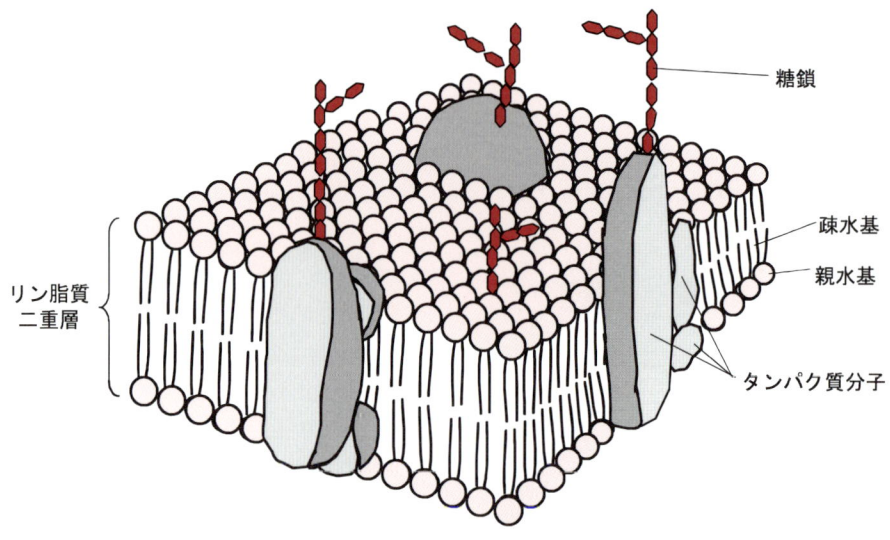

図1-2 細胞膜の構造

> 注●● **膜タンパク質**：細胞膜にモザイク状に分布しているタンパク質は膜タンパク質と呼ばれる．ホルモンの受容体や細胞内のNa$^+$を細胞外に汲み出すポンプなど，さまざまな膜タンパク質が存在する．
>
> 注●● **糖鎖**：一部の膜のタンパク質には糖鎖と呼ばれる糖分子がついており，細胞同士の認識などに関与する（図1-2参照）．

● b．細胞質と細胞小器官

細胞質は液状の細胞質基質で満たされている．細胞質基質は細胞の形を作っているタンパク質（細胞骨格）で構成され，その間に以下に述べる細胞小器官や電解質，酵素などが存在する．

(1) ミトコンドリア

内外2枚の膜からなる棒状の小器官で，内膜は所どころで内側に向かってクリステと呼ばれる突起をつくる．

ミトコンドリアは細胞のさまざまな活動のエネルギー源となる**ATP**（アデノシン三リン酸）を大量に合成・供給する装置である．ATPは，高エネルギーで結合しているリン酸基をもっており，これが分解されるときに遊離されるエネルギーが細胞の活動に利用される．

(2) 小胞体とリボソーム

小胞体は細胞質内で網状に広がって存在する膜様の小器官である．表面にリボソームという小顆粒が並ぶ**粗面小胞体**と，これを持たない**滑面小胞体**とがある．粗面小胞体のリボソームはタンパク質合成の場である．**リボソームはrRNAとタンパク質からなる**．滑面小胞体の作用は細胞によって異なる．たとえば，肝細胞では物質の合成や分解に，筋細胞ではCa^{2+}貯蔵に関与する．

(3) ゴルジ装置

扁平な袋が重なった形の小器官で，小胞体の近くにある．ゴルジ装置は，小胞体から出るタンパク質などを受け取って濃縮する働きや細胞外に分泌する働きを持つ．

(4) リソソーム（ライソソーム）

膜で包まれた袋状の小顆粒で，細胞質内に散在している．加水分解酵素を多く含んでおり，不要な物質を分解処理する．

(5) 中心体

1対の円筒状の小体よりなる．細胞分裂に際して働く．

● c．核，DNA，RNA，タンパク質合成

核は一般に球形で，**核膜**で覆われている．核膜には**核膜孔**があり，ここを物質が出入りする．核は通常1個または数個の**核小体**を含んでいる．核には個体の形質に

関するすべての遺伝情報を持った**DNA**（デオキシリボ核酸）が存在する．DNAは細胞増殖やタンパク質の合成に重要な役割を果たす．DNAはタンパク質と複合した染色質の形で核内に存在しているが，細胞分裂の際に凝集して**染色体**を形成する．ヒトには46本の染色体がある（図1-3）．

> 注●● **無核細胞**：例外として赤血球や血小板のように核を持たないものもある．
> 注●● **染色体**：ヒトの染色体は22対の常染色体（合計44本）と2本の性染色体の合計46本である．性染色体にはXとYがあり，女性はXX，男性はXYである．
> 注●● **常染色体**：常染色体は大きい順に並べて1番～22番の番号がつけられている．
> 注●● **染色体異常**：代表的疾患としてダウン症候群がある．ダウン症候群では，正常では2本である21番染色体が3本ある．
> 注●● **核小体**：核小体はリボソームRNAを合成する場である．
> 注●● **真核細胞と原核細胞**：核膜で覆われた核を持つ細胞を真核細胞という．ヒトの細胞はすべて真核細胞である．核膜を持たない細胞を原核細胞という．

(1) DNAの構造

DNAは，リン酸と糖（デオキシリボース）と塩基からなるヌクレオチドが鎖状につながった高分子化合物である．ヌクレオチドの鎖が2本向き合い，互いの塩基同士で結合して**二重らせん構造**を形成している（図1-4A）．DNAを構成する塩基には，アデニン（A），グアニン（G），チミン（T），シトシン（C）の4種類があり，二重らせん構造を形成する際，対になる2個の塩基の結合は決まった組み合わせ（CとG，AとT）でのみ行われる．これを**相補性**という．

(2) 細胞分裂とDNA

体細胞分裂の際，核内の全DNAは正確にコピー（複製）されてまったく同じDNAが合成され，新しい細胞に受け継がれる（図1-4B）．

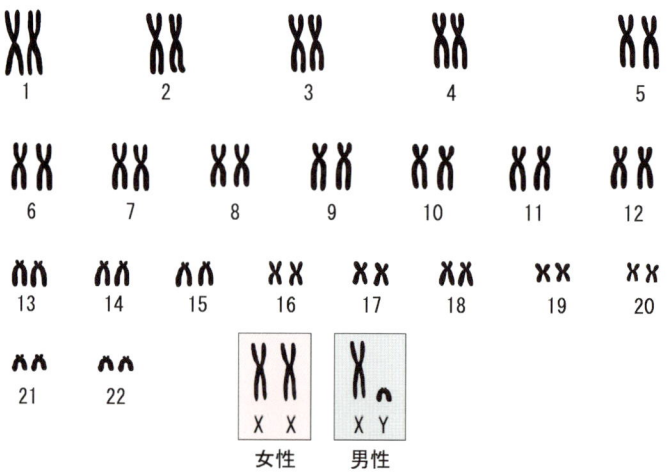

図1-3　染色体の模式図

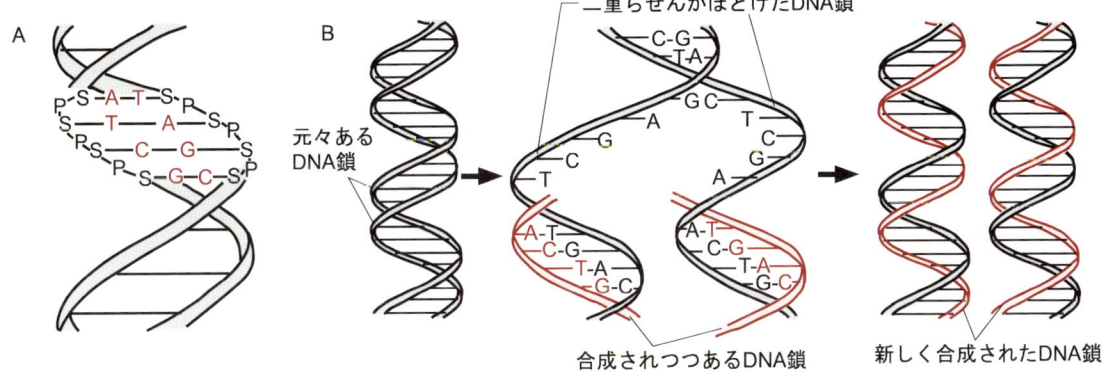

図 1-4　DNA の構造と複製
A：二重らせん構造の模式図．B：DNA の複製
塩基の部分で鎖状の長い分子が結合して，二重らせん構造をつくる．P：リン酸，S：糖，A（アデニン），T（チミン），C（シトシン），G（グアニン）：塩基

> **注** ●● **減数分裂**：上述した体細胞分裂とは異なり，生殖細胞が分裂し，精子や卵子ができる際には染色体数が半減する特徴がある（減数分裂）．減数分裂により生じた精子や卵子の細胞では，22 本の常染色体 1 組と性染色体 1 本の合計 23 本の染色体をもつ．
> **注** ●● **DNA 損傷と修復**：放射線，紫外線，活性酸素などが原因で DNA に損傷が起こることがあるが，通常は DNA 修復酵素の働きで修復される．

(3) RNA

　核内には DNA に加えて **RNA**（リボ核酸）も存在する．RNA 分子は DNA 分子に比べて著しく小さい．RNA を構成する糖はリボースで，塩基は DNA の 4 種類のうちチミンの代わりにウラシルが使われ，アデニン（A），グアニン（G），ウラシル（U），シトシン（C）である．RNA ではヌクレオチドが 1 本の鎖状に配列している．RNA には伝令 RNA（mRNA），運搬 RNA（tRNA），リボソーム RNA（rRNA）などがある．RNA は細胞特有のタンパク質合成に重要な役割を持つ．

(4) タンパク質合成

　細胞は DNA の働きにより自己を複製することができるばかりでなく，細胞特有のタンパク質を合成する．核の DNA には細胞が作り出すタンパク質合成に関するすべての情報が含まれる．
　タンパク質合成は次のように行われる．まず核内で DNA の二重らせんの一部がほどけて 1 本鎖となり，その部分の塩基配列を写し取った mRNA が合成される（これを転写という）（**図 1-5**）．mRNA は核膜孔より細胞質へ出て粗面小胞体上にあるリボソームと結合し，リボソーム上で転写した遺伝情報通りのアミノ酸配列を指令する．tRNA が，細胞質内から必要なアミノ酸をリボソーム上へ運び，アミノ酸相互が連結して指令通りのタンパク質が合成される（これを翻訳という）．

> **注** ●● **DNA と遺伝子**：細胞のもつ遺伝情報全体をゲノムという．ヒトのゲノムは約 30 億塩基対である．この中に推定約 2 万 2 千個の遺伝子が含まれる．

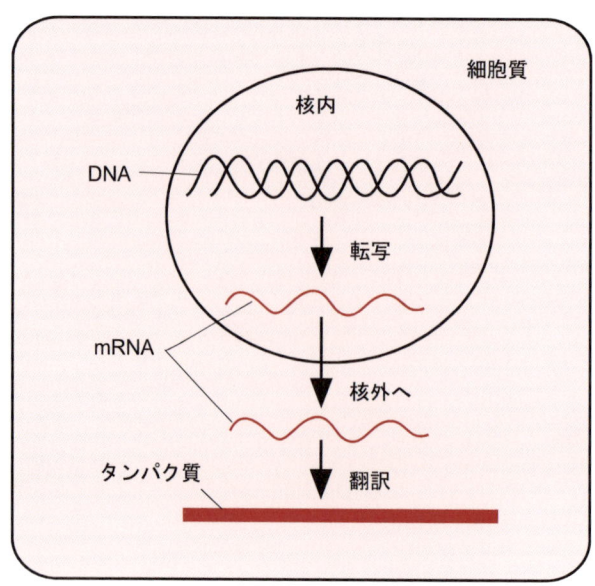

図1-5 転写と翻訳を示す模式図

C. 物質代謝

a. 同化と異化

　細胞は，その一部を日々更新している．また，細胞の成長・増殖に際してタンパク質などが新しく合成される．これらのために細胞はたえず材料となる物質を取り入れ，細胞内で新しい物質を合成している．これを**同化**という．また，細胞内ではこれとは逆に，物質の分解もさかんに行われている．その中には，不要になったものを分解処理するだけでなく，エネルギーを取り出す反応もある．これらの過程を**異化**という．異化作用の結果生じた不要物質は，細胞外に排出される．同化や異化の過程で種々の物質を作りだし，またエネルギーを放出することを**代謝**という．

　異化作用によってエネルギーを取り出す材料に使われるのは，主として糖質と脂質である．タンパク質からもエネルギーを取り出すことはできるが，タンパク質は身体の主要な構成成分であり，これが大量に使われるのは飢餓などの異常な場合のみである．

b. 解糖と内呼吸 （第5章参照）

　細胞が**グルコース（ブドウ糖）** を分解してエネルギーを取り出す過程は，細胞がO_2を取り入れてCO_2を出すので**内呼吸**という．

　まず，グルコースは細胞質内で酵素の働きによって，ピルビン酸となる．このO_2を必要としない過程を**解糖**という．ピルビン酸はミトコンドリアの中に取り込まれ，酵素の働きによってO_2と反応する．細胞質内で起こる解糖とミトコンドリア内でのO_2の供給下で起こる反応系（クエン酸回路と電子伝達系）をあわせて内

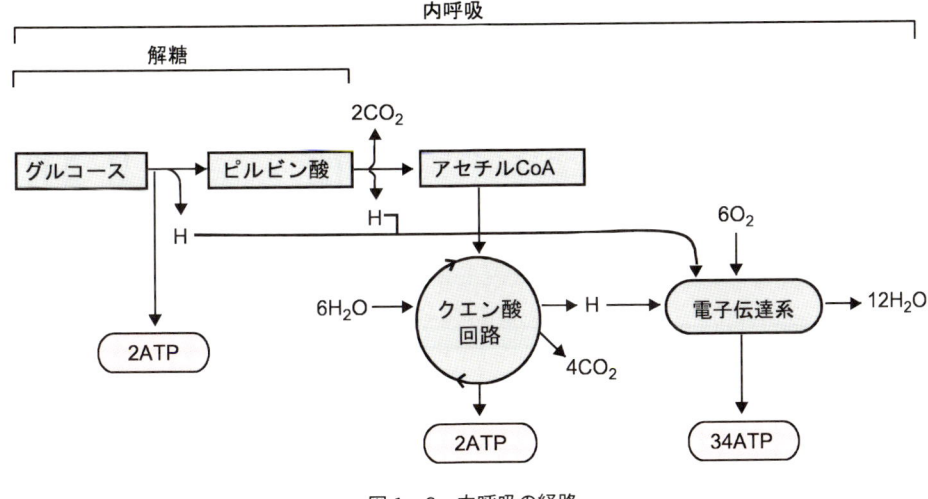

図1-6 内呼吸の経路

呼吸という（**図1-6**）．内呼吸の過程で生じたエネルギーの一部はATPの形で保存され，残りは熱に変わる．内呼吸では1モルのグルコースから解糖系で2モルのATP，クエン酸回路でさらに2モル，電子伝達系で32または34モルのATPが生じ，合計36または38モルのATPが得られる．

ATPに保存されたエネルギーは必要に応じて放出され，生体内のさまざまな活動に利用される．

クエン酸回路はTCAサイクルまたはクレブス回路ともいう．

注●● **電子伝達系**：電子伝達系では酸化的リン酸化が行われる．
注●● **解糖**：グルコースからピルビン酸までの過程を解糖とする場合と，グルコースから乳酸までの過程を解糖と定義する場合がある．

D. 体液の組成と働き

身体を構成している水分を体液という．体液の量は個人差はあるが，体重の約60％を占める．

● a. 体液の区分

(1) 細胞内液と細胞外液

体液の約3分の2（体重の約40％）は細胞の中にあり，残りは細胞の外にあって，両者は細胞膜によって隔てられる．細胞内の体液を**細胞内液**，細胞外の体液を**細胞外液**という．細胞外液には細胞を取り囲む**間質液**（体重の約15％）と血液中の**血漿**（体重の約5％）があり，両者は血管によって隔てられている（図1-7，図1-8A）．

注●● **体重60 kgのヒトの体液区分**：全水分量36 l のうち細胞内液が24 l，細胞外液が12 l で，細胞外液12 l のうち9 l が間質液，3 l が血漿である．

第2章
循　　環

●学習のためのキーワード●

- 血液の働き
- 赤血球／白血球／血漿
- アシドーシスとアルカローシス
- 血小板
- 血液凝固／線維素溶解
- 血液型
- 体循環と肺循環
- 心臓の働き
- 心筋の特性
- 刺激伝導系
- 心周期
- 心拍数／心拍出量
- 心電図
- 動脈／静脈／毛細血管
- 最高血圧と最低血圧
- 循環中枢
- 循環の反射性調節
- 圧受容器
- リンパ系の機能

第2章 循環

学習のねらい

身体を構成する細胞が必要とする栄養や酸素（O_2）は，全身を循環する血液によって細胞に運ばれる．また，細胞が活動した結果生じた二酸化炭素（CO_2）や老廃物は血液によって組織から除かれる．本章では，最初に血液の組成とその機能を学び，ついで血液の循環を司る心臓と血管系の働きを学ぶ．最後にリンパ系について学ぶ．

A. 血液の組成と働き

血液は粘稠性を持った比重1.06，弱アルカリ性（pH 7.4）の液体で，その量は体重の約1/13（約8%）を占める．血液は液体成分の**血漿**と，その中に浮遊する**細胞成分**よりなる（図2-1）．血液が凝固しないように凝固阻止剤を加えて遠心分離すると，上層に血漿，下層に細胞成分が分かれる．血液の容積の55〜60%は血漿，40〜45%が細胞成分である．細胞成分はさらに**赤血球**，**白血球**，**血小板**に分けられる．血液の主な働きには，以下のものがある．

(1) 物質の運搬：肺から酸素（O_2）を，消化管から栄養素を，内分泌腺からホルモンを全身の組織細胞へ運ぶ．全身の組織で生じた二酸化炭素（炭酸ガス，CO_2）やその他の不要な代謝産物を組織から運び出し，肺や腎臓に送り，そこから体外に排出する．

(2) 内部環境の恒常性の維持：体液のpHや浸透圧を調節する．体熱を運搬し，体温の調節・均一化に役立つ．

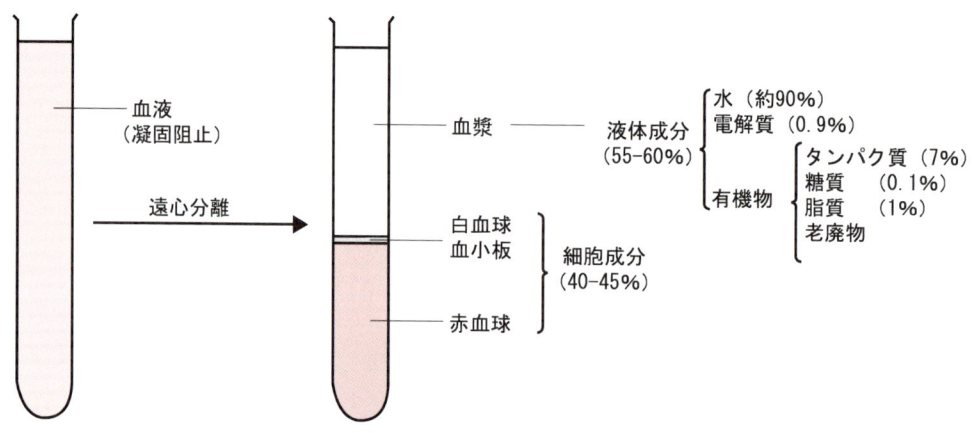

図2-1 血液の組成

(3) 身体の防御：生体内に侵入した細菌や異物を食作用や免疫反応により取り除く．
(4) 止血作用：血管壁が損傷されて出血した場合，損傷部位で自ら凝固して血液の損失を防ぐ．

● a．赤血球

　赤血球は核を失った細胞である．多量の**ヘモグロビン**（血色素，Hb）を含有するため，多数集まると赤色を呈する．赤血球の役割は，主としてヘモグロビンによる **O_2 運搬**である．そのほか赤血球は，CO_2 運搬や pH 調節にも関与する．

(1) 形状と数

　赤血球は直径約 7〜8 μm，厚さ約 1〜2 μm の円盤状で，両面の中央がくぼんだ形をしている（**図 2-2 A**）．この形は，体積に比べて表面積が大きいので，膜を通して行われるガス交換に有利である．赤血球の膜は弾性に富み，変形能をもつ．赤血球は容易に変形して細い毛細血管を流れることができる．

　赤血球は 1 mm^3（1 μl）の血液中に，成人男子で約 500 万（430 万〜570 万）個，女子で約 450 万（380 万〜500 万）個存在する．赤血球数が正常より増加した状態を赤血球増多症と呼び，正常よりも減少した状態を赤血球減少症または貧血という．

(2) ヘマトクリット

　全血液容積に占める赤血球容積の割合を，ヘマトクリット（ヘマトクリット値）または赤血球容積比という．正常値は成人男子で約 45％，成人女子で約 40％である．ヘマトクリットは貧血で低下し，脱水状態のときは上昇する．

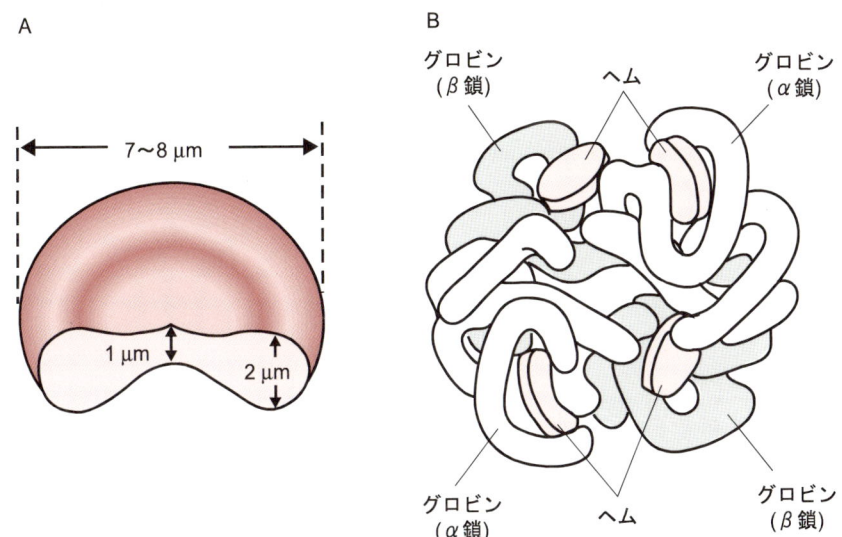

図 2-2　赤血球とヘモグロビン
A：赤血球の形と大きさ．B：ヘモグロビン分子の模式図．ヘモグロビン分子 1 個は，α 鎖 2 本と β 鎖 2 本よりなるグロビンとヘム 4 個から構成される

注●●● ヘマトクリットの測定：血液凝固阻止剤で凝固を防いだ血液をヘマトクリット用毛細管（長さ75 mm, 内径約1 mm のガラス毛細管）にとり，遠心分離し，赤血球層の長さの全体に対する比を算出する．

(3) 赤血球沈降速度（または血沈，赤沈）

血液凝固阻止剤を加えた血液をガラス管内に放置すると，赤血球がしだいに沈降する．血沈は通常，1時間で赤血球が沈降した長さで表す．血沈は，赤血球と血漿の比重の差によって起こる現象で，赤血球の凝集度，血漿の粘性，血球数などにより左右される．血沈は，正常成人男子では10 mm 以下，女子では15 mm 以下である．血沈は種々の化膿性疾患，悪性腫瘍，肺結核，重症の貧血などで高まり，赤血球増多症，ある種の肝疾患などで低くなる．

注●●● 赤血球沈降速度の測定：ウェスターグレン管というガラス管（長さ30 cm, 内径約2.5 mm）が用いられる．

(4) ヘモグロビン（血色素，Hb）

① ヘモグロビンの構造と役割

ヘモグロビンは赤血球内にある色素タンパクで，**グロビン**というタンパク質と**ヘム**という鉄を含む分子とが結合したものである（図2-2 B）．

ヘモグロビンは，肺から組織へのO_2運搬に重要な役割を担う．組織から肺へのCO_2運搬や血液のpHの緩衝作用にも役立つ（23頁参照）．

② ヘモグロビンとO_2の結合

ヘモグロビン1 g は，1.34 ml のO_2と結合可能である．結合したものを，**酸素化ヘモグロビン**（HbO_2）という（O_2を放したヘモグロビンを脱酸素化ヘモグロビンということもある）．血液は，成人でヘモグロビンを約14〜16 g/dl 含むので，血液1 dl（=100 ml）当たり約20 ml のO_2を運ぶことができる．1分間の心臓の拍出量を5 l とすると，血液は1分間に約1 l のO_2を運搬できる．

注●●● 動脈血と静脈血：O_2分子と結合したHbO_2は鮮紅色で，O_2分子を解離したヘモグロビンは暗赤色を示す．このため動脈血は鮮紅色，静脈血は暗赤色を呈する．

③ CO_2の運搬

CO_2も一部はヘモグロビンと結合して運ばれるが，大部分は**重炭酸イオン**（HCO_3^-）として運ばれる（61頁参照）．

(5) 新生と寿命

赤血球は，主に骨髄で産生される．骨髄には，**幹細胞**と呼ばれる未分化の細胞があり，さかんに分裂している．そのなかのある細胞が**前赤芽球**となり，**赤芽球**を経て，最終的に正常な赤血球に成熟する（図2-3左）．この過程で核は消失する．成熟した赤血球は骨髄から血中に出る．分化と成熟の過程を赤血球の新生という．

赤血球の新生には一般の細胞が必要とする**タンパク質**，脂質，糖質などの栄養素

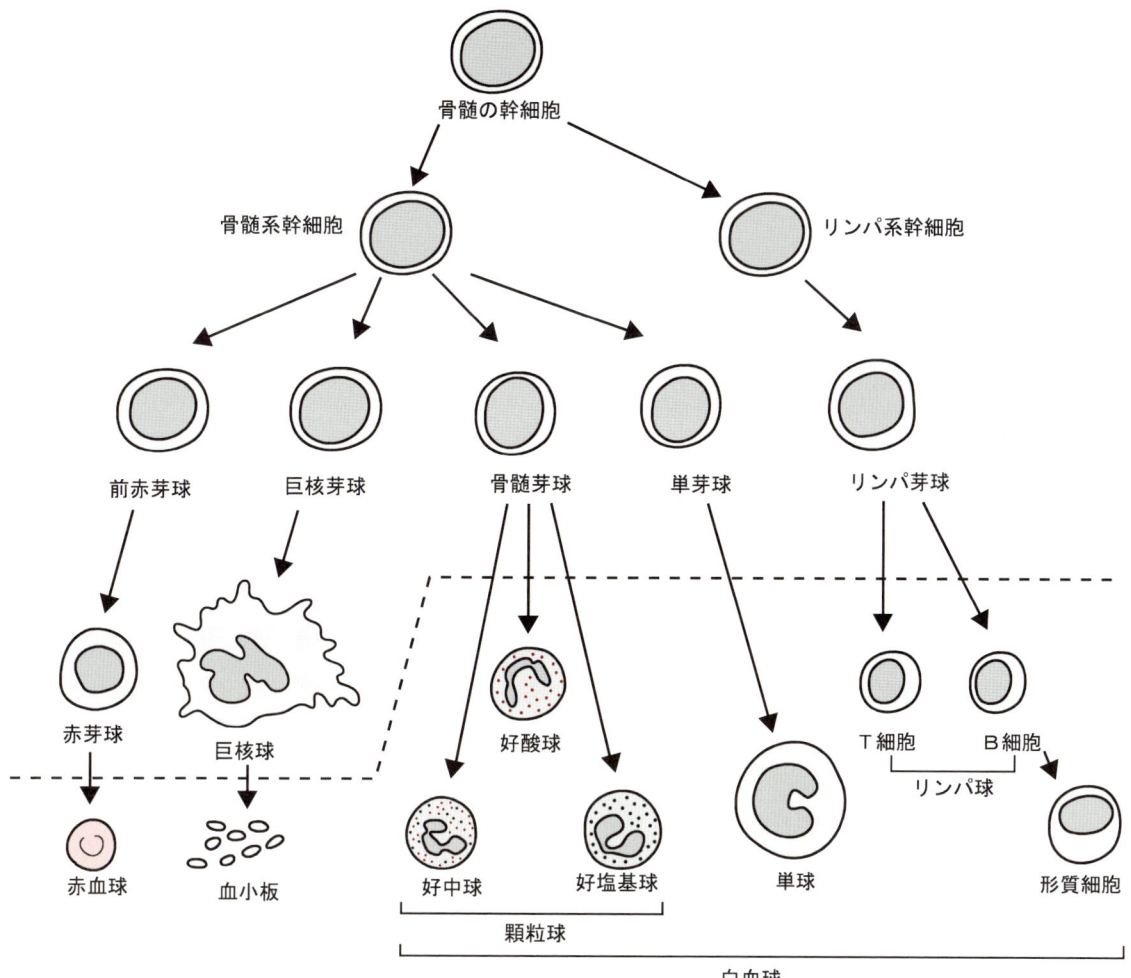

図2-3 血球の分化の主要過程（Witherspoon, 1984より改変）
破線以下が血液中に出てくる．

に加えて次の因子が不可欠である．
(1) エリスロポエチン：腎臓から分泌される**エリスロポエチン**というホルモンは骨髄に作用して赤血球の新生を促進する．**酸素不足**の状態が数日続くと（高地移住など），エリスロポエチンの分泌が増加する．
(2) 抗貧血ビタミン：ビタミンB_{12}や葉酸は，骨髄における赤血球の新生を促すビタミンで，抗貧血ビタミンと呼ばれる．ビタミンB_{12}が小腸から吸収されるには，胃液に含まれる内因子と結合する必要があるため，胃の全切除ではビタミンB_{12}吸収不全が起こり，貧血になる．
(3) 鉄：鉄はヘモグロビンの構成材料として必須である．女子では月経時の出血，妊娠中の胎児への鉄の補給，分娩時の出血，授乳の際などに鉄を失うので，男子よりも多くの鉄補給が必要である．

　骨髄から血中に出た赤血球は，核を失っているので増殖能はなく，寿命は約120日である．1日に全赤血球の約1％が破壊されて，新しい赤血球によって置き換え

られている．

(6) ビリルビンの排出

　膜が古くなり変形能を失った赤血球は，脾臓の細網内皮系で捕捉され，溶血あるいは食作用によって破壊される．赤血球の破壊によって放出されたヘモグロビンはヘムとグロビンに分解され，ヘムは鉄を離して**ビリルビン**という黄色い色素となる．ビリルビンは不溶性（間接ビリルビン）で，タンパク質と結合して肝臓に運ばれ，そこで水溶性のビリルビン（直接ビリルビン）となり，肝臓から胆汁成分として十二指腸へ排泄される（第4章，82頁参照）．腸内に出たビリルビンは細菌の作用により還元されて**ウロビリノゲン**となり，大部分（約80％）は糞便中に排泄される．ヘモグロビンから遊離された鉄は肝臓や脾臓に蓄えられて，ここから骨髄に運ばれ，必要に応じて赤血球の新生に再利用される．ヘモグロビンから遊離されたグロビンも再利用される．

> 注●● **血中ビリルビンと黄疸**：血液中のビリルビン濃度は正常成人で0.2〜1.2 mg/dlである．溶血（次項参照）の亢進によってヘモグロビン放出が増えたり，肝細胞の傷害，胆道の通過障害などによって血中ビリルビンの代謝が遅れたりすると，血中ビリルビン濃度が増加する．血中ビリルビン濃度がおよそ2 mg/dlを超えると，皮膚や眼球結膜などが黄色に染まり，黄疸が認められるようになる．

(7) 溶　　血

　赤血球膜が壊れ内部のヘモグロビンが細胞外に流出する現象を**溶血**という．細胞外に流出したヘモグロビンは分解されるため，O_2を運ぶ機能を失う．溶血はさまざまな原因で起こる．たとえば，赤血球を低張液（細胞外液よりも浸透圧の低い溶液）に入れると，水が赤血球内に入って赤血球が膨張し細胞膜が破れて溶血を起こす．これが水を静脈注射してはいけない理由である．溶血は細菌の毒素や血液型不適合輸血などによっても起こる．赤血球の振動，超音波などの物理的刺激や，表面活性物質などの化学的刺激も溶血を起こす．

(8) 貧　　血

　貧血とは，血液全体に含まれる赤血球あるいはヘモグロビン量が減少した状態とそれに伴う症状をいう．血液中のヘモグロビンの量は粘膜，結膜，皮膚，爪の色に反映される．したがって眼瞼の結膜や口腔粘膜の色は貧血の指標となる．組織中の酸素不足による倦怠感のような全身症状と酸素不足を代償するために頻脈などの症状が出てくる．

　貧血は血液が大量に失われた場合や，赤血球の生成から破壊までの過程に何らかの障害があるために起こる．たとえば，①栄養不足（鉄，ビタミンB_{12}，葉酸，タンパク質の不足など），②骨髄の障害（白血病など），③溶血，④エリスロポエチンの分泌障害などが貧血の原因となる．

● b. 白血球

(1) 種類と形状

　　白血球は赤血球よりも大きく，しかも核を持つ．白血球は**顆粒球**，単球とリンパ球の3種類に大別される（図2-3参照）．顆粒球はさらに**好中球**，**好酸球**，**好塩基球**に分けられる．血中では好中球が最も多く（白血球全体の50〜70％），次いでリンパ球が多い（約30％）（単球は約5％である）．

(2) 数

　　血中の白血球数は，平均5,000〜9,000個/mm^{3}である．白血球数が正常よりも増える白血球増多症は，種々の感染症の際に起こる．白血球減少症は，放射線照射や薬物投与などにより骨髄の造血機能が障害された際に起こる．

(3) 機　能

　　白血球は食作用や免疫などの生体防御機能を持っている（第14章参照）．

(4) 新生と寿命

　　顆粒球と単球は，骨髄で幹細胞がまず骨髄系幹細胞に分化し，さらに**骨髄芽球**と**単芽球**を経て，それぞれ顆粒球と単球に成熟して血中に出る（図2-3）．リンパ球は，まずリンパ系幹細胞に分化した後，骨髄や胸腺で成熟し，リンパ節や血中へ移る．

　　顆粒球の寿命は2〜14日であり，リンパ球の寿命は数日間のものから数十年に及ぶものまでと幅が広い．老化した白血球は脾臓で破壊される．

　　　注●● **白血病**：白血病とは，幹細胞などの造血系細胞が腫瘍化する疾患である．腫瘍化した造血系細胞（白血病細胞）が骨髄中で大量に増殖することにより，正常の血液細胞の増殖が妨げられ，赤血球減少に伴う貧血，白血球減少に伴う感染症，血小板減少による出血などを生じる．

● c. 血小板

(1) 形状と数

　　血小板は，直径2〜4μmの円盤状をした無核の細胞であり，血液1mm^{3}中に15万〜40万個存在する．血小板が減少したり，血小板の数が正常でもその機能が障害されている場合には出血傾向が現れやすく，逆に血小板が増加する疾患では血栓症が認められることがある．

(2) 機　能

　　血小板は**止血作用**を持つ（23頁参照）．

(3) 新生と寿命

血小板は，骨髄の幹細胞から**巨核芽球**(きょかくがきゅう)を経て分化した**巨核球**の突起が分離して，血中に出たものである（図2-3）．血小板の寿命は5～10日で，老化した血小板は脾臓で破壊される．

● d. 血　漿

(1) 成分と機能

血漿は淡黄色・透明の液体で，その約90％は水である．その中にタンパク質，無機質，糖などが溶けている．血漿の成分とその機能を以下にあげる．

(1) 水：水は細胞が必要とする物質や細胞が不要になった老廃物を運搬する．血圧の維持に役立つ．

(2) 電解質：大部分はNa^+とCl^-であるが，そのほかK^+，Ca^{2+}，Mg^{2+}，Fe^{2+}，H^+，HPO_4^{2-}（リン酸一水素イオン），SO_4^{2-}（硫酸イオン），HCO_3^-（重炭酸イオン）なども少量含まれる．電解質は，細胞が必要とするミネラルを補給したり，体液の浸透圧や体液の緩衝作用に関与する．

(3) タンパク質：血漿中のタンパク質を**血漿タンパク**という．血漿タンパクの重量は血漿の約7％を占める．血漿タンパクは主に**アルブミン**，**グロブリン**，**フィブリノゲン**の3種類に分類される．量はこの順に多い．グロブリンはさらにα_1(アルファ)，α_2，β(ベータ)，γ(ガンマ)-グロブリンに分かれる．血漿タンパクのほとんどは肝臓で合成される．

> 注●● **γ-グロブリン**：γ-グロブリンは肝臓ではなく，白血球の形質細胞で合成される．

血漿タンパクはそれぞれ多様な作用を持つ．

① 細胞のアミノ酸供給源．アルブミンの関与が大きい．
② **膠質浸透圧**(こうしつ)（血漿タンパクの作る浸透圧）の維持と血管内の水分保持（40頁参照）．アルブミンの関与が70％と大きい．
③ ホルモン，ビタミンなどを運搬．α，β-グロブリンの関与が大きい．
④ 血液の酸塩基平衡に寄与．
⑤ γ-グロブリンは抗体として免疫反応に関与（第14章参照）．免疫グロブリンとも呼ばれる．
⑥ フィブリノゲンは血液凝固作用に関与（26頁参照）．

(4) 糖，脂質，アミノ酸：細胞の栄養源となる．

(5) 老廃物：尿素（タンパク質から），クレアチニン（クレアチンから），尿酸（核酸から）などの窒素化合物やビリルビン（ヘムから）が大部分を占める．

> 注●● **A/G比**：アルブミンとグロブリンの比をA/G比といい，正常値は1.5～2.0である．A/G比はγ-グロブリンの増加（慢性感染症など），アルブミンの減少（肝疾患など）などで低下する．

> 注●● **尿素，尿酸，クレアチニンの化学式**：尿素 CH_4N_2O，尿酸 $C_5H_4N_4O_3$，クレアチニン $C_4H_7N_3O$．

(2) 緩衝作用

血液のpHは通常7.40程度（7.35〜7.45）で，わずかにアルカリ側に傾いた状態で一定に保たれる．多くの食品は代謝分解されて酸性物質H^+を生じる．そのため，血液は酸性に傾きやすい．しかし酸性物質は血液中のHCO_3^-（重炭酸イオン）などの働きで中和される．血液内での中和に加えて，CO_2は肺から，H^+は腎臓から排泄され，その結果，血液のpHは一定に保たれうる．

> **注●● 血液の緩衝系**：緩衝系とは，酸やアルカリを少し加えてもpHが変化しにくいシステムで，弱酸と，共通イオンを持つ塩基類（緩衝塩基）を組み合わせて作られる．血液の緩衝系の主なものとして以下のものがある．
>
> (1) 重炭酸緩衝系：血液中でCO_2とHCO_3^-との間に次の平衡が成り立つ．
>
> $$CO_2 + H_2O \rightleftarrows \underset{\text{炭酸（弱酸）}}{H_2CO_3} \rightleftarrows H^+ + \underset{\text{重炭酸イオン（緩衝塩基）}}{HCO_3^-}$$
>
> 血中に酸が入るとただちに平衡は左側に傾き中和する．緩衝作用の結果生じたCO_2（酸）は肺から排出されるので，生体における意義は大きい．
>
> (2) リン酸緩衝系：正常の血液のpH付近で，無機リン酸は
>
> $$H_2PO_4^- \rightleftarrows H^+ + HPO_4^{2-}$$
>
> の形で存在し，リン酸二水素イオン$H_2PO_4^-$（弱酸）とリン酸一水素イオンHPO_4^{2-}（緩衝塩基）の間に緩衝系が作られる．血中のリン酸濃度が低いため，この系の全体の緩衝系に対する寄与は少ない．
>
> (3) 血漿タンパク緩衝系：血漿タンパクは血漿中で多価の弱酸として働き，その塩とともに緩衝系を作る．
>
> (4) ヘモグロビン緩衝系：ヘモグロビン（Hb）は血漿タンパクと同様に，弱酸として働く．さらにHbはH^+と結合しやすい性質を持つため，H^+が存在するとHbO_2はO_2を離してHbとなり，H^+と結合して酸を中和する．

(3) アシドーシスとアルカローシス

血液のpHが正常範囲（7.35〜7.45）を超えて酸性側（7.35より小さい方向）に向かう状態を**アシドーシス**（実際にはアルカリ性であっても），pHがよりアルカリ性側（7.45より大きい方向）に向かう状態を**アルカローシス**と呼び，どちらも病的状態である．アシドーシスもアルカローシスも，呼吸性の機序によるもの（呼吸性アシドーシスまたはアルカローシス），と代謝性の機序によるもの（代謝性アシドーシスまたはアルカローシス）がある．

B. 止　血

血管が傷害されると血液の流出を防ぐために直ちに止血機構が働く．止血は，傷害された血管の収縮，血小板血栓による一時的な止血と，血液凝固によって行われる．

血小板血栓を一次止血，続いて起こる血液凝固を二次止血という．

● a. 血小板血栓（一次止血）

　血管は傷害されると傷害された血管の収縮が起こり，血流が減少する．次いで血液中の血小板が，血管壁の傷害部位に露出した膠原線維（コラーゲン線維）に粘着する．粘着した血小板は変形して，セロトニンやADP（アデノシン二リン酸）を含む顆粒を放出する．セロトニンは血管収縮，ADPは血小板の凝集を促し，傷害部位に血小板が凝集して血小板血栓を形成する（**参考図2-1**）．血管収縮および血小板血栓による止血作用は一時的なものである．

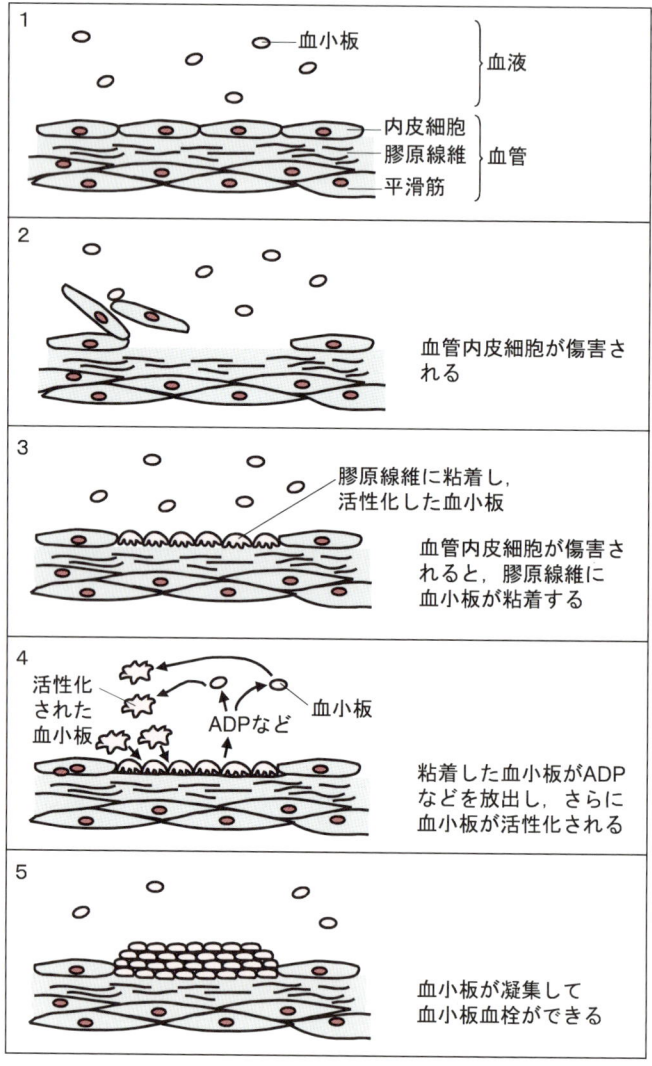

参考図2-1　血管における血小板血栓の形成

● b. 血液凝固（二次止血）

　血管外に流出した血液は5～10分以内に流動性を失い，ゼリー状の塊となる．この塊を**血餅**という．血餅はやがて退縮して堅くなり，透明な淡黄色の液が塊の外に滲出してくる．これを**血清**（血清は血漿成分からフィブリノゲンなどの凝固因子を除いたものである）という．不溶性の血液の塊ができる一連の現象を**血液凝固**という．血液凝固は，血漿タンパクのフィブリノゲン（線維素原）が不溶性の**フィブリン**（線維素）に変わり，フィブリンの線維網に血球が捕捉されて起こる．血管壁の損傷による出血の際には，損傷部位に血小板血栓の形成に続いて血液凝固が起こる．血液凝固には，損傷された組織から遊離される組織因子，血漿中に存在する凝固因子，血小板から遊離される血小板因子などのさまざまな生体内の因子が関与する．これらの血液凝固にかかわる因子を**血液凝固因子**という．

　血液凝固は血液凝固因子が次つぎと活性化されて連鎖反応的に起こる（図2-4）．

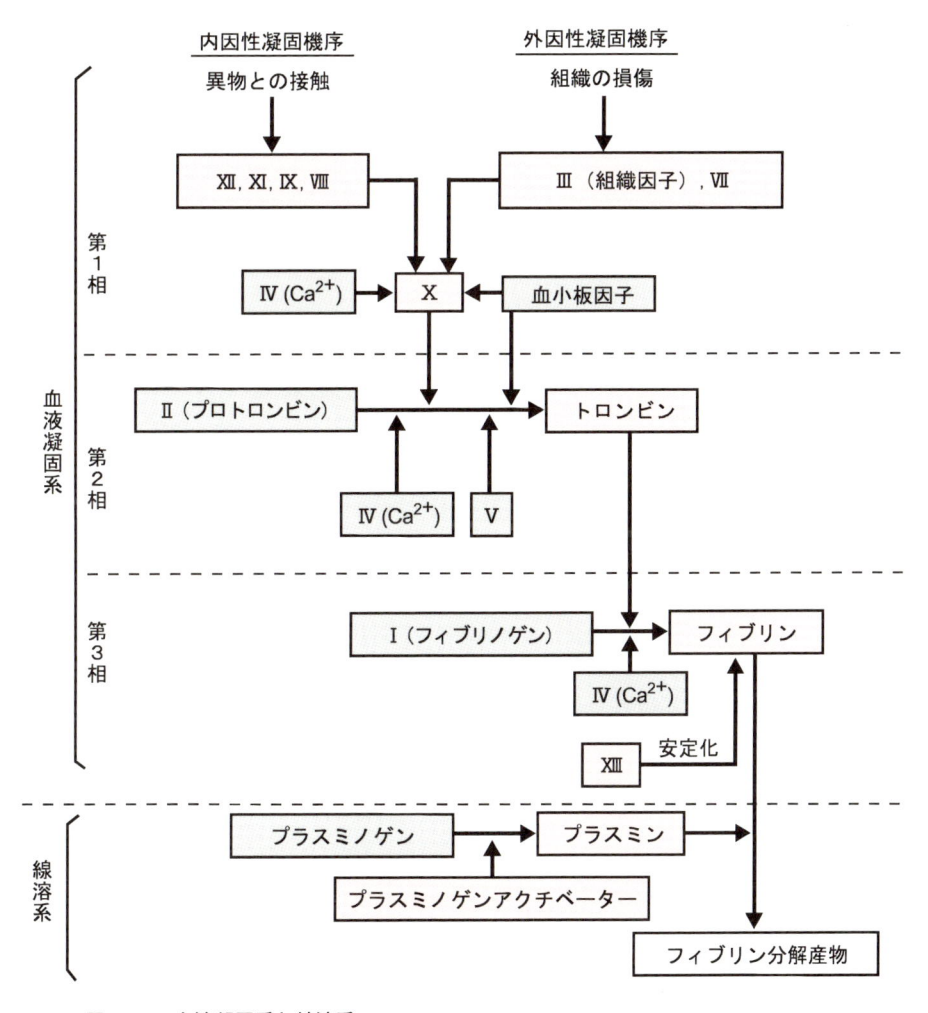

図2-4　血液凝固系と線溶系
血液凝固因子にはⅠ～ⅩⅢの番号がついている（Ⅵは欠番）．色をつけたものが活性型

(1) 第1相（種々の血液凝固因子が活性化される相）：出血などで血液が異物と接触したり組織の崩壊によって，血漿中の種々の凝固因子，血小板因子，組織因子，血漿中のCa^{2+}が作用し合い，第X因子が活性化される．

(2) 第2相（トロンビンの生成される相）：活性型第X因子は，Ca^{2+}の存在下で血漿中のプロトロンビンを活性化して**トロンビン**に変える．プロトロンビンの産生にはビタミンKが必要なので，ビタミンKの不足で血液凝固障害が起こる．

(3) 第3相（フィブリンの生成される相）：トロンビンは，Ca^{2+}の存在下で血漿タンパクであるフィブリノゲンに作用してフィブリンに変える．フィブリンの線維網に血球が捉えられて血液凝固が完了する．

> 注●● **血液凝固異常**：血友病では，先天性に血液凝固因子の中の第Ⅷ因子あるいは第Ⅸ因子が欠如しているため種々の程度の出血傾向を示す．
>
> 　胆汁の腸内への排泄が障害されると，脂溶性であるビタミンKの吸収が低下するため，プロトロンビンをはじめとしたいくつかのビタミンK依存性の血液凝固因子の生成が妨げられるので，血液凝固が障害される．
>
> 　重篤な肝疾患では，凝固因子の生成が障害されるので（凝固因子の大多数は肝臓で作られるため），出血傾向をみることが多い．
>
> 　また，血小板減少性紫斑病では血小板が少ないため，特に細い血管の止血が障害され，紫斑と呼ばれる紫色の出血斑が全身至るところに生じる．

C. 線維素溶解

a. 線維素溶解（線溶）

　血管内で一度凝固した血液は，血管が完全に修復されると再び溶解する．この現象は，フィブリン（線維素）が**プラスミン**というタンパク分解酵素によって分解されるために起こり，線維素溶解（線溶）と呼ばれる．線維素溶解は，血管内の凝固血液を取り除くことによって，特に細い血管の閉塞が起こるのを防止し，また血栓が生じるのを防ぐのに役立つ．プラスミンは，循環血液中では不活性型のプラスミノゲンとして存在し，プラスミノゲンアクチベーターの作用により活性型のプラスミンとなる（図2-4下段）．プラスミノゲンアクチベーターは，血管内皮細胞や，尿，唾液，涙液など汗以外のほとんどの分泌液中に存在する．たとえば，月経血が一般に凝固していないのはプラスミノゲンアクチベーターの作用による．また，尿中のプラスミノゲンアクチベーターであるウロキナーゼは，血栓症の治療薬としてよく用いられる．血漿中にはプラスミンを不活性化する抗プラスミン物質も存在する．

b. 凝固阻止物質

　プラスミン以外に血液中に生理的に存在する抗凝固因子には，ヘパリンやアンチトロンビンⅢなどがある．ヘパリンは，アンチトロンビンⅢの作用を増強して，トロンビンなどを不活性化する．肝臓から抽出されたヘパリンは強力な凝固阻害因子で動脈血栓症急性期の治療薬として多用される．

注●● 試験管内の血液の凝固阻止法：クエン酸ナトリウムや EDTA などを血液に加えて，Ca^{2+} を除く方法がよく用いられる．

D. 血液型

　血液型の異なる血液を混ぜると赤血球が互いに接着して塊を作る．これを赤血球の凝集反応という．凝集した赤血球は溶血（凝集した赤血球が細網内皮系で破壊されるため）や細い血管の閉塞を起こし，悪心やショック症状となって現れる．血液はいくつかの血液型に分類される．ABO 式血液型と Rh 式血液型がよく知られている．

● a. ABO 式血液型

　ABO 式血液型は，赤血球の膜に存在する A，B の 2 種の**抗原（凝集原）**の有無によって分類されるもので，A のみを持つものを A 型，B のみを持つものを B 型，A，B 両方持つものを AB 型，どちらも持たないものを O 型と呼ぶ（表 2-1）．また凝集原に対する α，β の 2 種の**抗体（凝集素）**が血漿中に含まれる．A 型のヒトは β のみ，B 型のヒトは α のみ，O 型のヒトは α と β を持つ．AB 型は α も β も持たない．

　凝集は A+α，B+β の組み合わせのときに起こる．輸血はこの凝集が起こらない組み合わせで行わねばならない．原則として同型輸血を行う．

　ABO 式血液型は，メンデルの法則に従って遺伝する．A，B，O の 3 種の遺伝子が 2 個ずつ組み合わさって染色体に含まれる．したがって，遺伝子の組み合わせは AA，AO，BB，BO，AB，OO の 6 通りであるが，O は A と B に対して劣性で，A と B の間には優劣関係はないので，AA，AO は A 型，BB，BO は B 型，AB は AB 型，OO は O 型として現れる．

注●● ABO 式血液型の発見：ABO 式血液型は 1901 年ランドシュタイナーによって見出された．
注●● 凝集原と凝集素：赤血球の凝集反応は異種の血球を特異的に攻撃する免疫反応（第 14 章参照）である．

表 2-1　ABO 式血液型

血液型	抗原（凝集原） （赤血球の膜）	抗体（凝集素） （血漿）	遺伝子型
A 型	A	β	AA, AO
B 型	B	α	BB, BO
AB 型	A, B	なし	AB
O 型	なし	α, β	OO

注●●● *α*抗体, *β*抗体：抗原の感作を受けて産生されたものではなく，生後1年間で形成される自然抗体である．

注●●● **輸血の際の交叉適合試験**：同型血液型同士の間の輸血でも副作用を起こすことがあるので，供血者の血液と受血者の血液の間で交叉適合試験により凝集反応の有無を調べる必要がある．

b. Rh式血液型

　Rh因子は赤血球膜にある抗原（凝集原）で，アカゲザル（rhesus monkey）の赤血球にあるものと同じため，Rh因子と呼ぶ．赤血球にRh因子を持つヒトをRh陽性（Rh＋），持たないヒトをRh陰性（Rh－）という．日本人では，99.6％がRh＋である．

　Rh式血液型は，輸血を繰り返す場合や妊娠時に問題となる．Rh因子に対する抗体は通常血液中に存在しないが，Rh＋の血液をRh－のヒトに輸血すると，Rh－のヒトの中にRh因子に対する抗Rh抗体が産生され，2回目以後の輸血の際に抗Rh抗体が，輸血されたRh＋の血液の赤血球と反応して赤血球の凝集反応を起こすことがある．また，母親がRh－，父親がRh＋の場合，胎児はRh＋となる確率が高い．通常第1子は無事出産するが，このとき胎児の赤血球はわずかであるが母体内に入り，母体内で抗Rh抗体の産生を誘発する．第2子（Rh＋）を妊娠したとき母体内の抗Rh抗体が胎盤を通って胎児に移行し，胎児の赤血球凝集反応を起こし，流産や死産を招くことが多い．

E. 心臓血管系

a. 大循環（体循環）と小循環（肺循環）

　心臓の内部は左右に分かれている．右心室から拍出された血液は，肺動脈，肺毛細血管，肺静脈を経て左心房にもどる．この経路を**肺循環**または**小循環**と呼ぶ（図2-5）．肺循環によって血中のCO_2が肺より呼気中に排出され，吸気中のO_2が肺より血中に取り込まれる．

　左心室から拍出された血液は大動脈に入り，各器官へ分配された後，大静脈から右心房にもどる（図2-5, 6）．この経路を**体循環**または**大循環**と呼ぶ．体循環によって組織へのO_2や栄養素の供給，組織からのCO_2や老廃物の除去が行われる．

　このように循環は心臓に始まり，種々の抵抗を持った血管系を通って再び心臓にもどる一つの閉鎖系の回路を形成している．心臓から流出した血液が心臓にもどるには，安静時の成人の場合，約1分を要する．体循環系の動脈の血圧は高いが，肺循環系の動脈の血圧は低い．

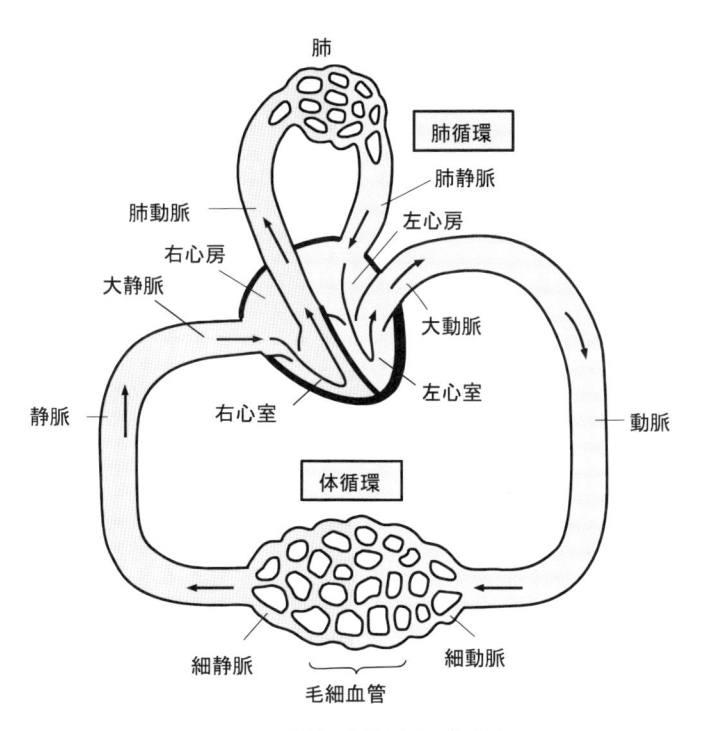

図2-5 体循環と肺循環の模式図

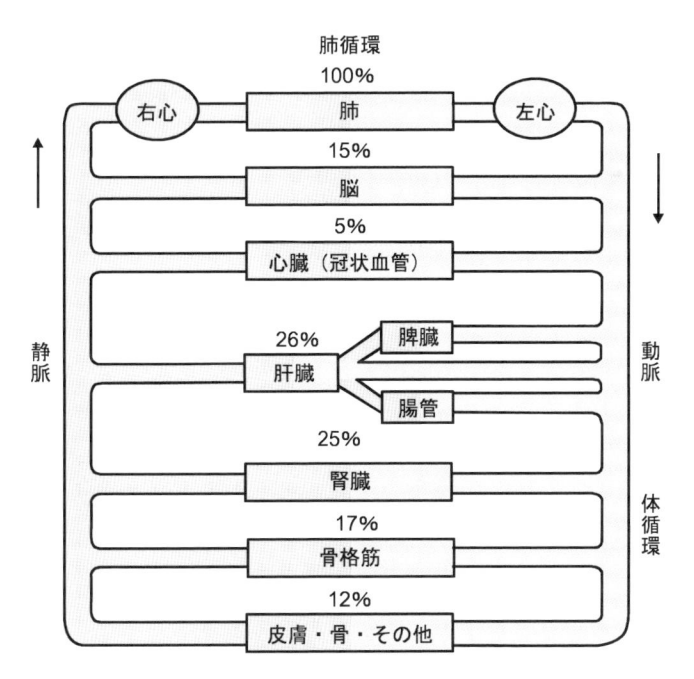

図2-6 血液循環の経路（Thews Gら，1985より改変）
安静時における心拍出量の各器官への分布を百分率で示す．

● b. 動脈と静脈

　心臓から出る血液を運ぶ血管はすべて**動脈**と呼ばれ，心臓へ血液を送り込むすべての血管は**静脈**と呼ばれる．一方，O_2に富む鮮紅色の血液は**動脈血**と呼ばれ，CO_2に富む暗赤色の血液は**静脈血**と呼ばれる．つまり，体循環系の動脈は動脈血を，静脈は静脈血を運ぶが，肺動脈は静脈血を，肺静脈は動脈血を運ぶ．動脈と静脈の間には一般に毛細血管の領域が存在する．

F. 心臓の構造と働き

● a. 心臓の構造と働き

　心臓は普通，にぎりこぶし大の大きさで，心筋と呼ばれる特殊な横紋筋により構成される．心臓には**右心房**，**右心室**，**左心房**，**左心室**の4つの腔がある（**図2-7**）．右心房と左心房の間は**心房中隔**，右心室と左心室の間は**心室中隔**，右心房と右心室の間は三枚の弁膜からなる**三尖弁**（右房室弁）によって，左心房と左心室の間は二枚の弁膜からなる**僧帽弁**（二尖弁，左房室弁）によって隔てられる．さらに左心室と大動脈の間には**大動脈弁**，右心室と肺動脈の間には**肺動脈弁**が存在する．心臓は，静脈系から動脈系へ血液を送るポンプである．最初に心房が収縮し，約0.16秒遅れて心室が収縮する．それぞれの弁は一方向にのみ開き，血液の逆流を防ぐ．全身の静脈を流れてもどってきた血液は右心房に入り，右心室を経て肺動脈に流出する．肺でガス交換された新鮮な血液は，肺静脈を経て左心房に入り，左心室から大動脈

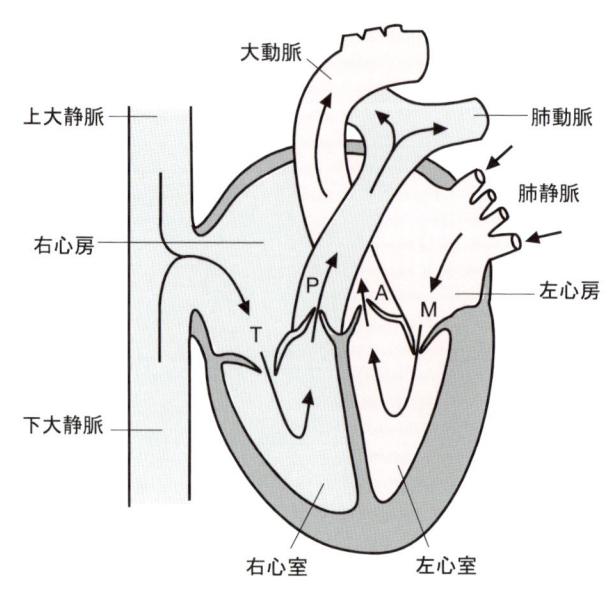

図2-7　心臓の縦断面図と血流
血液の流れる方向を矢印で示す．
T：三尖弁．P：肺動脈弁．M：僧帽弁（二尖弁）．A：大動脈弁

に押し出されて全身へ送られる．

● b．心筋の特性

　心筋は収縮に適した**固有心筋**と，興奮の発生と伝導に適した**特殊心筋**に大別される．心筋は多数の**横紋筋**細胞から成り立つ（第11章参照）．心筋細胞は枝分かれをしており，しかも多数の心筋細胞が互いに介在板（境界膜）によって吻合している．介在板にはギャップ結合という特殊な構造があり，電気的な興奮が1つの細胞より隣の細胞に容易に伝わる．ただし，心房と心室の心筋は結合組織によって隔てられており，刺激伝導系（後述）によってのみ興奮が伝えられる．そのため，多数の細胞から構成される心房と心室はおのおのがあたかも1個の細胞のように機能する．心房・心室の心筋細胞を全体として**機能的合胞体**と呼ぶ．また，心筋は自動的・律動的に収縮する**自動能**をもつ．心筋は意志によって調節することのできない**不随意筋**であり，自律神経の支配を受ける．

　心臓が大量の血液で充満して心筋が伸展されると，心筋はその伸展の度合いに応じて大きな収縮力を発生する．これを**スターリングの心臓の法則**と呼ぶ．この心筋の持つ特性のために，右心房に流入する静脈血の量（静脈還流量）が多いほど心臓の拍出量が増加することになる．

● c．刺激伝導系

　心臓は，体外に取り出しても，自動的に拍動を続ける．この規則正しい律動的拍動のリズムは，大静脈（上大静脈）と右心房の境界近くにある**洞房結節**の細胞で発生する（図2-8）．ここを**歩調とり**（ペースメーカー）あるいは歩調とり細胞（ペースメーカー細胞）と呼ぶ．洞房結節の細胞に発生した興奮（電気的活動）は，心房筋に伝えられて心房を収縮させる．心房筋の興奮は右心房の下方で右心室との境界近くにある**房室結節**の細胞に伝えられ，さらに心室中隔を走る**ヒス束**に伝播する．ヒス束に伝えられた興奮は，**左脚**と**右脚**，さらに枝分かれした**プルキンエ線維**

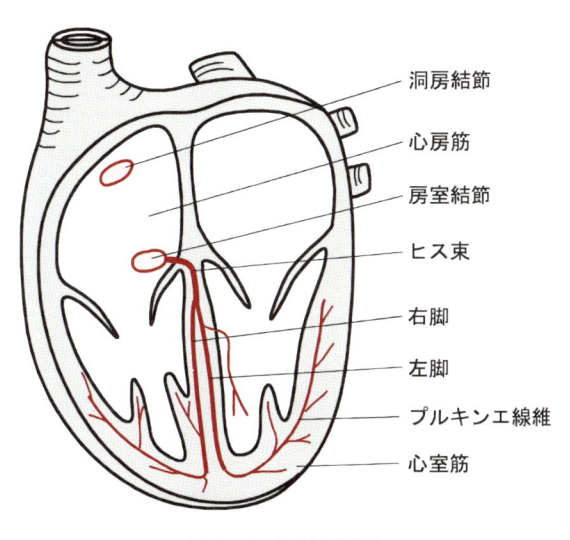

図2-8　刺激伝導系

を通って心室筋全体に伝えられて心室を収縮させる．洞房結節，房室結節，ヒス束，左脚と右脚，プルキンエ線維は，特殊に分化した心筋（特殊心筋）によって構成されており，**刺激伝導系**と呼ばれる．洞房結節に発生した興奮は刺激伝導系によってごく短い時間内に左右の心房，次いで左右の心室に伝えられ，心臓の壁を構成している一般の心筋（固有心筋）を収縮させて心臓の拍動を引き起こす．正常では，心房の収縮に続き，心室が収縮する．房室結節も自動性を持つが，洞房結節の興奮のリズムのほうが房室結節のリズムより速いため，正常では心臓全体は洞房結節のペースメーカー細胞の作るリズムで興奮する．

刺激伝導系が心房と心室の間で障害を受けると，心房と心室が病的にそれぞれのリズムで収縮を始めることがある（房室ブロック）．

● d. 心機能の調節

(1) 心周期

心拍動の周期を心周期という．心周期は心室の収縮，弛緩に従って，**収縮期**と**拡張期**（弛緩期）に分けられ，さらに収縮期は，(1)等容性収縮期と(2)駆出期に，拡張期は，(3)等容性弛緩期と(4)充満期に区分される（図2-9）．

(1) 等容性収縮期：心室の収縮が始まってから，動脈弁が開くまでの期間．すべての弁（房室弁と動脈弁）が閉じている状態で，心室が収縮する．このため心室内容積は一定で心室内圧が上昇する．

(2) 駆出期：心室内圧が動脈圧を超えると動脈弁が開き，血液が動脈に駆出される．心室収縮が終わると心室内圧が低下しはじめ，動脈圧よりも低下すると動脈弁が閉鎖する．

(3) 等容性弛緩期：動脈弁が閉鎖してから房室弁が開くまでの期間．動脈弁と房室弁の両方が閉鎖した状態で心室が弛緩するため，心室容積は一定で，心室内圧が下降する．

(4) 充満期（または流入期）：心室内圧が心房内圧より低下すると房室弁が開き，血液が心室に流入する．この時期には動脈弁は閉じており，血液は心室に充満する．

心周期は約0.8秒（心拍数75回/分の場合）である．このうち収縮期は約0.3秒，拡張期は約0.5秒持続する．

(2) 心音

胸壁に聴診器を当てると，心臓の拍動ごとに発生する音を聞くことができる．これを心音という（図2-9）．

(1) 第1心音（Ⅰ）：収縮期の開始時に発現するやや低い周波数（30〜45 Hz）のやや長く続く音で，心尖部（心臓の下部先端）で聴取される．主に房室弁の閉鎖により生じる．筋の収縮音，動脈内の渦流なども関係する．

(2) 第2心音（Ⅱ）：拡張期の開始時に発現するやや高い周波数（50〜70 Hz）の短い持続性の音で，心底部（心臓上部の大血管が出入りする部分）で聴取される．主に動脈弁の閉鎖によって生じる．動脈壁の振動なども関係する．

(3) 第3心音（Ⅲ）：心房から心室への血液の流入によって生じる音で，第2心音

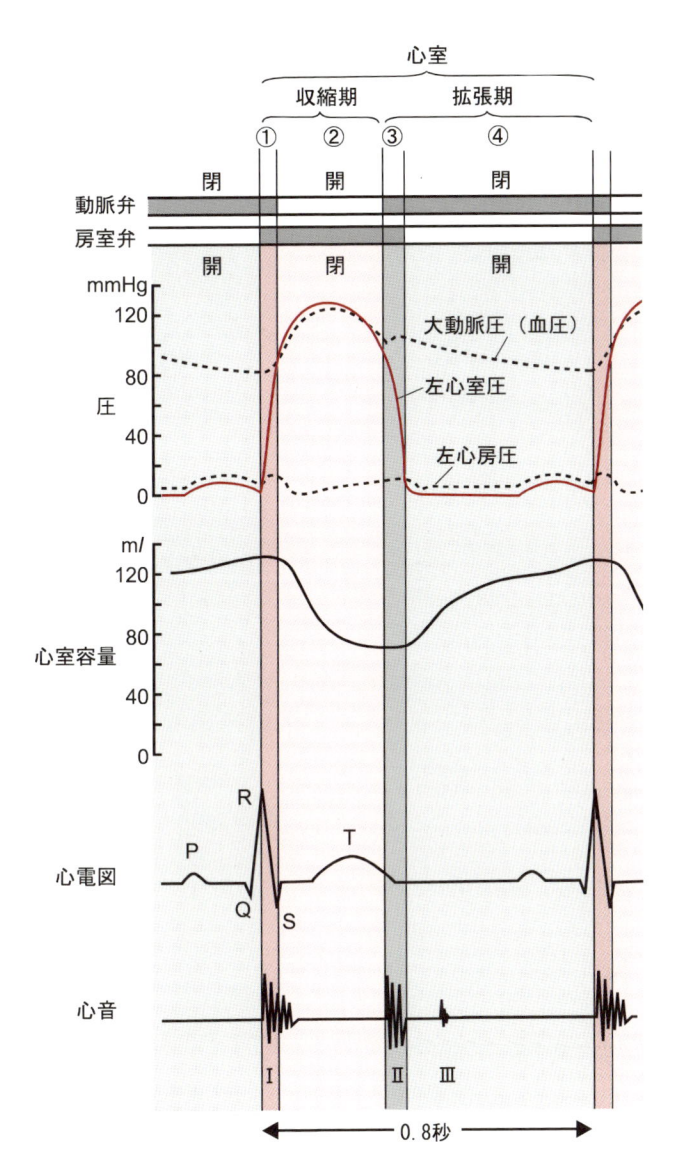

図 2-9 心臓拍動に伴う諸現象（Thews G ら, 1985 より改変）
①等容性収縮期, ②駆出期, ③等容性弛緩期, ④充満期

の後に心尖部でかすかに聞こえることがある.

> 注 ●● **心雑音**：心音が変化し，雑音が聞かれる病態としては，先天性心疾患や弁膜症のほかに，貧血や発熱による血液粘度の低下などが挙げられる.

(3) 心拍数

1分間の心臓の拍動数を**心拍数**という．正常成人の安静時の平均心拍数は約70回/分（60〜90回/分）である．心拍数が正常より高い場合を**頻脈**，低い場合を**徐脈**という．運動時，発熱時，精神的な興奮時などに生理的な頻脈がみられる．心拍のリズムはほぼ一定であるが，呼吸に同期して周期的にわずかに変動している（吸息時に速い）．これを呼吸性不整脈といい，小児で著しい．

> **注●● 不整脈**：不規則な心拍リズムを不整脈という．心臓の異常による不整脈（房室ブロック，心房細動，心室細動など）に加えて，呼吸性不整脈のように健常者にみられるものもある．

(4) 心拍出量

1回の心臓拍動によって左心室から拍出される血液量を**1回拍出量**という．正常成人の安静時で1回拍出量は70〜80 ml程度である．

1分間の拍出量を**毎分心拍出量**といい，1回拍出量×心拍数で求められる．一般に心拍出量といった場合には毎分心拍出量を示す．たとえば心拍数が70回/分の場合，心拍出量は70 ml×70回/分で約5 lである．

激しい運動をすると，1回拍出量と心拍数がともに増加して，その結果，毎分心拍出量は約25 l程度にも達しうる．

●e. 心電図

(1) 心電図（ECG：electrocardiogram）の波形

心筋は収縮に先行して活動電位（35頁参照）を発生する．心筋の活動電位の総和を体表から記録したものが心電図である．心電図は，興奮の伝導の異常，期外収縮などの不整脈，心筋虚血などの心臓の異常の診断に広く用いられている．心電図にはP，Q，R，S，T波と呼ばれる波が心拍動を伴って規則正しく出現する（図2-9，10 A）．P波は心房興奮，QRS群は心室興奮開始，T波は心室興奮消退の過程を表す．

(2) 心電図の記録方法

心電図の記録には通常，標準肢誘導（3誘導），増幅単極肢誘導（3誘導），単極胸部誘導（6誘導）からなる合計12誘導が用いられる．

(1) 標準肢誘導（Ⅰ，Ⅱ，Ⅲ）：右手，左手，左足に電極を置く．そのいずれか2つを組み合わせて誘導点とし，2点間の電位差を記録する方法を標準肢誘導と呼ぶ．**第Ⅰ誘導**（右手―左手），**第Ⅱ誘導**（右手―左足），**第Ⅲ誘導**（左手―左足）の3つの組み合わせがある（図2-10 B）．

(2) 増幅単極肢誘導（aV_R，aV_L，aV_F）：電極の置き方は標準肢誘導と同じである．右手の電位変動を，他の2カ所（左手と左足）の電位の平均値を基準として記録する．同じく左手の電位変動，左足の電位変動を他の2カ所の電位の平均値を基準として記録する．

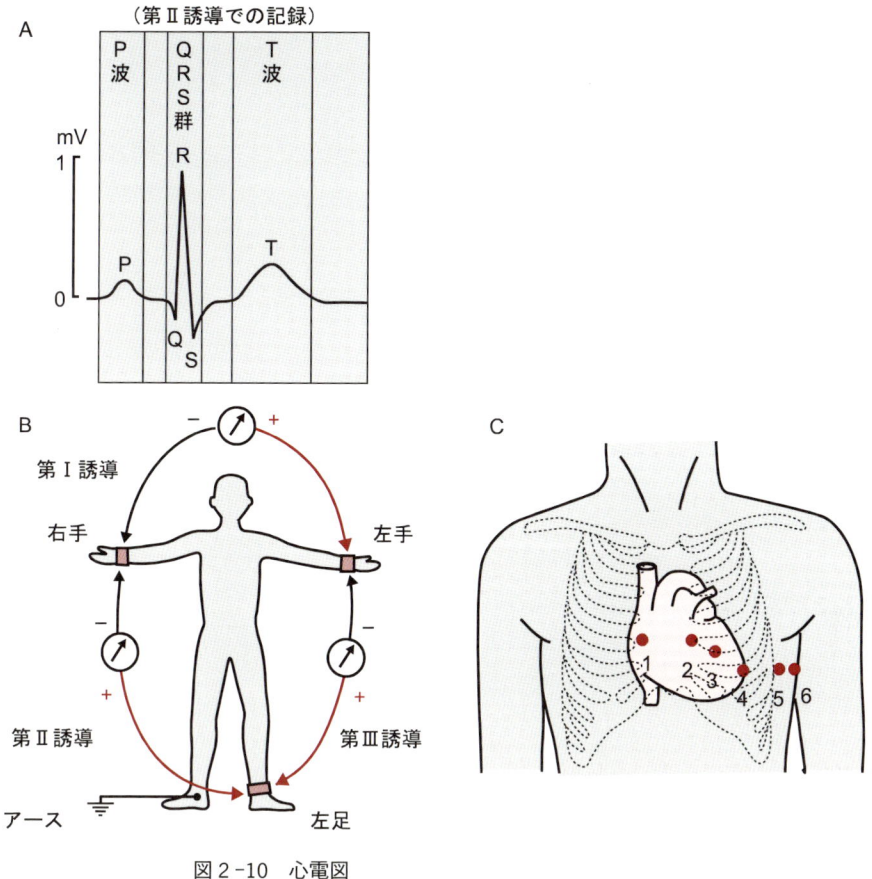

図2-10 心電図
A：心電図の波形，B：標準肢誘導，C：単極胸部誘導

(3) 単極胸部誘導（V1-V6）：心臓の近くの胸壁の6カ所に電極を置く（図2-10 C）．各部位の電位変動を，右手，左手，左足の電位の平均値を基準として記録する．この方法により心臓の各部位の状態をより直接的に把握することができる（V1，V2は右心室，V3，V4は心室中隔，V5，V6は左心室の電位を主に反映する）．

(3) 心筋の電気現象と心電図

洞房結節に発生した興奮（活動電位）は，まず心房筋を興奮させて心電図上のP波が形成される．次いで活動電位は房室結節に伝わり，心室筋が興奮してQRS群が現れる．QRS群はP波に比べて波形が大きい．続くT波は心室筋の再分極に一致する（**参考図2-2**）．通常1回の心拍ごとにこれらの波が1回ずつ出現する．

> 注●● **心筋の電気現象の特徴**：心筋細胞は，骨格筋細胞や神経と同様に活動電位を発生する．活動電位は，他の興奮性膜の場合と同様に，膜のNa^+透過性が増え細胞外Na^+が細胞内に急速に流入することによって起こる（169頁参照）．心筋ではNa^+に続いてCa^{2+}も細胞内に流入する．このため心筋に特有なプラトー相という長い脱分極が生じる．次いでK^+の膜透過性が増加してK^+が細胞外に流出し，元の電位にもどる．

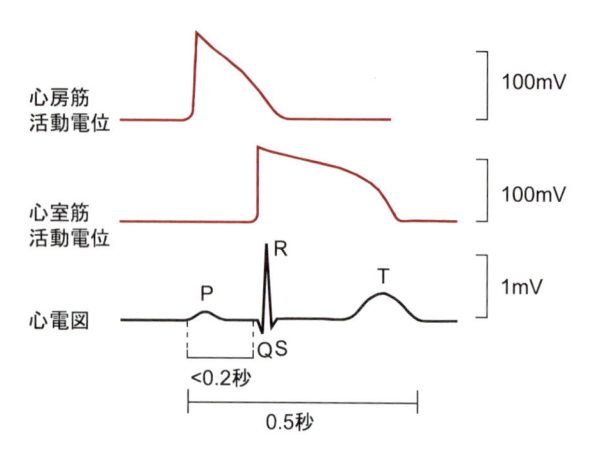

参考図 2-2　心筋の活動電位と心電図の関係（Levick JR, 1991 より改変）
心電図は標準肢誘導の第Ⅱ誘導の例を示してある.

　心筋の活動電位の絶対不応期は約 0.2 秒で，他の細胞より非常に長い（第 10, 11 章参照）. この間，心筋は収縮できない. これは心臓がポンプとしての役割を果たすために重要である. つまり一定時間以上心筋が弛緩する間に，血液が心臓に流入できる.

注●●　**心電図の異常**：心臓に障害があると，心電図の波形に変化が生じる. 心筋の興奮の異常や刺激伝導系の障害により，PQ 間隔（正常値は 0.12～0.20 秒）の変動，QRS 群の変動が認められる. 心室筋に障害があると，T 波に変化がみられる.

● f.　心臓の神経支配

　心臓には自律神経が分布する（図 2-11 A）. 自律神経は，心拍数（変時作用），刺激伝導系での興奮伝導の速度（変伝導作用），および心筋の収縮力（変力作用）を変えることによって，心臓の活動性を調節する. 心臓に分布する自律神経には交感神経と副交感神経（迷走神経）がある（第 10 章参照）.

(1)　交感神経：交感神経活動が亢進すると，心拍数の増加（図 2-11 B），興奮伝導時間の短縮，心筋収縮力の増大が起こる.

(2)　副交感神経：副交感神経活動が亢進すると心拍数の減少（図 2-11 B），興奮伝導時間の延長が起こる.

注●●　**心臓支配の交感神経と迷走神経**：心臓支配の交感神経は脊髄の上部胸髄より出て，心房，洞房結節，房室結節，心室などに分布する. 心臓迷走神経は延髄より出て洞房結節と心房に分布する. 心臓支配の交感神経や迷走神経はそれぞれ心臓機能を調節する遠心性神経に加えて，多数の求心性神経も含む. 心臓の状態の情報はこの求心性神経を通って中枢神経系に伝えられる（第 10 章参照）.

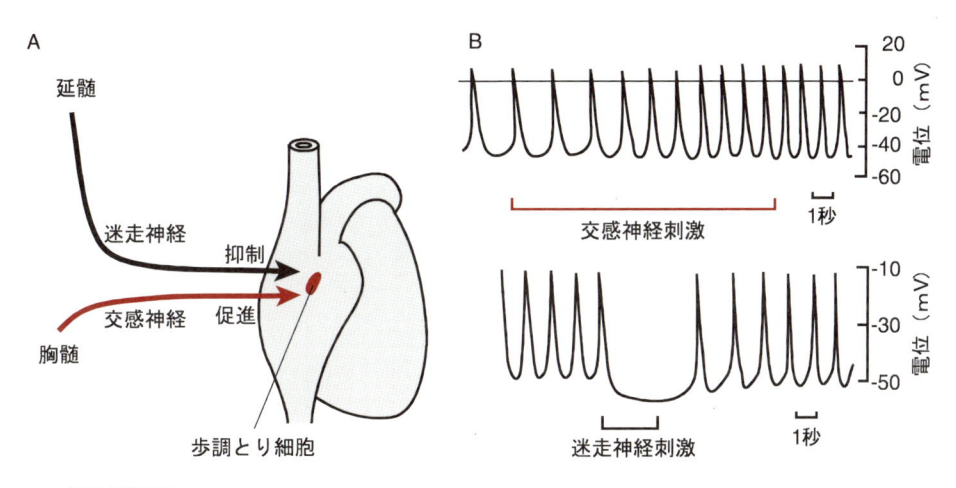

図 2-11 心臓支配神経
A：心臓支配神経の模式図
B：交感神経（上）と迷走神経（下）の刺激の効果（カエルの静脈洞の歩調とり電位において）（Hutter OF と Trautwein W，1956 より）

G. 血液循環

　心臓のポンプ作用によって血管系に拍出された血液は，血管のなかを圧の高い方から低い方へ向かって流れる．これを血流という．血管内に生じる圧を血圧という．一般に血圧というと，体循環系の動脈血圧をさす（狭義の血圧）．血圧は大動脈で最も高く，動脈から細動脈，毛細血管と末梢にいくにつれて低下する（図 2-12）．
　血管系の総断面積は血管が分枝を繰り返すにつれて大きくなり，毛細血管の部分で最大になる．このような総断面積の増加に反比例して，血流速度は毛細血管部で最小になる（図 2-12）．毛細血管の部分の血流速度は非常に遅いので，間質液と血液の間のガス・物質交換が行われやすい．

a. 血管の構造と働き

　血管は，機能と太さの両面から，**大動脈**，**動脈**，**細動脈**，**毛細血管**，**細静脈**，**静脈**，**大静脈**に分類される（図 2-13 A）．大動脈は，何回も分枝を繰り返して動脈，やがて細動脈となり，さらに分枝して毛細血管となる．毛細血管は再び集合して細静脈・静脈・大静脈となる．大部分の血管は，**外膜**，**中膜**，**内膜**の 3 層よりなる（図 2-13 B）．毛細血管は 1 層の内皮細胞のみからなり，物質の透過性が高い．また，動脈の管壁は厚く，弾力性に富み，静脈の管壁は薄い．

b. 弾性血管，抵抗血管，交換血管，容量血管

　心臓に近い大型の動脈は中膜が弾性線維を多く含み，弾性血管ともいう．
　細動脈の血管抵抗は特に大きく，抵抗血管ともいう．細動脈には，血管収縮神経（41 頁参照）支配が豊富であり，血流調節に重要である．

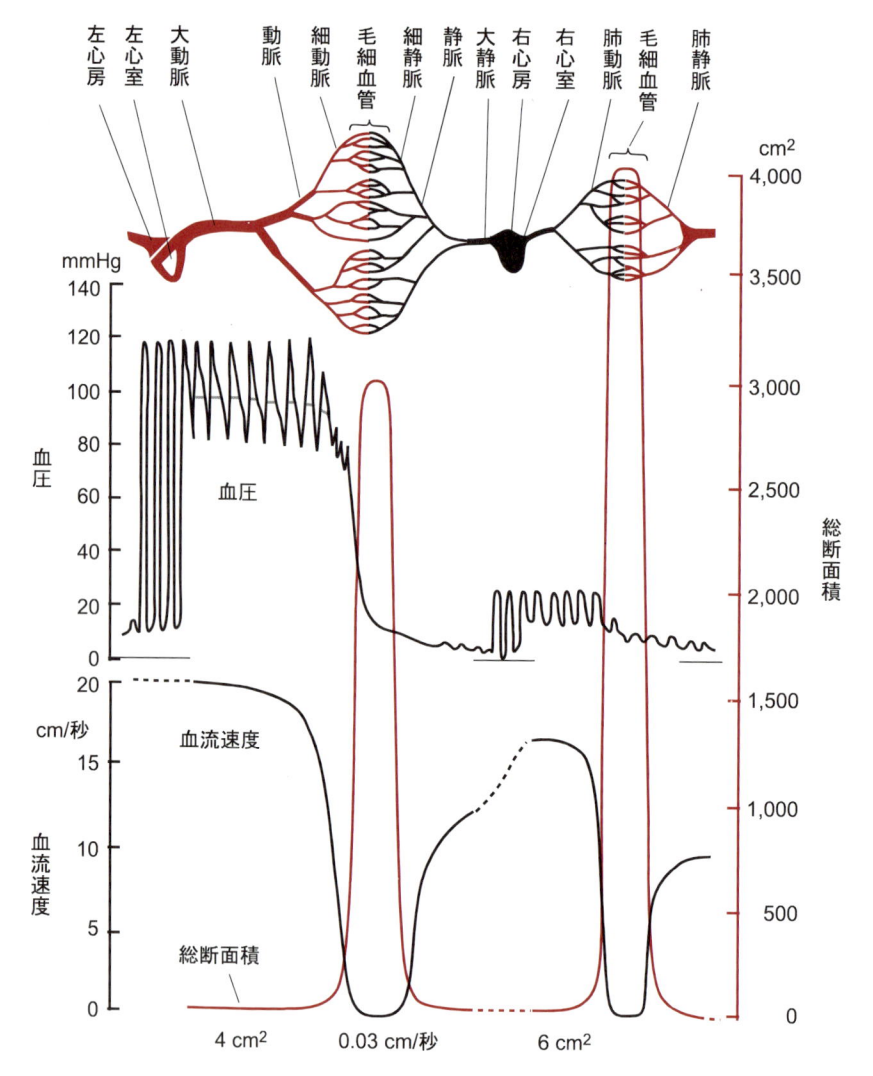

図2-12 循環系の各部における血圧，血流速度，血管床の総断面積（Witzlebより）

　毛細血管は血液と組織との間で物質交換が行われる部位で，交換血管ともいう（40頁参照）．

　静脈は壁が薄く血管の抵抗が小さいために，伸展しやすく，血液貯蔵所としての役割を持つため，**容量血管**ともいう．

● c. 脈　拍

　手首の前面に指を触れると，血管の拍動に触れることができる．これを**脈拍**という．脈拍は，心臓から拍出された血液によって大動脈の血管壁が拡張され，その振動波（脈波）が動脈壁に沿って末梢に伝播したものである．脈拍によって，心臓の機能や血圧などの状態について推察することができる．

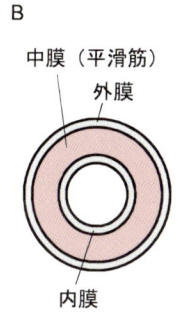

図 2-13 血管の構造
A：体循環の血管の特徴（Burton AC, 1954 より）．B：血管の三層構造

	大動脈	動脈	細動脈	毛細血管	細静脈	静脈	大静脈
内腔の直径	2.5 cm	4 mm	30 μm	8 μm	20 μm	5 mm	3 cm
壁厚	2 mm	1 mm	20 μm	1 μm	2 μm	0.5 mm	1.5 mm

注●● **脈を触れることのできる部位**：脈拍は手首の前面のほかにも，足背部，前頸部，膝窩部などの部位でも触れることができる．

注●● **血流量と血流速度**：血管の断面を単位時間に通過する血液の量を**血流量**といい，mL/秒やmL/分で表す．また，血液が単位時間に移動する距離を**血流速度**という．以下の関係が成り立つ．

$$血流量 = 血管の断面積 \times 血流速度$$

すなわち，血流量は血管の断面積と血流速度に比例する．体循環全体で考えると，大動脈の部分の血流量と，毛細血管全体の血流量とは等しい．血管床全断面積は，大動脈ではほぼ 4 cm² であるが，毛細血管部ではそのほぼ 1,000 倍に達する．したがって，血流速度は毛細血管部で大動脈の 1/1,000 と遅くなる（図 2-12）．

● d. 毛細血管の循環

細動脈は分枝して毛細血管を作る．この部分では毛細血管内の血液と血管外にある間質液との間でガス交換，物質交換が行われ，毛細血管は再び集合して細静脈となる．毛細血管内の圧は動脈側で約 35 mmHg，静脈側で約 15 mmHg であり，動脈圧に比べて著しく低い．毛細血管部分の血流速度は非常に遅いので，間質液と血液との間のガス・物質交換が効率よく行われる．

(1) 毛細血管の構造

毛細血管には，血液が常時流れている優先路と，組織の活動に応じて流れる真毛細血管とがあり，毛細血管のすべてに常時血液が流れているわけではない．真毛細血管の入口には前毛細血管括約筋が存在し，その収縮によって真毛細血管への血流が調節される（図 2-14 A）．真毛細血管は赤血球が通れる程度の太さ（内径数 μm）である．毛細血管は 1 層の内皮細胞（約 1 μm）とそれを取り巻く基底膜からなり（図 2-14 B），物質の透過性が高い．細動脈と細静脈の間には，血液を毛細血管を通さずに動脈系から静脈系へ短絡させる**動静脈吻合**が存在する部位もある（49 頁参照）．

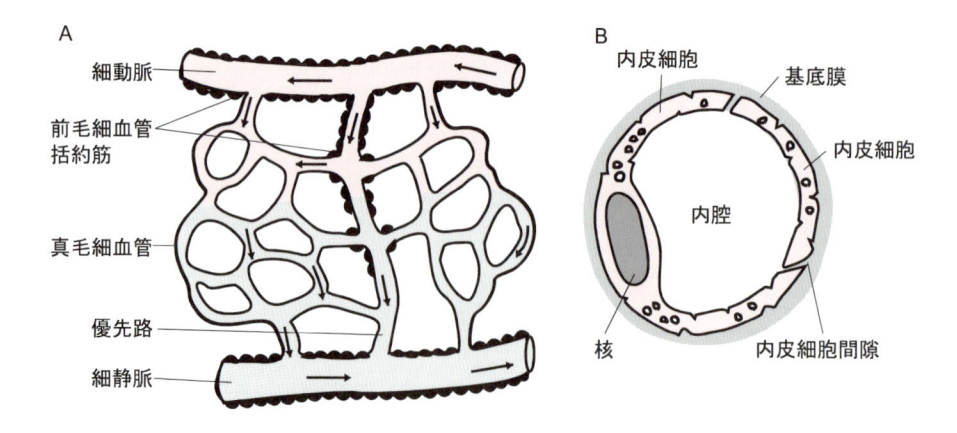

図2-14 毛細血管
A：微小循環の構築．B：毛細血管の断面図（佐藤昭夫ら，1995より）

(2) 毛細血管における物質の移動

　毛細血管は血液と組織の間の物質交換を行う場所である．毛細血管は他の血管と異なり，物質透過性がある．O_2やCO_2は毛細血管壁そのものを通過できる．水，電解質，アミノ酸，グルコースなどは内皮細胞間隙を通過できる．輸送体やチャネルなどの助けを借りる場合もある．毛細血管の場所によっては小孔（窓）が開いていて，水や水に溶けている小分子は，動脈側では濾過によって間質液中に押し出される．血球や血漿タンパクのような高分子の物質は一般に毛細血管壁を通りにくい．透過物質の移動は，濃度差による**拡散**によって行われる．栄養物やO_2は毛細血管から間質液へと透過し，そこから細胞に取り込まれる．また細胞の代謝産物やCO_2は組織から毛細血管に移動する．拡散による物質の移動は濃度差に比例する．したがって，毛細血管内外の濃度差が大きいほど拡散する量も多い．毛細血管の動脈側ではO_2が組織へ拡散し，静脈側に流れるに従って血液中のO_2濃度は減少する．CO_2は組織から毛細血管内に拡散する．組織の代謝が亢進した際には，CO_2や他の代謝産物がより多く生成され，拡散が促進される．

　注●●　膠質浸透圧と水分の移動：血漿タンパクの作る浸透圧を**膠質浸透圧**という．特にアルブミンは血漿タンパクに占める割合が最も多く，膠質浸透圧の維持に大きく関与する．血管内の血漿と血管外の間質液は，毛細血管の壁により隔てられている．水分や小さなイオンは毛細血管壁を自由に通過できるが，血漿タンパクは通過しにくいために毛細血管内に留まる．したがって血漿と間質液内のタンパク質の濃度にはかなり差がある．毛細血管内の血漿タンパクによって作られる膠質浸透圧は，間質液から毛細血管内へ水分を吸引する力となる．

　一方，血圧は水分を毛細血管内から間質液へ押し出す力として働く．血圧と膠質浸透圧の圧力の差によって，血液中の水分や水に溶けている小さなイオンなどは毛細血管の動脈側で血圧によって間質液中に押し出される．間質液中に出た水分は，静脈側で膠質浸透圧によって毛細血管内に再び吸引される．具体的に述べると，毛細血管圧は動脈側で高く（約35 mmHg），静脈側で低い（約15 mmHg）．また血漿膠質浸透圧は平均25 mmHgである．その結果，動脈側では水分が血管内から組織へ向かって，35−25＝10

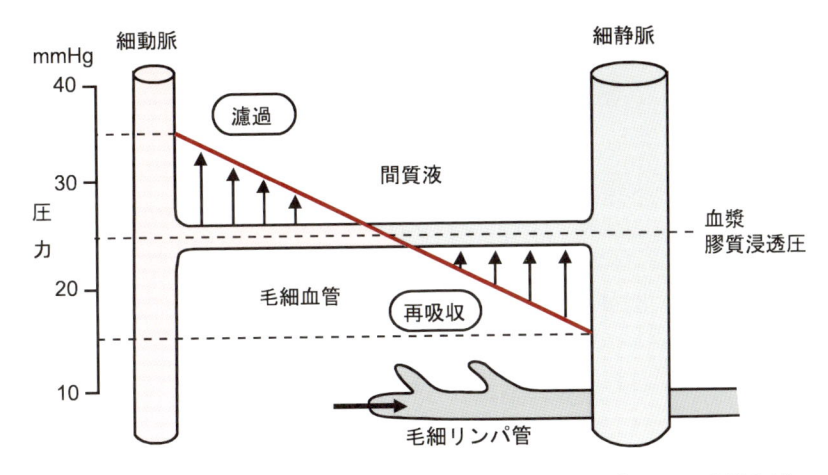

参考図2-3 毛細血管における水分移動の模式図（Landis EM ら，1963より改変）

mmHgの力で押し出される．静脈側では間質液中の水分は 25−15＝10 mmHg の力で毛細血管へ吸収される（参考図2-3）．毛細血管に吸収されなかった一部の間質液は毛細リンパ管に吸収され，リンパ系を通って太い静脈に合流する（50頁参照）．

● e. 静　脈

　毛細血管を流れた血液は，細静脈・静脈・大静脈を通って心臓にもどる．静脈系は血液を貯留して心臓にもどる静脈還流量を調節する．静脈圧は動脈圧に比べて非常に低く，静脈系のうちで最も高い圧を示す細静脈の部分でも約 15 mmHg にすぎないが，細静脈，静脈，大静脈，右心房と順次低下するので，血流は心房に向って流れる．**静脈還流**は，以下の要因によって駆動される．
(1) 心周期に伴う心房内圧低下時に血液が心房内に吸引される．
(2) 中等大の静脈には所どころに弁（静脈弁）があり，血流の逆流を防いでいる．
(3) 骨格筋の収縮・弛緩が静脈内の血液をポンプのように押し出す（筋肉ポンプ）．（図2-15）．特に歩行時には，この作用により静脈還流量が増加する．
(4) 吸息時に胸腔内圧が低下することによって血液が胸腔内に吸引される．

● f. 血管の神経支配

　血管の平滑筋には自律神経が分布する．血管平滑筋に分布する自律神経は主に交感神経であり，主に細動脈に分布する．交感神経活動が亢進すると，血管平滑筋が収縮し，血流が減少する．交感神経活動が低下すると，血管は拡張して血流が増加する．このように，その活動亢進によって血管を収縮させる作用を持つ神経を**血管収縮神経**という．

　　注●● **血管支配の神経の分布**：血管系の平滑筋は，血管収縮神経の遠心性支配を受けている．血管を支配する神経は主として細動脈，前毛細血管括約筋，動静脈吻合，細静脈などに分布する．細動脈の場合，血管収縮神経は主として中膜の周辺部の血管平滑筋に終末している．その終末部は，数珠状に膨大部を形成しながら血管壁に沿って延長して

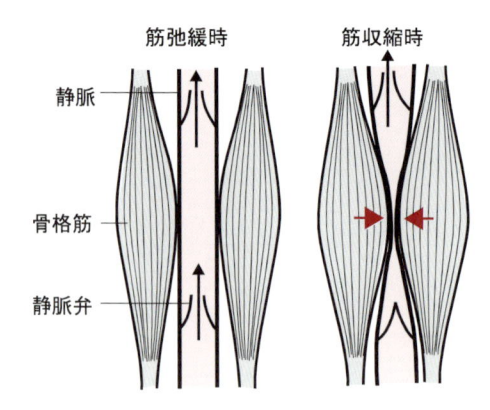

図2-15 静脈弁と筋肉ポンプ（佐藤昭夫ら，1995より改変）

いるのが特徴である（206頁参照）．

注●● **血管の副交感神経支配**：交感神経に加えて**副交感神経性血管拡張神経**の支配を受ける臓器（外生殖器，唾液腺など）もある．この神経が働くと血管が拡張して臓器の血流が増加する．

注●● **血管の求心性神経**：血管には求心性神経もある．血管の圧受容器・化学受容器からの求心性神経活動は，循環・呼吸の調節に重要である．血管の炎症時に血管痛が起こるのも，血管に分布する神経の働きによる．

●g. 血　圧

心臓から拍出された血液は血管の中をある圧力を持って流れている．この血管内の圧を**血圧**という．血圧は，左心室から出る大動脈で最も高く，動脈から細動脈・毛細血管と末梢にいくにつれて低くなり，大静脈でさらに低下してほとんど0になって，血液は右心房にもどる．肺循環系でも同様に，動脈から静脈にいくにしたがって血圧が低くなる．肺動脈の血圧は大動脈に比べて著しく低い（**図2-12**参照）．

(1) 血圧の測定

一般に血圧は，上腕動脈の圧を上腕に巻いたマンシェット（圧迫帯）の圧を測定することにより間接的に測る．まずマンシェットに空気を入れて上腕部を圧迫し，肘窩部に聴診器を当てて血管音を聴取する（聴診法）（**図2-16 A**）．マンシェットの圧が十分高いと，上腕動脈の血流が阻止されて音が聞こえないが，圧を徐々に下げて血液が流れ始めると，血管壁が振動して音が聞こえ出す．この点が最高血圧に相当する．次いで圧を下げていくと音が大きくなり，さらに下げるとある点で音が急激に弱まり聞こえなくなる．この点が最低血圧である．手首に指を当てて脈拍を触診する方法（触診法）もあるが，この場合，最高血圧のみ測定できる．

(2) 最高血圧と最低血圧，脈圧

動脈の血圧は，心臓の拍動に伴って変動する．血圧は心臓の収縮期において最も高くなり，これを**最高血圧**あるいは**収縮期血圧**という（**図2-16 B**）．反対に心臓

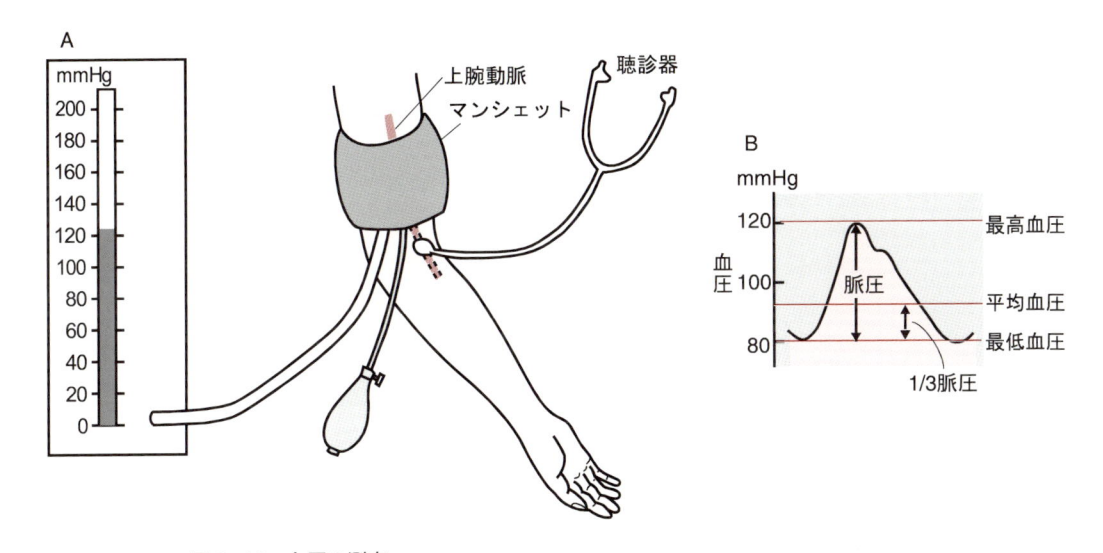

図2-16 血圧の測定
A：上腕動脈の血圧の聴診法による測定のしかた．B：心拍動に伴う動脈圧の変化

の拡張期において最も低くなり，これを**最低血圧**あるいは**拡張期血圧**という．最高血圧と最低血圧の圧差を**脈圧**という．1心周期にみられるすべての圧の変動を平均したものを**平均血圧**という．収縮期が拡張期より短いので，平均血圧は最高血圧と最低血圧の単純な平均値より少々低くなる．平均血圧は，最低血圧に脈圧の3分の1の圧を加算した値に近い．

血圧には個人差があり，性別や年齢により異なる．さらに，同一人物でも精神的および身体的状態により変動する．正常成人男子の安静時血圧は，最高血圧120（100〜140）mmHg，最低血圧70（60〜90）mmHg程度である．血圧は年齢とともに少しずつ上昇する．これは，年齢に伴って動脈壁の弾性が低下し，末梢血管抵抗が高まるためである．

> 注●● **高血圧症と低血圧症**：最高血圧140 mmHg以上か，最低血圧90 mmHg以上のいずれかに該当する場合を高血圧症という（世界保健機関WHOの基準）．高血圧治療ガイドラインによる血圧の分類を**参考表2-1**に示す．一方，最高血圧が100 mmHg以下の場合を低血圧症という．

(3) 血圧に影響する因子

血圧は種々の要因で変動する．動脈圧は，**心拍出量**と**総末梢抵抗**（体循環全体の血管抵抗の総和）の積で表される．したがって，心拍出量あるいは総末梢抵抗に影響を与える因子によって血圧は変動する（**図2-17**）．たとえば，血液量の増大，血管収縮による血管断面積の縮小（血管抵抗の上昇），血管抵抗の上昇をきたす血管壁の弾性の低下，1回拍出量の増加，血液粘性の上昇などによって，血圧は上昇する．

参考表 2-1　成人における血圧の分類

分類	診療室血圧（mmHg）	
	収縮期血圧	拡張期血圧
正常血圧	<120　かつ	<80
正常高値血圧	120〜129　かつ	<80
高値血圧	130〜139 かつ/または	80〜89
Ⅰ度高血圧	140〜159 かつ/または	90〜99
Ⅱ度高血圧	160〜179 かつ/または	100〜109
Ⅲ度高血圧	≧180 かつ/または	≧110
(孤立性)収縮期高血圧	≧140　かつ	<90

診療室血圧とは別に家庭血圧も定められている．
（高血圧治療ガイドライン 2019 年版より）

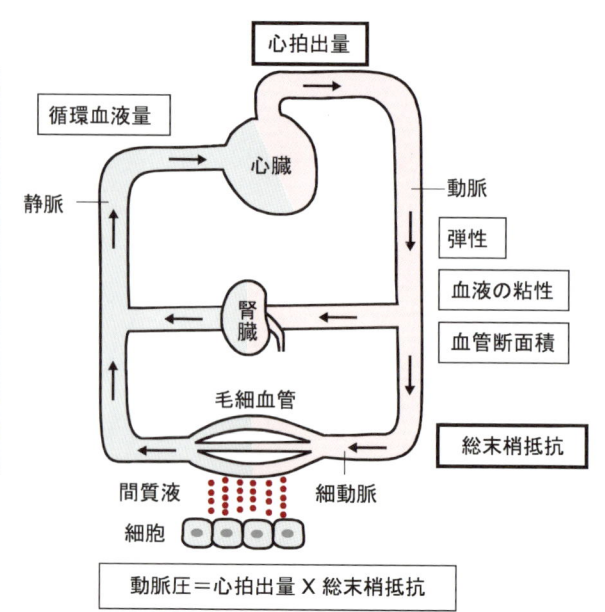

図 2-17　血圧を規定する因子（佐藤昭夫ら，2000 より改変）

H. 循環調節

● a. 調節の仕組み

全身循環は，主として心臓と血管と血液量の主な 3 要素を調節することによって維持される．調節は**局所性**，**神経性**および**ホルモン性**（あるいは液性）に行われる．局所性調節は，心筋や血管平滑筋自体の持つ性質や局所で産生される化学物質による調節である．

(1) 局所性調節

筋は伸展されると，**筋固有性（筋原性）**の働きで収縮し，張力を発生する性質を示す．心筋も，心臓への流入血液量が増え心筋が伸展されると，心収縮力が増大する（スターリングの心臓の法則）．この機構により，通常心臓へ流入する血液が増えても，局所性に収縮力が高まって増えた血流量を拍出できる．血管壁の平滑筋の場合にも，血圧が上昇して細動脈などの血管壁の伸展が著しくなると，その血管の平滑筋が筋原性に収縮して血流を一定に保とうとする．

血管は局所で産生されて血管に作用する**収縮物質**（セロトニン，エンドセリンなど）や**拡張物質**（ブラジキニン，ヒスタミン，乳酸，CO_2，アデノシン，一酸化窒素（NO）など）によっても調節されている．たとえば，血流が組織の需要を下回ると，代謝産物であるアデノシン，乳酸や CO_2 が蓄積し，血管は拡張する．

血管が血流を一定に保とうとする現象は，**自己調節**と呼ばれ，腎，脳および心臓の血管で特に顕著である．

(2) 神経性調節

心臓と血管は自律神経によって調節されている．心臓と血管の自律神経性調節系は，局所性調節やホルモン性調節に比べて短時間（秒単位）で作動することを特徴とする（第10章参照）．

(3) ホルモン性調節

心臓と血管のホルモン性調節は，中期（分単位）あるいは長期（時間および日単位）にわたって循環を調節することを特徴とし，血管の収縮状態や血液量を変えることによって調節を行う．**カテコールアミン**による血管収縮，**バゾプレッシンやアルドステロン**，心房性ナトリウム利尿ペプチドによる血液量調節，**レニン-アンジオテンシン系**による血管収縮などがある（第8章参照）．

● b. 循環中枢（心臓血管中枢）

延髄の網様体には血圧を維持するのに重要な**循環中枢（心臓血管中枢）**が存在する．心臓血管中枢は，自律神経を介して心臓と血管系を調節する．この部位が障害されると，血圧が著しく低下して生命の危険にさらされる（185頁参照）．

● c. 循環の反射性調節

(1) 圧受容器反射（高圧受容器反射）

体位を変えたり運動をしたりすることによって全身の血圧が変化すると，**圧受容器反射**が秒単位の時間経過で速やかに働き，血圧を安定に維持する．この調節は，短期の循環調節に重要な役割を果たしている．

血圧が基準値より上昇すると，頸動脈洞や大動脈弓の血管壁にある**圧受容器**の活動が亢進し，その情報はそれぞれ舌咽神経と迷走神経を通って延髄の循環中枢に伝えられる（図2-18）．その結果，心臓と血管支配の交感神経の活動が低下し，心臓支配の迷走神経の活動が亢進し，次のような循環反応が起こる．

(1) 心臓の反応：心拍数の低下，心筋収縮力の低下，心拍出量の減少．
(2) 血管の反応：末梢の抵抗血管の拡張，容量血管の拡張．
(3) 副腎髄質機能：副腎髄質細胞からのカテコールアミンの放出の減少．

このような反応の結果，血圧は下降して，ある基準値で安定する．反対に，血圧が基準値以下に下降すると，血管壁にある圧受容器の活動が低下し，上記の反応とちょうど逆の反応が起こり，この結果，血圧は上昇して再びある基準値で安定する．

注●● **頸動脈洞の圧迫**：頸動脈洞の圧受容器を外から強く圧迫すると，圧受容器反射によって血圧は急に低下し，意識を失うこともある．

(2) 化学受容器反射

動脈血中の O_2 分圧が減少したり，CO_2 分圧や H^+ 濃度が上昇すると，頸動脈洞にある頸動脈小体や大動脈弓にある大動脈小体の**末梢性化学受容器**が興奮して，その情報は舌咽神経と迷走神経を通って延髄に伝えられ，呼吸と循環を調節する（第3章参照）．化学受容器からの情報は，呼吸中枢に作用して呼吸機能を高める一方，

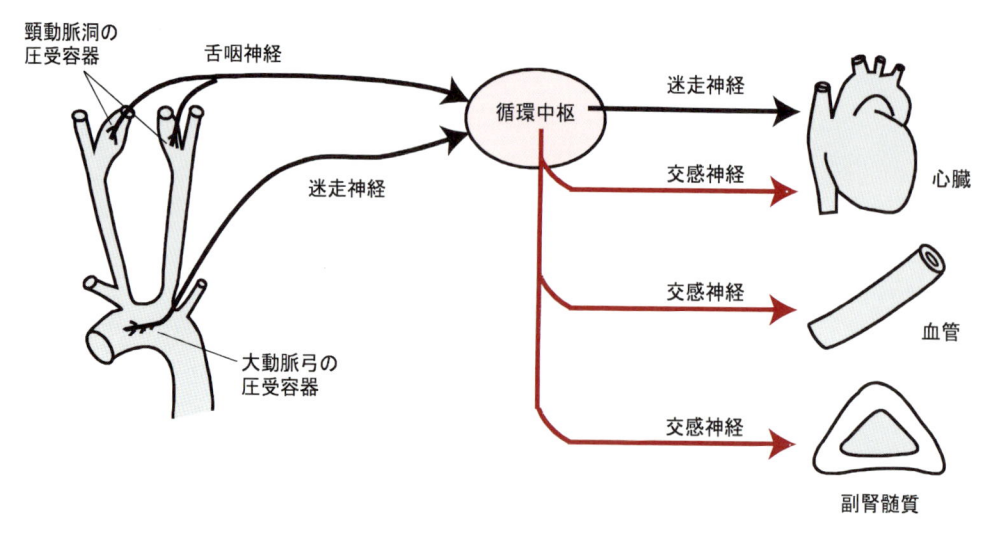

図2-18 圧受容器反射

循環中枢にも伝えられ，交感神経活動を高める．その結果，心拍数増加，心拍出量増大，血圧上昇が起こる．

(3) 心肺部圧受容器反射（低圧受容器反射）

心房と静脈の合流部や肺血管には，低圧で作動する伸展受容器が存在する．この受容器を**心肺部圧受容器（低圧受容器）**という．この受容器は肺血管や心房の低い内圧を感受して，血液量のごくわずかな変化を検出し，循環血液量の調節を行う．たとえば，出血などで血液量が減少すると心肺部圧受容器を介して脳に情報が伝えられ，主に下垂体後葉からのバゾプレッシン（抗利尿ホルモン）分泌が増加して，その結果，腎臓からの尿量が減り，血液量を増やそうとする．逆に血液量が増えると，心肺部圧受容器の活動が亢進し，上述と逆の反応が起こり，腎臓からの尿量が増えて血液量を減らそうとする（第7，8章参照）．心肺部圧受容器反射は血液量や細胞外液量を長期的に調節する重要な反射である．

> **注●● 呼吸が循環に及ぼす影響**：呼吸運動に伴って肺の伸展受容器が働き，その情報は迷走神経を通って循環中枢に伝えられて循環機能に影響を与える．呼吸の周期に一致した心拍数変動（呼吸性不整脈）や血圧の変動がみられる．

(4) 体性感覚刺激による循環反射

皮膚，骨格筋，関節の感覚受容器のような**体性感覚受容器**の刺激は，循環機能を反射性に調節する（第10章，213頁参照）．

> **注●● 脊髄後根神経による血管拡張**：皮膚のある部分への有痛性刺激は無髄の求心性線維を興奮させて，その情報を後根を介して中枢に送る一方，後根に入る手前で分枝している求心性線維を逆行性に興奮させ，その終末からCGRP（カルシトニン遺伝子関連ペプチド）などを放出して，刺激が加えられた近くの皮膚血管を拡張させる（**軸索反射**）．

d. 高位中枢からの影響

　精神的活動，本能行動に伴い，循環機能は著しく変化する．考えたり感情が高ぶったりするときには，大脳皮質の連合野，大脳辺縁系，視床下部などが働き，延髄の循環中枢の働きを調節して循環機能に影響を及ぼす．

e. 特殊な部位の循環

　心臓から拍出された血液は，全身のおのおのの臓器を灌流する．身体の各器官はそれぞれ異なる機能を分担して受け持っており，各器官の循環にはその器官の機能と密接にかかわり合った特徴がみられる．

(1) 冠循環

　心臓を構成する心筋自体は，心房や心室の中を流れる血液を利用することはできない．心筋は，大動脈の起始部（大動脈弁の上）から出て心臓を冠状に取り囲む左右2本の**冠状動脈**によって血流の供給を受ける（図2-19 A）．

　冠循環（冠状循環）に配分される血液量は，心拍出量の約5％を占める（図2-6参照）．冠血流量は，心臓の収縮による影響を受ける．特に左心室の冠血流量は，収縮期すなわち，左心室が強く収縮する際に著しく妨げられる（図2-19 B）．冠状血管は主として組織の代謝産物によって局所性に調節されるが，自律神経支配も受けている．強度な緊張を続けると，交感神経活動が高まって冠状血管が収縮する．

> 注●● **冠状動脈の血流不全**：冠状動脈の血流が不十分になって心筋への酸素供給が不足すると，**狭心症**を起こす．さらに，冠状動脈が閉塞して，心筋が壊死に至る病態を**心筋梗塞**という．

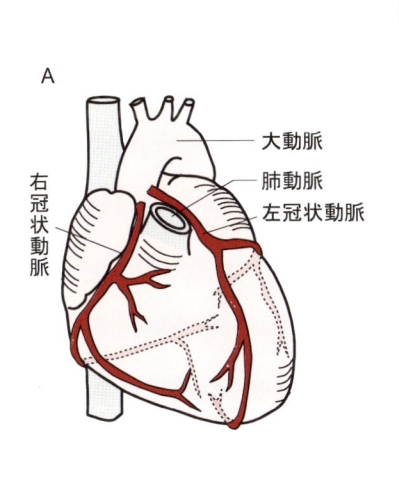

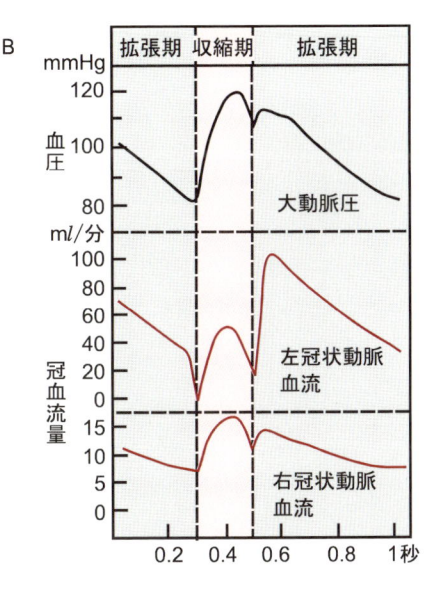

図2-19　冠循環
A：冠状動脈の走行
B：冠血流の心周期に伴う変動（Berne RMら，1990より改変）

(2) 内臓循環

① 肺循環

　肺循環系は経路が短く，肺動脈の厚さも体循環系の動脈に比べて薄く，その循環抵抗は著しく低い．そのため，肺動脈血圧は体循環血圧よりも低く，収縮期血圧で約 25 mmHg である（図 2-12 参照）．

② 肝循環

　肝臓は，心拍出量の 20～30％の血液の供給を受ける．肝臓を流れる血液のうち約 30％は**肝動脈**より，約 70％は**門脈**より流入する（図 2-20）．門脈系は腸および脾臓などからの血流を肝臓へ送る血管系である．門脈血と肝動脈血は肝臓内で合流し，毛細血管→中心静脈→肝静脈を経て下大静脈に流入する．肝臓の毛細血管の細胞間隙は非常に広く，タンパク質などの高分子を容易に通すことができる．

③ 脾循環

　脾臓を通過した血液は，門脈を通って肝臓に流入する．すなわち脾臓は門脈系の一部である．脾臓は血液貯蔵，血液濾過の役割を果たす．

(3) 脳循環

　脳の重量は体重のわずか 2％程度であるが，脳は心拍出量の約 15％に相当する血液供給を受ける．脳は，内頸動脈と椎骨動脈より血液の供給を受ける（図 2-21 A）．脳の細い動脈は，CO_2 の増加により拡張する．脳血管は自己調節作用が顕著であり，脳の血流量を一定に調節する機構が非常によく発達している．

　脳の毛細血管は他の部位の毛細血管と異なり，神経膠細胞（グリア細胞）の突起によって取り囲まれている（図 2-21 B）．また毛細血管の内皮細胞間隙は非常に

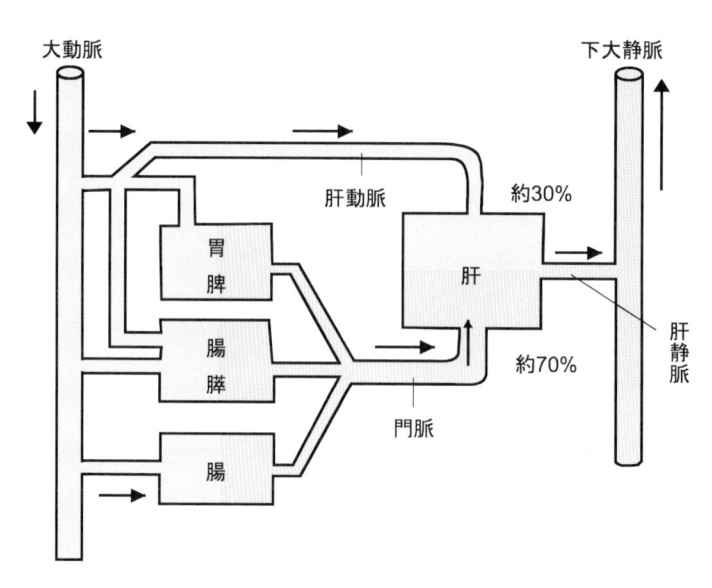

図 2-20　腹腔内循環の模式図（Rowell LB, 1975 より改変）

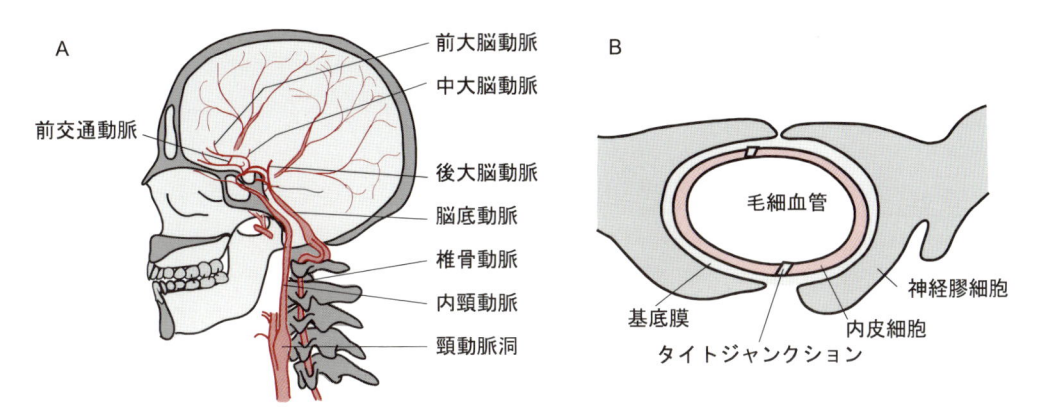

図 2-21 脳循環
A：脳血管を横から見た図（大谷修ら，2000 より改変）．B：脳毛細血管（真島英信，1987 より改変）

狭く（タイトジャンクション），物質に対する透過性には選択性がある．これを**血液脳関門**といって，脳内へ有害物質が作用することを防ぐのに役立っている．脳の静脈は脳の周りの硬膜静脈洞に集まり内頸静脈に注ぐ．

> 注●● **末梢神経循環**：末梢神経にはその全長にわたって血管（神経の血管という意味で vasa nervorum という）が豊富に分布する．末梢神経に血液を送る動脈は，近くを走行する動脈より分岐して神経に達し（これを栄養動脈という），神経上膜表面を貫いて神経内に入る．そして神経内部で多数の網目状の吻合を作りながら分岐し，神経線維束を囲む神経周膜内やその周りに血管網を張り巡らせる．そこからの分岐が神経線維束内部に貫入し，神経内膜中で毛細血管床を形成する．
>
> 末梢神経血流は一般に血圧に依存して変動するが，局所血流は常に血圧に依存するとは限らず，神経性や代謝性にも調節される．

(4) 皮膚循環

皮膚には**動静脈吻合**や**皮下静脈叢**が発達しており，体温調節に重要な役割を果たしている（図 2-22）．体温が上昇すると動静脈吻合が拡張し，静脈叢の血流が増して体熱の放散が促進され，逆に体温が低下すると動静脈吻合は収縮し，静脈叢の血流が減少して体熱の放散が抑制される．このような皮膚の血流調節は，皮膚血管に分布する交感神経血管収縮神経によって行われている（第 6 章参照）．

(5) 筋循環

骨格筋に分布する血管は，一般に神経と一緒に骨格筋線維束内部に入る．骨格筋に栄養や O_2 を供給する毛細血管は，骨格筋線維と平行に走行し，どの筋線維にも必ず毛細血管が分布している．また，隣り合った毛細血管同士が筋線維を横切る血管によって互いに吻合し，網目構造を作っているため，毛細血管の一部がふさがった際にも，血液は吻合した回路を迂回することができる．

安静にしているときの筋の血流は心拍出量の約 20％であるが，激しい運動の際には心拍出量の約 80％もの血流が骨格筋に供給される．運動中に起こる筋血流の著しい増加は，CO_2 や乳酸のような主に代謝産物による血管平滑筋に対する局所性の拡張作用によって起こる．

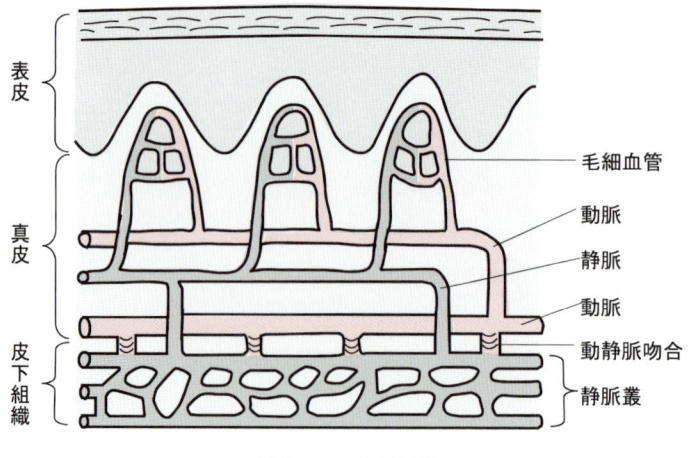

図 2-22　皮膚血管

> **注**　**運動時の筋循環調節**：運動中には，上記の局所性代謝性調節に加えて，代謝産物による反射性調節も関与する．また，副腎髄質から分泌されたカテコールアミンは，骨格筋血管の β 受容体に作用して筋血管の拡張を促す（214頁参照）．

I. リンパ系

a. リンパ系の機能

　全身を循環する動脈血の血漿の一部は，毛細血管壁を通って組織中に漏出し（**間質液**），そこで組織の細胞に栄養を与え，代謝産物を取り込んだ後に，再び静脈側の毛細血管壁を通って静脈にもどる．間質液の一部はリンパ系を通って静脈系にもどる（参考図2-3参照）．リンパ系は**毛細リンパ管**に始まり，**集合リンパ管**を経て左右の2本の太い**本幹**（**右リンパ本幹**と**胸管**）となり，最終的に左右の静脈角で鎖骨下静脈に合流する（図2-23）．下肢，腹部，左上半身からのリンパ系はすべて体の左側にある胸管に入る．右上半身からのリンパ系は，右リンパ本幹に入る（図2-23 B）．毛細リンパ管の透過性は毛細血管より高いため，体内に侵入した異物の大部分はリンパ系に取り込まれ，途中にある**リンパ節**でリンパ球やマクロファージによって取り除かれる．

　リンパ系の機能は，次の4つに要約される．
(1) 体内の組織中に存在する過剰の間質液を吸収する．
(2) 体外から間質液に侵入した異物を取り除く．
(3) 間質液にある過剰のタンパク質を取り込んで循環血液にもどすことによって，間質液の膠質浸透圧を調節する．
(4) 小腸内のリンパには消化された脂肪を吸収する働きがある（第4章参照）．

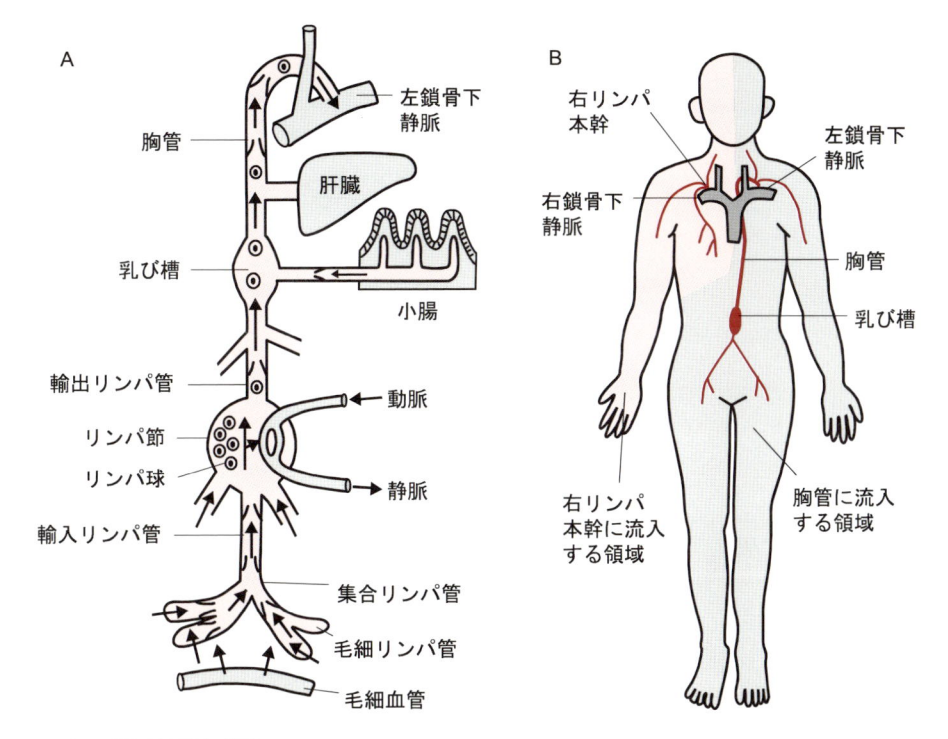

図2-23 リンパ系の要素と経路
A：リンパ系の要素を示す模式図．矢印はリンパの流れる方向（Levick JR, 1991より改変）．B：胸管と右リンパ本幹の静脈との連絡部位と，おのおのの管に流入する領域を示す．リンパ管は深層の太い管のみ示してある（佐藤昭夫ら，1995より改変）．

● b. リンパの生成と組成

　　間質液がリンパ管に流入したものを**リンパ**と呼ぶ．リンパ成分は間質液の成分とほぼ同じである．ただし，リンパ中のタンパク質濃度は血漿中のそれよりもやや低い．リンパはリンパ節で作られたリンパ球をも含み，特に胸管内のリンパ中にはリンパ球が多い．また，腸からのリンパには腸管から吸収された脂肪が含まれているため，白濁してみえることがある．

● c. リンパ管とリンパの輸送

　　毛細リンパ管以外のリンパ管は周りを平滑筋で囲まれており，それによって軽度ではあるが，自発的に収縮する（1分間に2〜6回程度）．リンパ管の収縮は，リンパを送るための最も重要な原動力である（リンパの能動輸送）．リンパ管には多数の弁があり，逆流を防いでいるため，リンパ管が収縮すると，リンパは一定方向へ流れる（**図2-24**）．リンパ管内圧は，静脈系と同様に動脈系に比べて著しく低い．
　　リンパ管平滑筋の自発性収縮によるリンパの輸送に加えて，骨格筋の収縮，呼吸運動，消化管運動，動脈の拍動などのようなリンパ管の外からの力も，リンパの輸送を促す（リンパの受動的輸送）．
　　リンパの流量は非常にわずかであるが，このリンパ流のおかげで，毛細血管から組織へ押し出された余分なタンパクや水分が血中にもどることができ，一方では感

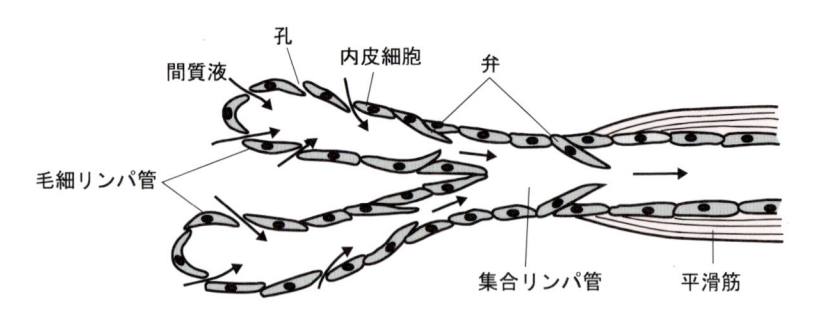

図 2-24　リンパ管とリンパの輸送（佐藤昭夫ら，1995 より改変）
間質液の一部は毛細リンパ管の孔を通ってリンパ管に入る．リンパ管の周りの平滑筋が収縮すると，リンパが流れる．その際，リンパ管には弁があり，逆流を防いでいる．

染を防ぐことにも役立っており，リンパの流れは生体にとって不可欠である．

> **注●● 浮腫**：外科手術の後など，リンパがうまく流れずタンパク質が間質液から回収されないと，間質液中のタンパク質濃度が上昇して間質液の膠質浸透圧が高まる．その結果，毛細血管から間質液に濾し出される濾過液量が増して浮腫を起こす．
>
> **注●● 脳脊髄液**：脳内にはリンパ系が存在せず，脳脊髄液が間質液の排出路として働く（197 頁参照）．

第3章
呼　吸

●学習のためのキーワード●

- 外呼吸と内呼吸
- 肺気量／呼吸数／肺胞換気量
- 肺でのガス交換
- 血液のガス運搬
- ヘモグロビンの酸素解離曲線
- 呼吸と酸塩基平衡
- 呼吸運動
- 胸腔内圧
- 呼吸中枢
- 呼吸の反射性調節
- 化学受容器
- 呼吸の異常

第3章 呼 吸

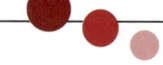

学習のねらい

生体は呼吸によって生命を維持するために必要な O_2 を生体内あるいは組織内に取り入れ，代謝の結果生じた CO_2 を組織外あるいは生体外に排出する．本章では，呼吸器系の働き，肺や組織におけるガス交換，および呼吸の調節の仕組みについて学ぶ．

A. 呼 吸 器

a. 外呼吸と内呼吸

生体が生命を維持するために必要な O_2 を生体内あるいは組織内に取り入れ，代謝の結果生じた CO_2 を組織外あるいは生体外に排出する機能を**呼吸**という．これ

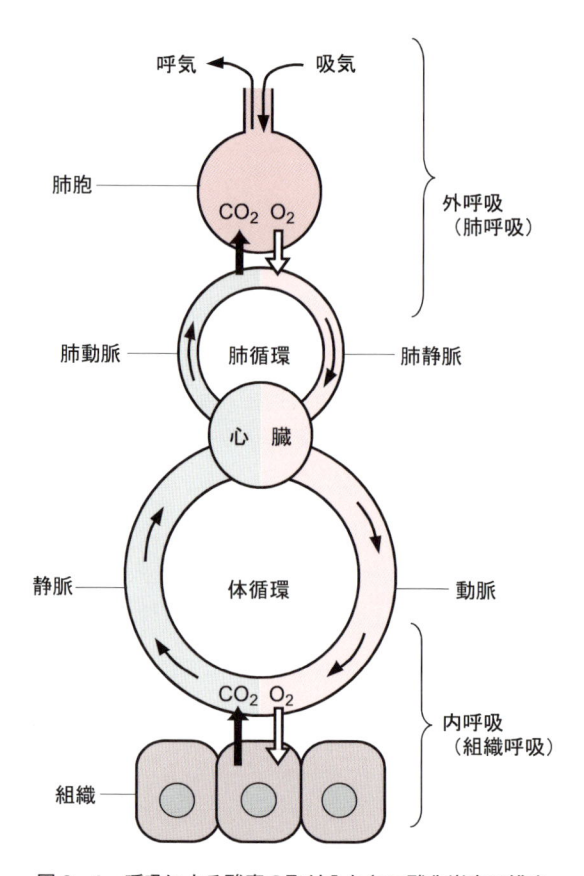

図3-1 呼吸による酸素の取り入れと二酸化炭素の排出

らの O_2 と CO_2 のガス交換のうち，外界の空気と血液との間のガス交換を**外呼吸**（または**肺呼吸**），血液と細胞との間のガス交換を**内呼吸**（または**組織呼吸**）という．一般に呼吸という場合には外呼吸を意味し，内呼吸を代謝という場合が多い．

空気中の O_2 は，吸気として肺に吸い込まれ，肺の毛細血管内の血液中に拡散し，循環血液によって全身の各組織に運搬され，組織の毛細血管から間質液に拡散し，細胞に取り込まれて物質代謝に使われる．物質代謝の結果生じた CO_2 は O_2 の取り込みと逆に組織→循環血液→肺へと移動して，呼気中に排出される（図3-1）．

● b．呼吸器系の構造と機能

肺におけるガス交換にかかわる器官を呼吸器系という．呼吸器系は，(1)気道，(2)肺，および(3)胸郭よりなる．

(1) **気道**は外気と肺との間のガスの通路であり，鼻腔，咽頭，喉頭，気管，気管支より構成される（図3-2A）．吸気と呼気は，1本の気管内で吸息と呼息の時間差を利用して往復の流れを作っている．

(2) **肺**は胸郭の内腔，すなわち胸腔の大部分を占める半円錐状の器官で，左肺と右肺よりなる．右肺は上・中・下葉，左肺は上葉と下葉よりなる．肺は，空気と血液の間のガス交換にたずさわる**肺胞**と，気道の一部である気管支の枝からなる臓器であり，胸膜に被われている．

(3) **胸郭**は肺を収め，呼吸運動にかかわる（56頁参照）．

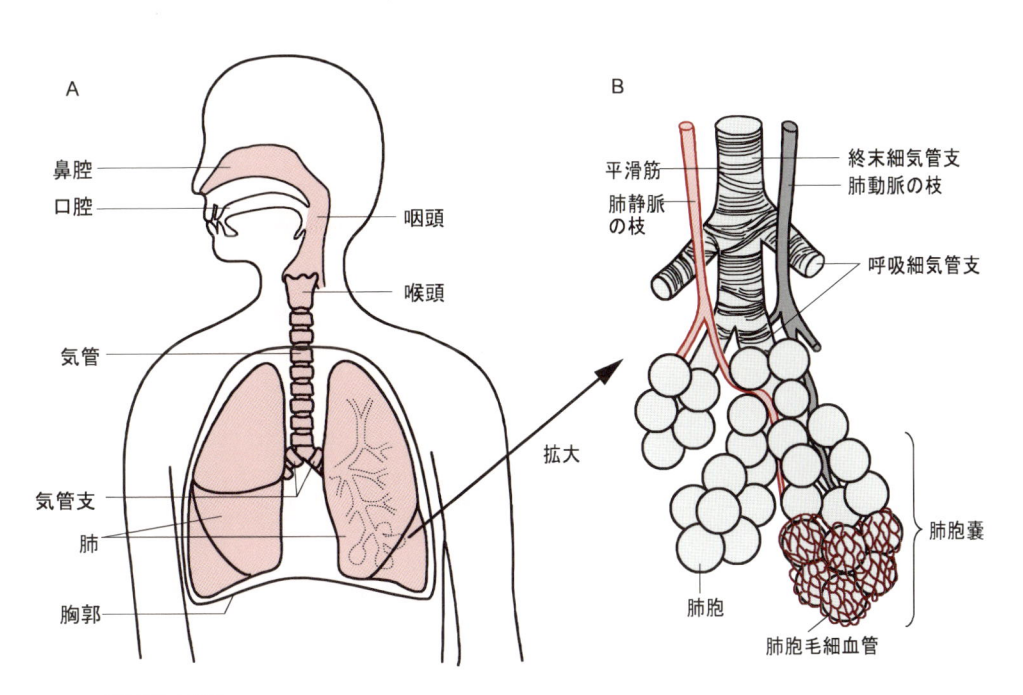

図3-2 呼吸器系の構造
A：気道，肺および胸郭の構造．B：肺胞の拡大図．肺胞とそれにつながる気管支，肺胞を取り囲む毛細血管の一部を示す（佐藤昭夫ら，1995より）．

(1) 気　　道

　　空気は鼻腔，咽頭，喉頭，気管，およびその分枝である気管支，細気管支，終末細気管支，呼吸細気管支を通って肺胞嚢に至り**肺胞**に達する（図3-2）.

　　鼻腔粘膜は静脈叢および粘液腺に富み，吸気を温め，湿気を与える．鼻毛は細塵の侵入を防ぐのに役立つ．

　　気管には線毛上皮や分泌腺があり，空気とともに侵入した異物を分泌物にからめて，咽頭に向かって排出する．気管およびその分枝の一部は軟骨に取り囲まれているが，細気管支部になると軟骨が消失し，平滑筋や弾性線維に富む．この平滑筋は交感神経活動の亢進で弛緩し（管径の拡張），副交感神経活動の亢進で収縮（管径の縮小）する．

　　気道は，気管から呼吸細気管支へ至るまでの間に分枝を繰り返し，それとともに総断面積が著しく増大し，肺胞につながる．吸気は気道を通る間に温められ，水蒸気で飽和され，肺胞に達する．

　　　注●● **気管支喘息**：気管支喘息の発作時には，気管支平滑筋が過度に収縮するとともに分泌も亢進し呼吸困難となる．
　　　注●● **気道と咳**：気道の炎症性刺激や分泌物で激しい咳が起こる．痰を伴わない咳を乾性咳，痰を伴う咳を湿性咳という．

(2) 肺　　胞

　　肺胞はガスを含む球状の小胞であり，このガスを**肺胞気**という．肺胞の内面は1層の**肺胞上皮細胞**で覆われ，基底膜を介して毛細血管内皮細胞と接する．

　　1つの肺胞を多数の毛細血管（**肺胞毛細血管**）が取り囲んでおり（図3-2 B），これらの毛細血管中の血液と肺胞気との間でガス交換が行われる．肺胞は弾性線維に富むが，平滑筋を持たない．したがって自ら伸展することはできず，呼吸運動に伴う胸腔内圧の変化によって受動的に伸展度が変化する．

　　　注●● **肺胞**：肺胞の直径は0.1～0.2 mm，総数は両肺で約3億個といわれ，肺胞の総表面積は約70 m^2 にも達する．

(3) 胸　　郭

　　胸郭は胸壁と横隔膜よりなる．胸壁の前部には胸骨，後部には脊柱があり，これらを肋骨が結合し，下部には横隔膜（横紋筋よりなる膜状の筋）がある．肋骨間を肋間筋が覆う．胸郭の内腔を**胸腔**（胸膜腔）と呼ぶ（図3-7参照）．胸郭は，胸腔を拡大・縮小させる運動，すなわち呼吸運動に関与する．

B. 換気とガス交換

　　気道を通して，O_2 が少なく CO_2 が多い呼気と外界の空気とを交換することを**換気**という．換気によって肺内のガス交換が行われる．

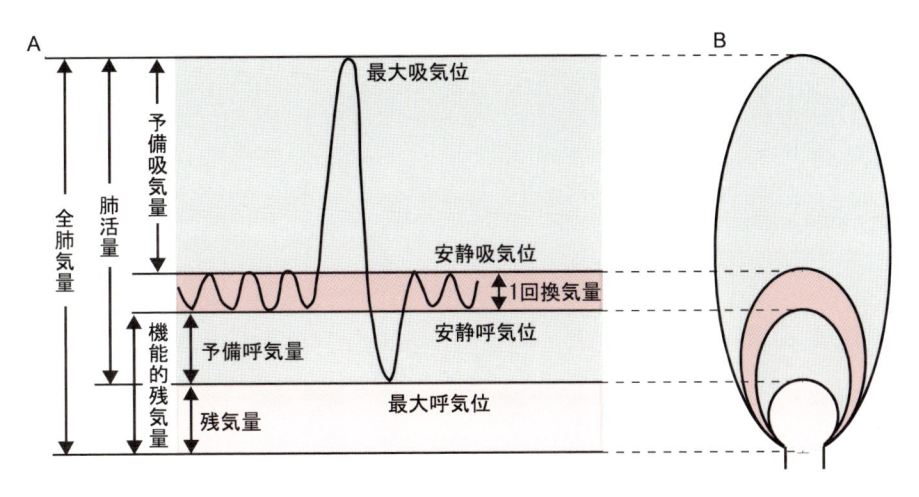

図3-3 肺気量
A：スパイロメーターを用いて肺気量を求めた曲線（スパイログラム）とその分画
B：肺気量の分画を肺胞の大きさで模式的に示す．

a. 肺機能

(1) 肺気量

　　肺内のガス量を肺気量という．肺気量は次のように区分され，肺の機能検査に用いられる（図3-3）．
(1) 1回換気量：安静呼吸時に1回の吸息あるいは呼息で出入りする空気の量（成人約500 ml）．
(2) 予備吸気量：安静吸息の上に，さらに吸い込める最大の吸気量（成人約2～3 l）．
(3) 予備呼気量：安静呼息の後に，さらに吐き出せる呼気量（成人約1 l）．
(4) 残気量：最大に吐き出した後に，肺内に残っている気体容量（成人約1～1.5 l）．
(5) 機能的残気量：予備呼気量と残気量の和．安静呼吸時には機能的残気量が肺胞内に残っており，このために肺胞内のガスの状態が吸息時と呼息時であまり変化せず，肺胞気と血液との間のガス交換が一定に行われるようになっている．
(6) 肺活量：1回の呼吸で可能な最大の換気量が肺活量で，普通最大吸気位から最大呼気位までゆっくり呼出させて測る．1回換気量＋予備吸気量＋予備呼気量に相当する．成人男子で3～5 lである．
(7) 全肺気量：肺活量と残気量の和．

　　注●● %肺活量：肺活量は体格，年齢，性別，生活様式などにより異なる．体格，年齢，性別を加味した肺活量の予測値に対する実測値の割合を%肺活量という．%肺活量の正常値は80%以上である．

　　注●● 努力肺活量と1秒率：努力肺活量は最大吸気位から最大の速度で吐き出した最大の呼気量で，強制呼気量とも呼ばれる．努力肺活量のうち，はじめの1秒間で吐き出される量を1秒量といい，努力肺活量に対する1秒量の割合を1秒率という．1秒率の正

常値は70％以上である．言い換えれば，正常では肺活量の7割以上を最初の1秒間に呼出できる．

> **注●● 換気障害**：換気障害には気道が狭くなり気道抵抗が高くなる閉塞性肺疾患（気管支喘息，慢性気管支炎，肺気腫など）や，気道抵抗が正常であるが肺胸郭系の正常な伸展が障害される拘束性肺疾患（肺線維症など）がある．閉塞性肺疾患では，％肺活量は正常であるが，1秒率が低下する．拘束性肺疾患では，1秒率は正常であるが，％肺活量は低下する．％肺活量と1秒率の両方が低下する場合は混合性障害と呼ばれる．

(2) 呼吸数

安静時の成人の呼吸数は毎分約12～20回である．新生児では速く，成長に伴って減少する．安静時の1回換気量を500 ml，呼吸数を16回/分とすると，1分当たりの換気量（分時換気量）は，500 ml×16＝8,000 ml（8 l）となる．運動時の分時換気量は安静時の10倍にも達しうる．

(3) 肺胞換気量

吸気はすべてがガス交換にあたるわけではない．気道の空間にある空気や，血液が灌流していない肺胞の空気はガス交換されない．このようなガス交換に関与しない容積を**死腔**（生理的死腔）といい，成人で約150 mlである．1回の呼吸によって吸い込まれた空気のうち，死腔量を差し引いた量が肺内のガス交換にあずかる．この量を**肺胞換気量**という．1分間当たりの肺胞換気量すなわち**分時肺胞換気量**は次式で求められる．

$$\text{分時肺胞換気量}＝（1回換気量－死腔量）×呼吸数/分$$

分時肺胞換気量は呼吸型によって変化する．たとえば**表3-1**に示すように，浅く速い呼吸，正常呼吸，深く遅い呼吸の3つについて考えてみる．たとえ分時換気量が等しい場合でも，実際にガス交換に関与する分時肺胞換気量は呼吸が深く遅い型の方が浅く速い型よりも多い．すなわち呼吸の効率をあげるには，呼吸を速くするよりも深くする方が有効である．

> **注●● 解剖学的死腔と生理的死腔**：気道の容積を解剖学的死腔という．健康な肺においては，ガス交換不能な肺胞はほとんどないため，生理的死腔は解剖学的死腔に等しい．しかし，肺循環障害などの肺疾患の際には，生理的死腔は解剖学的死腔よりもかなり大きくなる．

表3-1 呼吸型の分時肺胞換気量に及ぼす影響

	1回換気量 (A)	呼吸数 (B)	分時換気量 A×B	死腔量 (C)	分時肺胞換気量 (A－C)×B
浅く速い呼吸	250 ml	32/分	8000 ml	150 ml	3200 ml
正常呼吸	500 ml	16/分	8000 ml	150 ml	5600 ml
深く遅い呼吸	1000 ml	8/分	8000 ml	150 ml	6800 ml

● b. ガス交換とガスの運搬

(1) 吸気, 呼気の組成

吸気は空気であり, O_2 約 21％, CO_2 0.04％, および N_2 約 78％からなる混合気体である. 吸気は気道内で水蒸気によって飽和され, 死腔の気体と混ざって肺胞に達する. 肺胞気と血液の間でガス交換した後に, O_2 約 16％, CO_2 約 4％の呼気となって吐き出される.

(2) 肺でのガス交換

肺におけるガス交換は, **肺胞気と肺の毛細血管の静脈血との間のガス分圧**の差によって行われる (図 3-4). 肺胞気の圧は外気圧 (1 気圧 = 760 mmHg) に等しい. 肺胞では, O_2 13〜14％, CO_2 5〜6％である. このとき肺胞気の O_2 分圧は約 100 mmHg, CO_2 分圧は約 40 mmHg である.

一方, 全身から肺にもどってくる静脈血のガス分圧は, O_2 が 40 mmHg, CO_2 が 46 mmHg である. したがって O_2 は 100 − 40 = 60 mmHg の分圧差により, 肺胞気から静脈血中に拡散する. 一方, CO_2 は 46 − 40 = 6 mmHg の分圧差により, 血中から肺胞気中に拡散する. 肺胞壁とそれを囲んでいる毛細血管壁はいずれも非常に薄く, 肺胞気と血液との間のガス拡散は速やかに行われる. その結果, 動脈血液は

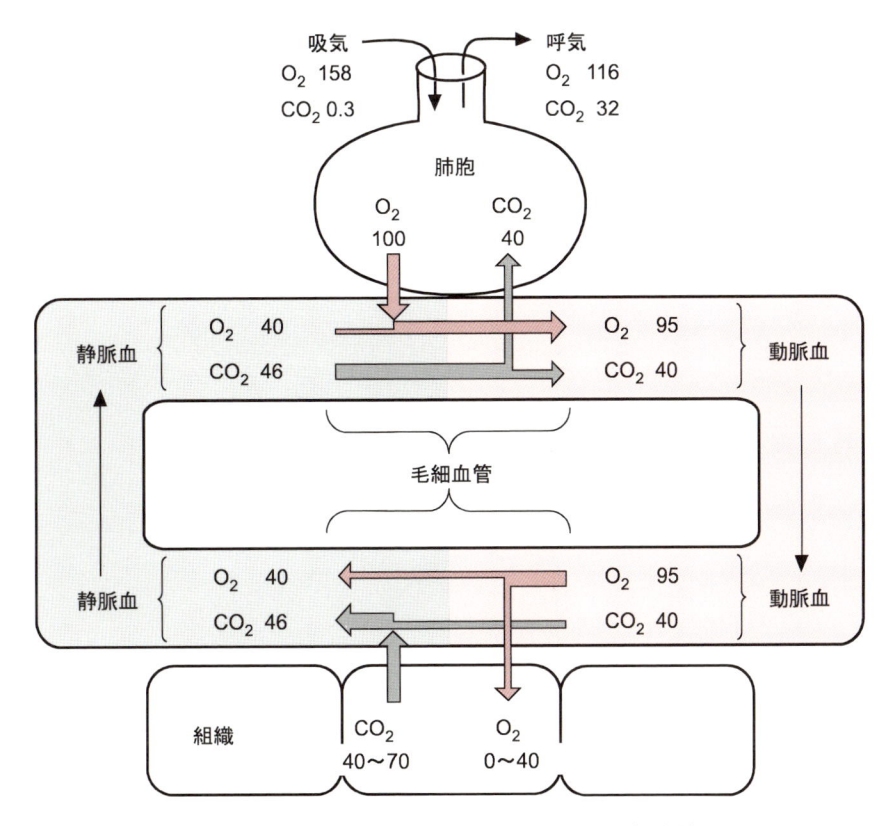

図 3-4 肺におけるガス交換と組織におけるガス交換
図中の数字はガス分圧（単位：mmHg）

O_2 分圧 95 mmHg, CO_2 分圧 40 mmHg の動脈血となって肺から出ていく.

> **注●●分圧**：混合気体に占める各気体の体積比を圧で表した値．たとえば空気中の O_2 分圧は 760 mmHg×0.21≒158 mmHg となる．
>
> **注●●肺胞気の O_2 分圧と CO_2 分圧**：肺胞気には水蒸気が飽和状態で 47 mmHg で存在する．したがって肺胞気における O_2 分圧は，肺胞気圧から水蒸気圧を引いた値に肺胞気の O_2 濃度をかけることによって求められ，(760−47)×0.14≒100 mmHg である．また，CO_2 分圧は，(760−47)×0.06≒40 mmHg である．

(3) 血液のガス運搬

① O_2 の運搬

動脈血 100 ml (1 dl) には約 20 ml の O_2 が溶解している．その大部分は，赤血球内に含まれているヘモグロビン (Hb) と可逆的に結び付くことによって溶解しており（化学的溶解），物理的に溶解している量はわずか (100 ml 当たり約 0.3 ml) である．

② ヘモグロビンの酸素解離曲線

ヘモグロビンと O_2 との結合は，O_2 分圧によって左右され，その関係はヘモグロビンの酸素解離曲線で表される（**図 3-5**）．**O_2 分圧**が高いほど，O_2 と結合したヘモグロビン（酸素化ヘモグロビン，HbO_2）の割合が増える．通常の動脈血の O_2 分圧 (95 mmHg) においては，ヘモグロビンの約 97% が酸素化ヘモグロビンとなっている．この O_2 を多量に含んだ動脈血が心臓から末梢の各組織に送られ，そこで血液と組織の間で再びガス交換が行われる．組織では O_2 分圧が低いので，O_2 はヘモグロビンから離れ，血液から組織へと拡散により移動する．

また，血液中の CO_2 濃度が増加すると，ヘモグロビンの O_2 結合能力は減少する．

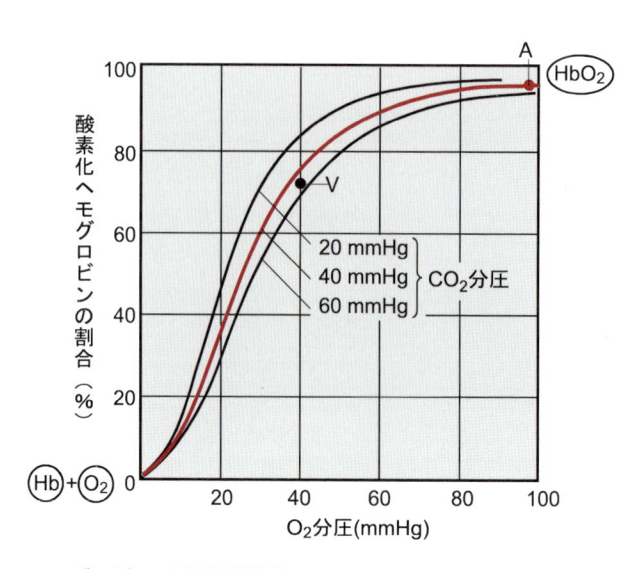

図 3-5 ヘモグロビンの酸素解離曲線
CO_2 分圧の影響も黒線で示してある．A 点は動脈血，V 点は静脈血における値を示す．

組織では，O_2分圧が低いだけでなく**CO_2分圧**が高いので，O_2と結合しうるヘモグロビンの割合はさらに少なくなるため，O_2がヘモグロビンから遊離しやすい．

結局，動脈血の含むO_2量が約20 ml/dlであるのに対し，静脈血中のO_2量は約15 ml/dlであり，約5 ml/dlが組織に供給されたことになる．

③ CO_2の運搬

100 mlの動脈血には約40〜50 ml，静脈血には45〜55 mlのCO_2が溶解している．このうち遊離CO_2として物理的に溶解している量は約10%にすぎず，大部分はO_2の場合と同様に，化学的に溶解している．すなわち，全CO_2の約80%は血漿中に**重炭酸イオン**（HCO_3^-）として存在し，約10%は赤血球内のヘモグロビンと結合している．

組織のCO_2分圧は血液のCO_2分圧より高いので，CO_2は拡散によって組織から血中へ移動する．血中へ移動したCO_2の多くは速やかに重炭酸イオンとして化学的に溶解する．この反応は，赤血球内にある**炭酸脱水酵素**の働きで素早く起こる．

$$CO_2 + H_2O \underset{\uparrow}{\rightleftarrows} H_2CO_3 \rightleftarrows H^+ + HCO_3^-$$
炭酸脱水酵素（赤血球中）

肺においては，静脈血よりCO_2分圧が低いので，化学的に溶解しているCO_2は速やかに遊離CO_2にもどり，拡散により血液から肺胞気中へ移動する．

> **注●● 炭酸脱水酵素**：炭酸脱水酵素は組織で産生されるCO_2を水和する働きと肺においてHCO_3^-を脱水する働きをもつ．

(4) 呼吸と酸塩基平衡

体内でCO_2は血液中に溶け，水と反応してH^+を遊離する．したがって呼吸は，血中のH^+を体外に排出して体内の酸塩基平衡を保つのにも重要である．換気不足で体内にCO_2が蓄積してくると，血液中のH^+も増加し，体液が酸性側に傾く．

> **注●● 酸塩基平衡障害**：血中のpHが正常より酸性側に向かう状態をアシドーシス，アルカリ性側に向かう状態をアルカローシスといい，ともに病的状態である．呼吸あるいは代謝の異常などによって起こる．呼吸性アシドーシスは，呼吸器疾患などで呼吸が障害されCO_2が体内に蓄積した場合に起こり，呼吸性アルカローシスは過換気によりCO_2が過度に排出された場合に起こる．

(5) 組織でのガス交換

組織におけるガス交換も，血液と組織との間のガス分圧の差によって行われる．組織では動脈血に比べO_2分圧が低くCO_2分圧は高いので，O_2は血液から組織へ，CO_2は組織から血液へ拡散によって容易に移動する（図3-4）．

C. 呼吸運動とその調節

換気は，胸腔の容積を時間的に交互に増減させる**呼吸運動**によって行われる．呼吸運動は**吸息**と**呼息**よりなる．

● a. 吸　息

吸息時には脳からの指令で**横隔膜**と**外肋間筋**が収縮する．横隔膜が収縮すると，横隔膜の面積が減り，ドーム状に盛り上がっていた膜は沈下して水平になる．外肋間筋の収縮により肋骨は挙上する（**図3-6**）．その結果，胸郭が広がり胸腔内圧が下がって外界の空気が受動的に肺内に流入する．このように，通常の吸息時に収縮する横隔膜と外肋間筋を**主吸息筋**と呼ぶ．肋間筋は**肋間神経**の活動が高まることにより，横隔膜は**横隔神経**の活動が高まることにより，収縮する．深呼吸のときには，さらに脊柱を伸ばす筋や，肩を挙上する筋なども働く（これらを補助吸息筋という）．

主に横隔膜の運動によって行われる呼吸を**横隔膜呼吸**（**腹式呼吸**），主に肋間筋の運動によって行われる呼吸を**胸式呼吸**という．呼吸は両者の共同による胸腹式呼吸であるが，安静時には主として横隔膜呼吸が関与する．

> 注●● **肋間神経と横隔神経**：肋間神経は，第1〜12胸髄に由来する．横隔神経は第3〜5頸髄に由来する．これらの神経の損傷により呼吸が障害される．

● b. 呼　息

呼息時には横隔膜と外肋間筋は弛緩する．このとき，横隔神経と肋間神経の活動は休止する．横隔膜の面積は広がってドーム状に盛り上がり，肋骨は下がる．その結果，胸郭が狭くなり，肺内の気体が呼出される．積極的な呼息時には，内肋間筋

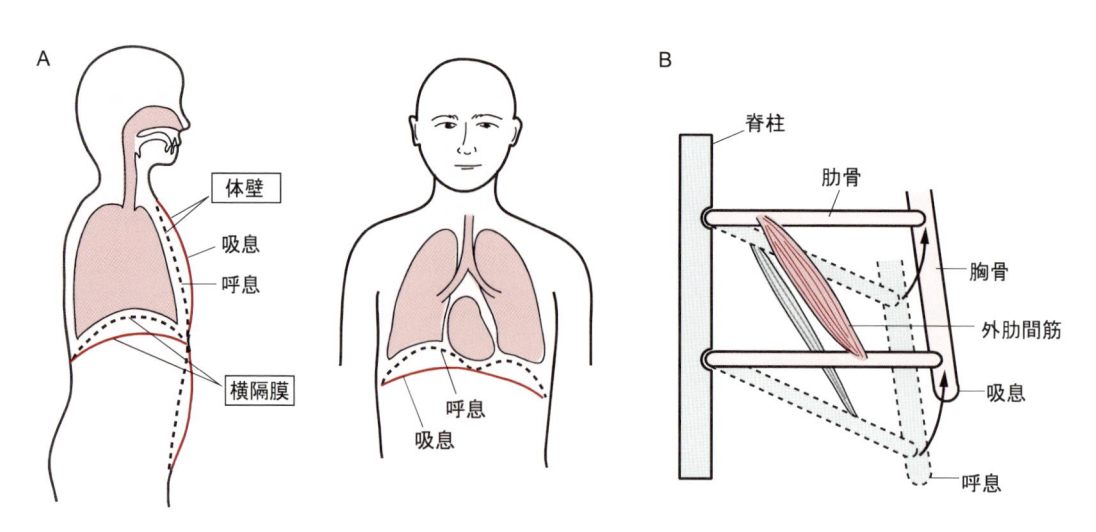

図3-6　呼吸による胸郭の動き
吸息時（赤実線）と呼息時（黒破線）の体壁と横隔膜の動き（A）と肋骨の動き（B）を模式的に示す．

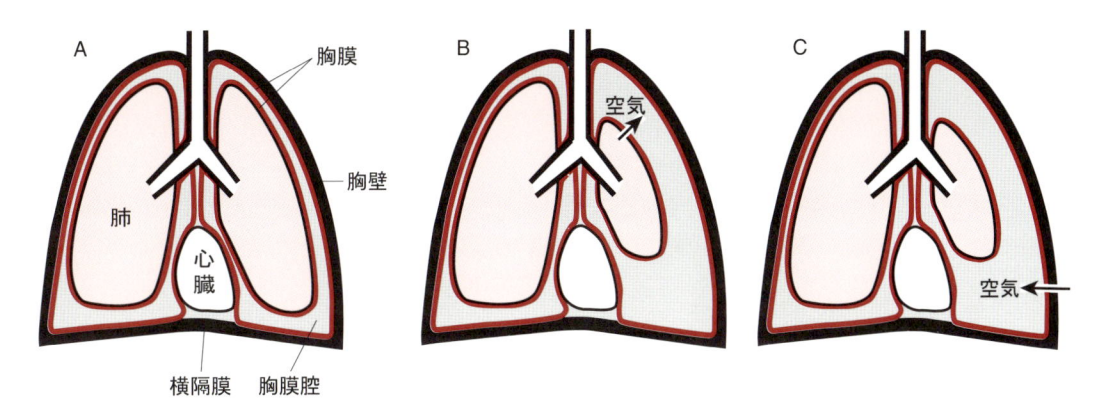

図3-7 胸郭と肺と胸膜
A：正常状態（胸膜腔を誇張して示す．実際には非常に狭い）．B：気胸（肺からの空気が胸膜腔に流入する場合）．
C：気胸（胸壁外の空気が胸膜腔に流入する場合）．

や腹筋が収縮し，胸郭がさらに狭くなる．

c. 胸腔内圧（胸膜腔内圧）

　肺の組織は豊富な弾性線維からなる．胸膜腔内の圧（胸腔内圧）が大気圧以下，すなわち**陰圧**に保たれているため，肺は収縮しようとする性質に逆らって，常時引き延ばされた状態にある（図3-7 A）．吸息時には胸腔容積が増大して胸腔内圧はさらに陰圧となり，肺は拡張して外気が肺内に流入してくる．呼息時には胸腔容積が減少して胸腔内圧の陰圧度が減少し，肺が縮んで肺胞気の一部が排出される．

> **注●● 胸膜腔**：胸壁の内側と肺の表面はいずれも胸膜という漿膜によって覆われる（図3-7 A）．胸膜は狭い袋状につながっており，その内部を**胸膜腔**という．胸膜腔は少量の漿液からなる胸膜内液で満たされている．

> **注●● 気胸**：肺が破れたり，胸壁に穴が開いて空気が胸膜腔内に流入すると，胸腔内圧は大気圧に近づく，あるいは等しくなる．このとき，肺は弾性によって収縮する．これを気胸という（図3-7 B, C）．気胸には，明らかな原因のない自然気胸と，外傷などによる外傷性気胸などがある．

> **注●● 胸膜炎と胸水**：胸膜の炎症を胸膜炎または肋膜炎という．胸膜炎や肺炎などの際に胸膜腔に体液が貯まることがある．これを胸水という．

> **注●● 胸痛**：胸部に感じる痛みの総称で，胸膜炎など胸膜から生じるもの，肋間神経痛など胸壁からのもの，心筋梗塞など縦隔から生じるものがある．

d. 呼吸中枢

　脳幹の一部である**延髄**の網様体部分には，呼息時に活動する呼息性ニューロンと，吸息時に活動する吸息性ニューロンとがある．これらを合わせて**呼吸中枢**と呼ぶ．この部位で基本的な**呼吸リズム**が形成されている．これらの中枢によって作られた呼吸リズムは脊髄から出る肋間神経や横隔神経を介して呼吸筋に伝えられる．体液（血液，脳脊髄液）のCO_2，O_2分圧あるいはpHが変化すると，脳幹あるいは動脈

にある化学受容器を介してその情報が呼吸中枢に伝えられ，その結果，反射性に肋間神経と横隔神経の活動が変化して呼吸が調節される．延髄が障害されると自発的呼吸が困難になる．さらに脳幹の一部である橋に，延髄の呼吸中枢の働きを調節する**呼吸性ニューロン**が存在する．

脳幹の呼吸中枢は，さらに高位の大脳から指令を受けており，意志や情動によっても調節される．話す最中には呼吸が呼息状態になる．

● e. 呼吸の反射性調節

(1) ヘーリング-ブロイエルの反射

肺が吸息により伸展されると**肺の伸展受容器**が興奮し，その情報は迷走神経を介して呼吸中枢に伝えられ，吸息中枢を抑制する．その結果，吸息が抑えられ，吸息から呼息に移行する．これをヘーリング-ブロイエルの反射，あるいは肺迷走神経反射という．この反射は吸息から呼息への切り換えを促進する．迷走神経を切断するとこの反射が消失し，呼吸のリズムは遅くなり，吸息が深くなる．

(2) 末梢性化学受容器と呼吸反射

頸動脈洞の近くにある**頸動脈小体**および大動脈弓にある**大動脈小体**（あるいは大動脈体）には，血中のO_2分圧の減少あるいはCO_2分圧の増大，pHの低下に反応する化学受容器がある（図3-8）．この受容器からの情報は，おのおの舌咽神経および迷走神経を介して呼吸中枢に伝えられ，呼吸運動が促進される．動脈内にあるこの化学受容器を延髄の中枢性化学受容器と区別して，末梢性化学受容器ともいう．

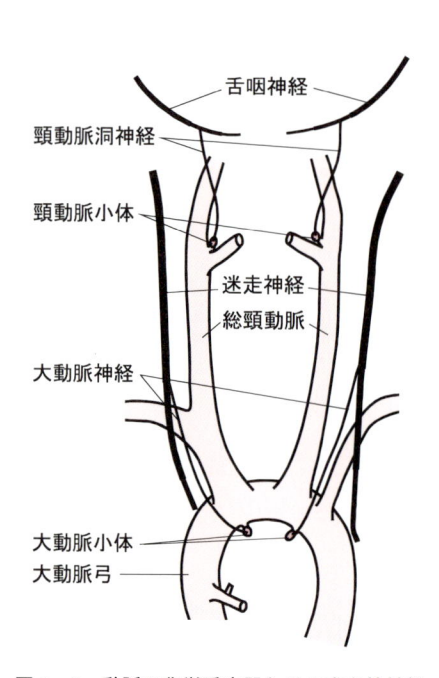

図3-8　動脈の化学受容器とその求心性神経
(Burton AC, 1965より改変)

注●● **中枢性化学受容器**：延髄の呼吸中枢の近くにはCO_2の増加やH^+の増加に反応する領域（中枢性化学感受領野）がある．中枢性化学感受領野は呼吸中枢を介して呼吸を促進させる．

(3) その他の反射性調節

鼻粘膜が刺激されるとくしゃみ反射が起こり，咽頭あるいは気管粘膜が刺激されると咳反射が起こる．

皮膚への熱または冷刺激，筋への機械的あるいは化学的刺激や，さまざまな種類の痛み刺激は，呼吸を反射性に調節する．

注●● **呼吸に影響を与える他の因子**：体温の上昇は呼吸を促進させ，体温の低下は呼吸を減弱させる．また，さまざまなホルモンも呼吸中枢に作用する．たとえば，運動時や精神的興奮時にはアドレナリンの分泌が亢進して呼吸を促進する．

(4) 大脳による呼吸の調節

呼吸運動は，意志により大脳からの指令で調節される．さらに呼吸はさまざまな情動に伴い，意志とは関係なく変わりうる．

● f. 呼吸の異常

(1) **頻呼吸・徐呼吸**：呼吸の深さは変わらず，頻度が増加した呼吸を頻呼吸，減少した呼吸を徐呼吸という．

(2) **過呼吸**：呼吸の頻度は変わらず，深さが深くなった呼吸を過呼吸という．

(3) **チェイン-ストークス呼吸**：無呼吸から深い呼吸，深い呼吸から無呼吸への変動が繰り返される呼吸型（図3-9）で，脳疾患，尿毒症，各種中毒や病気の末期に見られる．高齢者では健康でも睡眠中に現れることもあり，成人でも高山での睡眠中に生じる．これは，次の①～③を繰り返すことによると考えられている．①呼吸中枢の機能低下のために呼吸が浅くなる．②その結果，血中のO_2分圧が低下し，末梢性化学受容器を介して呼吸中枢を興奮させ呼吸が亢進する．③そのため血中のCO_2分圧が低下して再び呼吸中枢の興奮性が下がり無呼吸となる．

(4) **ビオー呼吸**：深いあえぎ呼吸が，突然中断されたり元にもどったりする呼吸型で，脳外傷や脳炎，脳腫瘍などで脳圧が亢進した際に引き起こされる．呼吸中枢のCO_2に対する反応性がほとんど失われた結果であろうと考えられる．

(5) **クスマウルの呼吸**：深い呼吸が規則正しく続く過呼吸である．糖尿病などで代

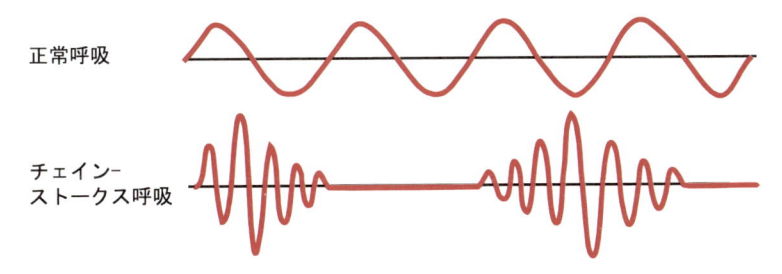

図3-9 異常呼吸

謝性アシドーシスになり，血中 pH が低下することによって起こる．

(6) 睡眠時無呼吸症候群：夜間の睡眠時に無呼吸が頻回に起こる病態で，上気道の閉鎖による場合と，中枢性の機序によるものとがある．前者の例としては，高度の肥満のため上気道が狭くなっているところへ，睡眠による上部気道の筋肉のゆるみが生じたり，さらに中枢の CO_2 に対する反応が低下して睡眠時無呼吸が起こるものがよく知られている．舌根沈下のためいびきを伴うことが多い．

(7) いびき：いびきは，睡眠中の異常呼吸である．主として吸息時に上気道で発生する異常な雑音である．扁桃肥大や舌根沈下で咽頭腔が狭くなった場合などに，弛緩した軟口蓋が振動して音が出る．

注●● 特殊環境の呼吸への影響

(1) 高圧環境：海中では水深 10 m ごとに約 1 気圧の水圧が加わる．そのため海中に深く潜ると多量の空気が血液中に溶け込む．このあと，急速に水面に上がり，常圧にもどすと，血中に溶けていたガス（特に窒素）が急激な減圧のため気泡となって毛細血管につまりその部分の組織に障害を起こす（潜函病）．

(2) 低圧環境：登山などで高所に上ると，高度が上昇するにつれて気圧が下がり，空気中の O_2 分圧が低下する．たとえば，高度 5,000 m で気圧は約 400 mmHg，空気中の O_2 分圧は約 80 mmHg になる．特に登山中は筋運動が激しいので酸素欠乏に陥りやすい．この場合，呼吸困難，めまい，吐き気，頭痛などの症状が現れる（高山病）．高地に長く居住する場合には，肺胞換気量，心拍出量，赤血球数が増加して，組織への酸素供給不足が補われる．

注●● 運動時の呼吸

運動を始めると，筋肉その他の組織の酸素需要が増加する．運動開始と同時に，呼吸運動は増大し，その後もゆるやかに増大して，運動に必要な酸素摂取が可能となる．呼吸促進が起こるのは大脳皮質運動野からの指令が呼吸中枢に及んだり，筋や関節からの求心性情報による反射が起こったり，さらに運動によって生じた代謝産物が血液を介して化学受容器を刺激するためである．

第4章
消化と吸収

●学習のためのキーワード●

- 消化酵素
- 咀嚼／嚥下
- 胃運動／腸運動
- 輪走筋／縦走筋
- 壁内神経叢
- 消化液分泌
- 唾液
- 胃液
- 膵液／胆汁／腸液
- 消化管ホルモン
- 各種栄養素の吸収
- 肝臓の働き

第4章　消化と吸収

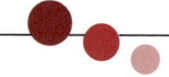

学習のねらい

食物中の栄養素を吸収可能な形に分解し（消化），体内に取り込む（吸収）働きは消化器系が担う．本章では，消化器系の各器官における消化の特徴や吸収の仕組みについて学ぶ．最後に吸収された栄養素の代謝に重要な肝臓の働きを学ぶ．

A. 消化と吸収

a. 消化器系の構造と機能

消化器系は，消化管と付属の器官よりなる．食物が分解・吸収されながら通過する器官である．消化管は口腔に始まり，咽頭，食道，胃，小腸，大腸を経て肛門に終わる（図4-1 A）．消化にかかわる付属の器官には，消化液などを合成・分泌する唾液腺，肝臓，胆嚢，膵臓がある．肝臓は体内に取り込んだ栄養素を身体に必要な物質に再合成する器官としても重要である．

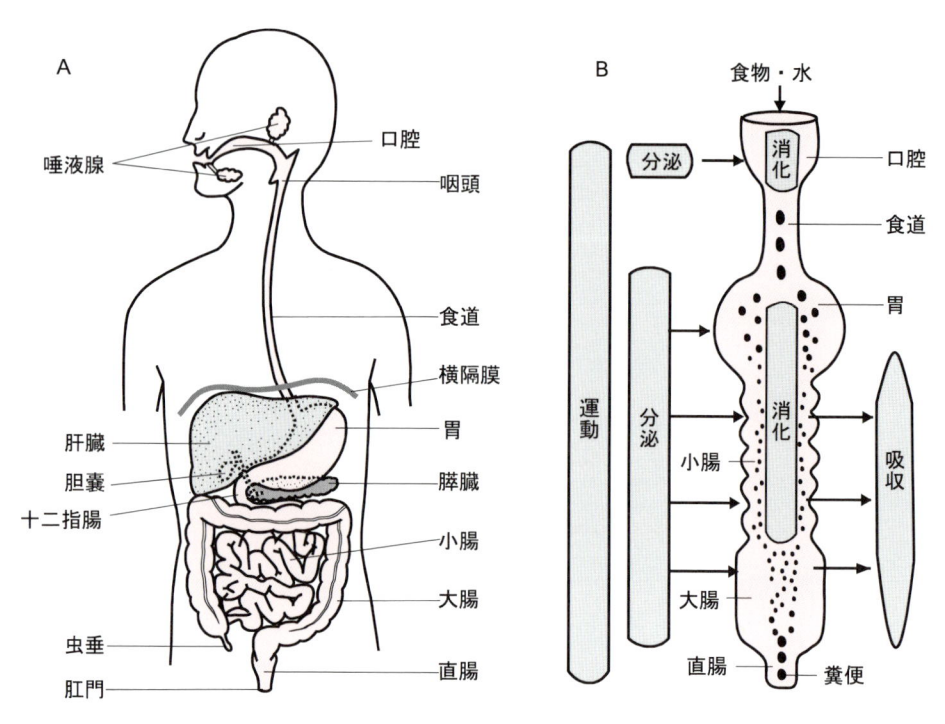

図4-1　消化器系
A：消化器系の模式図．B：消化器系の働きの要約．運動，分泌，消化，吸収を示す．

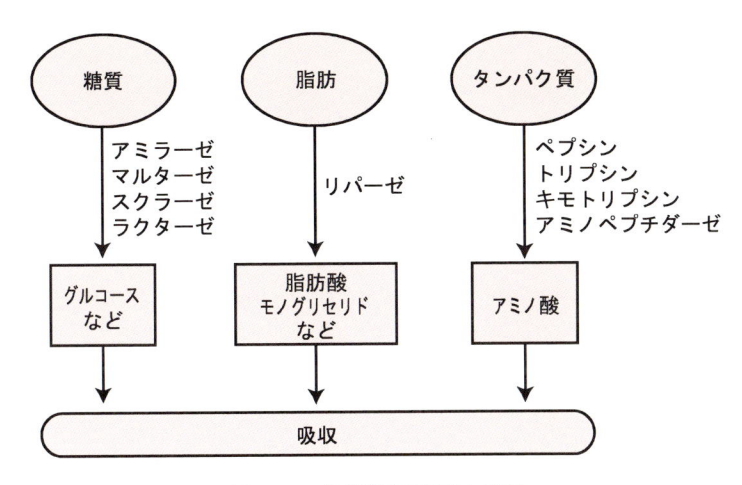

図4-2 各栄養素の消化と吸収

　消化は，**機械的消化作用**（消化管の運動）と**化学的消化作用**（消化液分泌）の組み合わせにより行われる（図4-1B）．前者は筋肉系の働きで食物を粉砕・輸送・混和するものであり，後者は酵素によって栄養素を加水分解する作用である．消化管運動および消化液の分泌は，消化管の平滑筋自体の性質や壁内神経叢による局所性調節に加えて，自律神経系や各種の消化管ホルモンによっても調節され，協調的に営まれる．

● b．各栄養素の消化と吸収

　食物は口腔において咀嚼され，唾液と混和された後，嚥下運動によって胃に送られる．食物は胃，十二指腸，小腸を輸送される間に機械的消化作用と化学的消化作用を受け，食物中の栄養素は吸収可能な形に分解される．タンパク質はアミノ酸，脂肪は脂肪酸とモノグリセリド，糖質はグルコースなどの単糖類に分解された後，大部分は無機質，ビタミンおよび水分とともに小腸で吸収される（図4-1B，4-2）．

● c．消化酵素の種類と働き

　消化液や小腸上皮細胞には各栄養素の化学的消化を担う種々の消化酵素が含まれる（図4-2）．消化酵素は各々の至適状態（至適温度やpH）で栄養素やその中間消化物質に特異的に作用し，高分子から低分子へと加水分解する．

　主な糖質分解酵素には，唾液や膵液に含まれるアミラーゼ，小腸上皮細胞のマルターゼ，スクラーゼ，ラクターゼがある．主な脂質分解酵素は膵液中のリパーゼである．主なタンパク質分解酵素には胃液中のペプシン，膵液中のトリプシンとキモトリプシン，小腸上皮細胞のアミノペプチダーゼがある（77頁参照）．

B. 消化管の運動

● a. 咀嚼

　　食物は口腔内で咀嚼運動により歯で嚙み砕かれて唾液と混ぜられ，適当な大きさにまとまった軟らかい食塊となる．咀嚼は下顎の運動による歯の嚙み合わせに，舌，口唇，頰の働きが巧妙に協調することによって行われる．咀嚼は，随意運動と無意識に起こる反射運動との組み合わせで行われる．

● b. 嚥下

　　咀嚼後の食物や口腔内に取り入れられた液体は，一連の嚥下運動によって胃に送られる．嚥下運動は3相に分けられる．第1相は随意運動であるが，第2, 3相は**延髄の嚥下中枢**によって調節される反射運動である．

(1) 第1相（口腔相）

　　舌を使って食塊を咽頭に送る運動である．口唇を閉じ，舌を後上方に引き上げることによって，口腔内圧が上がり（**図4-3A**），食塊が咽頭に押し出される．

(2) 第2相（咽頭相）

　　食塊が咽頭粘膜に触れることによって起こる反射運動である．咽頭は，鼻腔，気管，口腔，食道の4つとつながっている．軟口蓋の挙上（a）により鼻腔への出口が，喉頭蓋の閉鎖（b）により気管への出口が，舌根を押し上げること（c）により口腔への出口が塞がれ，咽頭内圧が上昇し食道の入口が開き，食塊は食道へ送られる（**図4-3B**）．この間1〜2秒，呼吸は抑えられる．

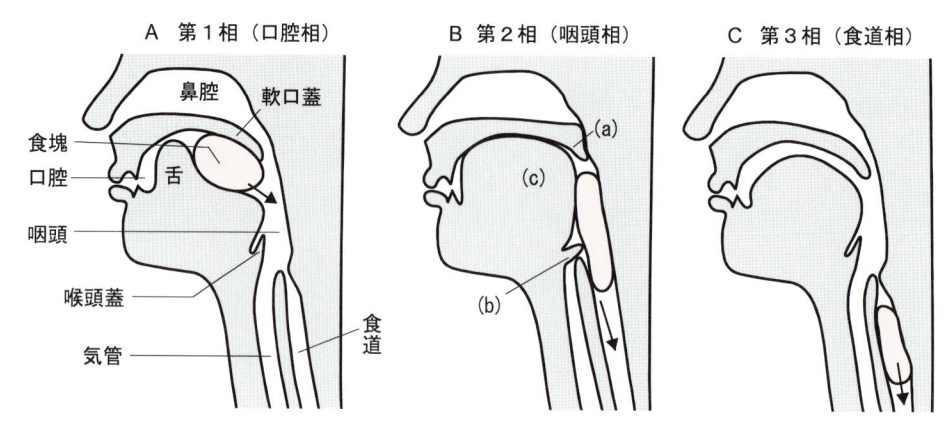

図4-3　嚥下運動
A：口腔相．B：咽頭相．C：食道相．(a)〜(c)については本文参照（佐藤昭夫ら，1995より改変）．

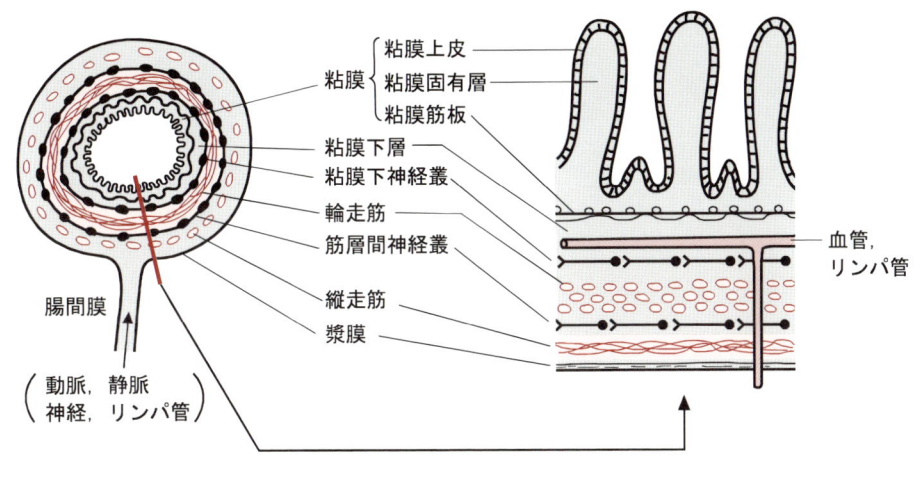

図4-4 消化管壁の構造の模式図
左：横断面．右：縦断面

(3) 第3相（食道相）

食道の蠕動運動により，食塊は胃に向かって移送される（図4-3C）．食塊が噴門部に至ると噴門が開き，食塊は胃に収容される．

● c. 消化管の運動とその調節

消化管の壁は各部位によって差はあるが，基本的には，内側から粘膜，粘膜下層，筋層，漿膜の順に配列する．筋層は内側の**輪走筋**，外側の**縦走筋**の2層の平滑筋層からなる．消化管の各部位には特徴的な運動が認められる．消化管の内側と外側の平滑筋層の間には，**筋層間神経叢（アウエルバッハ神経叢）**があり，粘膜下層と内側の平滑筋層の間には**粘膜下神経叢（マイスネル神経叢）**がある（図4-4）．これらを合わせて**壁内神経叢**と呼ぶ．壁内神経叢は特に小腸で発達しており，腸神経系ともいわれる．これらの神経叢は自律神経に支配されて，さまざまな調節を受けるが，神経叢内で壁内神経自体が局所的な反射弓（第10章参照）を作って働くため，自律神経を切断しても，消化管の基本的な運動は保たれる．

> 注●● **消化管の自動能**：消化管平滑筋層に存在するカハールの間質細胞（ICC）がペースメーカー細胞となって消化管の律動的な自動運動を発生させる．

(1) 胃運動

胃は，J字形をした袋状の臓器で，食物が満たされた状態では1〜1.5 l 程度の容積になる．胃の入り口を**噴門**，出口を**幽門**という．胃は大部分を占める**胃体**と幽門に向かって細くなった**幽門部（幽門前庭）**に分けられる（図4-5A）．胃体のうち，噴門よりも左上に横隔膜に沿って膨れ出た部分を**胃底**と呼んで区別する場合もある．胃に入った食物は，蠕動運動によって胃液と混和される．そこで主としてタンパク質が消化され，流動性の糜粥となり，少量ずつ十二指腸に送られる．

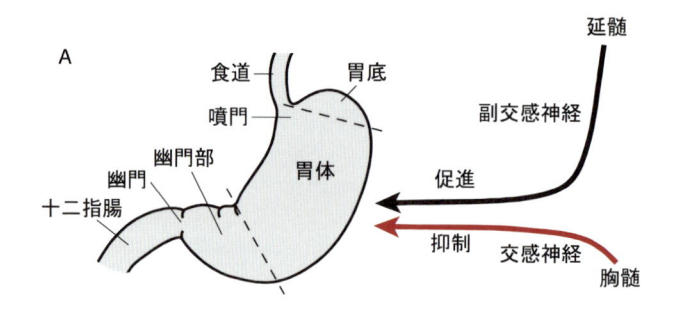

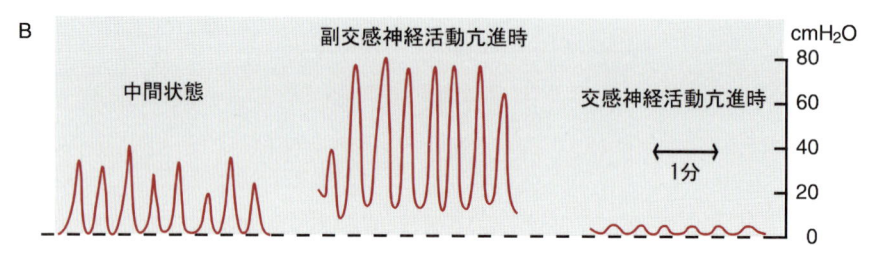

図4-5 胃の神経支配と運動の調節
A：胃の構造と神経支配．B：胃運動の神経性調節

① 内容物の受け入れ

胃に食物がない場合，胃内圧は腹腔内圧にほぼ等しい（2〜3 cmH₂O）．胃に食物が入ると，反射性に胃壁は弛緩し，胃内圧をあまり高めずに胃内容積を増やす．これを**受け入れ弛緩**という．

② 蠕動運動

胃に食物が入ってしばらくすると，**蠕動運動**が始まる．蠕動は毎分約3回の頻度で胃体上部に始まり，ゆっくりと幽門に向かって伝えられる．一般に，胃内容が多く胃壁が伸展されるほど，蠕動の収縮度は強くなる．蠕動によって胃内の食物は攪拌され，胃液と混和されて糜粥となる．

③ 内容物の排出

蠕動運動が幽門部に及ぶと，幽門部の内圧が著しく高まり，糜粥は幽門から少量ずつ十二指腸に送り出される．

> 注●● **食間期伝播性収縮**：空腹状態の胃は約90分の周期で激しい収縮を起こす．この収縮は小腸全体に伝播されるため，食間に小腸の内容物は一掃されることになる．この収縮を食間期伝播性収縮（IMC）という（以前は飢餓収縮と呼ばれた）．

④ 胃運動の調節

胃の運動は，局所性には平滑筋自体の性質（伸展されると収縮するという性質）や，胃壁に内在する壁内神経叢（筋層間神経叢と粘膜下神経叢）によって調節される．さらに外因性に，自律神経やホルモンによる調節が関与することによって，よ

り適切に調節される．
(1) 神経性調節：一般に，副交感神経（迷走神経）は胃の緊張性を高め，蠕動運動を促進し，交感神経（内臓神経）は逆にそれらを抑制する（図4-5）．また，これらの神経を介して胃の運動は反射性に調節される．たとえば，十二指腸が伸展されると反射性に胃の運動が抑制される（**小腸−胃反射**）．
(2) ホルモン性調節：数種類のホルモン（83頁参照）が胃の運動を促進または抑制する．たとえば，十二指腸に脂肪の多い食物が入ると十二指腸粘膜から血中へ**胃抑制ペプチド**（**GIP**；gastric inhibitory peptide）が分泌され，胃の運動を抑制する．

> 注●● **嘔吐**：胃の内容物を反射性に急激に吐出する運動を嘔吐という．咽頭，舌根，胃粘膜などが機械的あるいは化学的に強く刺激されると，延髄の**嘔吐中枢**が活動し，まず悪心，唾液分泌が起こり，食道および胃が弛緩して噴門が開く．次いで痙攣的吸息運動が起こり，横隔膜と腹筋が収縮して腹腔内圧を著しく高め，胃の内容物を外へ吐き出す．このとき喉頭蓋は閉鎖して，吐物の気管内流入を防ぐ．
> また，延髄には**化学受容器引金帯**と呼ばれる部位があり，ここが化学的に刺激されると，その情報が嘔吐中枢に伝えられて嘔吐が起こる．嘔吐は毒性のあるものを食べたときに，それが小腸から吸収される前に排出するという防御的意味をもつ．

(2) 小腸の運動

小腸は**十二指腸**とそれに続く**空腸**，**回腸**よりなる．剖検時の長さは約6〜7 mあるが生体内では3〜4 mの管状臓器である（図4-6）．小腸は食物の消化と吸収の双方に重要な場である．ここで内容物は長く滞留し，最終的に吸収可能な栄養素にまで消化され，大部分の栄養素が吸収される．

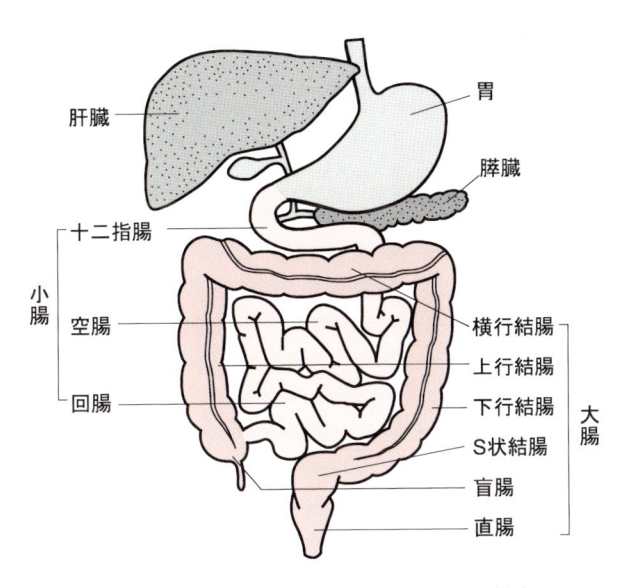

図4-6 小腸・大腸とその周辺の消化器系の模式図
わかりやすくするために各臓器を離して描いてある．

分節運動　　　振子運動　　　蠕動運動

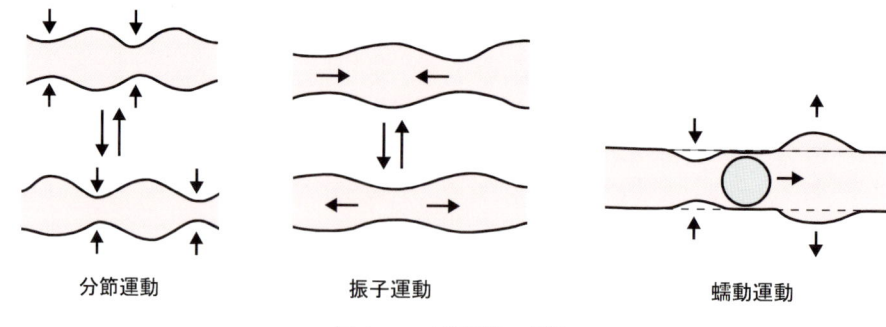

図4-7　小腸運動の種類

① 小腸運動の種類

　糜粥が胃から小腸に送り込まれると小腸の運動が起こる．小腸の運動は，分節運動，振子運動，蠕動運動の3種類に分けられる（図4-7）．
(1) 分節運動：輪走筋による運動である．収縮部と弛緩部が隣り合って現れ，次いで収縮部が弛緩し，弛緩部が収縮する．分節運動は腸内容の混和に役立つ．
(2) 振子運動：縦走筋の働きにより，腸管の縦方向に伸縮運動が起こる．内容物の混和に役立つ．
(3) 蠕動運動：主として輪走筋による運動である．この運動は口側から肛門側に向かって進む．糜粥が胃から小腸に送り込まれると，十二指腸に蠕動運動が生じ，この蠕動は連続的に小腸の肛門側に伝播して，糜粥を移送する．

② 小腸運動の神経性調節

　小腸運動は一般に副交感神経（迷走神経）の刺激で亢進し，交感神経（内臓神経）の刺激で抑制される．しかし，小腸運動はこれらの外来神経（迷走神経と内臓神経）を切断した後にも自動的に行われる．なぜならば，外来神経がなくとも，蠕動運動は壁内神経性にも，分節運動は小腸平滑筋自体の性質によっても調節されるためである．

③ 回盲弁の開閉

　回腸から盲腸へと連なる回盲部には，盲腸内に突出した括約筋からなる回盲弁があり，内容物の逆流を防いでいる．小腸内容がごく少量のときには回盲弁の括約筋が収縮して，小腸内容を長く滞留させる．ここに糜粥がある程度たまると，回腸壁の伸展刺激によって回盲弁の括約筋は弛緩し，回腸の蠕動がさかんになって糜粥は盲腸へと送られる．また胃に食物が入ると，反射的に回腸の蠕動運動がさかんになり，回盲弁が開く．これを**胃—回腸反射**という．

> 注●● **虫垂炎**：盲腸の盲端からでる細長い突起を虫垂と呼ぶ．虫垂にはリンパ小節が多数存在し，感染などの際に炎症（虫垂炎）を起こすことがある．右下腹に圧痛点が認められる．

(3) 大腸の運動

大腸は，小腸より太く長さ 150～170 cm（生体内）の管状臓器で，**盲腸**，**結腸**（上行結腸，横行結腸，下行結腸，S状結腸）および**直腸**に区分される（図4-6参照）．回腸から大腸へ送られた流動性の内容物は，ここで主に水と Na^+ の吸収を受け，固形物となって直腸へ送られ，最終的に糞便として体外に排泄される．

① 大腸運動

大腸は，分節運動，蠕動運動を行うほか，逆蠕動も行う．分節運動は主に横行結腸で行われ，腸内容を攪拌し，吸収を促す．蠕動運動はゆっくりとした速度で内容物を輸送する．これらの運動は概して弱く，内容物は停滞しがちである．**逆蠕動**は盲腸から上行結腸にかけて起こる（その間に水分吸収と細菌による内容物の分解が起こる）．

このほかに，輸送を一気に行う運動が1日数回起こる．これは**大蠕動**と呼ばれ，横行結腸からS状結腸にかけての広範囲の平滑筋が同時に収縮して，内容物を一気に直腸へ運ぶ．大蠕動はしばしば摂食後数分以内に起こるが，これは，胃の充満によって起こる胃‐大腸反射によるものである．

② 大腸運動の調節

大腸の運動は副交感神経（主に骨盤神経）によって促進され，交感神経（主に下腹神経）によって抑制される．

直腸の終末部には，内・外肛門括約筋がある．**内肛門括約筋**は交感神経（下腹神経）によって収縮し，副交感神経（骨盤神経）によって弛緩する．**外肛門括約筋**は随意筋であり，体性運動神経（陰部神経）の支配を受ける．

● d. 排　　便

直腸に糞便が送り込まれ，そこに貯えられる．肛門の外肛門括約筋（横紋筋）が収縮して排便は抑えられる．糞便によって直腸壁が伸展されるとその情報が大脳に伝えられ，便意を催すとともに，**排便反射**が引き起こされる．実際には排便反射は大脳の意志によって，平素抑制されている．排便時にはその抑制が除かれる．排便反射は次のような機序に基づいて誘発される．直腸に消化残渣が送り込まれ，直腸壁が伸展されると，その情報は骨盤神経の求心路を通って腰仙髄の**排便中枢**に伝えられる．その結果，骨盤神経（副交感神経）遠心路の活動が亢進してS状結腸，直腸を収縮させるとともに，下腹神経（交感神経）の緊張が抑制されて内肛門括約筋（平滑筋）が弛緩し，陰部神経（体性運動神経）の緊張が抑制されて外肛門括約筋（横紋筋）が弛緩する（図4-8）．また，随意的に横隔膜および腹筋を収縮させて腹圧を高め，排便を容易にする．

脊髄の腰仙髄部にある排便中枢は通常は大脳からの抑制を受けているが，大脳の損傷によって抑制が失われたりすると，大便失禁が起こる．

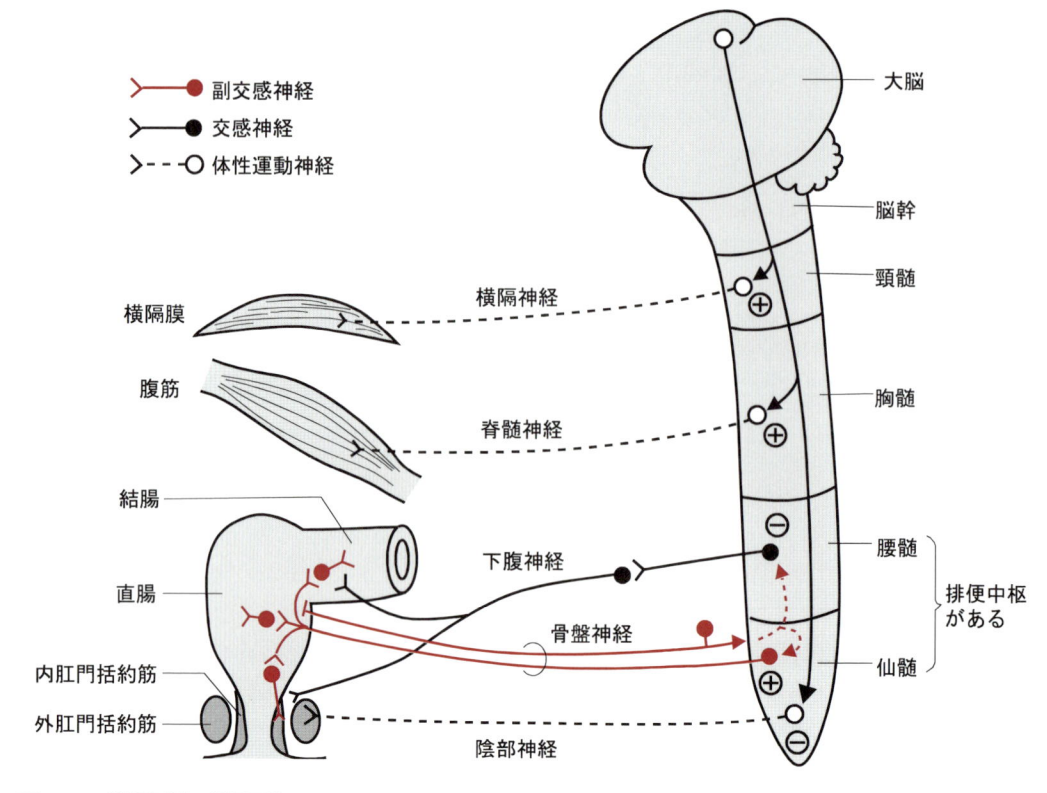

図4-8 排便反射の神経回路
骨盤神経求心路は脊髄内で下腹神経・骨盤神経・陰部神経の遠心路に連絡したり，脊髄を上行して脳へ連絡する．脳と陰部神経への連絡は省略してある．排便時には大脳から排便の指令が脊髄へ下行してくる．

C. 消化液

a. 消化液の働きとその調節

消化管腔にはさまざまな消化酵素を含む消化液が分泌される．消化液は管腔に開口する外分泌腺から分泌される．消化管の各部位には消化管内を通る栄養素の消化段階に適した消化酵素が分泌される（図4-9）．消化酵素は小腸粘膜の上皮細胞にも存在する．

消化液分泌は，壁内神経叢による局所性調節に加え，自律神経やホルモンによって調節される．

(1) 唾　液
① 唾液の成分・作用

唾液は唾液腺で産生・分泌される．唾液腺には左右1対ずつ**耳下腺**，**舌下腺**，**顎下腺**がある（図4-10）．唾液の大部分は水分で，残りの主成分は唾液アミラーゼ（プチアリン）とムチン（粘液）である（pH 6〜7）．1日に0.5〜1.5 *l* 分泌され，以下の作用がある．

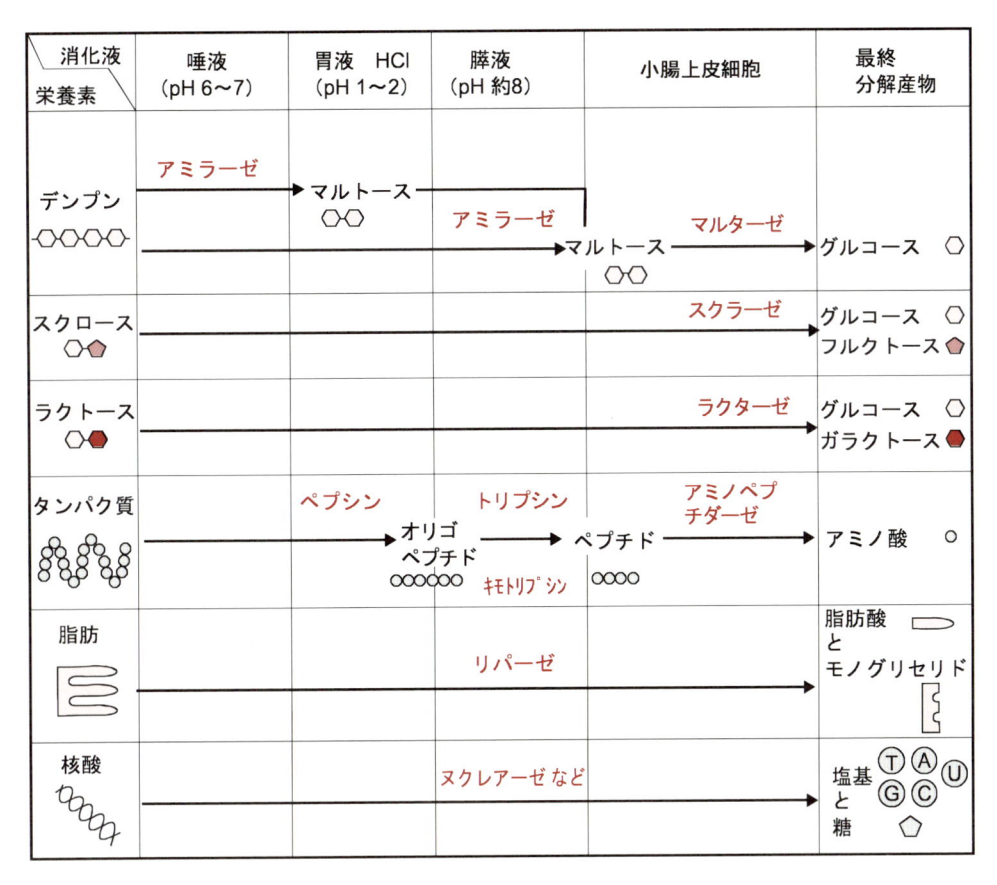

消化液\栄養素	唾液 (pH 6～7)	胃液 HCl (pH 1～2)	膵液 (pH 約8)	小腸上皮細胞	最終分解産物
デンプン	アミラーゼ →マルトース		アミラーゼ →マルトース	マルターゼ	グルコース
スクロース				スクラーゼ	グルコース フルクトース
ラクトース				ラクターゼ	グルコース ガラクトース
タンパク質		ペプシン →オリゴペプチド	トリプシン キモトリプシン →ペプチド	アミノペプチダーゼ	アミノ酸
脂肪			リパーゼ		脂肪酸とモノグリセリド
核酸			ヌクレアーゼ など		塩基と糖

図 4-9 栄養素の主な消化過程
消化酵素を赤文字で示す.

(1) 消化酵素である唾液アミラーゼはデンプンをマルトースに分解する（図 4-9）.
(2) ムチンは食塊を滑らかにし，咀嚼や嚥下をしやすくする．また口腔粘膜を保護する．
(3) 食物成分を溶かし味覚を起こす．
(4) 口腔内を湿った状態にする．
(5) 口腔内と歯を清浄に保つ．
(6) 抗菌作用．

② 分泌調節

唾液の分泌は，自律神経によって調節される（図 4-10）．副交感神経は舌咽神経を介して耳下腺に，顔面神経を介して顎下腺と舌下腺に分布する．交感神経（頸部交感神経）は 3 つの唾液腺に分布する．副交感および交感神経はともに唾液分泌を促進する．主要な分泌神経は副交感神経で，副交感神経活動の亢進により大量の漿液性唾液が分泌される．唾液分泌中枢は延髄に存在する．

食塊によって口腔粘膜，舌，咽頭粘膜が刺激されると，その情報は感覚性神経を通って延髄の唾液分泌中枢に伝えられ，自律神経を働かせて反射性に唾液分泌を促

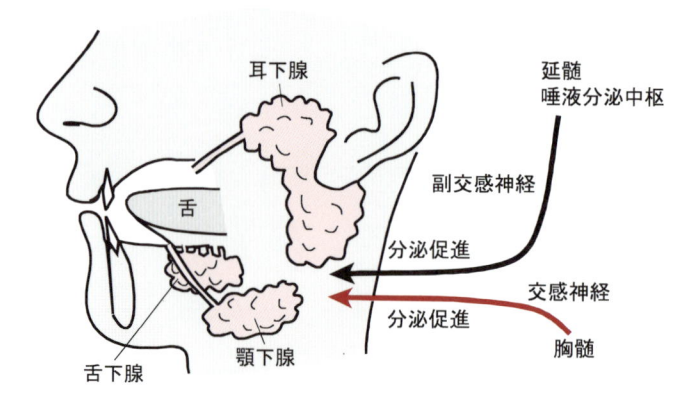

図4-10 唾液腺の神経支配

す（**無条件反射**）．唾液の反射性分泌は，本来唾液分泌を起こさない感覚性刺激，たとえば眼や耳からの感覚性刺激によっても，食塊刺激と組み合わせて条件づけられて起こりうる（**条件反射**）．

(2) 胃　液
① 胃腺の構成

胃液は胃粘膜にある胃腺から分泌される．胃腺を構成する細胞を図4-11に示す．**粘液細胞（副細胞）**はムチン，**主細胞**はペプシノゲン，**壁細胞**は塩酸，**内分泌細胞**は消化管ホルモンを分泌する．胃腺は，その存在部位によって**噴門腺**，**胃底腺**（胃

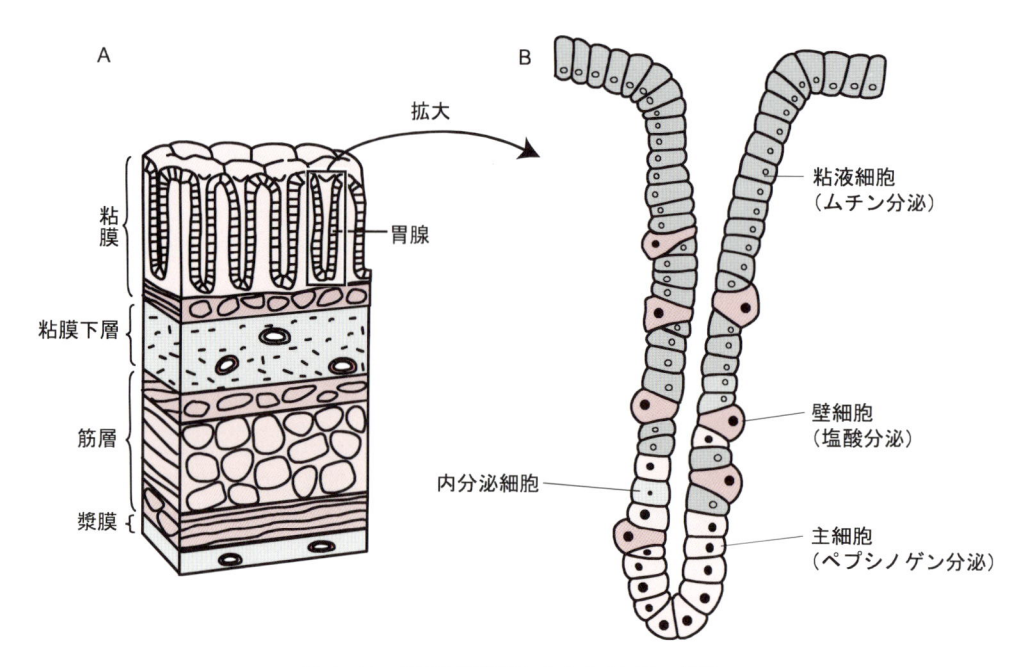

図4-11 胃壁と胃粘膜に存在する胃腺の構造
A：胃壁の構造．壁内神経叢は省略してある．
B：胃腺の構造（Leonhardtより改変）．

底部と胃体部にある），**幽門腺**に区別される．噴門腺と幽門腺には粘液細胞が多く含まれており，胃底腺には4種の細胞すべてが含まれる．

② 胃液の成分・作用

胃液は一般に無色透明で，1日に1～3 *l* 分泌される．胃液のpHは1～2で，強い酸性である．胃液の主成分は塩酸（HCl），消化酵素，ムチンである．そのほか各種電解質やビタミンB_{12}の吸収に必要な内因子（19頁参照）を含む．

(1) HCl：①ペプシノゲンを活性化して**ペプシン**にする．②ペプシンの作用を促進する．③胃内容の殺菌，消毒作用をもつ．④十二指腸におけるセクレチンの分泌を促進する．

(2) 消化酵素：ペプシノゲンがHClの作用によってペプシンとなり，タンパク質をペプチドに分解する（図4-9参照）．

(3) ムチン（粘液）：ムチンは胃の内面を覆い，胃粘膜がHClによって傷害されるのを防ぐ．ムチン分泌が不十分だったり，HClの分泌が多くなったりすると，胃潰瘍の原因となる．

> **注●● ストレスと胃酸分泌**：ストレスの際には副腎皮質ホルモンの分泌が高まり，胃の粘液分泌が抑えられ，胃酸とペプシンの分泌が促進される．ストレスが長期化すると，胃潰瘍（胃粘膜組織が傷害された状態）を起こしやすい．

③ 胃液分泌の調節

胃液の分泌は，自律神経やヒスタミン，消化管ホルモンによって調節される．副交感神経（**迷走神経**）は，胃液の分泌を促し，交感神経（内臓神経）は胃粘膜血流を減少させて胃液分泌を減少させる．ホルモンとしては，幽門腺から分泌される**ガストリン**が胃液分泌（塩酸分泌）を促進し，十二指腸から分泌される**セクレチン**や胃抑制ペプチド（GIP）が胃液分泌を抑制する．

> **注●● ヒスタミン**：ヒスタミンは胃底部や胃体部の細胞から分泌され，壁細胞のヒスタミン受容体（H_2受容体）に作用して塩酸の分泌を促す．迷走神経支配を受ける．ヒスタミン受容体拮抗薬は胃潰瘍の治療薬として用いられる．

食事によって反射性に起こる胃の分泌は次の3相に区別される（**表4-1**）．

(1) 頭相：食物によって味覚，嗅覚や口腔粘膜が刺激されると，その情報は延髄に送られて迷走神経を介して直接または内分泌細胞を介して胃液分泌を増加する．胃

表4-1 胃液分泌の調節

	頭相	胃相	腸相
刺激	味覚・嗅覚など	食塊による胃の伸展	酸・脂肪による腸壁の刺激
因子	迷走神経	ガストリン	セクレチン GIP
胃酸分泌	促進	促進	抑制

液の分泌はまた，視覚や聴覚の刺激によっても起こりうる．
(2) **胃相**：食物が胃に入ると，胃壁が伸展されたり，食物中の化学物質（タンパク質分解産物など）によって刺激されて，胃液分泌を起こす．これは主にガストリンの作用による．食事をとったときに分泌される胃液の大部分が胃相分泌による．
(3) **腸相**：胃の内容物が十二指腸に送られると，酸や脂肪が十二指腸からセクレチンやGIPを分泌させ，それらが胃液分泌を抑制する．

> **注** ●● **腸相による胃液分泌促進**：腸相では，胃の内容物が十二指腸に送られると，タンパク質分解産物などが刺激となって，十二指腸粘膜からガストリンが分泌され，胃液分泌を促進する機構もあるが，上述の抑制機構の方が強い．

(3) 膵　液

膵臓は十二指腸弯曲部に接する長さ15 cm，厚さ約2 cmの横長の腺器官である（**図4-12，13**）．膵液を分泌する**外分泌腺**は，腺房細胞が集まった**腺房**とそれに続く導管細胞で囲まれた**導管**とからなる．導管は集まって膵管となり，総胆管と合流して十二指腸に開口する．

① 膵液の成分・作用

膵液は，無色透明な液で，膵臓から1日におよそ1〜1.5 l 分泌される．膵液は，①タンパク質，脂肪，糖質の消化酵素を含む．②重炭酸ナトリウム（炭酸水素ナトリウム，$NaHCO_3$）を含み弱アルカリ性（pH約8）であるため，胃から送られてきた内容物を中和する．

(1) 消化酵素：膵液には次の消化酵素が含まれる（**図4-9参照**）．
　① アミラーゼ：デンプンをマルトース（麦芽糖）に分解する．
　② トリプシンとキモトリプシン：タンパク質をペプチドに分解する．
　③ リパーゼ：脂肪を脂肪酸とモノグリセリドに分解する．

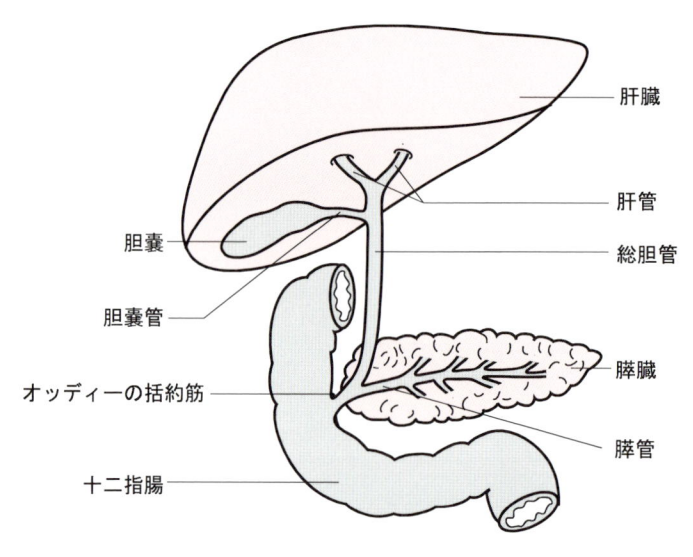

図4-12　胆汁と膵液の分泌経路

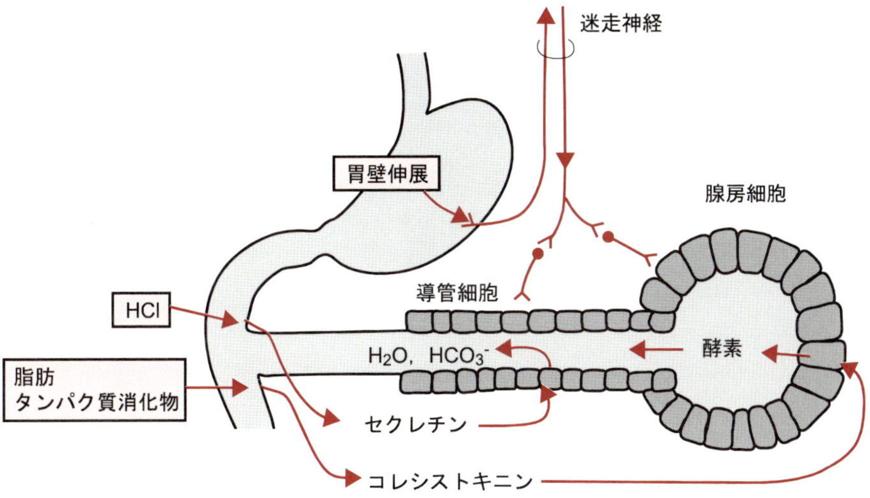

図4-13 膵液分泌の調節，神経性調節とホルモン性調節
（鈴木泰三ら，1980より改変）

④ ヌクレアーゼ：核酸を分解する．

注●●　トリプシンとキモトリプシン：おのおの不活性なトリプシノゲン，キモトリプシノゲンとして分泌され，小腸内で活性化される．

(2) $NaHCO_3$：胃から送られた大量の HCl を含んだ強酸性の糜粥を中和する．上述の膵液酵素の至適 pH は中性に近いものが多いため，この中和は消化作用にとって不可欠である．

② 膵液の分泌調節

膵液分泌は副交感神経（迷走神経）およびホルモンにより調節される．食事により味覚や嗅覚が刺激されたり，口腔内や胃壁が機械的，化学的に刺激されると，迷走神経の活動が亢進して膵液が分泌される．糜粥が小腸内に入ると十二指腸および上部空腸の粘膜の内分泌細胞から**セクレチン**と**コレシストキニン**（CCK）というホルモンが分泌され，血流を介して**膵外分泌腺**に働いて膵液分泌を促す．①セクレチンは，HCO_3^- や水分に富む膵液の分泌を促進する．②コレシストキニンは，消化酵素に富む膵液の分泌を促進する（図4-13）．

(4) 胆　汁

胆汁は絶えず肝細胞で生成され，肝管，胆嚢管を経て胆嚢に送られ，そこで一時貯えられ濃縮される．食事により胆嚢が収縮し，総胆管の十二指腸開口部にあるオッディーの括約筋が弛緩して，胆汁は十二指腸に排出される（図4-12）．

① 胆汁の成分・作用

胆汁は黄褐色の液体であり，肝臓から1日に約500 m*l* 分泌される．胆汁は，①胆汁酸，②胆汁色素（ビリルビン）を含む．消化酵素を含まないが，表面活性作用

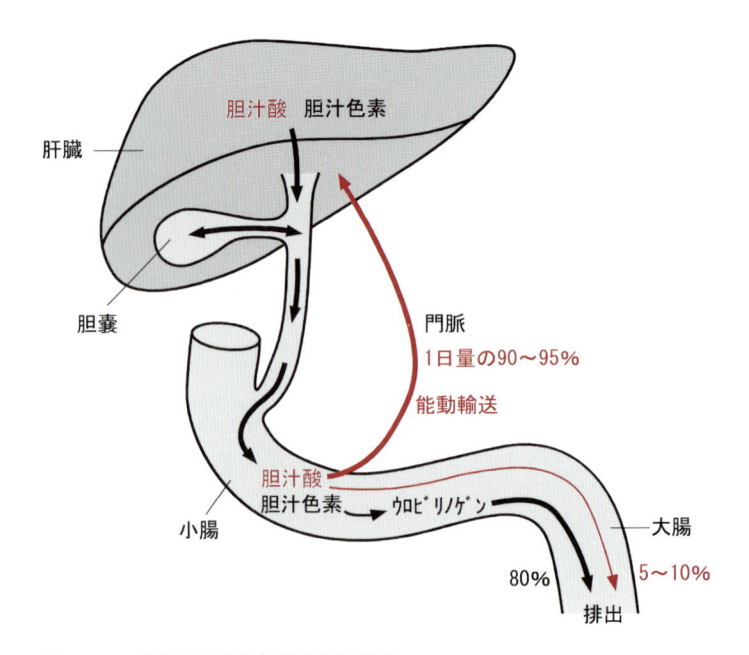

図 4-14 胆汁酸と胆汁色素の腸肝循環
ウロビリノゲンの約 20％は再吸収され門脈に入るが，図では省略してある．

を持ち**脂肪の消化・吸収**に重要な役割を果たす．
(1) 胆汁酸：脂肪を**乳化**して消化酵素の働きを助ける．さらに脂肪の分解産物に作用して，小腸から吸収されやすい形にする（86頁参照）．腸内に分泌された胆汁酸の90～95％は小腸で能動輸送により再吸収される．肝臓より腸内に排出された胆汁酸などが吸収されて肝臓に戻る現象を**腸肝循環**という（**図 4-14**）．
(2) 胆汁色素（ビリルビン）：老廃赤血球のヘモグロビンに由来する黄色い色素である．腸内に出たビリルビンは細菌の作用により還元されてウロビリノゲンとなり，大部分（約80％）は糞便中に排泄される（**図 4-14**）．残りのウロビリノゲンは腸から吸収されて循環血中に入り，一部は腎臓から尿中に排泄され，一部は肝臓を経て再び腸管に排泄される．

> 注●● **胆石**：胆汁は胆汁酸，ビリルビンのほかにもコレステロールを含む．コレステロール，ビリルビンなどが胆嚢や胆管内で石状に固まって胆石を生じることがある．激しい痛み（胆石仙痛）や黄疸が起こる．

② 胆汁の分泌調節

胆汁の分泌は，胆汁酸，消化管ホルモンおよび副交感神経（迷走神経）によって調節される．腸肝循環により肝臓にもどった**胆汁酸**や，小腸から分泌されるホルモンである**セクレチン**は，肝細胞の胆汁分泌を促す．脂肪性食物は十二指腸粘膜よりホルモンである**コレシストキニン**を分泌させ，それによって胆嚢が収縮し，胆汁が十二指腸に排出される．また，副交感神経の活動が高まると胆嚢が収縮する．

(5) 腸　　液

腸液は，十二指腸上部のみに分布する**十二指腸腺**と小腸全体に分布する**腸腺**より

分泌される．

① 腸液の成分・作用

腸液は弱アルカリ性（pH 7〜8.5）の液で，1日の分泌量は1.5〜3 lである．腸液は粘液，電解質などを含む．十二指腸腺より分泌される腸液は粘液と$NaHCO_3$を多く含み，酸性糜粥を中和する働きを持つ．

各種の消化酵素は小腸上皮細胞の刷子縁膜（85頁参照）に存在し，ここで消化作用を行い，膵液の消化作用を補って消化を完成させる働きを持つ（図4-9）．
(1) アミノペプチダーゼ：ペプチドをアミノ酸に分解する．
(2) マルターゼ：マルトースをグルコースに分解する．
(3) スクラーゼ：スクロース（ショ糖）をグルコースとフルクトース（果糖）に分解する．
(4) ラクターゼ：ラクトース（乳糖）をグルコースとガラクトースに分解する．
(5) エンテロキナーゼ：膵液中のトリプシノゲンを活性化してトリプシンにする．

② 腸液の分泌調節

腸液は安静時にも分泌されるが，食事の際に増加する．この調節は副交感神経（迷走神経）およびホルモンによる．副交感神経活動の亢進およびセクレチンは分泌を促進する．

(6) 大 腸 液

大腸粘膜から大腸液が分泌される．大腸液はアルカリ性で，消化酵素は含まないが粘液に富む．粘液は大腸壁を保護したり，大腸内容の移送を容易にする働きを持つ．

大腸内には，大腸菌をはじめとして多数の細菌が常在している．腸内細菌は小腸で消化しきれなかったものを分解する．食物繊維は腸内細菌の働きにより発酵されて，酪酸・酢酸やCO_2，H_2，メタンなどのガスを発生する．アミノ酸は腸内細菌によりインドール，スカトールなどを生成し，糞便臭の原因となる．

● b．消化管ホルモン

消化管粘膜にある内分泌細胞で生成・分泌され，消化管の機能を促進または抑制するホルモンを**消化管ホルモン**（または**胃腸ホルモン**）という（表4-2）．消化管ホルモンは消化管への機械的・化学的刺激によって分泌される．
(1) ガストリン：胃幽門部に機械的・化学的刺激が加わると，幽門部粘膜にあるガ

表4-2 主な消化管ホルモンの分泌と作用

消化管ホルモン	局在	主な生理作用
ガストリン	胃幽門部，十二指腸	胃酸の分泌促進
セクレチン	十二指腸，空腸	膵HCO_3^-分泌促進
CCK	十二指腸，空腸	膵酵素分泌促進，胆嚢収縮

ストリン分泌細胞からガストリンが毛細血管内に分泌される．分泌されたガストリンは血液によって胃腺に運ばれて，そこにある壁細胞に作用して，塩酸分泌を促進する．ガストリンの分泌は，副交感神経（迷走神経）の活動が高まると増加する．
(2) セクレチン：十二指腸の内容物が酸性になると，小腸粘膜（特に十二指腸粘膜）にあるセクレチン分泌細胞からセクレチンが毛細血管内へ分泌される．分泌されたセクレチンは血液によって膵臓に運ばれ，そこにある外分泌細胞に作用し，アルカリ性の HCO_3^-（重炭酸イオン）に富む膵液の分泌を促す．

> 注●● **セクレチン**：1902年にベイリスとスターリングによって発見された最初のホルモンである．

(3) コレシストキニン（CCK）：コレシストキニンは小腸粘膜がアミノ酸や脂肪酸などによって刺激されると，コレシストキニン分泌細胞より毛細血管内に分泌される．コレシストキニンは血液によって膵臓に運ばれて，膵外分泌腺細胞に働いて酵素に富んだ膵液の分泌を促したり，胆嚢に運ばれて胆嚢の平滑筋を収縮させて胆汁放出をさかんにする．

> 注●● **CCK（cholecystokinin）**：胆嚢を収縮させるコレシストキニンと膵臓の酵素分泌を促すパンクレオザイミン（PZ）は別べつに発見されたが，その後同一物質であることがわかり，一般にコレシストキニンと呼ばれる．

> 注●● **その他の消化管ホルモン**
> (1) GIP：グルコースや脂肪が十二指腸粘膜を刺激すると，十二指腸粘膜からGIP（胃抑制ペプチド）が分泌される．GIPは胃に作用して胃液の分泌や運動を抑制する．
> (2) VIP（vasoactive intestinal peptide）：小腸粘膜から血圧を低下させる物質が抽出され，VIP（血管作動性腸ペプチド）と呼ばれている．VIPは平滑筋弛緩作用がある．VIPは消化管壁に存在する神経から分泌される．
> (3) モチリン：モチリンは胃，小腸，大腸粘膜から分泌される．モチリンは消化管の運動を亢進させる作用を持つ．空腹時に認められる胃の収縮（食間期伝播性収縮）の調節にも関与する．
> (4) ソマトスタチン：ソマトスタチンは視床下部や膵臓のホルモンの一つであるが，同じ物質が腸管粘膜にも存在する．ソマトスタチンは，消化器系の分泌腺に働いて分泌を抑制する．
> (5) 腸管グルカゴン：膵臓のランゲルハンス島から分泌されるグルカゴンと同じ物質が腸管粘膜にも存在し，腸管グルカゴンと呼ばれる．

D. 吸　収

● a．小腸吸収の機序

小腸粘膜は吸収に適した構造を持ち，内容物は小腸に長く滞留する．消化された栄養素の大半は小腸で吸収される．

小腸の吸収に適した特徴として，まず第一に，その広大な表面積があげられる．

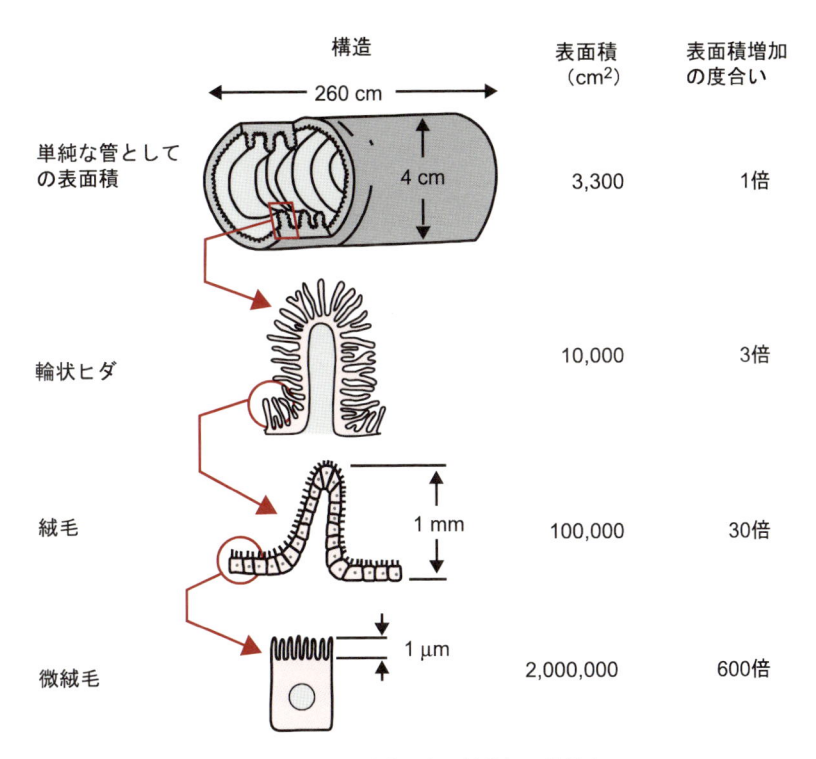

構造	表面積 (cm²)	表面積増加の度合い
単純な管としての表面積（260 cm、4 cm）	3,300	1倍
輪状ヒダ	10,000	3倍
絨毛（1 mm）	100,000	30倍
微絨毛（1 μm）	2,000,000	600倍

図4-15　小腸粘膜の表面積増加の仕組み

　小腸粘膜には多数のしわ（輪状ヒダ）があり，その表面に無数の**絨毛**が突出している．絨毛の表層は1層の上皮細胞で覆われており，この細胞にも**微絨毛**がある．このため小腸の粘膜上皮の表面積はきわめて大きい（図4-15）．管腔側に面した上皮細胞膜は，微絨毛が刷毛のように並んでいるので，**刷子縁膜**と呼ばれる．絨毛は伸縮運動を行っており，物質の吸収を促進する．

　小腸の吸収に適した第二の特徴として，絨毛中の豊富な血管網があげられる．絨毛内毛細血管は物質透過性が高く，大部分の栄養素がこの毛細血管によって運びさられる．小腸からの静脈血はすべて門脈を通り，肝臓に送られる．また，絨毛内にはリンパ管も発達しており（図4-16），脂質などの運搬を行う．

　吸収は，**拡散**などによる受動輸送および積極的な**能動輸送**によって行われる．

● b．各種栄養素の吸収

(1) 糖質の吸収

　糖質は，**単糖類**（グルコース，ガラクトース，フルクトースなど）に分解されて初めて吸収される．グルコースとガラクトースは主に能動輸送によって速やかに吸収され，門脈血中に入る．

　注●● グルコースの吸収：グルコースの能動輸送は刷子縁膜にある担体（膜輸送タンパクの一つ）によってエネルギーを使って行われる．小腸管腔のグルコースは，グルコース─担体─Na⁺という三重複合体となって刷子縁膜を通り抜け，上皮細胞内に運ばれる．

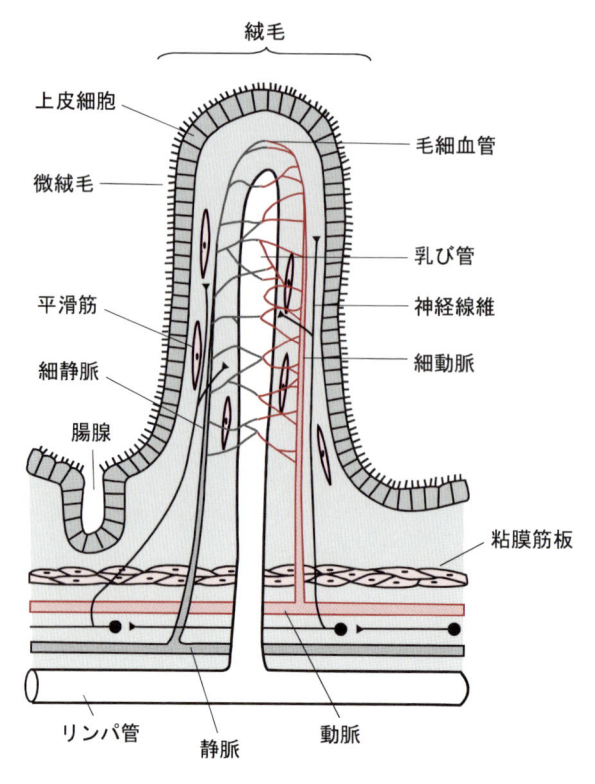

図4-16 小腸絨毛の構造

(2) タンパク質の吸収

　　タンパク質は一般にアミノ酸に分解された後に吸収されるが，一部のジペプチドとトリペプチドも吸収される．これらは小腸上皮細胞の微絨毛において，主に能動輸送によって吸収される．未消化のタンパク質も，ごくわずかではあるが，飲作用により吸収される．乳児では初乳中の抗体タンパクをそのままの形で飲作用により吸収し，感染に対する受動免疫を獲得している．

(3) 脂肪の吸収

　　脂肪は，**脂肪酸とモノグリセリド**に分解されるが，これらは水溶性ではないので，そのままでは，管腔内を移動しにくい．脂肪酸とモノグリセリドは胆汁酸とともに小さな水溶性の脂質集合体（**ミセル**）を作って微絨毛表面に達し，ここでミセルから離れて拡散によって小腸上皮細胞内に吸収される．小腸上皮細胞内に取り入れられた脂肪酸とモノグリセリドは脂肪に再合成され，白い乳状脂粒（**キロミクロン**または**カイロミクロン**）を形成したのち，リンパ管に入る．脂肪酸の一部は遊離脂肪酸として門脈血中に入る．

(4) 水と電解質の吸収

　　成人1日当たりの水の摂取量は約2 *l*，分泌される消化液の量は約7 *l* である．これらの消化管内の水分の約83%は小腸，約16%は大腸で吸収され，残りの1%程度が糞便中に排泄される（図4-17）．小腸ではNa^+，Cl^-の透過性が非常に高い．

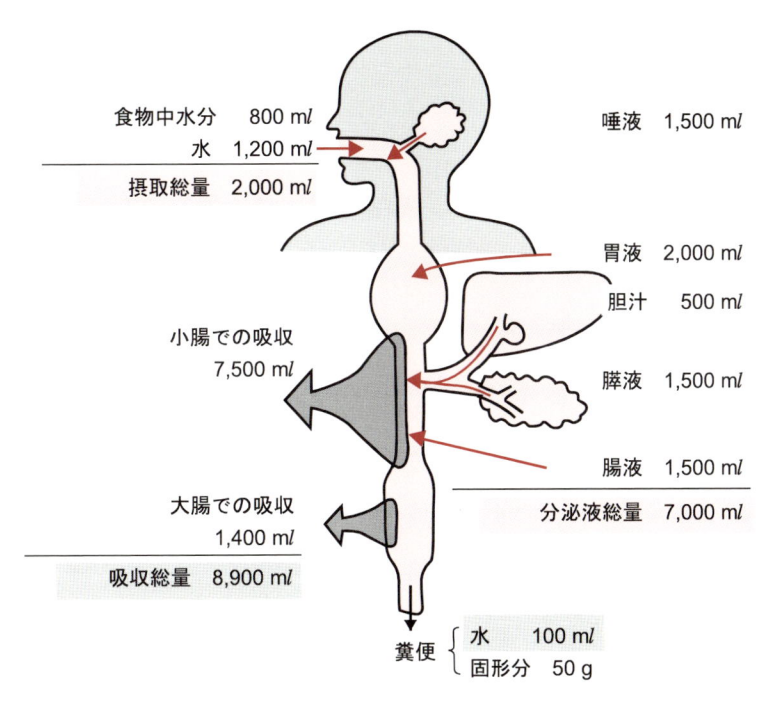

図4-17 消化管における水分の出入り
（佐藤昭夫ら，1995より改変）

　Na⁺の吸収の大部分は能動的に，一部は濃度差により受動的に行われる．Cl⁻や水の吸収は一般にNa⁺の吸収に伴い受動的に行われる．
　電解質の吸収は種類によって異なり，1価の電解質（Na^+，K^+，Cl^-，HCO_3^-）は吸収されやすい．骨形成に必要なCa^{2+}やヘモグロビンの合成に必要なFe^{2+}も吸収される．

> **注** ●● **Fe^{2+}の吸収**：食物中の鉄の多くはFe^{3+}（3価の鉄イオン）である．Fe^{3+}は体内に吸収されにくいが，胃酸の作用でFe^{2+}（2価の鉄イオン）となって吸収されやすくなる．
> **注** ●● **下痢**：腸管における水分吸収が不十分だったり消化液分泌が亢進すると，下痢を起こす．特に腸運動が亢進すると内容物の移動が速まり，吸収は不十分となる．下痢の際には水分や電解質を補うことが大切である．

(5) ビタミンの吸収

　ビタミンA，D，EおよびKは脂溶性で，脂肪と同様にミセルとなって小腸上皮細胞膜に達し，拡散によって吸収される．これに対し，水溶性ビタミンは速やかに吸収される．ビタミンB_{12}は胃粘膜から分泌される内因子と結合して吸収される．

E. 肝臓の働き

　　肝臓は，腹腔内の右上部で横隔膜の直下やや右寄りに位置し，重さは約1.4 kgの大きな赤い臓器である（図4-12参照）．

(1) 物質代謝
　　肝臓は栄養素を取り込んで，身体に必要な物質に再合成したり，物質を分解したりするなど，重要な役割を持ち，人体の化学工場にたとえられる．
　⑴　糖代謝：小腸で吸収された血液中のグルコースは門脈を通って肝臓に入り，大部分はグリコーゲンに合成されて肝臓内に貯蔵される．血液中のグルコース（血糖）が低下すると，グリコーゲンはグルコースに分解されて，血中に出ていく．
　⑵　タンパク質代謝：吸収されたアミノ酸から，各種タンパク質が合成される．たとえば，血漿タンパクのアルブミンやフィブリノゲンは肝細胞で作られる．あるアミノ酸から別のアミノ酸が作られる．不要のアミノ酸が分解されて生じた有毒なアンモニアを尿素に転換し，無毒化する．
　⑶　脂質代謝：脂肪を合成したり分解する．コレステロールを生成する．
　⑷　ビタミン，無機質の代謝：各種ビタミンや無機質（鉄など）を貯蔵したり，必要に応じて放出する．
　⑸　ホルモンの代謝：ホルモンの前駆物質の生成，変換，ホルモンの不活性化を行う．

(2) 胆汁の生成
　　胆汁の項，81頁参照．

(3) 解毒作用
　　血液中の有害物質をグルクロン酸抱合や酸化などにより無害化する．また，薬物やアルコールの代謝も行う．

(4) 血液凝固調節因子の生成
　　血液凝固に関与するフィブリノゲン，プロトロンビン，また血液凝固を阻止するヘパリンなどを生成する．

(5) 血液の貯蔵
　　血液を貯蔵（全血の約10％）し，循環血液量を調節する．出血時には，肝臓に蓄えられている血液を動員する．

(6) 生体防衛作用
　　クッパー細胞（マクロファージの一種）の食作用によって，血液中の異物を取り除く．

F. 摂食の調節

　空腹になると食欲が生じ，それによって摂食行動が起こる．逆に満腹になると食欲が消失し，食べるのをやめる．

　視床下部に障害がある患者では食欲に異常が認められる場合があり，視床下部は食欲に重要な働きをする中枢である．視床下部外側野は空腹感を起こして摂食行動を起こすのに重要な中枢であり，摂食中枢という．これに対して，視床下部の内側部にある腹内側核は満腹感を起こして摂食行動を抑制する．この領域を満腹中枢という．

　血中グルコース濃度の低下は摂食中枢や満腹中枢で感受されて食欲を起こす．血中グルコース濃度の低下がさらに進むと，血中遊離脂肪酸濃度が上昇し，摂食中枢を刺激して食欲が増す．摂食を調節するペプチドとしては摂食抑制を起こすレプチンや，摂食を起こすオレキシンやグレリンがある．

> 注●● **肥満とやせ**：摂取エネルギーと消費エネルギーの収支バランスが何らかの原因で崩れた場合，肥満ややせが起こりうる．
> (1) 肥満：過度の脂肪が蓄積され，体重が標準体重より20％以上増加した状態を肥満という（筋力トレーニングなどで筋肉量が増加して体重が増加した場合は肥満と呼ばない）．高度の肥満が長期間持続すると，心疾患をはじめとした種々の合併症を生じる．肥満のほとんどが過食と運動不足に起因する．
> (2) やせ：体内脂肪の蓄積が異常に減少して，標準体重より20％以上少なくなった状態をやせという．やせは食物摂取の障害，消化管における栄養素の吸収障害（消化器の手術後など），ホルモン欠乏による栄養素の利用障害（糖尿病でインスリン欠乏により，糖質の利用が障害される場合など）など種々の原因でみられる．若い女性のやせの原因のひとつに神経性食欲不振症がある．体重増加を恐れるあまり，異常な食事制限をして，やせや月経不順をきたす．
>
> 注●● **BMI**：肥満ややせの判定に用いられる指標としてbody mass index（BMI）があり，BMI＝体重（kg）÷身長（m）^{2}で求められる．BMIが22となる体重を標準体重としている．一般にBMIが25以上を肥満，18.5未満をやせと判定する．
>
> 注●● **メタボリックシンドローム**：内臓脂肪型肥満に高血糖，高血圧，高脂血症のうちのいずれか2つ以上を合併した状態をいう．これらの因子が重なると動脈硬化の危険率が非常に高まる．
>
> 注●● **アディポカイン（アディポサイトカイン）**：脂肪細胞が分泌する生理活性物質をアディポカインという．食欲を抑えるレプチンや，インスリン感受性を高めるアディポネクチン，インスリン抵抗性を高めるTNF-αやレジスチンなどがある．

第5章
代　　謝

●学習のためのキーワード●

- 栄養素の働き
- 代謝
- エネルギー必要量
- 食事摂取基準
- エネルギー代謝
- ATP
- 基礎代謝
- 食事誘発性産熱反応
- 呼吸商
- 糖質
- 脂質
- タンパク質
- ビタミン
- 無機質

第5章 代　謝

学習のねらい

生体は身体を構成する成分の一部を日々更新し，またエネルギーを消費して生きており，必要な材料を栄養素として食品から摂取している．生体内に取り込まれた栄養素は，細胞内で新しい物質の合成（同化）に使われたり，分解（異化）されてエネルギーを放出する．同化や異化を総称して代謝という．本章では，各栄養素の働きと代謝について学ぶ．

A. 食品と栄養素

a. 栄養素

ヒトは食物あるいは**食品**を摂取し，それを利用して生命を維持し，成長し，活動している．その際，1種類の食品で栄養を完全に支えることのできる理想的なものは存在しない．したがって，種々の食品を組み合わせて，必要な**栄養素**がそろうようにする必要がある．栄養素としては，糖質（炭水化物），脂質（脂肪），タンパク質，ビタミン，無機質がある．このうちエネルギー源となる糖質，脂質，タンパク質を**三大栄養素**という．ビタミン，無機質は，エネルギー源にはならないが，生体の機能を維持するうえで重要である．

b. 栄養素の働き

(1) 糖質（炭水化物）：エネルギー源として重要で，通常の食生活ではエネルギー摂取量の半分以上を占める．
(2) 脂質：エネルギー源としてばかりでなく，細胞膜の構成成分としても重要である．
(3) タンパク質：エネルギー源としても利用されるが，さらに重要なのは，身体を構成する多種多様のタンパク質の原料となることである．
(4) ビタミンと無機質：両者とも生体内のさまざまな機能を円滑に進めるために必要で，無機質は身体の構成成分としても重要である．体内で合成することができないため，食品から摂取する必要がある．

B. 代　謝

● a. 栄養素のエネルギー

　三大栄養素が分解されるときには，1 g 当たりに糖質は約 4 kcal，脂質は約 9 kcal，タンパク質は約 4 kcal のエネルギーを放出する．放出されたエネルギーは熱に変わったり，高エネルギーリン酸化合物であるアデノシン三リン酸（ATP）に蓄えられてから各細胞で利用される（98 頁参照）．

> **注** ●● **カロリー**：1 カロリー（cal）とは，純水 1 m*l* を 14.5℃ から 15.5℃ まで上昇させることができるエネルギー量である．栄養学では，その 1,000 倍のキロカロリー（kcal）が単位として用いられる．1 キロカロリーを 1 大カロリー（1 Cal）ということもある．カロリーは熱量の単位であるので，現在ではエネルギーの単位として**ジュール**（J）が併用される傾向にある（1 カロリー＝4.2 ジュール）．

● b. エネルギー必要量と食事摂取基準

(1) エネルギー必要量

　生体内に吸収された食物が分解の過程で放出するエネルギーは，
(1) 生体機能の維持に必要な量である基礎代謝量，
(2) 身体活動に必要なエネルギー，
(3) 食物摂取に伴う産熱（食事誘発性産熱反応または特異動的作用という．第 6 章参照），
(4) 発育に必要なエネルギー，
などとして使われる．成人では特に上記(1)と(2)が重要である．

(2) 食事摂取基準

　食事摂取基準は，健康の維持・増進ならびに生活習慣病予防などのために望ましいとされる 1 日当たりの栄養素の摂取量の基準を年齢別，性別，身体活動レベル別に示したものである（**参考表 5-1**）．
　日本人の食事摂取基準では栄養の必要量（推奨量）だけではなく，ビタミンやミネラルについて過剰摂取による健康障害を防ぐために，耐容上限量も設定されている．糖質（炭水化物）と脂肪の必要量は重量ではなく総エネルギーに占める割合（％エネルギー）で表す．脂肪の％エネルギーは 20〜30％ とされている．

> **注** ●● **身体活動レベル**：身体活動に必要なエネルギーは身体活動の度合いが強いほど高い．日本人の食事摂取基準によると，身体活動レベルは低い（Ⅰ），ふつう（Ⅱ），高い（Ⅲ）の 3 段階に区別されている．

参考表5-1 日本人の食事摂取基準 18～29歳, 身体活動レベルふつう(Ⅱ)の例
エネルギーおよび栄養素の代表的な例を示す. 炭水化物と脂質については総エネルギーに占める割合（％）で示す.（厚生労働省, 2015に基づく）
RAE：レチノール活性当量, NE：ナイアシン当量.

	推奨量 男	推奨量 女	耐容上限量
エネルギー（kcal/日）	2,650*	1,950*	
炭水化物（％エネルギー）	50～65**	50～65**	—
脂質（％エネルギー）	20～30**	20～30**	—
タンパク質（g/日）	60	50	—
カルシウム（mg/日）	800	650	2,500
鉄（mg/日）	7.0	10.5[+]	50[++]
ビタミンA（μgRAE/日）	850	650	2,700
ビタミンB_1（mg/日）	1.4	1.1	—
ビタミンB_2（mg/日）	1.6	1.2	—
ナイアシン（mgNE/日）	15	11	300 (80)[+++]
ビタミンC（mg/日）	100	100	—
ビタミンD（μg/日）	5.5***	5.5***	100

*推定エネルギー必要量, **目標量, ***目安量
[+]月経ありの場合の値. なしの場合は6.0
[++]男性の場合の値. 女性の場合は40
[+++]男性の場合の値. 耐容上限量はニコチンアミドのmg量,（ ）内はニコチン酸のmg量, 女性の場合は250(65)

c. エネルギー代謝

同化や異化の作用で種々の物質を作り出し，またエネルギーを放出することを**物質代謝**または単に**代謝**という．物質代謝をエネルギーの面からみたものを**エネルギー代謝**という．

(1) 基礎代謝

目の覚めている状態で，生命を維持するのに必要な心臓の拍動，呼吸，筋の緊張などを保った最小限の代謝を基礎代謝という．単位時間（たとえば24時間）当たりの基礎代謝量を，単に**基礎代謝量**あるいは**基礎代謝率**（BMR）という．覚醒直後の早朝空腹時，室温23～24℃で，安静臥床のままで測定する．この値は，同じヒトでは常にほぼ一定の値を示す．基礎代謝量は年齢，体重によって異なるが，日本人の成人男子（20～40歳）では約1,500 kcal/日であり，成人女子では約1,200 kcal/日である．

基礎代謝量は，体表面積当たりで表すと個人差が小さい．日本人成人で体表面積1 m^2 当たり男子33～36 kcal/時，女子31～33 kcal/時である．女子の方が低いのは，筋組織が少なく，脂肪組織が多いことによる．基礎代謝は年齢的にも変化し，幼年期で高く，老年期では低い．季節的には，夏に低く，冬に高い．また，甲状腺機能亢進症の患者では極端に高くなる．

基礎代謝量は代謝機能の一つの基準量を示すもので，生命維持に必要な最低のエ

ネルギー量ではない．睡眠，飢餓，体温下降などで代謝量はさらに低くなりうる．

(2) 食事誘発性産熱反応（特異動的作用）

食事の後，体熱発生が増加する．これは主として各栄養素が体内で消化，吸収，代謝される過程で起こるもので，これを**食事誘発性産熱反応（特異動的作用）**という（第6章参照）．

(3) 身体活動時のエネルギー代謝

運動するとエネルギー代謝が増大することは当然で，それは O_2 消費量の増加からうかがわれる．同じ運動をしても消費するエネルギーには大きな個人差があるので，その人の基礎代謝を基準にした値を用いるのが便利である．運動によって余分に消費した O_2 量が基礎代謝時の O_2 消費量の何倍に相当するかという値を**エネルギー代謝率（RMR）**という．種々の日常動作時のエネルギー代謝率の例を**参考表5-2**に示す．

ある活動を行っているとき，身体が必要とするエネルギーの総量は，各動作に必要なエネルギー（基礎代謝量×エネルギー代謝率）に座位安静時代謝量を加えたものである．安静時とは座位で安静にしているときのもので，その O_2 消費量は基礎代謝時の約1.2倍である．

> **注** ●● メッツ：身体活動の強さを，安静時の何倍に相当するかで表す単位（メッツ METs：metabolic equivalents）．メッツ＝運動時の O_2 消費量／安静時の O_2 消費量，で表される．たとえば，座位安静状態が1メッツ，普通歩行が約3メッツである．

(4) 呼吸商

ある時間内における生体の O_2 消費量に対する CO_2 排泄量の比（$\dot{V}_{CO_2}/\dot{V}_{O_2}$）を**呼吸商**という．呼吸商が1.0に近づけば，糖質の消費が多いことを示し，0.7に近づくと脂質が多く消費されていることを示す．

参考表5-2 日常動作のエネルギー代謝率

動作	代謝率	動作	代謝率
読書	0.1	炊事	1.5
身じたく	0.4	掃き掃除	3.0
食事	0.4	歩行 1分 60m	1.8
入浴	0.7	1分 100m	4.7
タイプライター	1.4	子どもを抱いて歩く	2.1

> **注●● 呼吸商の求め方**：
> (1) 糖質の場合，呼吸商は1.0である．たとえばグルコースの燃焼では95頁の式から6/6＝1である．
> (2) 脂質の場合，呼吸商は脂質の種類によって多少異なるが，約0.7である．
> (3) タンパク質は，体内で完全に燃焼しないので計算は簡単ではないが，呼吸商は約0.8である．
>
> 　体内では糖質，脂質，タンパク質の3者がともに燃焼するので，呼吸商は通常1.0と0.7の間を変動する．

C. 各栄養素の働きと代謝

● a. 糖　質

(1) 糖質とは

　糖質は，炭素（C），酸素（O），水素（H）からなり，水素と酸素の割合が水と同じ2：1で含まれるので，**炭水化物**ともいわれる．糖質は大きく以下の3つに分類される（**参考図5-1**）．

(1) 単糖類：糖質の最小単位．**グルコース**（ブドウ糖），ガラクトース，フルクトース（果糖）などがある．

(2) 二糖類：単糖類が2個結合したもの．砂糖の主成分であるショ糖（スクロース：グルコース＋フルクトース）や乳汁に含まれる乳糖（ラクトース：グルコース＋ガラクトース），麦芽糖（マルトース：グルコース＋グルコース）などがある．

(3) 多糖類：単糖類が多数結合したもの．デンプン（穀物やいも類の主成分），**グリコーゲン**（肝臓や筋肉に含まれる），セルロース（食物繊維の一種）は，いずれもグルコースが多数結合したものである．複数の種類の単糖類が結合する多糖もあり，皮膚や水晶体などに含まれるヒアルロン酸など種々のものがある．

A

単糖類	グルコース，ガラクトース，フルクトースなど
二糖類	スクロース，ラクトース，マルトースなど
多糖類	デンプン，グリコーゲン，セルロース，ヒアルロン酸など

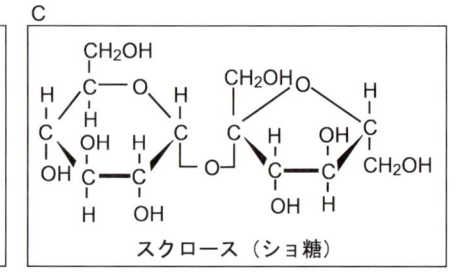

参考図5-1　糖質の種類と構造
A：糖質の種類．主なものを示す．B：グルコースの構造．C：スクロースの構造

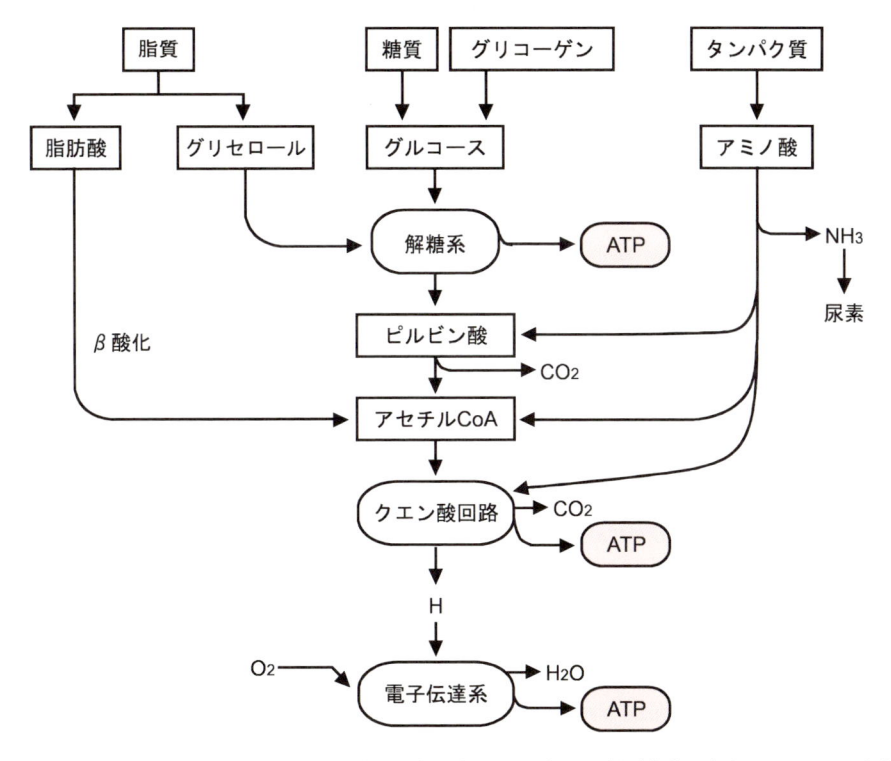

図 5-1 糖質，脂質，タンパク質の代謝経路（異化）とその相互関係（佐藤昭夫ら，1995 より改変）

　食物中に含まれる糖質は主に多糖類のデンプンのほか，二糖類のショ糖や乳糖などである．これらは，消化により単糖類であるグルコース，ガラクトース，フルクトースにまで分解されてから吸収される．

> **注●● 糖質**：栄養学の分野では，糖質は消化されてエネルギーを産生する炭水化物，すなわち炭水化物から食物繊維を除いたものと定義されている（厚生労働省，日本人の食事摂取基準，2015 年版より）．
>
> **注●● セルロース**：ヒトはセルロースを分解してエネルギー源として利用することはできない．しかし，整腸作用や発癌物質などを吸着して排泄する作用があり，重要である．

(2) 糖質の働き

　糖質は主に生命活動のエネルギー源として働く．グルコースは血液中に最も多く含まれる単糖類で，血液中のグルコースを血糖という．血糖は必要に応じて各細胞に取り込まれ，エネルギー源として消費される．一部は種々の生理活性を持つ糖鎖や，核酸やアミノ酸，脂質の合成に利用される．

(3) 糖質の代謝
① グルコースの分解

(1) 内呼吸（好気呼吸）：グルコースを分解してエネルギーを取り出す過程は，細胞が O_2 を取り入れて CO_2 を出すので内呼吸という（9 頁，**図 1-6** 参照）．

　まず，グルコースは細胞内（細胞質）で諸酵素の働きによって，ピルビン酸とな

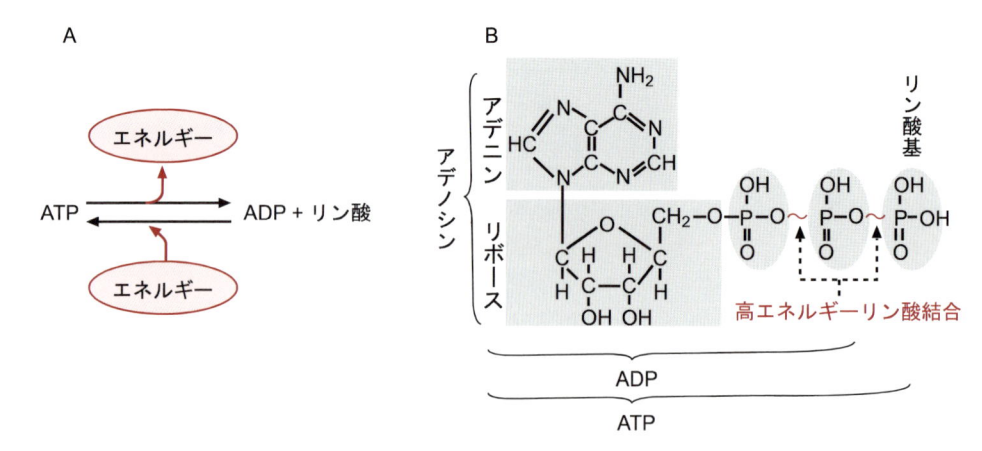

参考図5-2　ATPの構造
A：ATP，ADPとエネルギーの出入りの関係．B：ATPの化学構造式

る．この過程を**解糖**という．解糖ではO_2は用いられず，CO_2も発生しない．ピルビン酸はミトコンドリアの中に取り込まれ，アセチルコエンザイムA（アセチルCoA）となり**クエン酸回路**（TCA回路，クレブス回路ともいう）に入り，さらに**電子伝達系**（または**酸化的リン酸化過程**）でO_2を使ってATPが生成される（図5-1）．

内呼吸では1モルのグルコースから38モルのATPが得られる．このとき，次式に示すように6モルのO_2が使われて，6モルのH_2OとCO_2が作られ，686 kcal/モルのエネルギーが遊離される．

$$C_6H_{12}O_6 + 6\ O_2 \rightarrow 6\ H_2O + 6\ CO_2 + 686\ \text{kcal/モル}$$

1モルのATPは約7 kcalを保存するので，38モルのATPは7 kcal×38＝266 kcalのエネルギーを保存する．残りのエネルギー，すなわち686 kcal－266 kcal＝420 kcalは熱に変わる．

ATPは，加水分解してADPとリン酸になるときに保存していた**エネルギー**（約7 kcal/モル）を出す（**参考図5-2**）．これが，生体内のさまざまな活動，たとえば筋収縮，能動輸送，タンパク質の生合成などのエネルギーとして利用される．

> **注●●　その他の単糖類の代謝**：グルコース以外にフルクトースとガラクトースも腸管から吸収される．フルクトースは肝臓で代謝を受けて解糖系の途中段階に入る．ガラクトースは肝臓で容易にグルコースに変換される．

(2) **嫌気呼吸**：激しく運動をしているとき，骨格筋ではO_2の供給が間に合わないため，グルコースはO_2を用いずに，ピルビン酸を経て乳酸に分解される．この過程を嫌気呼吸（あるいは狭義の解糖）と呼ぶ．1モルのグルコースから好気呼吸では38モルのATPが得られるのに対し，嫌気呼吸では2モルのATPしか得られない．

② **グリコーゲンの合成・分解**

吸収されたグルコースのうち過剰な分は主に肝細胞や骨格筋細胞に取り込まれ，グリコーゲンとして蓄えられる．肝臓のグリコーゲンは血糖値が低下すると分解さ

れて再びグルコースとなり，血液中に放出される．骨格筋のグリコーゲンは主に筋収縮時に必要なエネルギー源として使われる．

③ 糖新生

グリセロール（グリセリン），アミノ酸，乳酸などの糖質以外の物質からグルコースを合成することを**糖新生**という．糖新生は食物やグリコーゲンからのグルコースの供給が不足したときに重要となる．

④ アミノ酸・脂質の合成

クエン酸回路の種々の中間代謝産物を材料としてアミノ酸が合成される．またアセチル CoA を材料として脂肪酸が合成される．

● b. 脂質（脂肪）

(1) 脂質とは

脂質（脂肪）は水に不溶な分子で，主な成分は糖質と同様，C，O と H である．糖質とは異なり，含まれる H と O の割合が 2：1 ではない．他の栄養素と比べ高いエネルギーを出す．脂質は次の 3 つに大きく分類される．

(1) 単純脂質：アルコールと脂肪酸が結合した物質をいう．食物中の単純脂質の大部分は**中性脂肪（トリグリセリド）**で，中性脂肪は 1 分子のグリセロール（グリセリン）と 3 分子の脂肪酸からなる（**参考図 5-3**）．

(2) 複合脂質：タンパク質など他の物質と結合している脂質をいう．リンを含んだリン脂質，糖を含む糖脂質，タンパク質を含むリポタンパク（質）などがある．

(3) 誘導脂質：脂質の分解産物のうち脂溶性を示すものをいう．脂肪酸，脂溶性ビタミン，ステロイドなどがある．

食物に含まれる脂質の大部分はトリグリセリドで，その他コレステロール（ステロイドの一種）やリン脂質などがある．

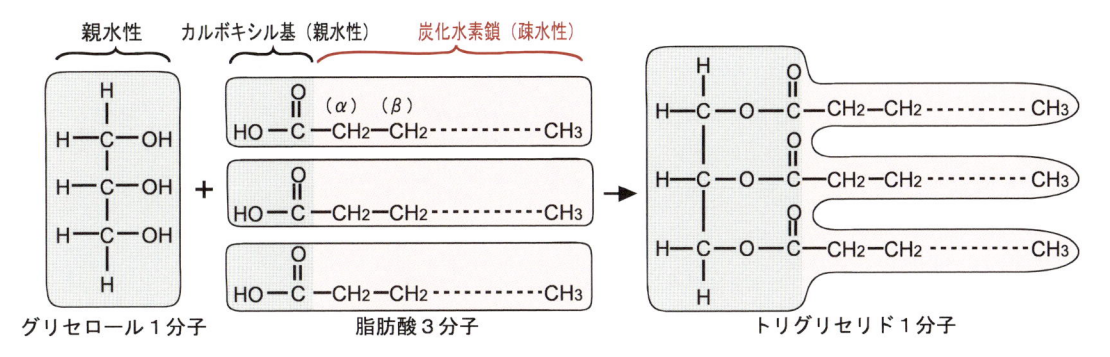

参考図 5-3 グリセロールと脂肪酸よりなるトリグリセリドの構造（佐藤昭夫ら，1995 より改変）
α，β は炭素の位置を示す．

> **注●●　必須脂肪酸**：脂肪酸のうち，リノレン酸，リノール酸，アラキドン酸は，体内で合成できず，欠乏により皮膚炎や成長障害をきたすことから，必須脂肪酸と呼ばれる．必須脂肪酸は二重結合を複数持つ不飽和脂肪酸で，植物油に高濃度に含まれる．一方，脂肪酸の多くは二重結合を持たない飽和脂肪酸である．

(2) 脂質の働き

(1) **エネルギー源**：トリグリセリドはエネルギー源として重要であり，特に貯蔵エネルギーとして重要な役割を持つ．摂取した脂質のうち，余分なものは皮下や内臓の脂肪組織に貯えられ，必要に応じて分解されて血中へ放出され，利用される．また脂肪組織には体熱放散を防いだり内臓を保護するなどの作用もある．

(2) **細胞膜の構成成分**：リン脂質の分子は2層に並んで脂質二重層を形成し，細胞膜の主成分となる．コレステロールや糖脂質もまた細胞膜中に含まれ，前者は細胞膜に強度を与え，後者は細胞の表面で膜の認識機構などに関与する．

(3) **各種化合物の原料**：**コレステロール**は細胞膜の成分として重要であるほか，胆汁酸やステロイドホルモンの前駆物質となる．

(4) **物質運搬**：血液中の脂質は，タンパク質と結合して水溶性のリポタンパクを形成する．

> **注●●　リポタンパク**：リポタンパクは比重の小さいものから**キロミクロン**（カイロミクロン），超低密度（比重）リポタンパク，**低密度（比重）リポタンパク（LDL）**，**高密度（比重）リポタンパク（HDL）**，超高密度（比重）リポタンパクとに分けられる．キロミクロンは脂質の肝臓への運搬，その他のリポタンパクは肝臓とその他の臓器との間の脂質の運搬に働く．LDLはコレステロールを運搬する働きがある．血管壁に沈着して動脈硬化の原因となるコレステロールの大部分はLDLに由来する．HDLは，LDLとは逆に血管壁に沈着したコレステロールを除去する働きがある．

(3) 脂質の代謝

(1) **トリグリセリドの分解**：トリグリセリドは**脂肪酸**と**グリセロール**に分解される．グリセロールは解糖の代謝過程に入る．一方，脂肪酸は酸化されて各器官で利用されるのであるが，そのときβ（ベータ）の位置にある炭素原子（**参考図5-3**参照）の酸化が起こるので，これを**β酸化**という．β酸化により，脂肪酸がアセチルCoAとなってクエン酸回路に入り完全に酸化され，CO_2とH_2Oになる（**図5-1**）．この過程でATPが取り出され，エネルギーとして利用される．

　脂質はアセチルCoAからクエン酸回路に入って酸化されるので，糖質の代謝がさかんでクエン酸回路が良く回転しているときに，脂質の燃焼もさかんに進むことになる．クエン酸回路の回転が不十分であると，アセチルCoAからアセト酢酸を生じさらにアセトンやβヒドロキシ酪酸を形成する．これらをケトン体，またはアセトン体という．これは酸性度が強く，アシドーシスの原因となる．

(2) **脂肪酸の合成**：糖質やアミノ酸が過剰に存在する場合に，肝臓や脂肪組織でアセチルCoAから脂肪酸が合成される．

(3) **コレステロール代謝**：コレステロール自体はエネルギー源とはならないが，細胞膜の成分であり，体細胞の構成要素として重要な物質である．また，胆汁酸やス

テロイドホルモンの原料となる．コレステロールは，食物からも摂取されるが，その何倍もの量が主に肝臓でアセチル CoA から合成される．

> **注●● コレステロールと動脈硬化**：コレステロールの血中濃度が高い状態が続くと，動脈血管壁に沈着して動脈硬化（血管壁の肥厚，硬化）を促進する．

● c．タンパク質

(1) タンパク質とは

タンパク質は，C，H，O 以外に N（窒素）を約 16％含んでいる．タンパク質は，多数のアミノ酸が**ペプチド結合**によって結び付いてできている（**参考図 5-4 A**）．タンパク質を構成するアミノ酸は基本的に 20 種類あり，体内で合成できるアミノ酸（非必須アミノ酸）と，体内では合成できず，体外から摂取する必要のある 9 つのアミノ酸（**必須アミノ酸**）（**参考図 5-4 B**）とがある．

アミノ酸のみからなるものを単純タンパク質といい，他の物質（糖，核酸，脂質，ヘム，金属，リン酸，補酵素など）と結合しているものを複合タンパク質という．

> **注●● タンパク質必要量**：生体の正常な機能を維持するためには，必須アミノ酸を含んだタンパク質を一定量以上たえず摂取しなければならない．このように，1 日にどうしても補給しなければならないタンパク質量のことをタンパク質必要量という．成人のタンパク質必要量は約 1 g/kg/日である．乳幼児では約 3 g/kg/日で，成長とともに減少し，18 歳で成人量となる．

> **注●● ペプチドとタンパク質**：アミノ酸が 2 個以上結合したものをペプチドという．アミノ酸が 10 個程度以下のときオリゴペプチドといい，それ以上のときにポリペプチドという．タンパク質は大きなポリペプチドで，特定の立体構造を作っている．

(2) タンパク質の働き

タンパク質は細胞の主要な構成成分である．また細胞内で行われる物質代謝に必要な酵素，生体機能の調節に必要なホルモンや受容体の材料として重要であるばか

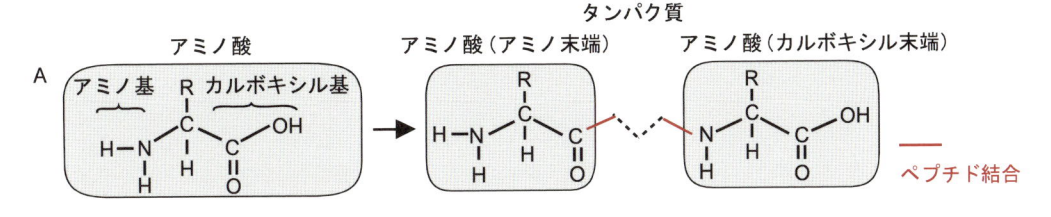

必須アミノ酸	トレオニン（スレオニン），バリン，ロイシン，イソロイシン，メチオニン，フェニルアラニン，トリプトファン，リシン（リジン），ヒスチジン
非必須アミノ酸	グリシン，アラニン，セリン，アスパラギン酸，アスパラギン，グルタミン酸，グルタミン，プロリン，チロシン，システイン，アルギニン

参考図 5-4 タンパク質とアミノ酸
A：タンパク質の構造．R はアミノ酸の残りの部分．たとえばグリシンなら H，アラニンなら CH_3 である．
B：必須アミノ酸と非必須アミノ酸

表5-1 タンパク質の多様な働きの例

タンパク質の働き	働きの例	関与するタンパク質の例
細胞構成成分	構造支持	アクチン
触媒	酵素	リパーゼ
生体調節	ホルモン	インスリン
運動	筋収縮	アクチン，ミオシン
運搬	酸素運搬	ヘモグロビン
防衛	免疫抗体	免疫グロブリン
浸透圧調節	血漿膠質浸透圧	アルブミン

りでなく，筋収縮，免疫，物質運搬など，ほとんどあらゆる生体機能に関与する．その多様な働きの例を表に示す（表5-1）．また，グルコースの供給が不足しているときにはタンパク質はエネルギー源としても利用されうる．

(3) タンパク質の代謝

身体を構成するタンパク質の一部は絶えずアミノ酸に分解され，一方では摂取されたアミノ酸を原料として新しくタンパク質が合成される．

(1) タンパク質の合成：腸から吸収されたアミノ酸は，血液によって運ばれて各細胞に取り込まれ，アミノ酸同士がペプチド結合をして，臓器特有のポリペプチドやタンパク質に再合成される．

(2) アミノ酸の合成：必須アミノ酸は生体内で合成できないが，それ以外のアミノ酸は体内で合成できる．その原料は他のアミノ酸や解糖系でグルコースから生じる中間産物などである．

(3) タンパク質とアミノ酸の分解：タンパク質はアミノ酸に分解される．アミノ酸はアミノ基転移酵素などの働きにより脱アミノ作用を受けて，各種の有機酸と**アンモニア**（NH_3）を生じる．有機酸はクエン酸回路の過程に入ってエネルギー源として利用される（図5-1）．アンモニアは大部分肝臓で**尿素**に転換されて尿中に排泄される．

注 ●● **アミノ基転移酵素**：たとえばアスパラギン酸アミノ基転移酵素（AST：グルタミン酸オキサロ酢酸アミノ基転移酵素；GOT ともいう），アラニンアミノ基転移酵素（ALT：グルタミン酸ピルビン酸アミノ基転移酵素；GPT ともいう）などがある．

● d. ビタミン

ビタミンは食物中に微量に存在する有機物で，エネルギー源にはならないが，物質代謝の過程に必要とされるなど，身体の正常な機能を維持するために欠かせない．ビタミンは，酵素やホルモンと同じく，ごく少量で有効に作用するが，酵素やホルモンと異なり体内で合成されないので，不足するとさまざまな症状（欠乏症）が現れる．ビタミンには，水溶性（B，C）のものと脂溶性（A，D，E，K）のものがあり，水溶性のビタミンは摂取しても体に蓄積されないので，常時一定量摂ること

が必要となる．逆に脂溶性のビタミンは体内の脂肪組織に蓄積されやすく，摂り過ぎるとさまざまな障害を起こす．

(1) 脂溶性ビタミン

(1) ビタミンA：レバー，うなぎなどに多く含まれる．視覚機能や皮膚・粘膜の形成，発育などに少量必要とされる．摂取不足によって夜盲症や粘膜障害を生じる．ビタミン剤による過剰摂取により，妊婦での催奇形性，小児の骨異常など，さまざまな毒性を引き起こす．

(2) ビタミンD：レバー，いわし，かつおなどに多く含まれる．食物中のビタミンDの大部分はビタミンD_3である．ビタミンD_3は食品から直接摂取されるほか，プロビタミンDから日光の照射を受けて皮膚でも生成される．活性型ビタミンD_3はカルシウム代謝の重要な調節因子で，腸からCa^{2+}を吸収して血中Ca^{2+}濃度を高める作用がある（140頁参照）．摂取不足により小児ではくる病，成人では骨軟化症を生じる．ビタミンD強化食品などによる過剰症では腎障害を起こしやすくなる．

> 注●● **抗酸化作用**：遺伝子や膜を傷害する作用を持つ活性酸素を還元する作用．

(3) ビタミンE：種実類，植物油などに多く含まれる．抗酸化作用を有する．

(4) ビタミンK：納豆などに多く含まれるほか，腸内細菌によっても作られる．血液凝固に必要で，新生児では腸内細菌が未発達のため，ビタミンK欠乏によって頭蓋内や腸管内に出血を生じやすい．

(2) 水溶性ビタミン

(1) ビタミンB群：レバーなどに含まれる．ビタミンB群にはB_1，B_2，B_6，B_{12}，ナイアシン，葉酸などがある．いずれも体内における物質代謝に必要とされる．

① ビタミンB_1：ブタ肉，米の胚芽などに多く含まれる．糖代謝に重要である．摂取不足で，脚気・神経炎・筋力低下・意識障害などの症状を起こす．

② ビタミンB_2（リボフラビン）：レバー，乳製品に多く含まれる．体内での酸化還元反応に関与する．不足すると皮膚炎や口角炎の症状を起こす．

③ ビタミンB_6：米糠やレバーに多く含まれる．アミノ酸代謝に関与する．欠乏すると皮膚炎などを起こす．

④ ビタミンB_{12}：ほとんどの動物性食品に含まれているが，植物にはほとんど含まれていない．赤血球の新生に必須とされる．不足すると貧血となる．

⑤ ナイアシン（ニコチン酸）：レバー，肉，穀類に多く含まれる．糖質・タンパク質・脂質の代謝に重要である．不足すると，ペラグラという皮膚炎を伴う神経系の機能障害が起こる．

⑥ 葉酸：緑色野菜に多く含まれる．作用はB_{12}と同じである．

(2) ビタミンC：果物，特に柑橘類，野菜などに含まれる．結合組織（コラーゲン）の生成に必要で，不足すると血管壁が破れやすくなる壊血病になる．また，抗酸化作用をもつ．

● e. 無機質

人体を構成する**元素**には，O，C，HとNのほかに，カルシウム（Ca），リン（P），カリウム（K），硫黄（S），ナトリウム（Na），塩素（Cl），マグネシウム（Mg）などの無機質が存在する．このほか，ごく微量の鉄（Fe），銅（Cu），ヨウ素（I），亜鉛（Zn），フッ素（F）なども存在する（微量元素）．これらの無機質はおのおの生体内のさまざまな機能に関与する．

(1) ナトリウム：一般の食事で不足することはほとんどない．細胞外液の主要な陽イオンである．体液の浸透圧や体液量の調節に重要である．また，神経や筋の活動に不可欠である．多量に摂取しても腎で濾過排泄されるが，慢性的な摂取過剰は高血圧の原因となる．

(2) カリウム：野菜，果物に多く含まれる．細胞内液の主要な陽イオンである．

> **注●● 高カリウム血症**：腎機能が低下した際，カリウム排泄能が低下しているため，高カリウム血症を生じやすい．虚弱，不整脈などの症状を示す．

(3) カルシウム：小魚，乳製品，海藻に多い．99％は骨や歯の成分となる．心筋，骨格筋，神経細胞の活動などにも不可欠であり，血中に一定量存在して必要に応じて細胞に取り込まれる．閉経後の女性では骨形成が低下しており，骨密度が低下して骨粗鬆症になりやすい．

(4) リン：魚，乳製品などに多い．骨や歯の成分として重要であるが，核酸であるDNAやRNA，体内のエネルギーのもとであるATPの構成成分でもある．

(5) 鉄：レバー，豆類，緑色野菜に多い．ヘモグロビンの構成要素として不可欠である．鉄が不足するとヘモグロビンの形成が障害され，貧血となる．一方，鉄の過剰摂取により，肝不全や心不全を生じることがある．

(6) 亜鉛：牡蠣(かき)に多い．さまざまなタンパク質の合成などに必要である．不足すると成長遅延，味覚異常などを生じる．過剰摂取により腹痛や神経症状を引き起こす．

● f. 水

水は細胞および血液や組織液の成分として多量に存在し，① O_2，栄養素，ホルモンの運搬，② CO_2 などの老廃物の運搬と排出，③浸透圧調節，④体温調節，⑤消化液の分泌など，あらゆる生理機能に貢献している（第1章参照）．

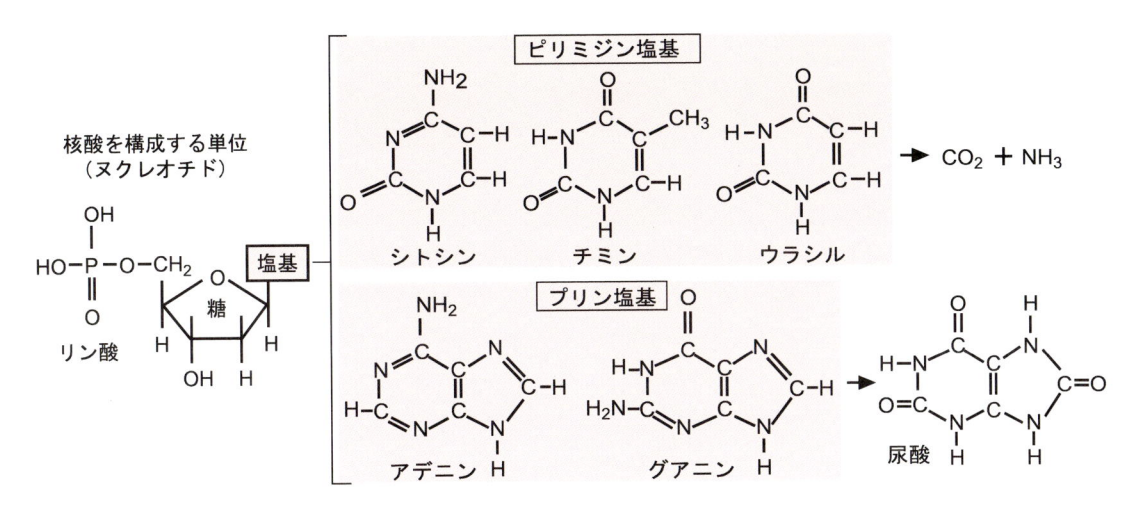

参考図 5-5 核酸の代謝

> **注●● 核酸**：核酸は核を構成する重要な物質であるが，生体内で合成される物質であり，したがって栄養素とはいわない．塩基・糖・リン酸からなるヌクレオチド（**参考図 5-5**）が多数連なった高分子化合物である．核酸には DNA（デオキシリボ核酸）と RNA（リボ核酸）がある（第 1 章参照）．
> (1) 合成：食物中の核酸は消化によって分解されてしまうので，そのまま核酸として利用されることはない．核酸は生体内にある糖，塩基，リン酸などを利用して合成される．
> (2) 分解：核酸は分解されてヌクレオチドとなり，さらに分解されてリン酸と糖が取れて塩基となる．体内でピリミジン塩基（シトシン，チミン，ウラシル）は CO_2 とアンモニア（NH_3）に，プリン塩基（アデニン，グアニン）は尿酸に代謝され，尿中に排泄される（**参考図 5-5**）．
>
> **注●● 痛風**：核酸の摂取過剰などにより尿酸が体内に過剰に蓄積されると，尿酸は尿酸塩となって血液中に析出し，関節などに沈着して炎症を起こす．これを痛風といい，激しい痛みを伴う．

● g. 代謝の調節

代謝はさまざまなホルモン性調節を受けて増大する（第 8 章参照）．

(1) 成長ホルモン：成長期に重要な役割を担う．
(2) 甲状腺ホルモン：寒冷時の体温維持に役立つ．
(3) カテコールアミン：激しい運動時やストレス時などに急速に作用する．
(4) 糖質コルチコイド：種々のストレス時に作用する．
(5) テストステロン：筋骨格系のタンパク質合成を促す．
(6) プロジェステロン：女性において卵巣周期の黄体期や妊娠時に重要な役割を担う．

第6章
体　　温

●学習のためのキーワード●

- 核心温度と外殻温度
- 体温の変動
- 温度受容器
- 体温調節中枢
- 体温調節反応
- 熱産生
- 基礎代謝量
- ふるえ産熱
- 非ふるえ産熱
- 熱放散
- 放射
- 伝導と対流
- 不感蒸散
- 温熱性発汗と精神性発汗
- 汗腺
- 発熱物質
- うつ熱

第6章 体温

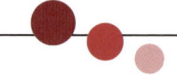

学習のねらい

ヒトなどの恒温動物では，外気温が変化しても体温はある狭い範囲内に保たれる．種々の生体反応は，酵素反応を含めてある一定の温度範囲内で効率よく働くので，ヒトが生きていくうえで体温を一定に保つ仕組みは不可欠である．本章では体温調節機構，体熱の産生と放散の仕組み，発汗の仕組みについて学ぶ．

A. 体温調節

● a. 体温の部位差と生理的変動

(1) 核心温度と外殻温度

体の深部の温度が環境温の影響を受けにくいのに対し，体の表面の温度は外気温の影響を非常に受けやすい．おのおのを核心温度，外殻温度と呼んで区別する．

(1) **核心温度**：核心温度とは，脳内の温度を含めた**深部体温**のことである．実用的には**腋窩温**，**口腔温**，**直腸温**，鼓膜温などが用いられる．健康成人の体温は腋窩温で 36.0〜36.7℃ であり，口腔温は 36.5〜37.0℃，直腸温は 37.0〜37.5℃ である．

> 注●● **腋窩温**：正確には腋窩温は皮膚温である．腋窩温は，腋窩を閉じた状態で5分間以上測定することによって，外気温に影響されにくくなり，核心温度の目安として用いることができる．

(2) **外殻温度**：皮膚温で代表される．**皮膚温**は身体部位によって大きく異なる．一般に，皮膚温は体幹部から四肢に向かって末梢に移行するにつれて低温となる（図6-1）．

(2) 体温の変動

(1) 体温はわずかであるが1日24時間内で規則的な変動を示す．夜間から早朝にかけては低く，日中は高い．その差は 0.5〜0.7℃ である．夜間睡眠し，日中覚醒している限り，たとえ，1日中ベッドで安静にしていてもこのような体温の変動がみられる．このような変動を体温の**概日リズム**という（図6-2A）．

(2) 身体活動により体温が上昇する．

(3) 女性では月経周期に対応して，体温が変動する（図6-2B）．早朝覚醒直後に安静状態で測定した口腔温を基礎体温という．基礎体温は月経時から排卵前まで低温期が続き，排卵を境に高温期となり，次の月経で再び低温期に入る．低温期と高温期の間には約0.5℃の差がある．これは体温上昇作用を持つ黄体ホルモン（プロジェステロン）の作用による．低温期から高温期に移る時期に排卵があるので，基

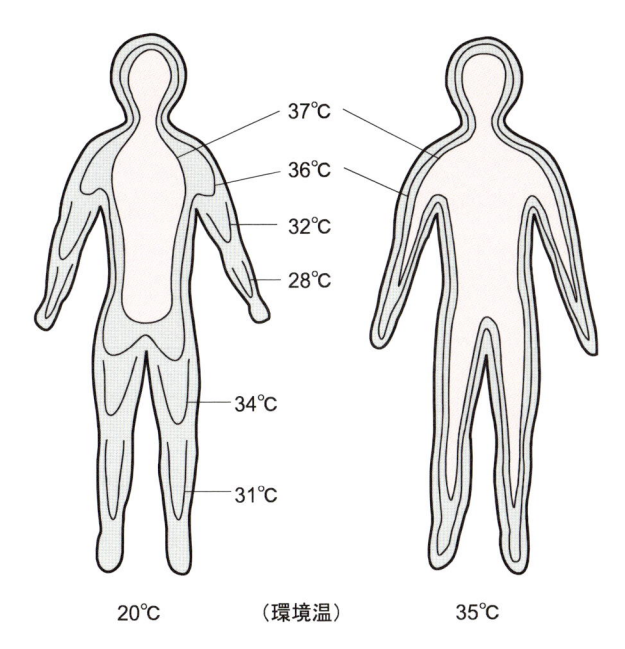

図6-1 体温の部位差（Aschoff J ら, 1958 より）
濃いピンクの部分が核心温度で, 寒冷時には範囲はさらに縮小する.

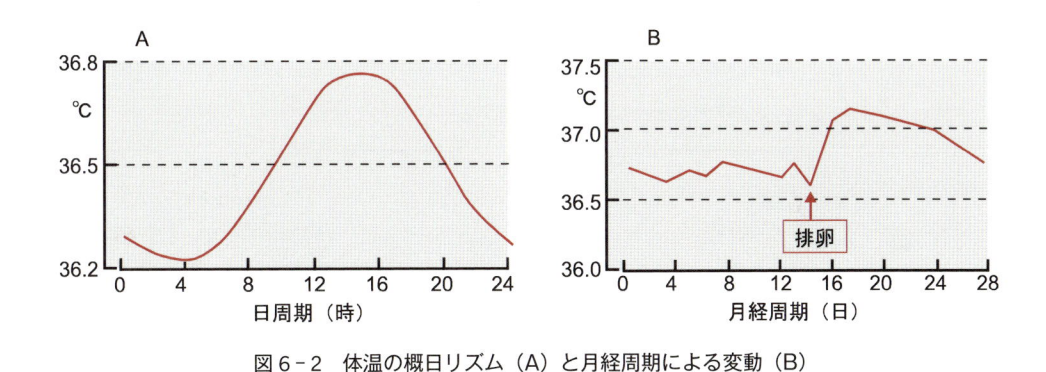

図6-2 体温の概日リズム（A）と月経周期による変動（B）

礎体温を毎日続けて測定することによって, 排卵日を知ることができる.

b. 温度受容器と体温調節中枢

　生体は外気温の変化を感受して熱産性と熱放散（後述）を調節し, 核心温度を一定に保とうとする. 体熱の産生と放熱の平衡を保つ中枢は**体温調節中枢**と呼ばれ, **視床下部**にある. 外気温の変化は皮膚の**温度受容器**で感受される. また, 視床下部には核心温度の変化（すなわち血液の温度変化）を感受する**温度感受性ニューロン**が存在する. 体温調節中枢はこれらの温度受容器からの情報を受け取って, 自律神経系, 内分泌系, 体性神経系を介して, 体温の変化を防ぐ全身的反応を起こす（図6-3）.

注●● **体温調節中枢**：前視床下部, 視索前野が体温調節に中心的な役割を果たすと考えられている.

c. 体温調節反応

(1) 温熱中性帯

外気温29℃前後の温度付近では裸体のヒトの産熱は最小であり，皮膚血管の収縮と拡張によって放熱が調節されて，暑さも寒さも感じない．このような温度範囲を**温熱中性帯**という．

(2) 外気温低下時

外気温がある程度以上に低下すると，以下の身体変化が起こり，体温の低下が防がれる（図6-3A）．

(1) 皮膚血管支配の交感神経の活動が高まることにより，皮膚血管が収縮して皮膚血流量が減少し，皮膚からの放熱を防ぐ．
(2) 甲状腺ホルモンや副腎髄質カテコールアミンの分泌が高まることにより，内臓や骨格筋の代謝が亢進して産熱が高まる．
(3) 体性運動神経の働きによって骨格筋の収縮が起こり，骨格筋の代謝が高まって熱産生が増す．

さらに外気温が低下し，生理的調節の範囲の限界を超えると低体温になる．核心温度が33〜34℃になると意識が失われ，25〜30℃では心筋に細動が起こり，死に至る．

(3) 外気温上昇時

外気温が上昇すると，発汗と皮膚血管の拡張が起こり，放熱がさかんになって体温の上昇が防がれる（図6-3B）．高温環境では，発汗（温熱性発汗）による水分の排泄がさかんになるが，下垂体後葉からのバソプレッシン（抗利尿ホルモン，ADH）分泌が増加して，腎臓からの水分排泄が抑制され，排尿による水分喪失が少なくなる．高温環境下では，そのほかにも，熱産生を減少させるために，食欲不振になったり運動量が減少したりする傾向がある．

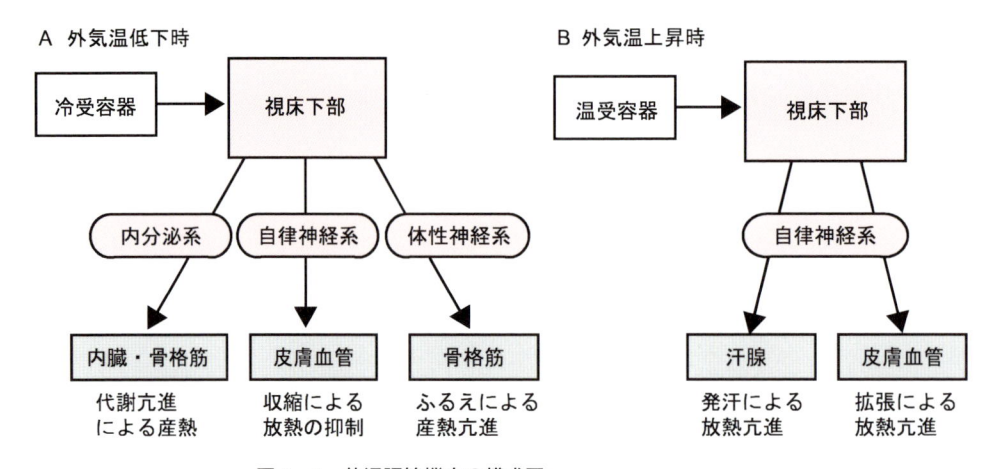

図6-3 体温調節機序の模式図
A：外気温が低下したとき．B：外気温が上昇したとき

外気温がさらに高まり生理的調節の限界を超えると，高体温となり，生命は危険にさらされる．体温（直腸温）が43℃を超えるとタンパク質の変性が起こり，やがて死に至る．

B. 体熱の産生と放散

身体を構成する細胞の行うさまざまな活動にはグルコースなどを分解して得られるエネルギーが利用される．身体が必要とするエネルギーを体内で作ったり利用したりする過程で熱が発生する．骨格筋や肝臓は熱産生が特に高い．身体内部で産生された熱は，主に血液によって全身に運ばれ，その一部が身体から放散される．ヒトをはじめ恒温動物では，体内の熱を一定に維持して，核心温度を一定に保つ働きがある．核心温度は体内の熱の産生と放散のバランスによって維持される（図6-4）．

a. 熱産生（産熱）

(1) 基礎代謝量

細胞は絶えず物質を取り入れ，細胞内で新しい物質を合成する．また物質の分解もさかんに行う（代謝）．代謝の際にエネルギーが産生される．目の覚めている状態で，生体機能の維持に必要な最小限の代謝量を基礎代謝量という（94頁参照）．基礎代謝によって産生されるエネルギーは体温の維持に重要である．

(2) 筋収縮による産熱

運動時などに骨格筋の収縮に伴って熱が発生する（第11章参照）．姿勢保持などに関与する筋緊張も産熱を起こす．寒いときには，骨格筋が不随意的に細かく律動的に収縮して，ふるえによって産熱が起こる．これを**ふるえ産熱**といい，運動神経を介して調節される．

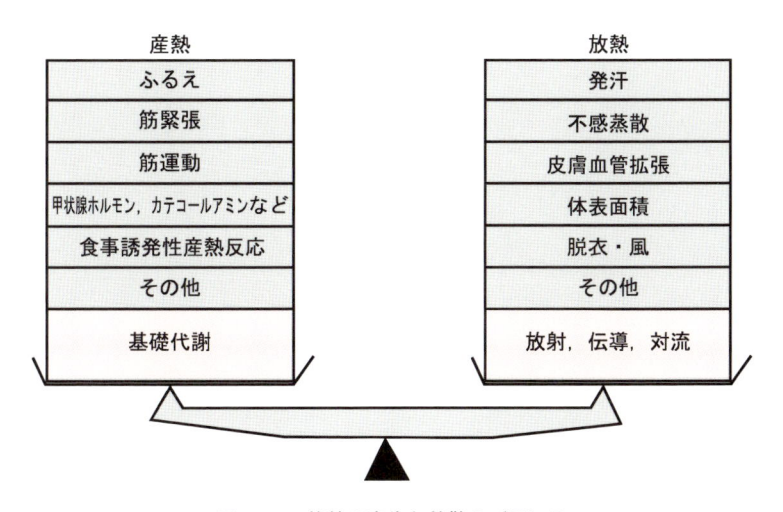

図6-4 体熱の産生と放散のバランス

(3) 食事誘発性産熱反応（特異動的作用）

食物摂取後数時間，消化管運動が高まり，吸収された物質の代謝が増加して熱が発生する．この場合の産熱を食事誘発性産熱反応（特異動的作用）という．

(4) 非ふるえ産熱

筋肉の収縮によらず，代謝を高めて行う産熱を非ふるえ産熱という．非ふるえ産熱は，肝臓などの臓器で起こる．新生児では褐色脂肪組織での非ふるえ産熱が寒冷時の産熱に重要と考えられる．

> 注●● **褐色脂肪組織**：主に肩甲骨間にあり，産熱に関与する．新生児では多いが，成人では退縮して少なくなる．

(5) ホルモンの作用

甲状腺ホルモンには代謝促進作用があり，長時間にわたり熱産生を増大する．**カテコールアミン**はグリコーゲンを分解して血糖値を高め，産熱を促す．**黄体ホルモン**には代謝促進作用があり，排卵直後から月経に至るまでの間の基礎体温を上昇させる．

(6) 放熱の防止

寒いときには上述の産熱の仕組みに加えて身体からの熱放散を抑制する仕組みも働く．皮膚血管を支配する交感神経の活動が高まり，その結果，皮膚血管は収縮して皮膚血流が減少し，体熱の放散が抑えられる．またヒトでの関与は少ないが，立毛筋の収縮により立毛が起こって体表面の空気層の厚さが増し，放熱が防止される（ヒトでは俗に鳥肌という状態になる）．放熱の防止は，産熱効果を高めることになる．

● b. 熱放散（放熱）

体熱は，放射，伝導と対流，蒸発などの物理的機序によって放散される（図6-5）．放熱の度合いは外界の条件で異なる．たとえば環境温25℃では，放射によるものが約50％，伝導と対流によるものが約30％，蒸発によるものが約20％である．一方，環境温が体温と同程度になると，蒸発が100％となる．熱放散は主として体表面から行われるが，ほかに呼気，尿・便からも行われる．

(1) 放射

人体からそれと接触していない他の物体へ熱が伝達されることを放射という．放射で失われる熱量は，皮膚温と物体の温度の差，および放射の起こる体表面積の増大に伴って増加する．

(2) 伝導と対流

伝導とは，人体からそれと接している他の物質に熱が流れることである．たとえば，冷たい空気に接すると，体熱は身体から周囲の空気中へ伝導によって失われる．

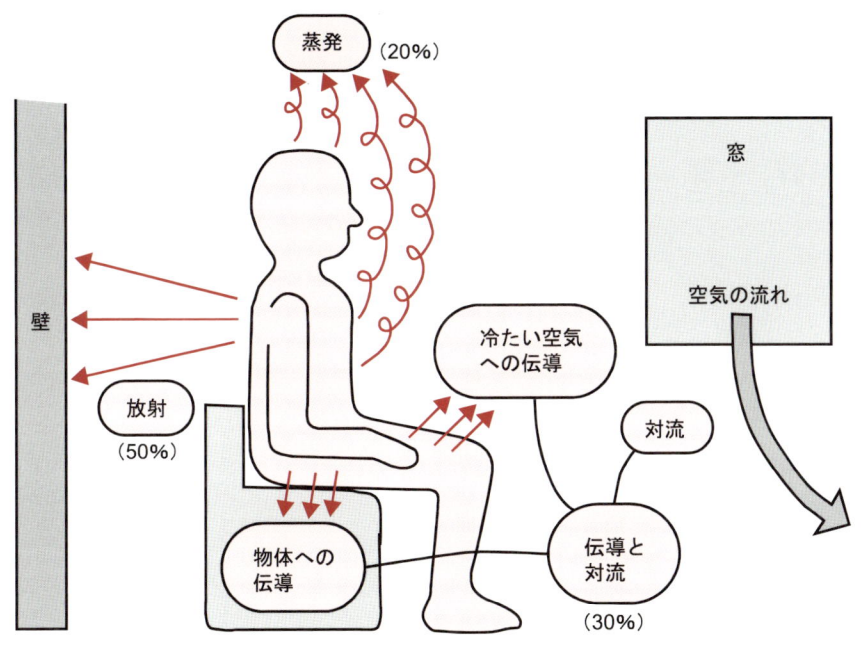

図6-5 放熱の仕組み

空気の対流（たとえば風）があると，放熱はさらに効果的に行われる．伝導と対流によって皮膚から単位時間に失われる熱量は，皮膚温と外気温の差および体表面積の増大に伴って増加する．

(3) 蒸　発

水分が体表面から蒸発する際に，気化熱が体熱から奪われる．体表面からの蒸発は**不感蒸散**と**発汗**によって行われる．不感蒸散とは，常時起こっている身体からの水分の蒸発現象で，一般に意識にのぼらないものをさす．不感蒸散は1日当たり，皮膚から500〜700 ml，肺から150〜450 ml あり，合計約1 l に及ぶ．発汗は汗腺からの分泌現象で，汗の蒸発により放熱を起こす．発汗による放熱は，外気温が30℃を超えると急激に増大しはじめる．35℃以上になると放射と伝導・対流による放熱はもはや起こらず，もっぱら発汗による蒸発により放熱が行われて体温の上昇を防ぐ．

(4) 皮膚血管の拡張

外気温が高いときは，皮膚血管を支配する交感神経活動が減少することにより皮膚血管が拡張して皮膚血流が増加し，それによって皮膚温が上昇して，皮膚からの放熱がさかんになる．

C. 発汗とその調節

● a. 汗　腺

発汗は，皮膚表面に広く分布している汗腺で行われる．汗腺は**エクリン腺**と**アポクリン腺**とに区別される．エクリン腺は全身に分布しており，一方，アポクリン腺の大部分は腋窩にあり，一部分は陰部にある．体温調節にはエクリン腺が重要で，アポクリン腺は関与しない．

● b. 発汗の種類

(1) 温熱性発汗：外気温が上昇すると，手掌，足底を除く全身に発汗が起こる．これを温熱性発汗という（図6-6A）．暑いときに激しい運動をすると発汗量が1.6 l/時にもおよぶ．

(2) 精神性発汗：精神的な緊張の際には，外気温に直接影響を受けることなく，手掌，足底に発汗が起こる．これを精神性発汗という（図6-6B）．

● c. 発汗調節の仕組み

汗腺は交感神経によって支配されており，この神経活動が亢進すると，発汗がさかんになる．温熱性発汗は，視床下部の体温調節中枢により，精神性発汗は大脳皮質により統御される．

> 注●● **半側発汗**：発汗は皮膚の圧迫刺激によっても反射性に変化する．一側の側胸部および側臀部に圧迫刺激を加えると，刺激を加えた側の上半身・下半身のそれぞれの発汗が抑制され，反対側の上半身・下半身の発汗が促進される（図6-6C）．

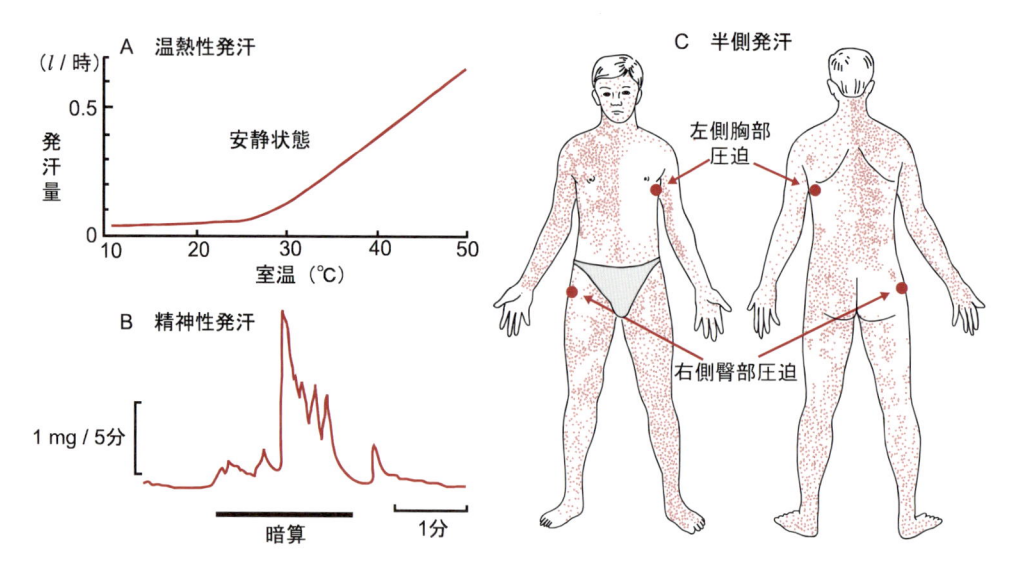

図6-6　種々の刺激による発汗量の変化
A：温熱性発汗．B：精神性発汗（坂口正雄ら，1988より改変）．C：半側発汗．左側胸部と右側臀部に圧迫刺激を加えたときの発汗量変化．赤点密度で発汗量を示す（高木健太郎，1960より改変）．

D. 体温調節の障害

　正常では，産熱と放熱の平衡が保たれている．このような平衡が保たれるのは，視床下部体温調節中枢に体温を一定レベルに保とうとする機構があるからである．この体温の一定レベルを，設定値あるいはセットポイントという．

　発熱はなんらかの病的な原因で，このセットポイントが正常よりも高いレベルにずれることによって起こる（図6-7）．発熱を起こす物質を**発熱物質**という．発熱物質には，細菌，ウイルスなどの外因性発熱物質と，外因性発熱物質が刺激となって生体内で産生される内因性発熱物質（インターロイキン，インターフェロンなど）とがある．発熱物質は，外気温に関係なく視床下部体温調節中枢に作用して，産熱機能を高め，放熱機能を抑制する．このため発熱時には悪寒（悪感）を伴ったり，ふるえ，皮膚血管の収縮などが起こる．発熱の原因が取り除かれると，亢進した産熱機能は元にもどり，放熱機能が高まる．通常，発汗が起こり，体温は元にもどる（解熱）．

　熱放散より熱産生が多くなったり，環境から受ける熱が異常に大きくなって体温が上昇する場合を**うつ熱**という．発熱と違ってセットポイントは正常であり，解熱剤は効かない．うつ熱は直射日光（赤外線）の下で，あるいは高温，高湿，無風の条件下で激しい作業や運動などをした際に，産熱が著しく増え，放熱の限界を超えたときなどに起こる．

　注●● **セットポイント**：体温調節障害時にみられる生体反応は，セットポイント（基準値）の概念で説明すると理解しやすい．ただしセットポイントの実体については議論がなされている．

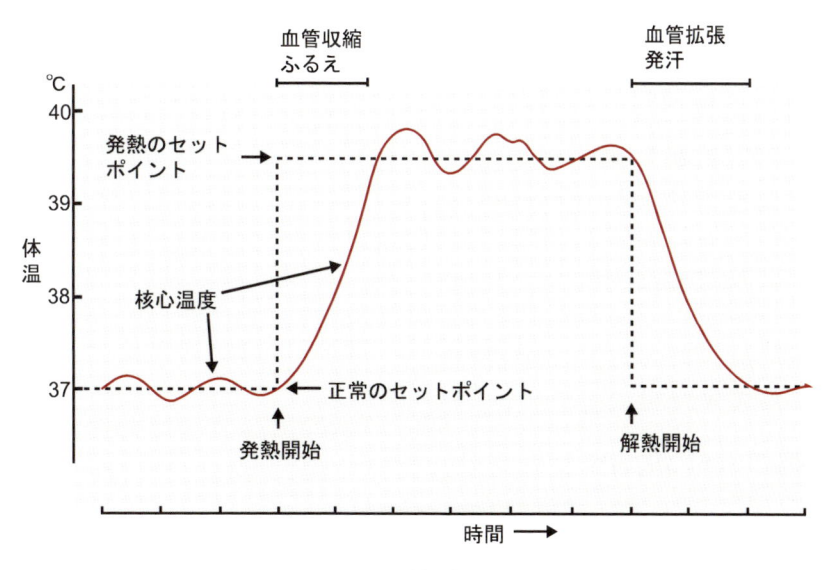

図6-7　発熱と解熱
（Brengelmann, 1966 より）

注●● **熱中症**：高温に長時間さらされたり，暑い環境で運動をした際などに産熱と放熱のバランスが異常になって生じる障害を総称して熱中症という．熱痙攣（手足の痙攣，筋肉痛など），熱疲労（倦怠感，嘔吐など），熱射病（意識障害など）の順に重くなる．熱射病では体温調節中枢が障害され，発汗や皮膚血管の拡張もみられなくなり，体温が40℃以上に上昇する．解熱剤は効かないので（体温調節中枢障害のため），冷たい水で体を拭いて風を送るなどして体温を下げるが，意識障害が長引く例では死亡することも多い．

注●● **低体温**：直腸温が35℃以下の場合を低体温という．組織の代謝が低下することなどのため，体温調節機能が障害される．冬山など環境温が著しく低い場合，また高齢者や飲酒後など，体温調節機能が低下しているときに寒冷にさらされたような場合にみられる．

第7章
排　　泄

●学習のためのキーワード●

- ●腎臓の働き
- ●ネフロン
- ●腎血流量
- ●糸球体濾過
- ●尿細管の再吸収
- ●尿細管の分泌
- ●尿の成分
- ●体液のpH調節
- ●体液の浸透圧調節
- ●体液量の調節
- ●膀胱と尿道の働き
- ●蓄尿と排尿
- ●排尿中枢
- ●排尿反射

第7章　排　泄

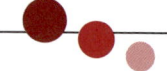

学習のねらい

　腎臓は，尿を生成し，体液の量や電解質，その他の種々の物質の濃度を調節する働きを持つ．腎臓で生成された尿は，尿管を通って膀胱に送られ，膀胱に一時貯められたのち，尿道を通って排泄される．本章では，腎臓の尿の生成機構と細胞外液の調節，膀胱の蓄尿・排尿機構を学ぶ．

A. 腎臓の働き

　腎臓は腰部の腹膜の後ろにあるそら豆の形をしたにぎりこぶし大の左右1対の器官である．腎臓の実質は外層の皮質と内層の髄質に分けられる（図7-1左）．髄質は放射状に配列する数個の腎錐体からなる．腎臓は，尿を生成し，体液の量や電解質，その他の種々の物質の濃度を調節する働きを持つ．

● a. 体液の調節

(1) 水分の排泄を調節し，**体液量**を一定に保つのに役立つ．
(2) 電解質の排泄を調節し，体液の**浸透圧**を一定に保つのに役立つ．
(3) H^+の排泄を調節し，体液のpHを一定に保つのに役立つ．

● b. 不要物質の排泄と有用物質の保持

　尿素や尿酸のような不揮発性の代謝産物などの不要物質を排泄する．また服用した薬物やその代謝物などを除去する．グルコース，アミノ酸などの有用な物質を体内に保持する．

● c. ホルモンの産生と分泌

　エリスロポエチン，レニンなどのホルモンを産生・分泌する．ビタミンDを活性化する．

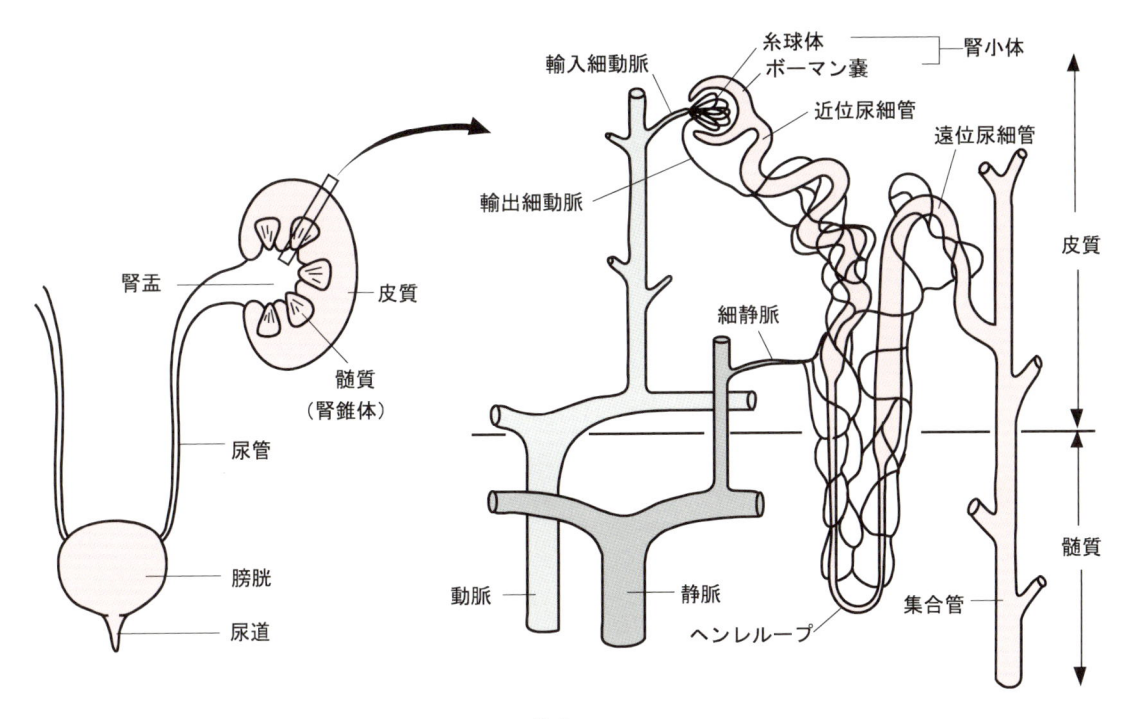

図7-1 泌尿器系（左）と腎臓のネフロン（右）の模式図
遠位尿細管は実際には糸球体に密接しているが，ここでは図が複雑になるのを避けて分かりやすくするために糸球体から離して示す．

B. 腎循環

a. 腎の血管系

　腎臓は血液の浄化を通して尿を生成する．腎臓を流れる血液は，腎動脈より流入して，腎静脈より流出するが，その間，糸球体および尿細管周囲の2カ所に毛細血管床がある（図7-1右）．

b. 腎血流量（RBF）

　両側の腎臓（糸球体）に流入する血流量を腎血流量（RBF）という．安静時の腎血流量は，約1.2～1.3 l/分であり，心拍出量の約1/4にも相当する．
　腎血流量は，動脈血圧が80～200 mmHgの範囲で変動しても，血圧にかかわらず，ほぼ一定に保たれる（図7-2）．これを**腎血流量の自己調節**という．この調節は，血圧が上昇して血流が増えようとすると，輸入細動脈の血管平滑筋が収縮して血流を減らそうとするためと考えられている．腎血流量が一定に保たれる範囲内では，腎で濾過される濾液量もほぼ一定に保たれる．腎血流量は尿量を決定する一因である．もしも自己調節が働かないとすると，身体の動脈血圧の上昇に比例して腎血流量も増加して，尿量が増えてしまい，多量の体液損失をまねくことになる．したがって，腎血流量の自己調節は，体液の損失を防ぐ機構として重要である．

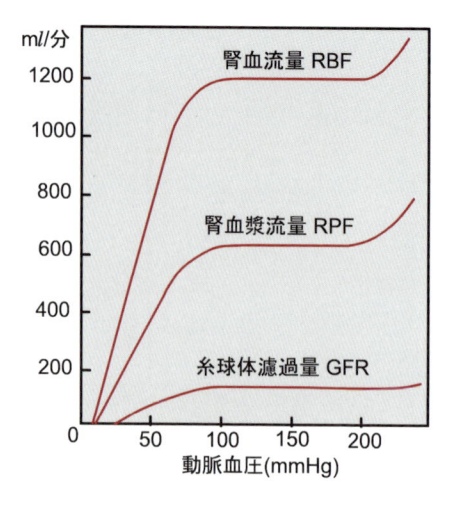

図7-2 腎血流量と糸球体濾過量の自己調節
(Shipley と Study, 1951 より改変)

C. 尿生成

a. ネフロンと尿生成

　腎臓は**ネフロン**（腎単位）という尿生成の機能単位からなる．1個の腎臓には約100万個のネフロンが規則正しく配列している．

　それぞれのネフロンは，**腎小体**1個とそれに続く**尿細管**からなる．腎小体（皮質にある）は毛細血管が毛マリ状に集まった**糸球体**と，それを囲む**ボーマン嚢**よりなる．糸球体には血液が**輸入細動脈**から流入し，**輸出細動脈**となって流出する．輸出細動脈は，その後再び分枝して毛細血管網を形成して尿細管を取り巻き，次いで細静脈となる（図7-1右）．糸球体を包んでいるボーマン嚢は尿細管へと移行する．尿細管は初め曲がりくねった近位尿細管を作り，次いで髄質までまっすぐ下行してからヘアピン状にUターンして（ヘンレ係蹄，ヘンレループ，ヘンレのワナともいう），皮質にもどる．皮質内では曲がりくねった遠位尿細管を作り，糸球体の近くを通り，次いで集合管という太い直行する管に合流する．集合管には多数の遠位尿細管が合流し，次第に太くなり**腎盂**に開口する．

　腎臓に流入した血液は，まず糸球体において血漿がボーマン嚢中に濾過される．濾過された濾液を原尿という．原尿はボーマン嚢から尿細管に流れ，尿細管を流れている間にそこを取り巻く毛細血管との間で種々の物質の再吸収と分泌が行われ，尿が生成される（図7-3）．生成された尿は**尿管**を通って**膀胱**へと送られ，また腎臓で浄化された血液は腎静脈から体循環へともどる．

図7-3 尿生成の過程
(Vander AJ ら，1985 より改変)

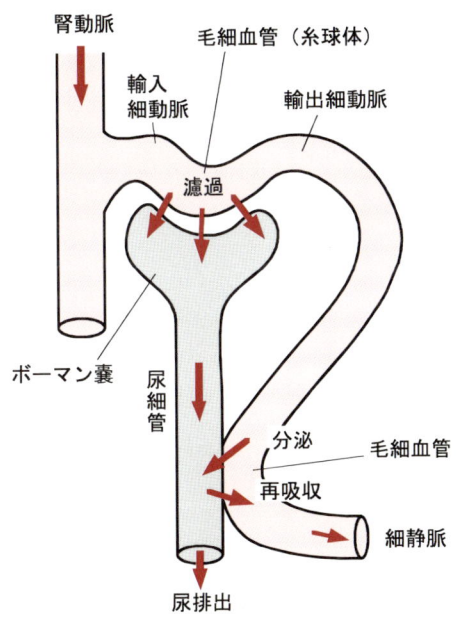

図7-4 糸球体における濾過の機構
(佐藤昭夫ら，1995 より)

● b．糸球体濾過

(1) 糸球体における濾過の仕組み

　　血液が糸球体の毛細血管を流れる間に，水，Na^+，Cl^-，HCO_3^-（重炭酸イオン），尿素，グルコース，アミノ酸，クレアチニンなど小さな分子の成分が毛細血管壁を濾過されて，ボーマン嚢に入る．赤血球や白血球，血漿中のアルブミンやグロブリンなどのタンパク質や脂肪球などの大きな粒子は濾過されない．濾過の原動力は主として**糸球体における血圧**（45 mmHg）である．糸球体血圧は，動脈圧が変動しても，ある範囲内であれば輸入細動脈の血管抵抗が変化するため，約 45 mmHg のほぼ一定の血圧に保たれる．血漿は血漿タンパクを含んでいるために膠質浸透圧がある．**血漿の膠質浸透圧**（約 25 mmHg，40頁参照）と**ボーマン嚢内圧**（約 10 mmHg）は糸球体血圧に拮抗する方向に働くので，濾過の際に働く**有効濾過圧**は，以下のとおりとなる．

　　糸球体血圧 − 血漿の膠質浸透圧 − ボーマン嚢内圧 ＝ 45 − 25 − 10 ＝ 10 mmHg

　　この有効濾過圧（約 10 mmHg）で，血漿中の水と小さな分子からなる成分は糸球体毛細血管からボーマン嚢へ押し出される（**図7-4**）．

　　注●● **糸球体の炎症**：糸球体の炎症などの病的状態のもとでは，血球やタンパク質のように大きな分子も糸球体で濾過されて尿中に出てくるようになる．

(2) 腎血漿流量（RPF）と糸球体濾過量（GFR）

腎臓には1分間に約500〜700 mlの血漿が流入する．この血漿量を腎血漿流量（RPF）という．このうち約20％の100〜150 ml/分が糸球体で濾過される．糸球体で濾過されてボーマン嚢へ押し出される毎分の濾過量を糸球体濾過量（GFR）という．GFRが100 ml/分とすると，1日当たりの糸球体の濾過量は100×60×24≒150,000 ml（＝150 l）にも達する．

> **注●●　糸球体濾過量（GFR）に影響を及ぼす因子**：GFRは，腎血流量，全身血圧，糸球体血圧，ボーマン嚢内圧，血漿の膠質浸透圧，糸球体毛細血管透過性の変化によって影響を受ける．たとえば，出血やショックなどで全身血圧が著しく低下して糸球体血圧も低下すると，GFRは減少する．腎臓結石や尿管結石などで，腎盂内圧や尿管内圧が上昇すると，ボーマン嚢内圧が上昇し，GFRは減少する．補液などで血液中の水分が増加して血漿の膠質浸透圧が低下すると，GFRは増加する．

● c．尿細管の再吸収

尿細管は，**近位尿細管**，**ヘンレループ**，**遠位尿細管**，**集合管**に区別される（図7−1右参照）．糸球体で濾過された濾液，すなわち原尿は，近位尿細管，ヘンレループ，遠位尿細管，集合管へと流れる間に組成が変化する．これは尿細管細胞が，血中から濾液中に物質を分泌したり（**尿細管分泌**），逆に濾液から血中に物質を吸収したり（**尿細管再吸収**）するからである．尿細管における物質の分泌や再吸収は，物質の電気化学的勾配に従った受動的な輸送あるいは電気化学的勾配に逆らった能動輸送によって行われる．

原尿の中には身体にとって不要な物質だけでなく，水，Na^+，Cl^-，HCO_3^-（重炭酸イオン），アミノ酸，グルコースなど，身体にとって有用な成分も多く含まれる．尿細管ではこれらの身体にとって有用な物質が大部分再吸収される．尿素や尿酸は再吸収と分泌の両方向の輸送が行われる．アンモニア（NH_3）やH^+などの体内で産生された物質，あるいはパラアミノ馬尿酸（PAH：腎血漿流量測定に用いる物質）のような外来物質などは，むしろ尿細管でさらに分泌されて効率的に尿中に排泄される（図7−5）．

(1) 水とNa⁺，Cl⁻の尿細管における再吸収

糸球体で血漿から濾過される濾液の量は1日に150 lにも及ぶが，尿細管を流れる間に濾液の水分の約99％は再吸収されて血液中に回収される．残る約1％の水分の約1.5 lが尿として排泄される．水の再吸収は次のように行われる．まず濾液中のNa^+が能動的に再吸収され，次いでCl^-も電気的勾配に沿って再吸収される．その結果，これに伴う浸透圧変化によって水が受動的に再吸収される．

濾液中の水分の60〜70％以上は近位尿細管で，残りの大部分は遠位尿細管と集合管で再吸収される．集合管における水の再吸収は，**バゾプレッシン**（または**抗利尿ホルモン**，下垂体後葉から分泌されるホルモン）の作用によって促進される（126頁参照）．体内の水分が過剰のときには水の再吸収量が減少し，希薄な尿が多量に

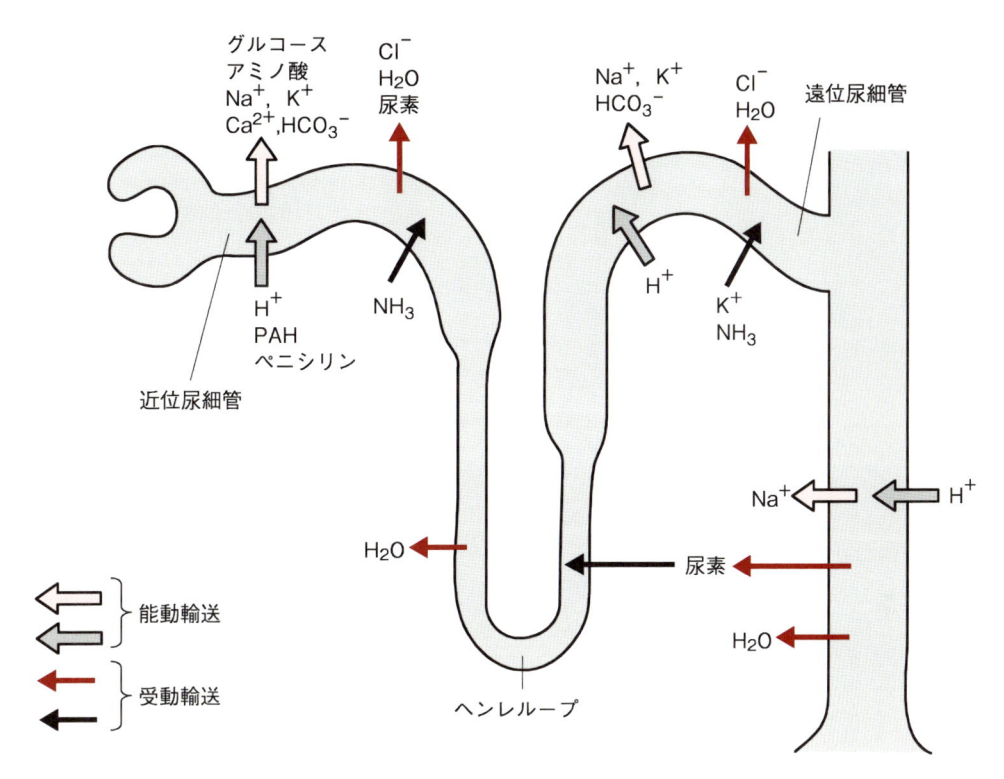

図7-5 尿細管における再吸収と分泌（佐藤昭夫ら，1995より）
尿細管再吸収を赤矢印で，尿細管分泌を黒矢印で示す．

排泄される．一方，水分が不足していれば水の再吸収が増し，濃縮された尿が少量排泄される．このように，尿量は体液の浸透圧が常に一定に保たれるように調節されている．

集合管における Na^+ 再吸収は**アルドステロン**（副腎皮質から分泌されるホルモン，127頁参照）によって促進され，体内の Na^+ 量は常に一定に保たれるように調節されている．

注●● **水チャネル（アクアポリン）**：尿細管の細胞膜には水チャネルが存在するため，水が容易に移動する．

注●● **K^+ の尿細管における再吸収と分泌**：K^+ は，近位尿細管で能動輸送によって再吸収されるが，遠位尿細管や集合管では逆に少量分泌される．K^+ の分泌は H^+ の分泌と拮抗し，アシドーシスで抑制され，アルカローシスで促進される．また，アルドステロンは集合管における Na^+ の再吸収を促すと同時に，K^+ 分泌を増加させる．

(2) グルコースの尿細管における再吸収

グルコースは，通常近位尿細管で能動輸送によって100％近く再吸収され，尿中には出ない．しかし，血糖値が著しく高くなるとグルコースの再吸収量の限界を超え，尿中にグルコースが出てくる（糖尿）．

d. 尿細管の分泌

尿細管はある特定の物質を尿細管腔中に分泌して，尿中に排出する働きを持つ．体液の酸塩基平衡の調節と関連して，アンモニアやH^+，K^+が分泌される．また，尿素などの代謝産物，生理的には生体内に存在しない種々の薬物（パラアミノ馬尿酸，ペニシリン等）なども分泌される．

e. 腎機能の測定—クリアランス

腎臓の排泄能力を表す指標としてクリアランスがある．クリアランスは次の式で示され，ある濃度で血漿中に存在していたものが，浄化（尿中に排泄）される速度（ml/分）を意味する．

$$物質Sのクリアランス\ ml/分 = \frac{Sの尿中濃度 \times 尿量\ ml/分}{Sの血漿濃度}$$

たとえば尿素の尿中濃度が2,000 mg/100 ml，血漿中濃度が30 mg/100 mlで，尿量が1.0 ml/分であれば，尿素クリアランスは次のように求められる．

$$尿素クリアランス = 2,000 \times 1.0 / 30 ≒ 70\ ml/分$$

> **注●● 種々の物質のクリアランス：**
> (1) グルコースのように，濾過されるが尿細管でほとんど再吸収されてしまう物質のクリアランスはほぼ0となる（**参考図7-1A**）．
> (2) 濾過のみ行われて，尿細管においてほとんど再吸収も分泌もされない物質のクリアランスは糸球体濾過量（GFR）の指標として用いられる．そのような物質にクレアチニン（$C_4H_7N_3O$）がある（**参考図7-1B**）．クレアチニンは筋の中に存在するクレアチンの代謝産物である．
> (3) 濾過と分泌が行われ，血液が1回腎臓内を流れるだけで血漿からほとんど除去されて尿中に排泄されるような物質のクリアランスは，腎血漿流量（RPF）とほぼ等しい．そのような物質としてパラアミノ馬尿酸がある（**参考図7-1C**）．

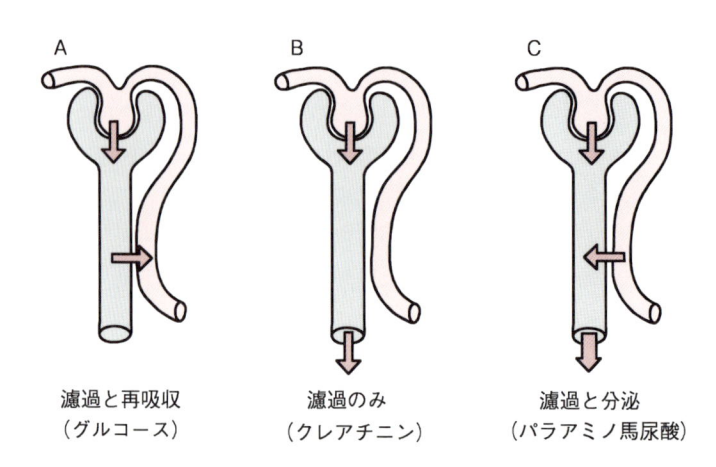

（例）　A 濾過と再吸収（グルコース）　B 濾過のみ（クレアチニン）　C 濾過と分泌（パラアミノ馬尿酸）

参考図7-1 種々の物質のクリアランスを説明する模式図（佐藤昭夫ら，1995より改変）

参考表7-1　尿および血漿に含まれる物質

物質	濃度 尿（U）	濃度 血漿（P）	単位
グルコース	0	100	mg/100ml
Na$^+$	128	142	mEq/l
尿酸	50	3	mg/100ml
尿素	2,000	30	mg/100ml
クレアチニン	100	1	mg/100ml
アンモニア	30	0.03	mEq/l

f. 尿の成分

　尿は淡黄色をした液で，約95％を水が占める．比重は約1.003〜1.030である．尿は体液の性状が一定になるように排泄されるので，その組成は種々の条件（食事，水分や塩分の摂取量，運動量，気温など）によって変化するが，一般に**尿酸**（$C_5H_4N_4O_3$）や**尿素**（CH_4N_2O）などの窒素代謝の最終産物を多く含んでいる（**参考表7-1**）．

　1日の尿量は成人で通常約800〜1,600 mlである．尿量は発汗や水分摂取量などによって増減する．尿のpHは通常4.5〜8.0で，平均6程度である．肉食や糖尿病の際には，尿のpHが下がる（酸性尿）．一方，過呼吸や重炭酸塩の過剰摂取では尿のpHが上がる（アルカリ尿）．

> 注　●● **尿量の異常**：1日の尿量が400〜500 ml以下を乏尿，3,000 ml以上を多尿という．乏尿が続くと，体内の窒素代謝産物が十分尿中に排泄しきれないために，尿毒症が出現する．極端な乏尿である無尿（100 ml以下）は，循環性ショックや急性腎炎，中毒腎などでみられる．多尿は，多飲，バゾプレッシンの欠乏による尿崩症，インスリンの欠乏による糖尿病などの際に起こる．

D. 腎臓と体液の調節

a. 体液のpH調節

　健常人の血液のpHは7.40±0.05の狭い範囲に保たれるのに対し，尿のpHは身体の状態に応じてpH4.5〜8.0の範囲で変化する．体液のpH調節には腎臓が重要な役割を果たしている．

　多くの栄養素が代謝分解されて酸性物質を生じるため，体液は酸性に傾きやすい．腎臓は体液中の過剰なH$^+$を尿中に排泄し，H$^+$の緩衝に重要な重炭酸イオン（HCO_3^-）を再吸収することにより，体液のpHを調節する．この調節は時間ないし日単位でゆっくりと作動する．

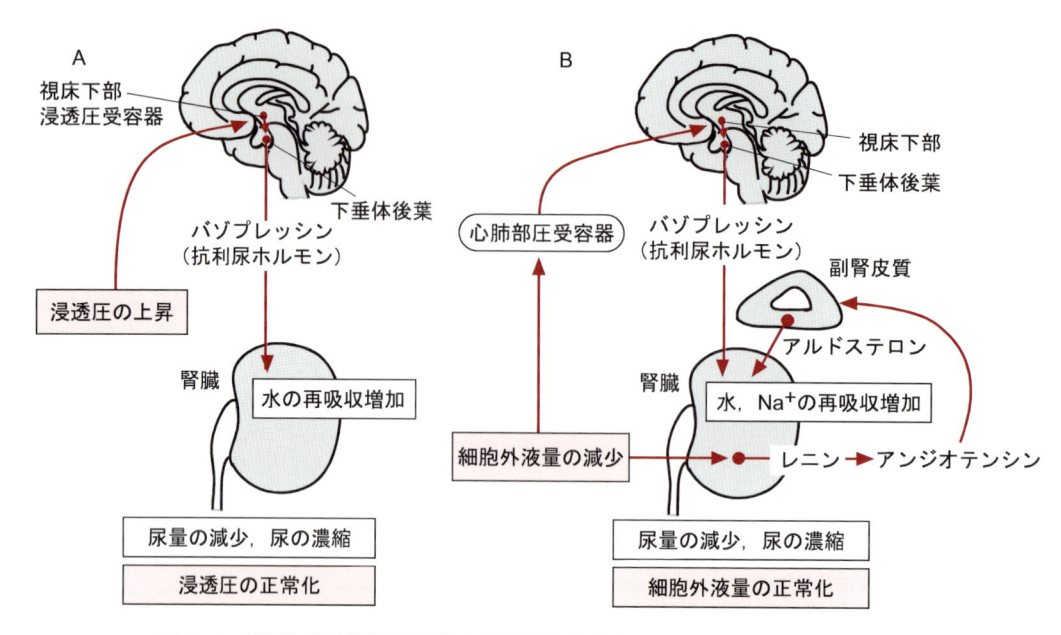

図7-6 腎臓による浸透圧 (A) と細胞外液量 (B) の調節
A, Bともに渇きの感覚が生じることによる水分摂取の増加については省略している．

> **注●● H⁺の分泌とHCO₃⁻の再吸収**：濾液中のHCO₃⁻は，尿細管細胞から分泌されたH⁺と反応し，CO₂とH₂Oを生じる．CO₂は尿細管細胞内に入り，細胞内でHCO₃⁻とH⁺を生じる．このH⁺が濾液中に分泌され，一方，HCO₃⁻は血液中にもどる．
> 　濾液中へのH⁺分泌は，最大で尿細管内のpHが4.5になるまで起こりうる．濾液中に分泌されたH⁺は，濾液中のHCO₃⁻，HPO₄²⁻（リン酸水素イオン）やNH₃（アンモニア）と反応して中和される．このため尿のpHは容易に酸性の限界に達せず，多量のH⁺が排泄されうる．

● b. 体液の浸透圧調節

　生体には，細胞外液の浸透圧を一定に保つ機構が存在する．たとえば，多量の発汗などによって血液の水分が減って浸透圧が高まると，視床下部にある**浸透圧受容器**が刺激され，下垂体後葉から**バゾプレッシン**（抗利尿ホルモン）が分泌される（第8章参照）．バゾプレッシンは腎臓の集合管に作用して，水の再吸収を高めて尿量を減少させる．同時に**渇きの感覚**も起こり水分摂取量が増す．その結果，細胞外液量が増加し，浸透圧を下げてもとにもどす方向に働く（図7-6A）．逆に，多量の飲水などによって体液の浸透圧が低下すると，バゾプレッシン分泌が減少して水の再吸収が減少し，その結果，尿量は増加し（水利尿），細胞外液量が減少して，浸透圧は上昇してもとにもどる．

● c. 体液量の調節

　出血や激しい下痢などによって細胞外液量が減少すると，以下の機構が作動して水分減少を補う方向に働く（図7-6B）．

(1) 右心房にある**心肺部圧受容器**（低圧受容器，第2章，46頁参照）で感受され，その情報が視床下部に伝えられる．その結果，バゾプレッシン（抗利尿ホルモン）の分泌が増加し，尿量が減少して水の損失が抑えられる．さらに細胞外液量（血液量）の減少で，血圧の低下も起こると，頸動脈洞や大動脈弓にある高圧受容器がこれを感受し，その情報もバゾプレッシン分泌を増加させる．

(2) 腎臓の輸入細動脈の血管壁にある**糸球体近接細胞**で感受し，ここからレニンが分泌される．その結果**レニン-アンジオテンシン系**が作動して副腎皮質から**アルドステロン**の分泌が亢進する（第8章参照）．アルドステロンは腎臓の主に集合管に作用して尿中への Na^+ と水の排泄を減らす．

E. 蓄尿と排尿

a. 尿管・膀胱・尿道の構造と働き

(1) 尿管：腎盂と膀胱をつなぐ平滑筋よりなる管で（図7-1左参照），平滑筋の律動的な蠕動運動によって腎盂から膀胱へと尿が毎分約1 mlずつ送られる．

(2) 膀胱：腎で生成された尿を蓄え排出するための伸縮性に富む筋性の袋である．その形状は尿の量によって風船が膨らむように変わる．膀胱壁は3層の平滑筋層（**排尿筋**）よりなる．

(3) 尿道と尿道括約筋：尿道は膀胱底から体外につながる管で，尿を体外に排出する通路である．尿道の起始部の平滑筋は肥厚して**内尿道括約筋**を形成する．尿道の末梢側には，横紋筋よりなる**外尿道括約筋**がある．これらの尿道括約筋は尿を膀胱内に貯留する際，尿が漏れ出るのを防ぐ．

注●● **内尿道括約筋**：解剖学の教科書では膀胱括約筋と表現することが多い．
注●● **外尿道括約筋**：解剖学の教科書では尿道括約筋と表現することが多い．

b. 膀胱と尿道の神経支配

排尿筋（平滑筋）は**副交感神経**（骨盤神経）の興奮によって収縮し，**交感神経**（下腹神経）の興奮によって弛緩する．内尿道括約筋（平滑筋）は交感神経（下腹神経）の興奮によって収縮する．外尿道括約筋（横紋筋）は**体性運動神経**（陰部神経）の興奮によって収縮する．

c. 蓄尿と排尿

(1) 蓄尿：膀胱には腎臓から尿管を通って絶えず尿が送り込まれるが，膀胱内にある量に達するまで貯めることができる．これを**蓄尿**という．膀胱に尿が貯留し始めると，膀胱壁が伸展し，その情報は主として骨盤神経の求心路を通って**仙髄**の**排尿中枢**に伝えられ，反射性に下腹神経を介して膀胱を弛緩させ，内尿道括約筋を収縮させる（図7-7A）．そのため膀胱内圧があまり上昇せずにある程度の尿が貯まる．

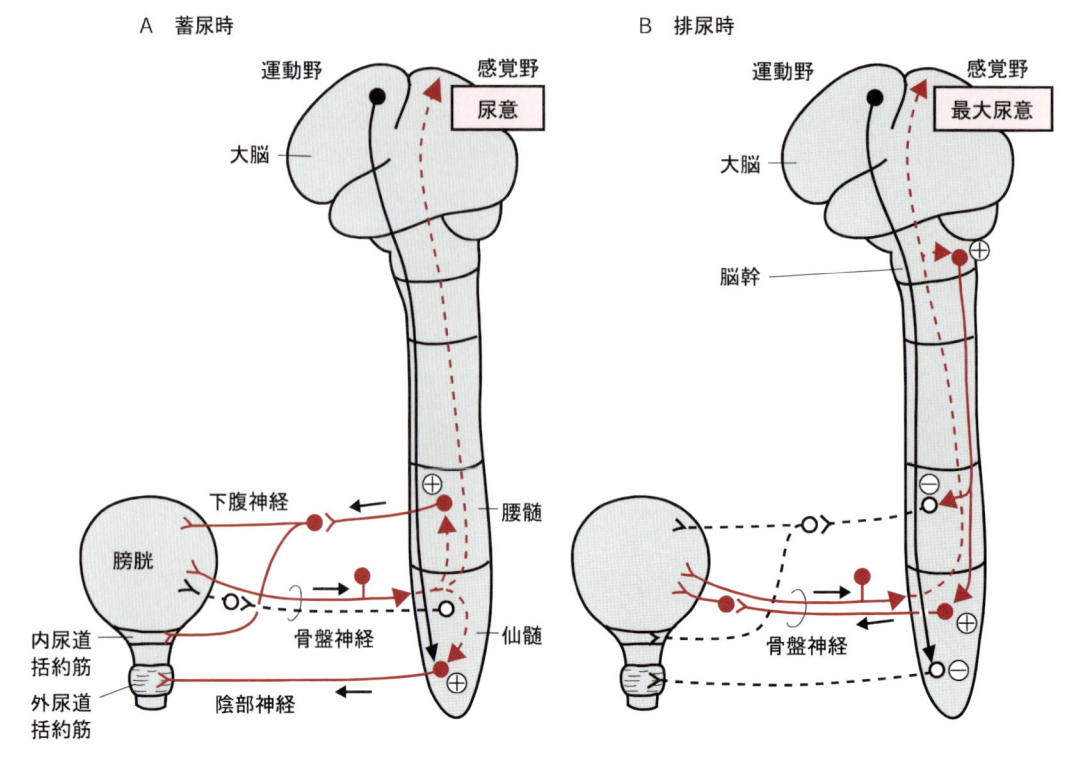

図7-7 膀胱と尿道の神経性調節（佐藤昭夫ら，1995より）
A：蓄尿時．B：排尿時

同時に，陰部神経が興奮して，外尿道括約筋を収縮させ，尿が漏れ出るのを抑える．成人の膀胱容量は300～500 mlである．膀胱内の尿量が150～300 mlくらいになると**尿意**を感じるようになるが，通常は大脳皮質からの指令で陰部神経が働き外尿道括約筋の収縮が強まり，排尿を我慢できる．

(2) 排尿：膀胱内容量が400 mlくらいになると骨盤神経の求心路の活動は活発になり，尿意が高まる．そして，**脳幹の排尿中枢**が活動して骨盤神経の活動を亢進させ，膀胱は強力に収縮する．同時に下腹神経と陰部神経の活動は低下し，内および外尿道括約筋が弛緩して尿は体外に排出される（図7-7B）．これを**排尿**という．

蓄尿も排尿も本来反射性に調節されている部分が多いが，乳児期を過ぎる頃から，意志の力で外尿道括約筋支配の陰部神経の活動を随意的に高めて，排尿を我慢したり，逆に随意的に，陰部神経の活動を低下させて，外尿道括約筋を緩めて排尿をするようになる．この調節は大脳皮質よりの指令によって行われる．蓄尿と排尿の随意的制御が上手に行われない場合には，失禁が起こる．

注●● **排尿の障害**：膀胱炎などにより膀胱壁が過敏になると，尿がわずかに貯まっても尿意を感じる．脊髄損傷や脳障害，また乳幼児など，大脳による排尿を抑制する調節が働かない場合，ある程度尿が貯まると自然に尿が漏れでてしまう．これを尿失禁という．また骨盤神経の損傷や，前立腺肥大による尿道の圧迫などでは，尿が膀胱に貯まっていても出にくい排尿困難と呼ばれる症状を呈する．排尿困難のうち尿が出ない症状を尿閉という．

第8章
内 分 泌

●学習のためのキーワード●

- ホルモンの一般的特徴
- ホルモンの化学的性質
- ホルモンの受容体
- ホルモン分泌の階層的支配
- フィードバック機構
- 視床下部のホルモン
- 下垂体のホルモン
- 甲状腺のホルモン
- 副甲状腺のホルモン
- 膵臓のホルモン
- 副腎のホルモン
- 精巣のホルモン
- 卵巣のホルモン
- 消化管ホルモン
- 腎臓のホルモン

第8章 内分泌

> **学習のねらい**
>
> 内分泌系は神経系と同様に生体機能の調節系として働く．内分泌系による生体機能の調節は内分泌腺から分泌されるホルモンによってなされる．神経系が主に迅速な調節を行うのに対し，内分泌系は，主として緩慢だが長期にわたるような調節を行う．本章では，まずホルモンの一般的特徴を学び，次いで各ホルモンの作用と分泌調節について学ぶ．

A. ホルモンの特徴

a. ホルモンの一般的特徴

ホルモンとは，一般に内分泌腺にある内分泌細胞から直接血液中に分泌され，血液循環を介してそのホルモンに対する受容体を持つ特定の細胞（**標的細胞**）に達し，微量で特異的な効果を及ぼす物質をいう．内分泌腺には，**下垂体**，**甲状腺**，**副甲状腺（上皮小体）**，**膵臓**，**副腎**，**卵巣**，**精巣**，**松果体**などがある（図8-1）．消化管や腎臓は，特定の内分泌腺を持たないが，内分泌細胞を有し，ホルモンを分泌する（第4章，第7章参照）．さらに視床下部のある種の神経細胞もホルモンを分泌する．主要なホルモンの作用を表8-1に要約する．

> **注●● 内分泌腺と外分泌腺**：内分泌腺がホルモンを血液中に放出するのに対し，外分泌腺は汗や消化液などの分泌物を体液中にではなく，消化管腔や体外に放出する．

b. ホルモンの化学的性質

ホルモンは化学構造の違いによって次の3種類に分けられる．
(1) ペプチドホルモン：数個から数百個のアミノ酸よりなるペプチド（水溶性）で，大多数のホルモンがこれに属する．
(2) ステロイドホルモン：ステロイド核を持つ脂溶性のホルモンで，コレステロールから生成される．副腎皮質ホルモンと性ホルモンがある．
(3) アミン類：アミノ酸より生成されるホルモンで，カテコールアミン（水溶性）と甲状腺ホルモン（脂溶性）などがある．

c. ホルモンの作用機序

血液中に分泌されたホルモンが微量で，かつ標的細胞にのみ作用を及ぼすのは，標的細胞がそのホルモンに対して特異的に反応する受容体を持つためである．**ホルモンの受容体**は，細胞膜にある場合と細胞内にある場合とがある．

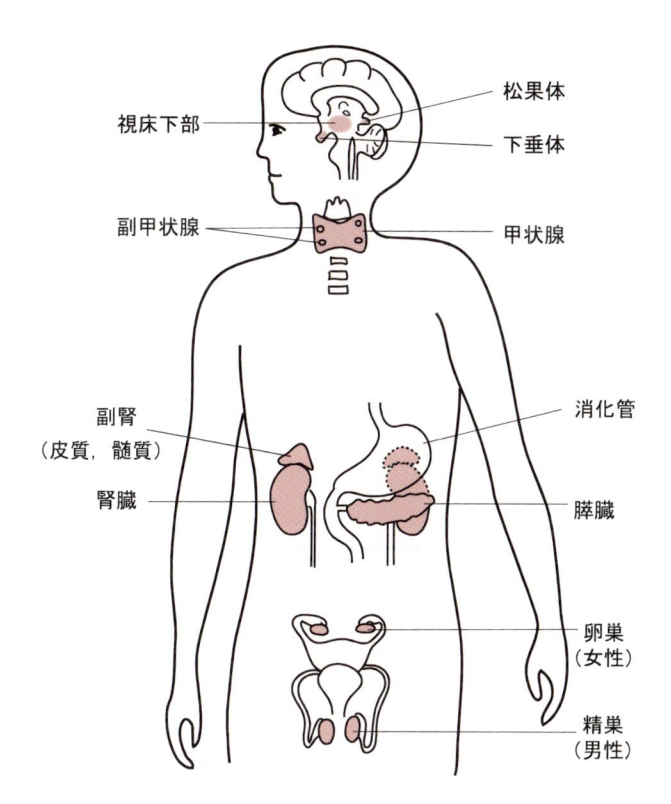

図8-1 主要な内分泌腺の位置
この図では，女性の卵巣と男性の精巣を一緒に示してある．正常人ではこのようなことは起こらないことに注意．

(1) 細胞膜受容体

ペプチドホルモンとカテコールアミン（水溶性ホルモン）は細胞膜上の受容体に作用して，細胞内で**セカンドメッセンジャー**を介して生理作用を発現する（図8-2A）．

> 注●● セカンドメッセンジャー：ホルモンなどの情報伝達物質（ファーストメッセンジャー）が細胞外から細胞膜受容体に作用すると，セカンドメッセンジャーが細胞内で生成され，他の酵素や調節タンパク質に情報を伝える．セカンドメッセンジャーには，サイクリックAMP（cAMP），細胞内遊離カルシウム，イノシトール三リン酸などがある．

(2) 細胞内受容体

ステロイドホルモンと甲状腺ホルモン（脂溶性ホルモン）は細胞膜を透過して細胞内にある受容体と結合し，核内に入ってDNAに作用し，mRNAを介して特定のタンパク質の合成を促して，生理作用を発現する（図8-2B）．

● d. ホルモン分泌の調節

ホルモンは，分泌量が過剰となっても不足しても生体に障害が生じる．ホルモンの分泌量および血中濃度は種々の機構により一定の範囲に保たれている．

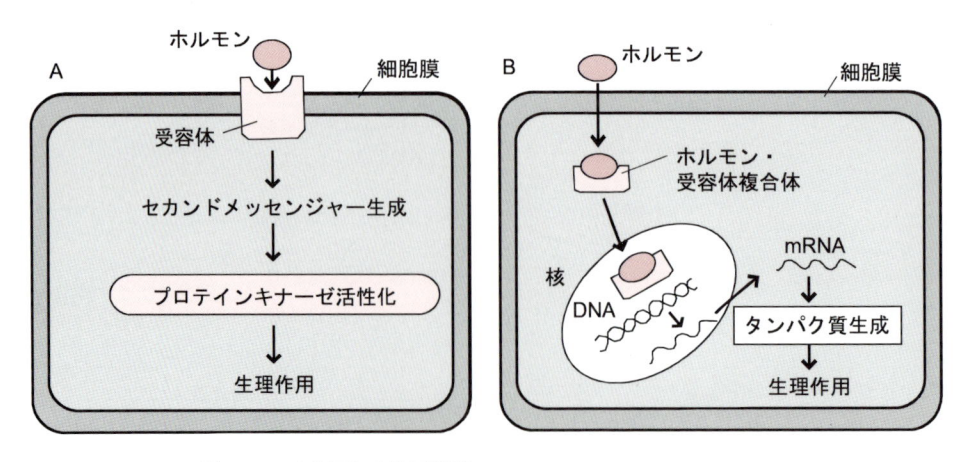

図8-2　ホルモンの作用機序
A：水溶性ホルモンの作用機序．B：脂溶性ホルモンの作用機序

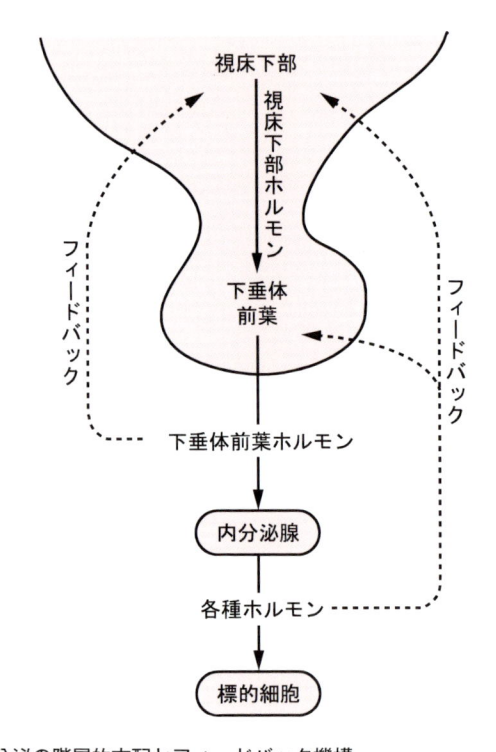

図8-3　ホルモン分泌の階層的支配とフィードバック機構
実線矢印：上位のホルモンから下位のホルモンへの階層的支配．破線矢印：フィードバック機構

(1) ホルモン分泌の階層的支配

　　多くのホルモン分泌は，上位ホルモンから下位ホルモンへと階層性に支配されている．たとえば視床下部から分泌されるホルモンによって，下垂体前葉ホルモンの分泌が調節される．さらに下垂体前葉ホルモンによって，下位の内分泌腺からのホルモン分泌が調節される（**図8-3 実線**）．

表8-1 ホルモンとその主な作用

分泌器官	ホルモン	主な標的組織	主な作用
視床下部	放出ホルモン（GnRH，CRH等）	下垂体前葉	特異的なホルモンの分泌を刺激
	抑制ホルモン（PIH，GIH等）	下垂体前葉	特異的なホルモンの分泌を抑制
下垂体前葉	成長ホルモン（GH）	多くの組織	タンパク質合成促進，成長促進
	プロラクチン（PRL）	乳腺	乳房・乳腺の発育と乳汁産生・分泌
	甲状腺刺激ホルモン（TSH）	甲状腺	甲状腺ホルモン分泌を促進
	副腎皮質刺激ホルモン（ACTH）	副腎皮質	副腎皮質ホルモン分泌を促進
	性腺刺激ホルモン（LH, FSH）	性腺（卵巣・精巣）	性腺機能を刺激
下垂体後葉	オキシトシン	子宮	収縮
		乳腺	射乳の誘発
	バゾプレッシン（ADH）	腎臓	水の再吸収を促進
甲状腺	甲状腺ホルモン（T_3, T_4）	多くの組織	代謝促進，正常な成長・発育に必須
	カルシトニン	骨・腎臓	血中のCa^{2+}濃度低下
副甲状腺	副甲状腺ホルモン（PTH）	骨・腎臓	血中のCa^{2+}濃度上昇
膵臓のランゲルハンス島	インスリン	多くの組織	血糖値低下
	グルカゴン	肝臓・脂肪組織	血糖値上昇
	ソマトスタチン	ランゲルハンス島	インスリンとグルカゴンの分泌を抑制
副腎髄質	カテコールアミン(アドレナリン・ノルアドレナリン等)	心筋，血管，肝臓・脂肪組織	心拍数・血圧・代謝・血糖値の上昇
副腎皮質	糖質コルチコイド（コルチコステロン，コルチゾル等）	多くの組織	血糖値上昇，抗炎症，胃酸分泌促進
	電解質コルチコイド（アルドステロン等）	腎臓	Na^+の再吸収促進
	副腎アンドロジェン		女性における性欲亢進，陰毛発育
精巣	アンドロジェン（テストステロン）	多くの組織	男性第二次性徴の発現
		生殖器官	精子形成
卵巣	エストロジェン（エストラジオール等）	多くの組織	女性第二次性徴の発現
		生殖器官	卵胞発育・子宮内膜肥厚・膣上皮増殖
	プロジェステロン	子宮	妊娠の維持
		乳腺	発達の促進
消化管	消化管ホルモン（ガストリン，セクレチン等）	消化管・胆嚢・膵臓	消化管機能の調節
腎臓	レニン	副腎皮質	アルドステロン分泌を促進
	エリスロポエチン	骨髄	赤血球の生成を促進
松果体	メラトニン		概日リズム
心臓	心房性ナトリウム利尿ペプチド	腎臓	Na^+の排泄を促進

（Solomon EP ら，1987 と Vander AJ ら，2001 をもとに作成）

(2) フィードバック機構

　　階層的支配を受ける下位のホルモンの多くは，分泌が過剰になると上位のホルモン分泌細胞に作用してその働きを抑える（図8-3破線）．これを負のフィードバック機構という．たとえば下垂体前葉ホルモンの分泌は下位の内分泌腺から分泌されるホルモンにより抑制される．

例外として，逆に大量に分泌された下位ホルモンが正のフィードバックによってホルモン分泌をさらに高める場合がある．たとえば卵胞期後半に増加した卵胞ホルモンは上位ホルモンである黄体形成ホルモン(LH)の大量分泌を起こす(150頁参照)．

(3) 自律神経や血中成分による調節

副腎髄質，膵臓，消化管などの内分泌細胞から分泌されるホルモンは自律神経による調節を受ける．そのほか，血糖値や血中カルシウム濃度など血液中の成分の変化が直接内分泌腺に作用する場合もある（例：血糖値は膵臓に作用する．血中カルシウム濃度は副甲状腺と甲状腺に作用する）．

(4) ホルモン分泌の生体リズム

多くのホルモンの血中濃度は概日リズムを示す．たとえば，副腎皮質ホルモンの血中濃度は活動に先立って早朝に高まり，深夜に最も低くなる．このリズムは，急に睡眠時間をずらしたり，徹夜をしたりしても保たれるが，夜勤の生活を長く続けていると，活動のリズムに適応して，夕方増加するようなリズムに変わってくる．また，血中のカテコールアミンは，昼は高く夜の睡眠中には低くなる．メラトニンは夜間に高まる．

B. ホルモンの種類とその働き

● a. 視床下部と下垂体

下垂体は，そら豆状の小体（直径が1 cmくらいで重さは成人で約0.5 g）で，視床下部の下に位置し，視床下部と機能的に密接にかかわっている．下垂体は腺下垂体と神経下垂体からなる．腺下垂体は視床下部と血管（**下垂体門脈**）によって連絡し，神経下垂体は視床下部から直接神経線維を受けている（図8-4）．**腺下垂体**は前葉，**神経下垂体**は後葉と呼ばれる．

下垂体前葉と後葉からのホルモン分泌は視床下部による調節を受けているが，その様式は非常に異なっている．**下垂体後葉ホルモン**は視床下部内で産生され，後葉まで伸びている軸索末端から血中に放出される．一方，**下垂体前葉ホルモン**は前葉にある内分泌細胞で産生される．前葉ホルモンの分泌調節は，視床下部で産生され，血流を介して前葉に運ばれた物質によってなされている．視床下部から血中に分泌され，前葉ホルモン分泌を調節する物質を**視床下部ホルモン**という．

● b. 視床下部ホルモン

下垂体前葉ホルモンの分泌を調節する視床下部ホルモンには，**放出ホルモン**と**抑制ホルモン**とがある．放出ホルモン，抑制ホルモンはその名の通り下垂体前葉ホルモンの分泌をそれぞれ促進，抑制するホルモンの総称で，個々のホルモンは，そのホルモンが調節する下垂体前葉ホルモンに対応した名前で呼ばれる（**表8-2**）．

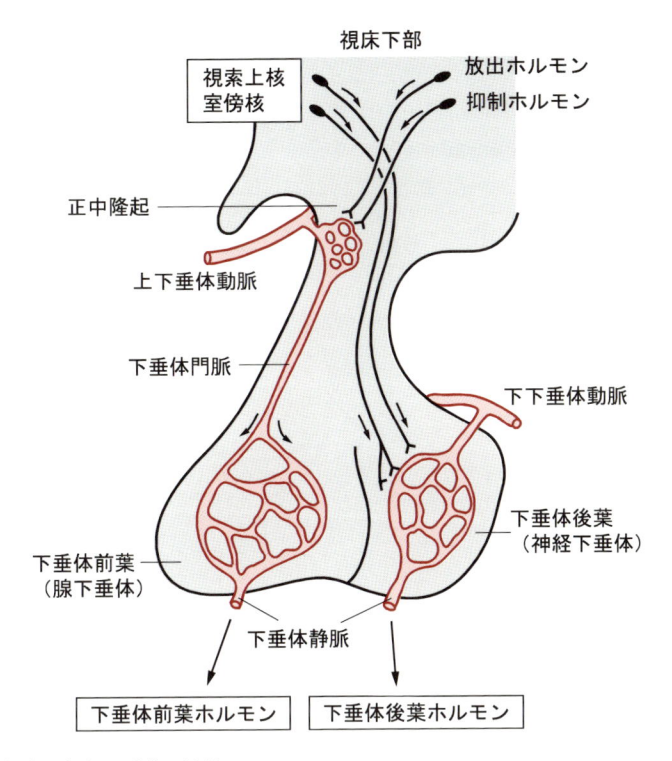

図8-4 視床下部と下垂体の連絡
視床下部は血流を介して下垂体前葉に連絡し，神経の軸索によって下垂体後葉と連絡している．

表8-2 下垂体前葉ホルモンとその分泌を調節する視床下部の放出ホルモンと抑制ホルモン

下垂体前葉ホルモン	視床下部ホルモン	
	放出ホルモン	抑制ホルモン
① 成長ホルモン（GH）	成長ホルモン放出ホルモン（GRH）	成長ホルモン抑制ホルモン（GIH）
② プロラクチン（PRL）	プロラクチン放出ホルモン（PRH）	プロラクチン抑制ホルモン（PIH）
③ 甲状腺刺激ホルモン（TSH）	甲状腺刺激ホルモン放出ホルモン（TRH）	
④ 副腎皮質刺激ホルモン（ACTH）	副腎皮質刺激ホルモン放出ホルモン（CRH）	
⑤ 卵胞刺激ホルモン（FSH）／黄体形成ホルモン（LH）	性腺刺激ホルモン放出ホルモン（GnRH）	

● c．下垂体のホルモン

(1) 下垂体前葉ホルモン

前葉ホルモンは前葉の内分泌細胞で産生・分泌される（図8-5）．

(1) 成長ホルモン（GH：growth hormone）：成長ホルモンは，発育期の成長を促進

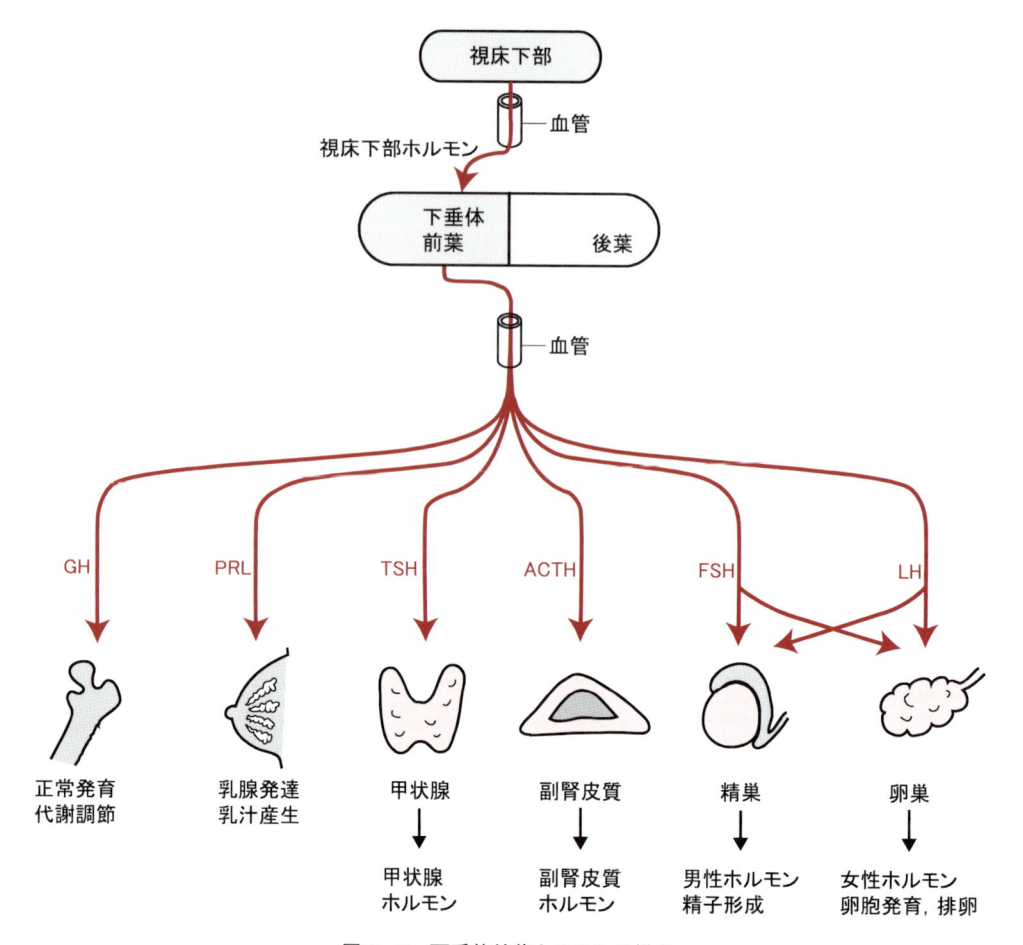

図8-5 下垂体前葉ホルモンの働き

する．成長ホルモンは，①骨端での軟骨形成促進，②タンパク質合成の促進，③血糖値の上昇，④脂肪酸の遊離，などの作用を持つ．GH分泌は睡眠時に高まる．GHは標的器官に対して，直接あるいは肝臓などから分泌されるIGF-1（インスリン様成長因子-1，ソマトメジンとも呼ばれる）を介して作用する．

> **注●● 分泌異常**：成長期に成長ホルモンの分泌低下が起こると，成長が停止し低身長症（小人症）となる．成長ホルモンの分泌亢進が，成長期に起こると巨人症になり，成人で起こると末端肥大症になる．

(2) プロラクチン（乳腺刺激ホルモン，PRL：prolactin）：女性において，①乳腺の発達，②成熟した乳腺細胞における乳汁産生・分泌の促進，③排卵の抑制，などの作用を持つ．
(3) 甲状腺刺激ホルモン（TSH：thyroid-stimulating hormone）：甲状腺を刺激して，甲状腺ホルモンの産生と分泌を促す．
(4) 副腎皮質刺激ホルモン（ACTH：adrenocorticotropic hormone）：副腎皮質ホルモン，特に糖質コルチコイドの産生と分泌を促進する．
(5) 性腺刺激ホルモン（ゴナドトロピン；GnH：gonadotropic hormone）：**卵胞刺**

激ホルモン（FSH：follicle-stimulating hormone）と**黄体形成ホルモン**（LH：luteinizing hormone）は性腺活動を調節する作用をもつので，2つ合わせて性腺刺激ホルモンという．

① FSH：女性では，ⅰ)卵巣における卵胞の成熟を促す．ⅱ)LHと協調して卵胞ホルモン（エストロジェン）の生成と分泌を促進する．男性では，ⅲ)精巣の精細管の発育を促し，ⅳ)精子の形成を促す．

② LH：女性では，ⅰ)成熟卵胞に働き，排卵を誘発する．ⅱ)排卵後は黄体形成を促し，黄体ホルモン（プロジェステロン）の分泌を増加させる．男性では，ⅲ)精巣の間質細胞に作用し，男性ホルモン（テストステロン）の生成と分泌を促す．

> **注 ●● FSHとLH**：FSHとLHは女性の生殖機能のみに関与するかのような命名がなされているが，精巣機能の発達をも促すことによって男性の生殖機能にも関与する重要なホルモンである．

(2) 下垂体後葉ホルモン

後葉ホルモンは，視床下部の室傍核あるいは視索上核のニューロンで生成される神経分泌物質である．

(1) **バゾプレッシン**（抗利尿ホルモン；ADH：antidiuretic hormone）：①腎臓の集合管における水の再吸収を促進して尿量を減らす（抗利尿作用）（図8-6）．このため抗利尿ホルモン（ADH）ともいう．たとえば，塩辛いものを食べて血漿浸透

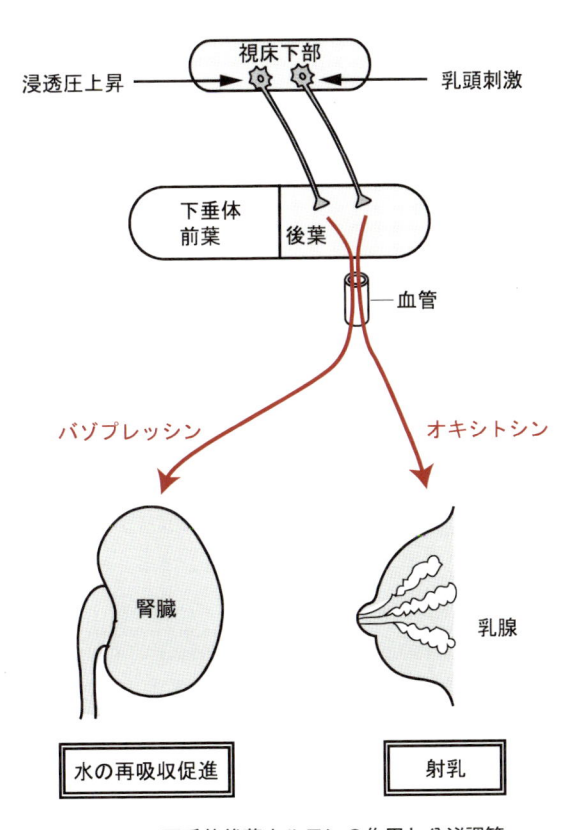

図8-6 下垂体後葉ホルモンの作用と分泌調節

圧が上昇すると，バゾプレッシン分泌が増加して尿量が減少し，体内からの水分喪失が抑えられる．②多量のバゾプレッシンは血圧を上昇させる作用を持つ．

> 注●● **バゾプレッシン**：9個のアミノ酸からなるペプチドホルモン．ヒトでは8位のアミノ酸がアルギニンであるため，アルギニンバゾプレッシン（AVP）とも呼ばれる．
>
> 注●● **尿崩症**：後葉の機能の障害により，バゾプレッシン分泌が減少し，尿量が異常に増加した病態．口渇，多尿，多飲などの症状を伴う．

(2) **オキシトシン**：女性では，①成熟した乳腺に作用して乳汁の排出を促す．授乳時に乳児が乳首を吸引するとオキシトシンの分泌が増加して射乳を起こす（図8-6）．これを**射乳反射**という．②分娩時には胎児が産道に入る刺激によって，オキシトシンの分泌が増し，子宮平滑筋の収縮力を強める．

● d．甲状腺のホルモン

甲状腺は甲状軟骨の下の気管の前面に気管を取り囲むように付着した約20 g（成人）の内分泌腺である（図8-7 A，B）．甲状腺の組織内には多数の球形の濾胞がある．濾胞は1層の濾胞細胞とコロイドで満たされた濾胞腔よりなる（図8-7 C）．濾胞細胞は甲状腺ホルモンを産生・分泌する．甲状腺ホルモンはヨウ素を含むホルモンで**サイロキシン**（T_4）と**トリヨードサイロニン**（T_3）とがある．T_4は1分子中に4個，T_3は3個のヨウ素原子を含む．甲状腺からは主にT_4が分泌され，T_3

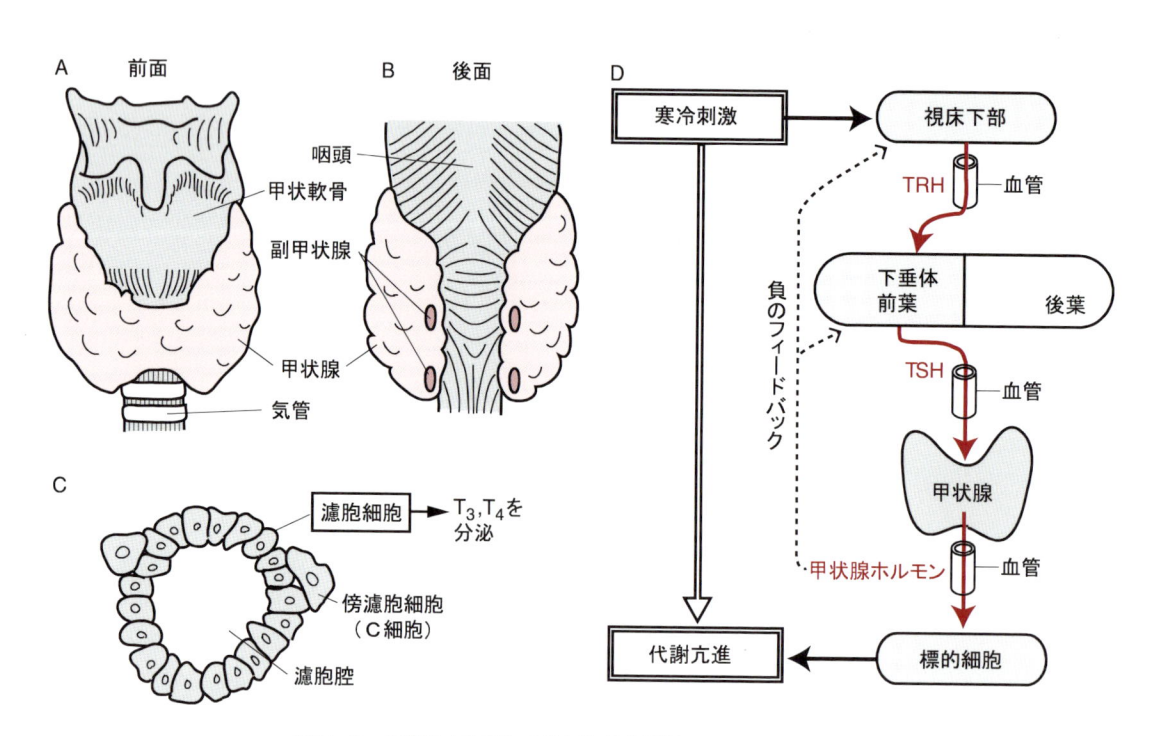

図8-7 甲状腺ホルモンの作用と分泌調節
A，B：甲状腺と副甲状腺の位置（Kahle Wら，1990より改変）
C：甲状腺の濾胞
D：甲状腺ホルモンの作用と分泌調節

の多くは末梢組織で T_4 から産生される．

濾胞の外側にある傍濾胞細胞（あるいは C 細胞）からは**カルシトニン**が分泌される（甲状腺ホルモンといった場合，カルシトニンではなく T_4, T_3 を指す）．

(1) 甲状腺ホルモン（T_3 と T_4）

(1) 生理作用：

① 物質代謝の亢進：骨格筋，心臓，腎臓，肝臓などの多くの臓器の酸素消費を高め，基礎代謝を亢進する．代謝熱の増大により体温を上昇させる．タンパク質代謝（タンパク質の生合成と分解の促進），糖代謝（腸管からのグルコースの吸収，糖新生および肝グリコーゲン分解の促進による血糖上昇，組織の糖利用促進），脂質代謝（血清コレステロールの低下）など，物質代謝に関して多岐にわたる作用を示す．

② 発育促進：成長ホルモンの働きを助け，骨や歯の発育を促す．

③ 精神機能刺激：甲状腺ホルモンが欠乏すると精神活動が鈍くなり，逆に過剰になると興奮しやすくなる．

④ その他：他のホルモンの作用に相加的，相乗的な影響を及ぼす（許容作用）．たとえば，カテコールアミンの組織に対する効果を増強する働きを持つ．

(2) 分泌調節：甲状腺ホルモンの生合成と分泌は，下垂体前葉から分泌される TSH によって，TSH の分泌はさらに視床下部から分泌される TRH により促進される（図 8－7 D）．血液中の甲状腺ホルモンの濃度が正常値より高まると，TSH や TRH の分泌が抑制され，甲状腺ホルモン濃度が正常にもどる（負のフィードバック機構）．寒冷時には視床下部 TRH―下垂体前葉 TSH 系を介して甲状腺ホルモンの分泌が増加して代謝が促進される．

> **注●● 分泌異常**：甲状腺機能亢進症としては，バセドウ病（グレーブス病）が代表的で，甲状腺腫，基礎代謝増加，心悸亢進，眼球突出，手指のふるえなどを生じる．一方，甲状腺機能低下症は，橋本病（慢性甲状腺炎）によるものが最も多い．橋本病は特に日本人の成人女性に多い．高齢者では認知症，うつ病などと誤診されていることがある．寒さに敏感，易疲労感，言葉のもつれ，無気力，思考力や記憶力の低下のほか，乾燥して冷たい皮膚，圧痕を残さない浮腫（粘液水腫）などの症状が特徴である．また，先天性の要因や，ヨード欠乏地域に住んでいるために，出生時から甲状腺機能の低下を生じると，成長や知能の発達が阻害されるクレチン病となる．

(2) カルシトニン

カルシトニンは骨と腎臓に作用して，血漿中の Ca^{2+} **濃度**を低下させる．すなわち骨からの Ca^{2+} 放出（骨吸収）を抑制して，骨の形成を促進する．また，腎臓からの Ca^{2+} の排泄を促進する（図 8－8 A）．血漿中の Ca^{2+} 濃度が増加すると，カルシトニン分泌が促進される（図 8－8 B）．

> **注●● カルシトニン**：カルシトニンはヒトでは作用が弱く，欠乏症や亢進症は特に報告されていない．

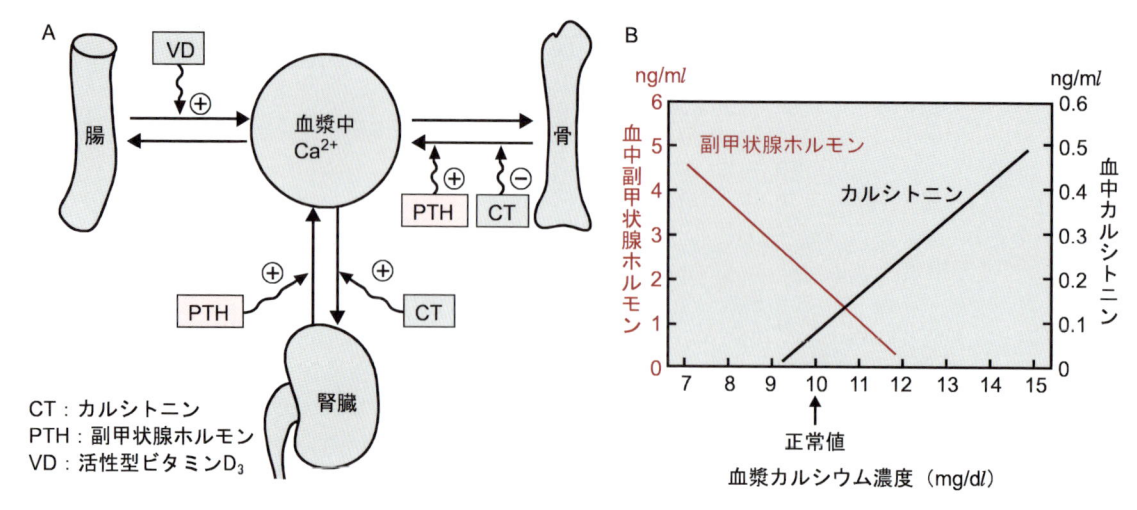

図8-8 副甲状腺ホルモンとカルシトニンの作用と分泌調節
A：副甲状腺ホルモンとカルシトニンによる血漿 Ca^{2+} 濃度調節の模式図
B：血漿 Ca^{2+} 濃度と血中副甲状腺ホルモン，カルシトニンの濃度の関係（鈴木泰三ら，1980 より）

● e．副甲状腺のホルモン

(1) 副甲状腺ホルモン

副甲状腺（上皮小体）は，甲状腺の後面に左右2個ずつあり（図8-7B），副甲状腺ホルモン（パラソルモン，PTH：parathormone）を分泌する．副甲状腺ホルモンは骨と腎臓に作用して，血漿中の Ca^{2+} 濃度を増大させる．すなわち，

(1) 骨の Ca を Ca^{2+} として血中に遊離させる．
(2) 腎臓の尿細管における Ca^{2+} の再吸収を促す．
(3) 腎臓におけるビタミン D_3 の活性化を促進することにより，間接的に腸からの Ca^{2+} の吸収を促す（図8-8A）．

血漿中 Ca^{2+} 濃度が減少すると，副甲状腺ホルモンの分泌が高まる（図8-8B）．

注●● **活性型ビタミン D_3**：食物から摂取されたり，日光の作用により皮膚で生成されたビタミン D_3 は，肝臓および腎臓で活性化されて活性型のビタミン D_3 になり，腸管からの Ca^{2+} 吸収を促進させ，血漿 Ca^{2+} 濃度を上昇させる．

(2) 血漿 Ca^{2+} 濃度の調節

血漿 Ca^{2+} 濃度は正常で 10 mg/dl である．血漿 Ca^{2+} 濃度が正常より低下すると副甲状腺ホルモン分泌が増加して血漿 Ca^{2+} 濃度を正常レベルにもどす．血漿 Ca^{2+} 濃度が正常レベルより上昇すると，甲状腺の傍濾胞細胞からのカルシトニンの分泌が増加して，血漿 Ca^{2+} 濃度を正常レベルにもどす（図8-8B）．

注●● **分泌異常**：副甲状腺の機能低下により血漿中の Ca^{2+} 濃度が低下すると，運動神経と筋細胞の興奮性が上昇して，ついには骨格筋の不随意収縮を引き起こす．これをテタニーといい，喉頭筋の痙攣により死に至ることもある．一方，副甲状腺の異常な機能亢進は骨の脱灰を促すため，骨が折れやすくなる．

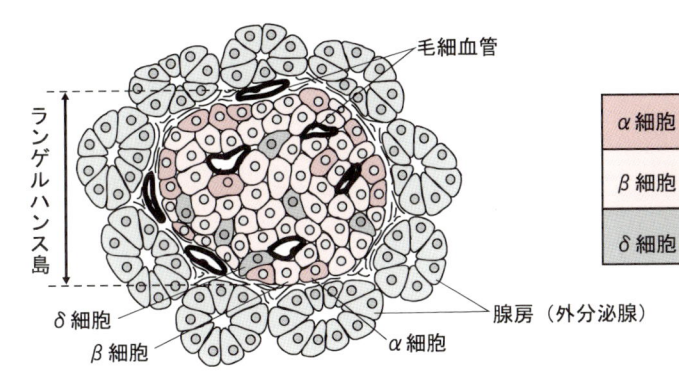

図8-9 ランゲルハンス島とホルモン
(Tortora GJら, 1987より改変)

● f. 膵臓のホルモン

膵臓には，膵液を分泌する外分泌腺組織に混じって，内分泌細胞からなる**ランゲルハンス島**（膵島）と呼ばれる微細な組織が散在している．ランゲルハンス島は膵臓内に100〜200万個存在し，その容積は膵臓全体の約2%である．ランゲルハンス島の細胞は，α細胞（約20%），β細胞（約60〜75%），δ細胞（約1〜8%）の3種類の細胞に大別される（**図8-9**）．α細胞は**グルカゴン**を，β細胞は**インスリン**を，δ細胞はソマトスタチンを分泌する．

> 注 ●● **α, β, δ細胞**：おのおのA, B, D細胞ともいう．

(1) インスリン

(1) 生理作用：インスリンは主に骨格筋，脂肪組織，肝臓に作用して，①血中のグルコースの細胞内への取り込みを促進し，また単糖であるグルコースを多糖であるグリコーゲンへ変換して**血糖値を下げる**．②グルコースの脂肪への変換を促す．そのほかに，③アミノ酸の細胞内への取り込みを促し，タンパク質合成を促進する作用もある．

(2) 分泌調節：インスリンの分泌は主に血糖値の変動によって直接的に調節され，血糖が上昇すると分泌が促される．一部神経性調節（迷走神経により分泌促進）もある．

> 注 ●● **インスリン**：ペプチドホルモンで，21個のアミノ酸からなるA鎖と30個のアミノ酸からなるB鎖よりなる．

> 注 ●● **分泌異常**：インスリンの分泌低下や組織のインスリンに対する応答低下によって糖尿病が起こる．その症状は高血糖，糖尿であるが，そのほかに多尿，多飲，ケトアシドーシス（ケトン体産生），感染に対する抵抗力の低下などの諸症状を伴う．糖尿病が長期に持続すると，網膜症，腎症，末梢神経障害などさまざまな合併症を生じる．さらに重篤な場合は，昏睡などの中枢神経障害を起こす．

> **注●● 糖尿病の分類**：成因により1型，2型に分類される．1型糖尿病（インスリン依存性糖尿病）はインスリンの分泌が低下する病態で，体重が減少し，インスリン療法が必須である．2型糖尿病（インスリン非依存性糖尿病）はインスリン分泌低下と感受性低下を原因とし，糖尿病全体の約95％を占める．遺伝因子や肥満・運動不足などの生活習慣が発症に関与する．治療の主軸は食事療法や運動療法など生活習慣の改善で，これを補う意味で経口血糖降下薬の服用やインスリン療法がある．

> **注●● ヘモグロビン A_{1C}**：血糖値の指標として，血中のヘモグロビン A_{1C}（ヘモグロビンにグルコースが結合したもの）を測定することが多い．ヘモグロビン A_{1C} は過去1～2カ月の血糖値を反映するので，検査前の食事などによる影響を受けにくい．

(2) グルカゴン

(1) 生理作用：①肝臓において，グリコーゲンからグルコースへの分解，糖新生（アミノ酸などからのグルコースの新生）を促して，血糖値を上昇させる．②肝臓の脂肪分解を促して，血中遊離脂肪酸を増加させる．

(2) 分泌調節：グルカゴンの分泌は血糖値の低下により促され，血糖値上昇により抑制される．

(3) ソマトスタチン

膵臓のソマトスタチンは，ランゲルハンス島の α 細胞や β 細胞に作用して，インスリンやグルカゴンの分泌を抑制する．

(4) 血糖調節

血中のグルコースの濃度（血糖値）は約100（70～110）mg/dl に維持されている．血糖値が正常レベルより上昇すると，インスリン分泌が増して血糖値を正常レベルにもどす．一方，血糖値が正常レベルより低下すると，グルカゴンの分泌が増して血糖値を正常レベルにもどす．

> **注●● 血糖値を上昇させるホルモン**：グルカゴンのほかに，カテコールアミン，成長ホルモン，副腎皮質ホルモン，甲状腺ホルモンなどもある．

● g．副腎のホルモン

副腎は，腎臓の上端に接して左右1対（それぞれ7～8 g）存在する扁平な三角形の小器官である．副腎は髄質と皮質に分けられ，おのおの異なるホルモンを分泌する．

(1) 副腎髄質ホルモン

副腎髄質は副腎皮質に囲まれて存在し，クロム親和性細胞（クロマフィン細胞ともいう）から大量の**アドレナリン（エピネフリン）**，わずかの**ノルアドレナリン（ノルエピネフリン）**，ごくわずかの**ドパミン**を分泌する．アドレナリン，ノルアドレナリンとドパミンはカテコール核をもつアミンなので，合わせてカテコールアミンという．

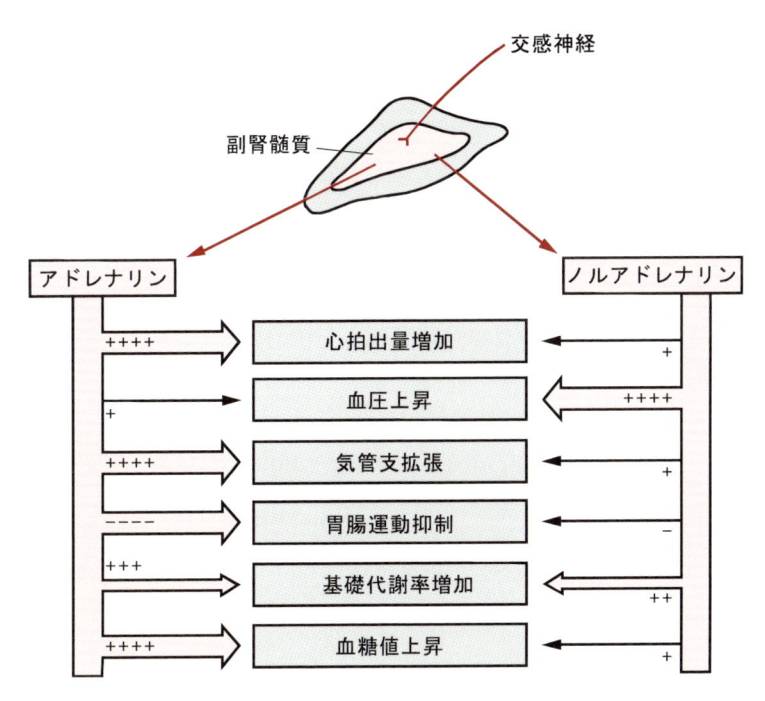

図8-10 アドレナリンとノルアドレナリンの作用
(Thews G ら, 1985 より改変)

(1) 生理作用：アドレナリンとノルアドレナリンは，類似した種々の生理作用を持つが，アドレナリンは心拍出量増加作用と血糖値上昇作用が著しく，ノルアドレナリンは末梢血管収縮による血圧上昇作用が特に著しい（図8-10）.
　① 循環系に及ぼす作用：アドレナリンは心筋の収縮力，心拍数を増加させる．ノルアドレナリンは，総末梢抵抗を著しく増加させ，血圧を著しく上昇させる．
　② 血糖値に及ぼす作用：肝臓におけるグリコーゲンの分解を促し，血糖値を上昇させる．
　③ 遊離脂肪酸量に及ぼす作用：脂肪の分解を促して血中の遊離脂肪酸を増加させる．
　④ 代謝に及ぼす作用：遊離脂肪酸増加および血糖値上昇の結果，組織の酸素消費量を増加させて代謝を活発にする．それに伴って熱産生も増加する．
　⑤ 血管以外の平滑筋に対する作用：胃腸運動を抑制し，気管支を拡張させる．
(2) 分泌調節：副腎髄質ホルモン分泌は，交感神経によって調節される（図8-10）．血糖低下時，激しい筋運動時，著しい寒冷あるいは温熱刺激時，情動刺激時，ストレス時などに交感神経の活動が亢進して分泌が急激に増加する．このように生体が緊急事態に直面すると，副腎髄質からアドレナリンが分泌され，闘争，防衛などの行動に都合のよいような身体の状態（血圧上昇，高血糖など）が作られる．これを**緊急反応**という．ノルアドレナリンは，副腎髄質から分泌されるのみではなく，全身に分布する交感神経の終末からも分泌されるので，血中にはノルアドレナリンがアドレナリンよりも多く存在する．休息状態では交感神経活動が低下してカテコールアミン分泌も低下する．

注●● **分泌異常**：クロム親和性細胞に由来する腫瘍（褐色細胞腫）が発生すると，副腎髄質ホルモンの分泌が過剰になり，高血圧，心悸亢進，発汗，頭痛，悪心，嘔吐などの症状が出現する．

(2) 副腎皮質ホルモン（コルチコステロイド）

副腎皮質からは，数種類のステロイドホルモンが分泌される．これらのホルモンは，糖代謝の調節や電解質代謝の調節，性ホルモン作用などを持つ．特に糖代謝に対する作用の強いものを糖質コルチコイド（グルココルチコイド），電解質代謝に対する作用の強いものを電解質コルチコイド（ミネラルコルチコイド）という．男性ホルモン作用を持つものを副腎アンドロジェンという．

副腎皮質は，外側から球状層，束状層，網状層の3層に分けられる．球状層からは主に電解質コルチコイド，束状層からは主に糖質コルチコイド，網状層からは主に副腎アンドロジェンが分泌される（図8-11）．

① 糖質コルチコイド

糖質コルチコイドの主なものは，**コルチゾル**と**コルチコステロン**である．

(1) 生理作用：
　① 物質代謝に対する作用：肝臓での糖新生を促進し，血糖値を上昇させる．タンパク質や脂肪の分解を促進する．
　② 抗炎症・抗アレルギー作用：炎症やアレルギー症状を抑える．
　③ 許容作用：カテコールアミンの脂肪分解効果や血圧上昇作用などの発現には，糖質コルチコイドが少量必要である．
　④ 胃に対する作用：胃液の酸およびペプシンの分泌を促進し，粘液分泌を抑制する．そのため，糖質コルチコイド分泌が長期間増加すると胃潰瘍を起こしやすい．
　⑤ その他：抗ショック作用など，種々のストレス刺激に対する抵抗力を高める作用を持つ．

(2) 分泌調節：糖質コルチコイドの生成・分泌は，下垂体前葉のACTHによって促進される．ACTHの分泌は視床下部ホルモンである副腎皮質刺激ホルモン放出

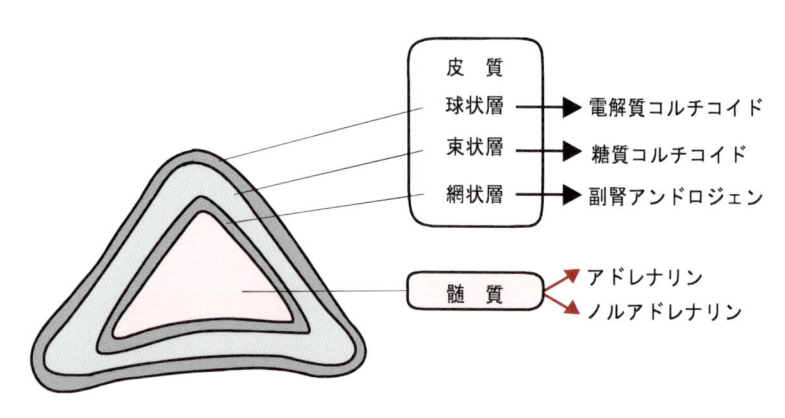

図8-11　副腎からのホルモン分泌
副腎皮質の3つの層と副腎髄質からおのおの異なるホルモンが分泌される．

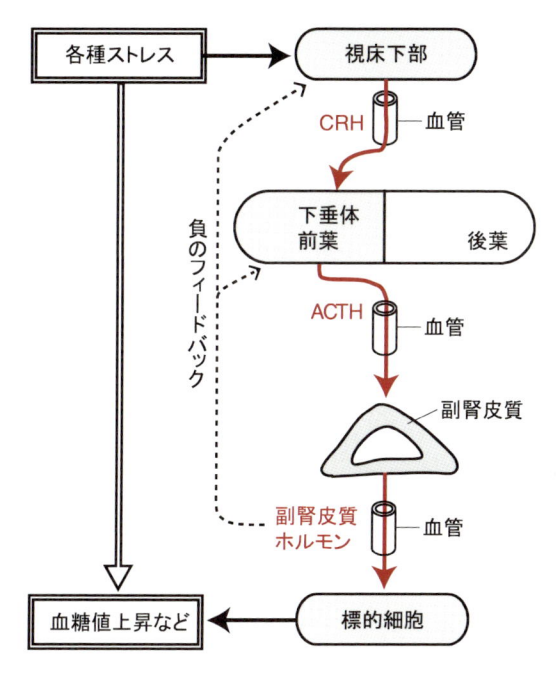

図 8-12 糖質コルチコイドの作用と分泌調節

ホルモン（CRH）によって促進される（図8-12）．一方，糖質コルチコイドは視床下部や下垂体前葉に作用し，CRHやACTHの分泌を抑制する（負のフィードバック機構）．種々のストレス刺激が加わるとCRH-ACTH系を介して糖質コルチコイドの分泌が高まり，血糖値の上昇などが起こる．

> **注●● ステロイド剤**：抗炎症作用，免疫抑制作用を目的として，糖質コルチコイドのステロイド剤が治療によく用いられる．感染症や糖尿病，精神障害など種々の重篤な副作用を生じうるので，投与に際しては注意が必要である．

② 電解質コルチコイド

電解質コルチコイドの代表的な物質は，**アルドステロン**である．

(1) 生理作用：
(1) 腎臓の主に集合管に作用してNa$^+$再吸収を増大させ，K$^+$の排泄を促す．
(2) Na$^+$再吸収促進に伴い，水分も再吸収されるため，細胞外液量を増加させる．
(2) 分泌調節：アルドステロン分泌はレニン-アンジオテンシン系により調節される．血圧低下や循環血液量の減少，血中Na$^+$濃度の低下に伴い，腎臓の糸球体近接細胞からレニンが分泌される．**レニン**は，血中のアンジオテンシノジェンをアンジオテンシンIに変換する．アンジオテンシンIはアンジオテンシン変換酵素（ACE：angiotensin converting enzyme）によってアンジオテンシンIIに変換される．**アンジオテンシンII**は，副腎皮質に作用して，アルドステロンの分泌を促進させる（レニン-アンジオテンシン-アルドステロン系）（図8-13）．

> **注●● 糸球体近接細胞**：糸球体近接細胞（juxtaglomerular cell：JG細胞）は腎臓の輸入細動脈が糸球体に入る直前の血管壁にある．JG細胞は腎動脈圧低下を感受する．また，

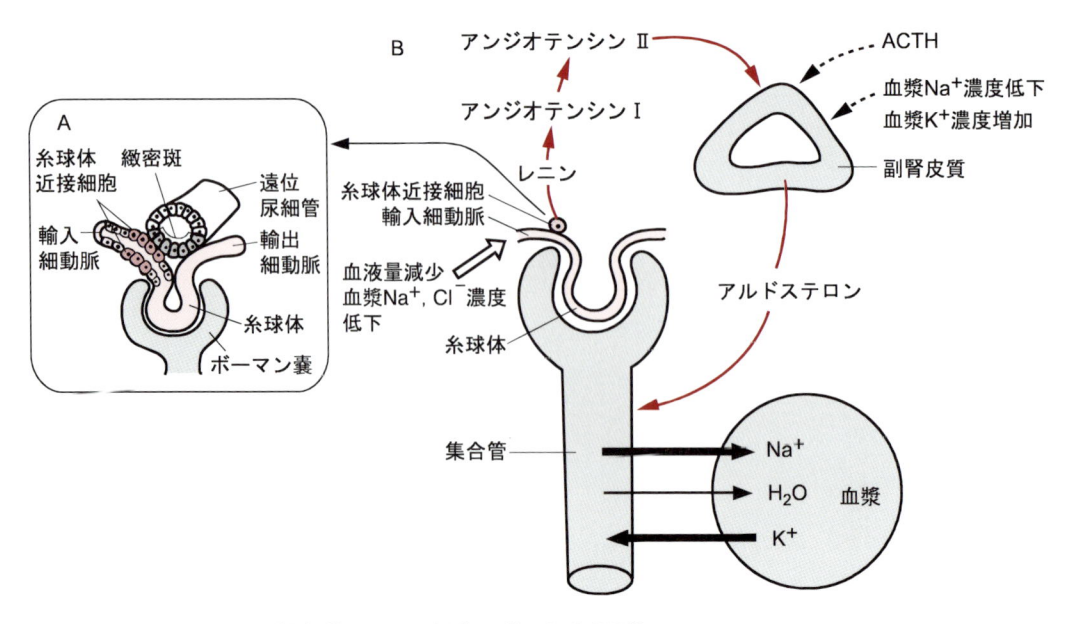

図8-13 アルドステロン（電解質コルチコイド）の作用と分泌調節
血液量減少・血漿 Na^+ 濃度低下により，腎臓の糸球体近接細胞からレニンが分泌され，レニン-アンジオテンシン-アルドステロン系が作動する．

JG細胞と密接した特殊な遠位尿細管細胞を緻密斑（macula densa）という．緻密斑は遠位尿細管内液の Na^+ や Cl^- の濃度低下を感受する．糸球体近接細胞と緻密斑をあわせて糸球体近接装置ともいう．

注 ● **アルドステロン分泌の調節**：アルドステロン分泌はこのほか，ACTHによって，また血漿 Na^+ 濃度低下，K^+ 濃度増加の直接作用によって分泌が増す．

注 ● **アンジオテンシンⅡの作用**：強力な血管収縮作用もある．

注 ● **レニン-アンジオテンシン系を抑制する薬**：ACE阻害薬やアンジオテンシンⅡ受容体拮抗薬は，レニン-アンジオテンシン系を抑制して血管を拡張させ血圧を低下させるので，降圧薬として用いられる．

③ 副腎アンドロジェン（副腎アンドロゲン）

副腎皮質から分泌されるデヒドロエピアンドロステロン（DHEA）などは，身体を男性化する作用があるが，活性は弱い．副腎アンドロジェンの分泌は糖質コルチコイドと同様に，CRH-ACTH系によって調節される．

注 ● **分泌異常**

(1) 副腎皮質機能低下：糖質コルチコイド，電解質コルチコイドの分泌低下によってアジソン病が起こる．症状としては，皮膚の色素沈着，低血圧，低血糖，心筋萎縮，Na^+ の過剰排泄などがみられる．

(2) 副腎皮質機能亢進症：副腎皮質からの各ホルモンの分泌過剰により次のような症候群が起こる．

　① クッシング症候群：糖質コルチコイドの過剰分泌によって起こる．満月様の丸顔や中心性肥満（体幹のみの肥満）となり，体内のタンパク質の減少，高血糖，高血圧，精神障害を伴う．

② コン症候群：電解質コルチコイドの過剰分泌によって起こる．Na⁺貯留，K⁺低下が起こり，多尿，多飲，高血圧，虚弱などの症状を示す．

③ 副腎性器症候群：副腎アンドロジェンの分泌過剰によって起こる．女性では体型の男性化が起こる．思春期前の男性においては，精巣が未熟であるのに，第二次性徴のみが早熟する．

h. 精巣のホルモン

男性化作用を有する天然および合成物質を総称して**アンドロジェン**（アンドロゲン，**男性ホルモン**）という．精巣から分泌される主なアンドロジェンは**テストステロン**である．テストステロンはコレステロールから作られるステロイドホルモンである．

> 注●● **アンドロジェンの分泌**：アンドロジェンは副腎皮質，卵巣からも少量分泌される．

精巣は，多数の**精細管**からなる．精細管の間を埋める間質にある**間質細胞**（ライジッヒ細胞）からテストステロンが生成・分泌される．精細管には分裂増殖して精子に分化する精祖細胞と，精細胞に栄養を与えるセルトリ細胞がある（第9章参照）．

(1) 生理作用：
① セルトリ細胞に作用して精子形成を促進する．
② 男性内生殖器（前立腺，精嚢）の発育を促進し，機能を維持する．
③ 男性の第二次性徴の発現（外生殖器の発育，体毛の成長，甲状軟骨突出，声変

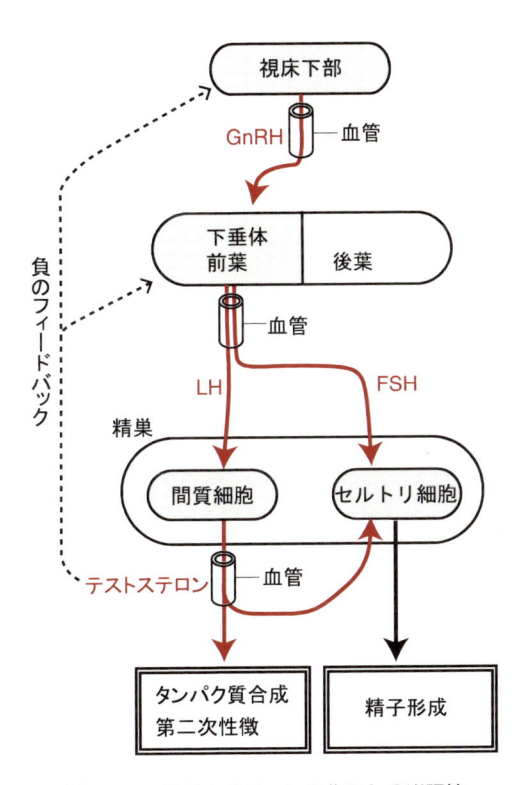

図8-14 テストステロンの作用と分泌調節

わりなど）を促す．
(4) 筋肉および骨基質のタンパク質合成を促進する（タンパク同化作用）．
(5) 性欲を亢進させる．
(2) 分泌調節：テストステロンの分泌は，下垂体前葉のLHにより刺激される（図8-14）．下垂体前葉のLH分泌は視床下部ホルモンのGnRHによって調節される．一方，テストステロンは視床下部のGnRHおよび下垂体前葉のLH分泌に対して負のフィードバック調節を行う．

> 注●● **FSHの作用**：セルトリ細胞は下垂体前葉ホルモンであるFSHによって刺激される．

i. 卵巣のホルモン

女性ホルモンは卵巣で合成されるホルモンであり，**卵胞ホルモン（エストロジェンあるいはエストロゲン）**，**黄体ホルモン（プロジェステロンあるいはプロゲステロン）**などがある．いずれもコレステロールをもとにして作られるステロイドホルモンである．

卵巣は皮質と髄質よりなる．皮質には**卵胞**（原始卵胞，グラーフ卵胞など），**黄体**などがある．卵胞からは卵胞ホルモンが，黄体からは黄体ホルモンが分泌される．髄質は血管組織で占められる．

卵胞（卵細胞とそれを取り囲む細胞よりなる）は原始卵胞，胞状卵胞，グラーフ卵胞の順に発育する（図8-15）．グラーフ卵胞は，十分に成熟すると破裂して，卵子（卵細胞）を放出する（排卵）．排卵後，卵胞は黄体となる．卵子が受精すると黄体は妊娠黄体となり，出産まで維持されるが，受精しなければ黄体はやがて退化して白体となる（第9章参照）．

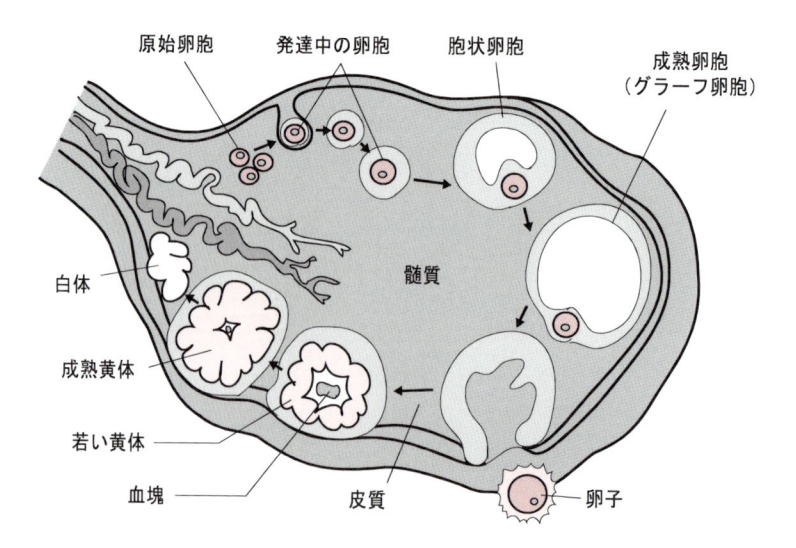

図8-15 **卵巣の構造**（Tortora GJ, 1987より改変）
卵巣内における卵胞と卵子の発達過程を示す．

注●● **女性ホルモンの分泌**：エストロジェン，プロジェステロンは少量であるが卵巣以外に副腎皮質や精巣からも分泌される．このため，男性でも循環血中に少量のエストロジェンとプロジェステロンを含む．

(1) 卵胞ホルモン（エストロジェン）

卵胞ホルモンを総称して**エストロジェン**といい，エストラジオール，エストロンおよびエストリオールの3種がその代表的なものである．生理作用はエストラジオール，エストロン，エストリオールの順に強い．

生理作用：
(1) 卵胞の発育を促す．
(2) 卵管運動を高め，卵子の子宮腔への輸送を助ける．
(3) 子宮内膜（粘膜）と膣上皮の増殖を促す．
(4) 乳腺の発育を促進する．
(5) 女性の第二次性徴の発現（乳房の発達，骨格の女性化，皮下脂肪の沈着など）を促す．
(6) 性欲を亢進させる．

注●● **エストロジェンの非生殖器への作用**：エストロジェンは骨において骨吸収を抑制し骨量を維持する．その他にエストロジェンは脂質代謝，皮膚，血管，神経系にも作用する．

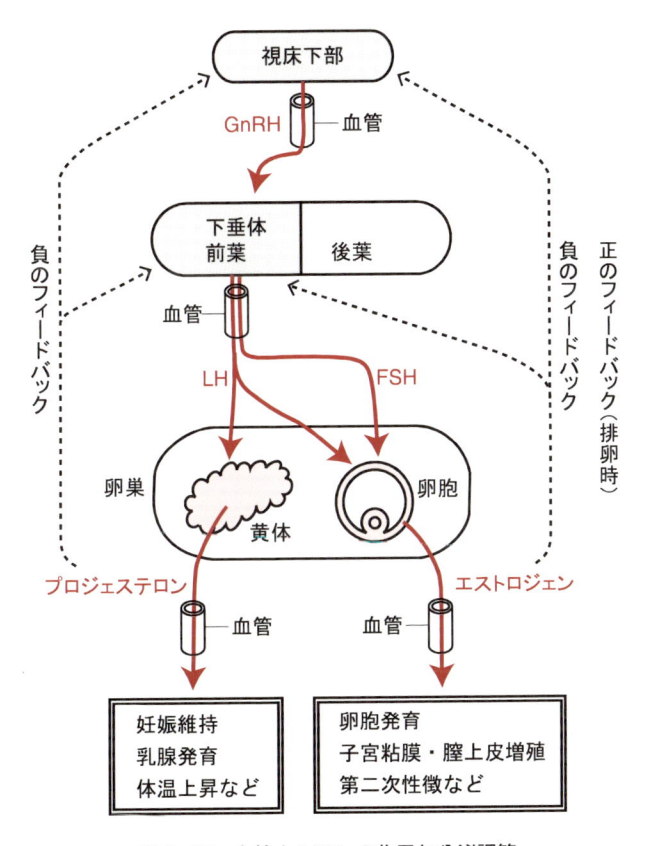

図8-16 女性ホルモンの作用と分泌調節

(2) 黄体ホルモン（プロジェステロン）

黄体ホルモンの主なものはプロジェステロンである．

生理作用：
(1) 受精卵の着床を容易にし，妊娠を維持する作用を持つ（子宮内膜の腺分泌亢進）．
(2) 乳腺の発育を促す．
(3) 排卵を抑制する．
(4) 体温上昇作用を持つ．

(3) 女性ホルモンの分泌調節

エストロジェンの分泌は下垂体前葉から分泌されるFSHとLHによって，プロジェステロンの分泌は下垂体前葉からのLHによって刺激される．下垂体前葉からのFSHとLH分泌は視床下部ホルモンであるGnRHによって刺激される（図8-16）．卵巣から血中に分泌されたエストロジェンやプロジェステロンは，視床下部のGnRHおよび下垂体前葉のFSHとLHに対して負のフィードバック調節を行う．一方，排卵の約36時間前には，血中エストロジェンが急激に増加し，プロジェステロンの存在下で正のフィードバック調節によりLHの一過性の増加（LHサージ）を起こす．

● j. その他のホルモン

(1) 消化管ホルモン

消化管からはガストリン，セクレチン，コレシストキニン（CCK）などが分泌される．これらの消化管ホルモンは消化管運動と消化液分泌を調節する（第4章，83頁参照）．

(2) 腎臓のホルモン

腎臓からは，**レニンとエリスロポエチン**が分泌される．レニンは副腎皮質からのアルドステロン分泌に関与し（145頁参照），エリスロポエチンは赤血球の新生を促す（19頁参照）．

> 注●● レニンとエリスロポエチン：レニンは340個のアミノ酸からなる．エリスロポエチンは165個のアミノ酸からなる．

(3) 松果体のホルモン

松果体から**メラトニン**が分泌される．メラトニンは夜間に分泌が増えて，昼間低下する．概日リズム形成と関連しているらしい．

(4) 心房のホルモン

心房からは，**心房性ナトリウム利尿ペプチド**というホルモンが分泌される．心房性ナトリウム利尿ペプチドは血液量の増加により心房筋が伸展されたときに分泌され，腎臓に作用して水とNa^+の排泄を促進させる．また血管を拡張させ血圧を下げる．

第9章
生殖・成長と老化

●学習のためのキーワード●

- 生殖器の働き
- 精子形成
- 性反射
- 卵子形成
- 性周期
- 受精／着床／妊娠
- 分娩
- 乳汁分泌
- 成長
- 老化

第9章 生殖・成長と老化

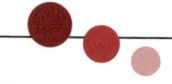

学習のねらい

新しい個体を作る機能を生殖という．誕生するとき，子はすでに卵巣あるいは精巣という男女で異なる生殖腺を備えている．生後の個体は遺伝子の指令に従って，身体の各部位が形態的にも機能的にも発達する．思春期になると生殖器が発達し，男女それぞれの特有の生殖機能をもつ．本章では生殖機能の特徴と，成長期と老年期の特徴を学ぶ．

A. 生　殖

個体には寿命があるので，生きている間に新しい個体を作ることにより生物の種は維持される．この新しい個体を作る機能を**生殖**という．

生殖器は胎生期に男性型または女性型に分化する．思春期になると生殖器の急激な成熟と，男性，女性に特有な第二次性徴が起こる．男性の場合には精子の形成や排出機能が発達し，同時に骨格や筋の発育，声変わりなどがみられる．女性では卵巣からの周期的な排卵が始まり，それに伴って月経がみられるようになる．また乳腺の発達，皮下脂肪の沈着が起こり，骨盤が広がって女性らしい骨格を呈するようになる．このような現象は視床下部・下垂体系の活動によって引き起こされる．さらに女性の場合，妊娠や分娩なども視床下部・下垂体系によって制御されている．

a. 男性生殖器

男性の生殖器は精子を作る精巣（睾丸），精子を運ぶ管（精巣上体，精管など），これらの管に開口する腺（精囊，前立腺，尿道球腺）などの内生殖器，および陰茎，陰囊などの外生殖器よりなる（図9-1）．

(1) 精子形成

精子は**精巣**で形成される．精巣は多数の**精細管**が束になって並んだものである（図9-2A）．精細管には精祖細胞，セルトリ細胞があり，精細管の間には間質細胞（ライジッヒ細胞）がある（図9-2B）．思春期になると間質細胞から分泌されるテストステロンの作用により精祖細胞（原始生殖細胞）が成熟して一次精母細胞となり，次いで減数分裂して二次精母細胞となる．二次精母細胞は，さらに分裂して精子細胞となる．精子細胞はセルトリ細胞と物質交換を行って成熟して**精子**となる（図9-2B）．1日に約3千万〜2億個の精子が産生されるといわれる．

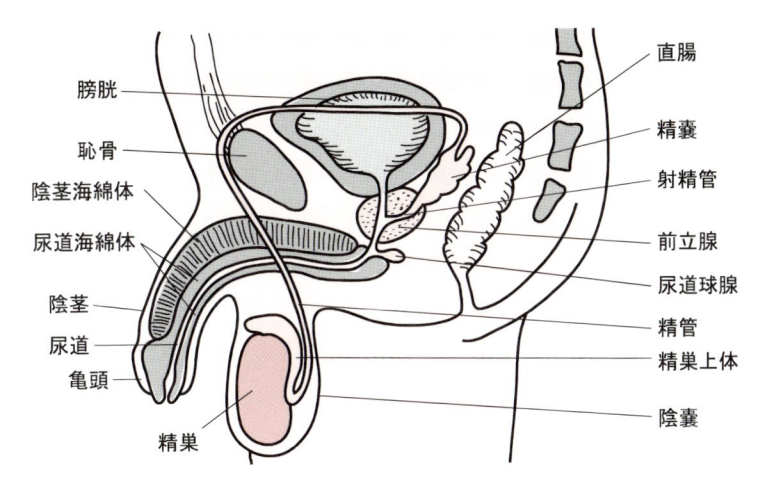

図9-1 男性生殖器
下腹部の正中断面図

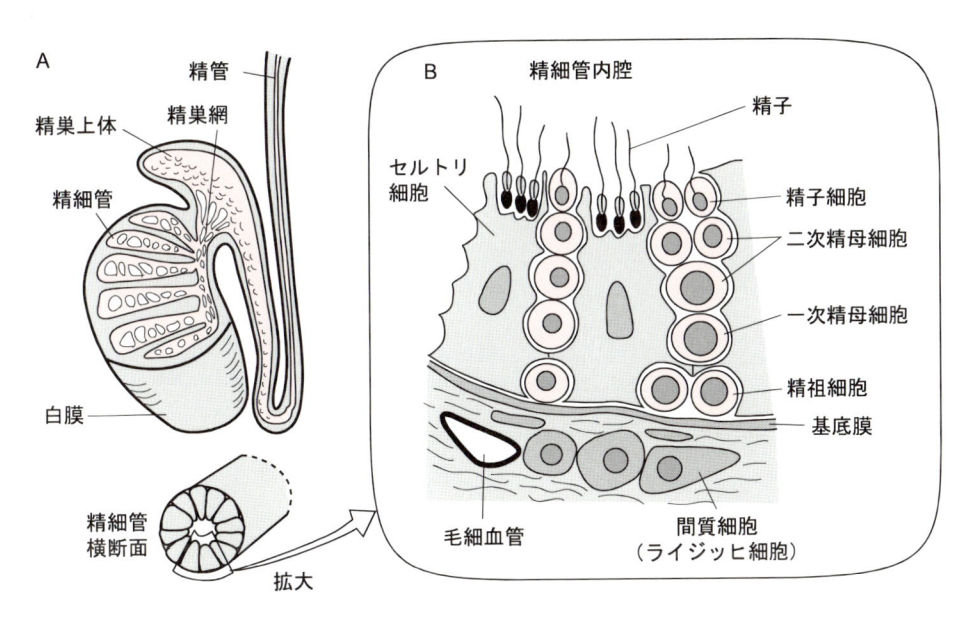

図9-2 精巣の構造と精子形成
A：精巣の断面．B：精細管における精子形成の模式図（A，B：佐藤昭夫ら，1995より）

(2) 性反射

　男性の性反射には陰茎の**勃起**と**射精**という2つの現象がある．陰茎に触刺激を加えると，反射性に陰茎の海綿体が充血して勃起が起こる．陰茎の触受容器が刺激されると，その情報は仙髄に伝えられ，反射性に陰茎の細動脈を支配する副交感神経を介して細動脈が拡張する．その結果，海綿体の体積が増し，陰茎の静脈が圧迫されて，血液の流出が抑えられるため，陰茎が充血する．勃起は，反射とは別に，情動刺激などによっても起こりうる．交感神経血管収縮神経の活動が亢進すると陰茎の細動脈は収縮し，勃起は消失する．

　射精も陰茎の触刺激によって起こる．射精は**精液**（精子と，精嚢や前立腺などか

らの分泌物からなる）を尿道まで射出する過程と，尿道から体外へ圧出する過程よりなる．陰茎からの感覚情報は体性神経求心路を通って腰仙髄へ伝えられ，反射性に交感神経遠心路を活動させて精管と前立腺の平滑筋が収縮して，精液を尿道へ射出させる．さらに，体性神経遠心路を活動させて陰茎の横紋筋（球海綿体筋など）が律動的収縮を起こし，精液を尿道から体外に排出させる．この際，交感神経遠心路の興奮は内尿道括約筋の緊張を高め，精液の膀胱内流入を防ぐ．射精も情動刺激などの影響を受ける．

● b．女性生殖器

女性の生殖器は，卵巣，卵管，子宮，膣（内生殖器）と陰唇，陰核（外生殖器）より構成される（図9-3）．

（1）卵子形成

胎生期の卵巣内には約700万個の**原始卵胞**（中に未熟な卵細胞を含む）があるが，多くは発育を停止し，出生時には約100万個となる．これらの原始卵胞は減数分裂の最初の段階で思春期まで休止状態に入る．思春期の卵巣内には約1万個の原始卵胞があり，1回の月経周期ごとに1個が成熟して**卵細胞**（卵子）が放出される（第8章，図8-15参照）．生殖可能な時期に約400個の卵細胞が排出される．残りの大部分の卵胞は退化して閉鎖卵胞になる．

原始卵胞内の未熟な卵細胞は月経周期14日目頃に下垂体前葉からのLH（黄体形成ホルモン）の大量放出に刺激されて，減数分裂を行う．LHは卵胞の成熟をも促し，卵胞が十分に成熟すると破裂して卵細胞を卵巣の表面に放出する．この現象を**排卵**という．放出された卵細胞は卵管へと運ばれる．排卵後の卵胞は変性・肥大し，脂肪沈着のため黄色っぽくなるので，黄体という．

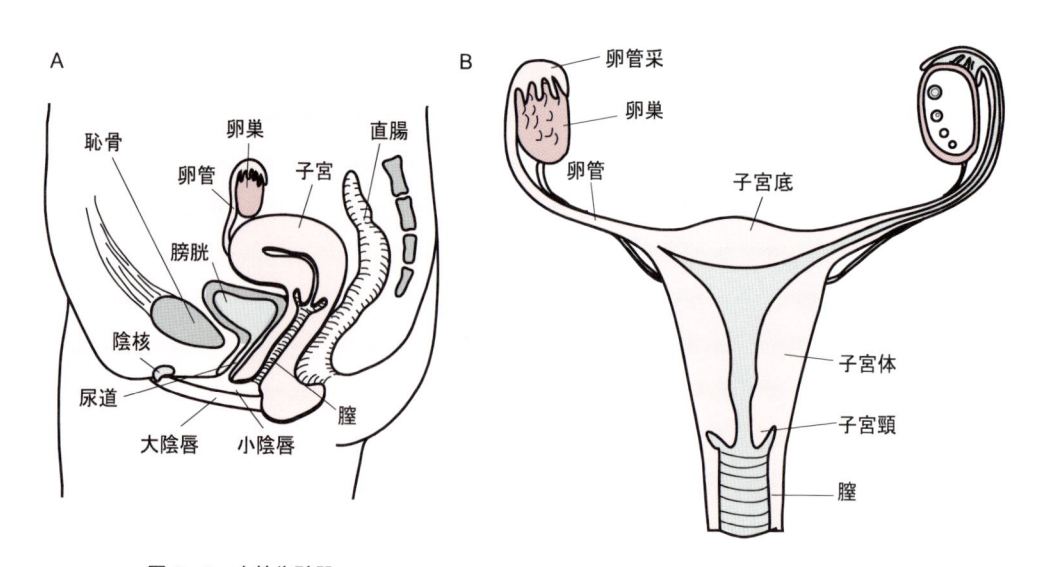

図9-3 女性生殖器
A：下腹部の正中断面図．B：子宮の模式図．子宮と右の卵管・卵巣は断面図を示す．
（A：佐藤昭夫ら，1995より，B：佐藤昭夫ら，2002より）

A：性腺刺激ホルモンの血中濃度

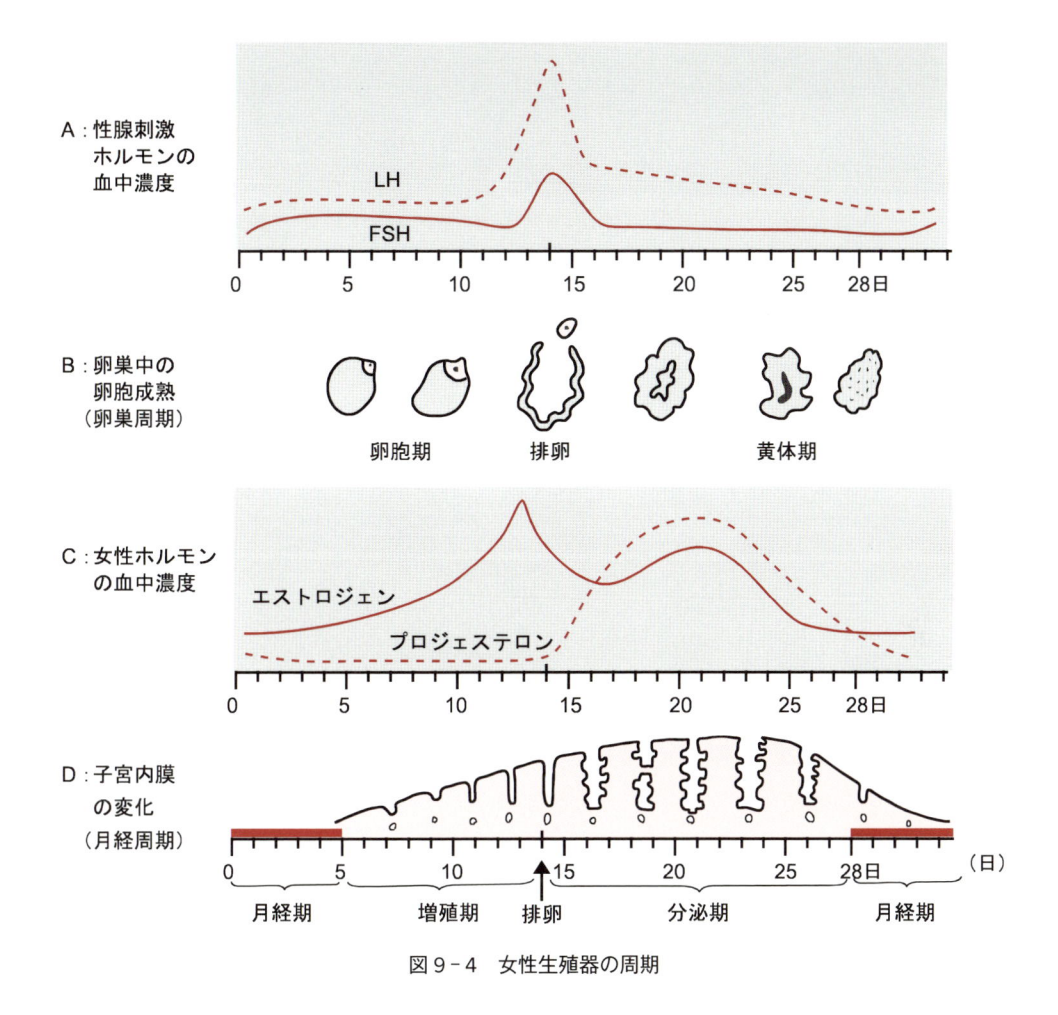

B：卵巣中の卵胞成熟（卵巣周期）
卵胞期　排卵　黄体期

C：女性ホルモンの血中濃度
エストロジェン　プロジェステロン

D：子宮内膜の変化（月経周期）
月経期　増殖期　排卵　分泌期　月経期

図9-4　女性生殖器の周期

(2) 性周期

女性生殖器には，約28日ごとの周期的な変化がみられる（図9-4）．この最も明らかな特徴は月経出血である．一般には月経の最初の日を月経周期の第1日として数える．外部的に認められる月経周期からは，卵巣および子宮の周期を知ることができる．

① 卵巣周期

卵巣周期は，卵胞期，排卵，黄体期よりなる（図9-4B）．卵巣周期は下垂体前葉より分泌される2種類の**性腺刺激ホルモン**（FSHとLH）の変化（図9-4A）に伴って起こる．FSH（卵胞刺激ホルモン）は，卵胞の成熟を促すと同時に**卵胞ホルモン（エストロジェン）**の分泌を増加させ（図9-4C），受精の準備の時期を作る．一方LH（黄体形成ホルモン）は，排卵の誘発を促すと同時に**黄体ホルモン（プロジェステロン）**の分泌を増加させ，受精卵の着床しやすい状態を作る．

(1) 卵胞期（1～14日目頃）：下垂体前葉のFSH分泌が増すにつれて，卵巣で数個の**卵胞**が成熟し始める．第5～6日頃に1個の卵胞のみが成長し，他は退縮する．卵胞の発育とともに卵胞から分泌されるエストロジェンが増加し，これによって子

宮内膜の肥厚が始まる．
(2) 排卵（14日目頃）：血漿エストロジェン濃度が急激に増加し，これが視床下部に作用して，LHの一過性の急激な分泌増加（LHサージ）を引き起こし，その結果，排卵が起こる．
(3) 黄体期（14〜28日）：LHの作用で排卵後の卵胞から**黄体**が形成され，プロジェステロンが分泌される．プロジェステロンの作用により子宮内膜から分泌液が出る．受精が行われない場合，黄体は退化し，プロジェステロンのレベルは低下する．

② 月経周期（子宮内膜周期）

月経周期は，月経期，増殖期，分泌期に分かれる（**図9-4D**）．月経期と増殖期は卵巣周期の卵胞期に，分泌期は黄体期にそれぞれ対応する．
(1) 月経期：子宮内膜の脱落によって膣から出血が起こる．出血期間は平均5日で，出血量は個人差はあるものの平均35 mlといわれている．
(2) 増殖期：第5〜6日目頃から，卵胞の分泌するエストロジェンの作用により，子宮内膜が増殖する．
(3) 分泌期：排卵後，黄体の分泌するプロジェステロンの作用により，子宮内膜の分泌腺が活発となり，受精卵が着床しやすい状態となる．受精，着床が起こらないと黄体は退化し，プロジェステロンの分泌が低下して，再び月経期が始まる．

③ 低温期と高温期

性周期に対応して体温が変動する（第6章参照）．早朝覚醒直後に安静状態で測定した口腔温を基礎体温という．基礎体温は卵胞期には低温期が続き，排卵後の黄体期にはプロジェステロンの作用により約0.5℃上昇する（高温期という）．低温期から高温期に移る時期に排卵があるので，基礎体温を毎日続けて測定することによって，排卵日を知ることができる．

B. 妊娠と出産

a. 受精・着床・妊娠

排卵後の卵子（卵細胞）は約1日，また女性生殖器内に入った精子は2日程度の寿命を持つ．したがって，排卵の2日前から1日後までの期間（3日間）の性交によって最も受精しやすく，妊娠しやすい．**受精**は通常卵管で行われる．1回の射精で2〜3億個の精子が放出される．放出された精子は卵子に向かって子宮を経て卵管へと進む．この中の1個の精子が卵子に進入し受精すると，直ちに卵子の表面が変化して他の精子が進入できないようになる．受精後，受精卵は直ちに卵割と呼ばれる細胞分裂を始めながら子宮腔内に移動して，子宮内膜に**着床**し妊娠が始まる．妊娠すると胎児と母体を連結する胎盤が形成される．

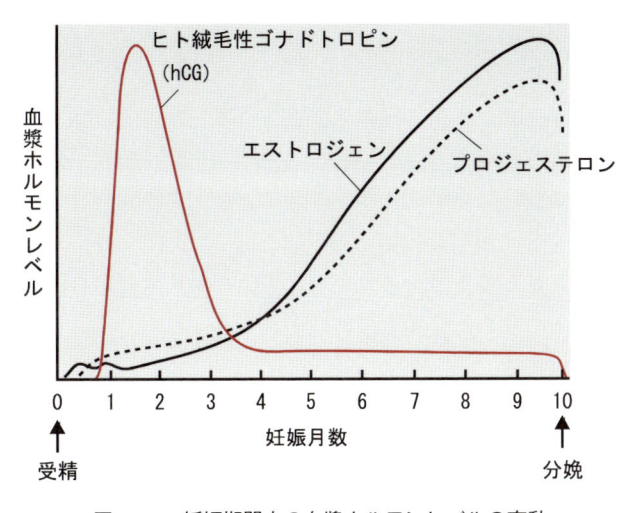

図9-5 妊娠期間中の血漿ホルモンレベルの変動

妊娠によって黄体は**妊娠黄体**に移行し，プロジェステロンが分泌され続ける．プロジェステロンの血中濃度が高い間，下垂体前葉からのLH分泌は抑えられ，次の排卵は起こらず，月経は停止する．妊娠黄体は，妊娠中ずっと活性を持つが，妊娠6週後には胎盤が十分な量のプロジェステロンを産生するようになり（図9-5），黄体の機能は低下してくる．

注●● **胎盤から分泌されるホルモン**：胎盤からはヒト絨毛性ゴナドトロピン（hCG），プロジェステロン，エストロジェンなどが分泌されて妊娠の維持に関与する．
注●● **妊娠反応**：妊娠母体の尿中のhCGは受精後2週間頃から検出されうるので，妊娠反応として利用される．

b. 胎児の発育

胎児は胎盤を通して，O_2や栄養を取り込み，代謝の結果不要となったCO_2や老廃物を放出する．胎児は子宮内で約38週間発育を続ける．

c. 分　娩

出産が近づくと，子宮の収縮性が増強する．胎児が産道を降下し始めると，子宮頸部が伸展されることによって反射性に下垂体後葉からの**オキシトシン**分泌が増大し，子宮筋をいっそう収縮させる．オキシトシンは，一方では子宮内膜におけるプロスタグランジンの生成を促進するので，プロスタグランジンの作用によっても子宮収縮が強くなる．その結果，子宮の激しい収縮（**陣痛**）が起こり，胎児およびその付属物（胎盤，臍帯，羊水）が排出される．これを**分娩**という．

d. 乳汁分泌

分娩により胎盤が排出されると**プロラクチン**が乳腺に作用し，乳汁産生と乳管への分泌を起こす．分娩後1～3日で乳汁の排出が始まる．乳頭に吸引刺激が加わると，下垂体後葉からオキシトシンが分泌され，乳腺周囲の筋上皮細胞を収縮させて乳汁の排出を促す（**射乳反射**）．授乳によってプロラクチン分泌が継続し，乳汁の産生が促される．またプロラクチンはLH，FSHの分泌を抑制するので，排卵が抑えられる．そのため，授乳中は妊娠が起こりにくい．授乳しない場合には，約6週間で月経が始まる．

> 注●● **更年期**：加齢により，性腺の機能は低下し，下垂体から分泌される性腺刺激ホルモンに対して性腺は反応しにくくなり，性ホルモンの分泌が低下してくる．女性の生殖機能は，20歳代をピークに30歳代以降徐々に低下し，45～50歳頃から月経周期が不規則となり，やがて月経がみられなくなる（閉経）．この閉経前後の数年間を更年期という．更年期には熱感や多量の発汗を伴う顔面の紅潮をはじめ，易疲労感や不安など多彩な身体症状や精神症状が現れるが，個人差が大きい．またエストロジェンの分泌が減少するので，乳腺，生殖器の萎縮が起こる．骨吸収が促進されて骨粗鬆症（骨がもろくなって骨折しやすくなる疾患）になりやすくなる．
>
> 注●● **乳癌**：乳房に出現する悪性腫瘍．40～50歳代の女性の年齢別死亡率の第1位を占める．未出産女性や高齢出産の女性に多い．乳頭や乳房の皮膚のひきつれや，へこみ，しこりが触れるなどの特徴がある．

C. 成　長

成長とは，形態的に身体の各単位の重量や大きさがそれぞれ増加したり機能的に成熟する現象をいう．成長の度合いは発育の時期，各器官によって異なる．

a. 身長・体重の経時的変化

身長・体重の成長率は**新生児期**に比較的高く，児童期に緩徐になり，**思春期**に再び高くなって，成人のレベルに達して安定する（図9-6）．思春期の急激な成長は，特に骨の長軸方向の成長にみられる．

> 注●● **発達段階の区分**：ヒトの一生は，その成長時期に応じて，新生児期（誕生～28日頃まで），乳児期（～16カ月頃），幼児期（～6歳頃），児童期（～13歳頃），青年期（～24歳頃），成人期（～65歳頃），老年期（65歳以降）などに分けられる．

b. 身体各部位の成長

身体の成長率は各部位によって異なるため，各発育期において身体の均整が変化していく．すなわち，頭部の成長率に比べて身体の他の部位，特に下肢の成長率が高いため，身体全体に占める頭部の割合は成長とともに減少する．

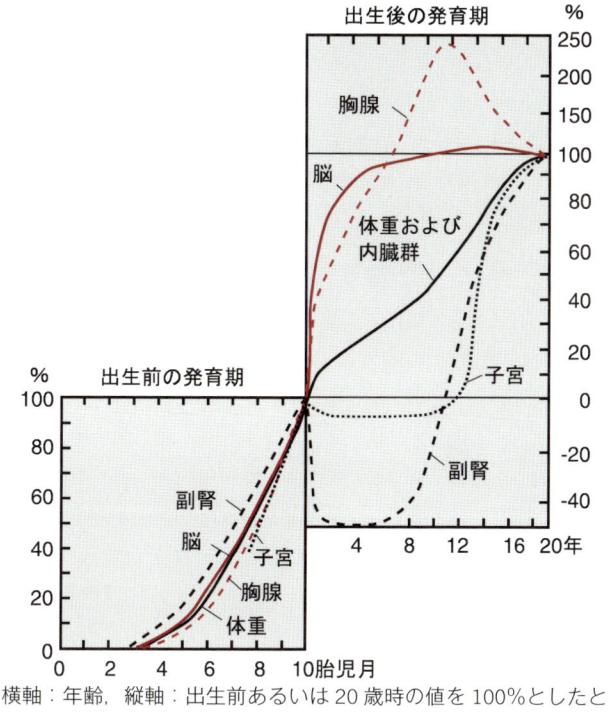

横軸：年齢，縦軸：出生前あるいは20歳時の値を100％としたときの相対値

図9-6　体重と器官重量の出生前と出生後の成長（Timiras PS, 1978より）

● **c. 各器官の成長**

　身体の種々の器官の成長率もそれぞれ異なる．脳の重量は出生後，初期の内に急激に増加して，数年で成人のレベルに達する．しかし，脳の中には神経細胞が多数あり，その神経細胞間のシナプス連絡が発達するのに，青年期が終わる頃までの十分な時間を必要とする．骨格，筋肉および心臓，肝臓，腎臓，膵臓などの内臓は全身（身長，体重）の成長に従った**成長曲線**を示す．生殖器の成長は，幼児期にはきわめて遅いが，思春期に急激に成長率が高まり，1～2年で成人のレベルに達する．一方，胸腺などは思春期に最大となり，成人に至る間にかえって退縮する．また，副腎は出生後一時重量が減少するが，8歳頃から急激に成長する．

D. 老　化

　生得的にもっている老化過程のことを生理的老化という．生理的老化とは別に，老年期には病気にかかりやすく，病気の症状とそれによって早まる老化過程を病的老化という．

　「老化はなぜ起こるのか？」に関して数多くの学説があるが，大別すると，老化は遺伝子であらかじめ決められた過程であるとする説と，さまざまな環境因子によって受けた傷害や，老廃物の蓄積によって起こるという説がある．老化に影響を

与える環境因子には，酸素，栄養，放射線，温度，運動，ストレスなどが含まれる．
　生体の寿命や老化を考える際には，生体を構成する細胞および各器官の老化について知る必要がある．

●a．細胞の寿命

　生体を構成する種々の細胞の寿命は一定ではなく，それぞれ異なっている．たとえば，神経細胞は出生後まもなく分裂を中止するため，ある神経細胞が傷害されても他の神経細胞の分裂によって補われることはない．したがって，残っている神経細胞は，その人と同じ寿命をもっていることになる（167頁参照）．一方，腸管の上皮細胞は2～5日の寿命しかなく，常に死滅と新生を繰り返している．

●b．生理的老化の特徴

　一般に65歳以上を高齢者という場合が多い．高齢者の生理機能の特徴として，①生理機能の加齢変化は各機能ごとに異なる速度で進んでいく，②おのおのの生理機能の個体差は高齢者になるほど増大する，③内部環境を一定に保とうとするホメオスタシス機構は安静時においては比較的よく保たれているが，環境の激変や激しい運動などに適応する調節能力は著しく低下している，の3項目があげられる．

（1）種々の機能の加齢変化

　高齢者のさまざまな生理機能は加齢に伴い一般に低下する傾向があるが，各機能の加齢変化が同じ速さで一様に進むのではなく，各機能ごとに異なる速度で進んでいく．80代における種々の生理機能の30代に対する低下の度合は，神経の活動電位の伝導速度がせいぜい15％程度に過ぎないのに対し，腎血流量や最大呼吸容量（最大換気能力）はおのおの50，60％と著しい機能低下が認められる（図9-7）．これらの器官の生理機能の加齢変化は，各器官を構成する組織，細胞の形態的・生化学的変化の総合的結果として現れてくると考えられる．

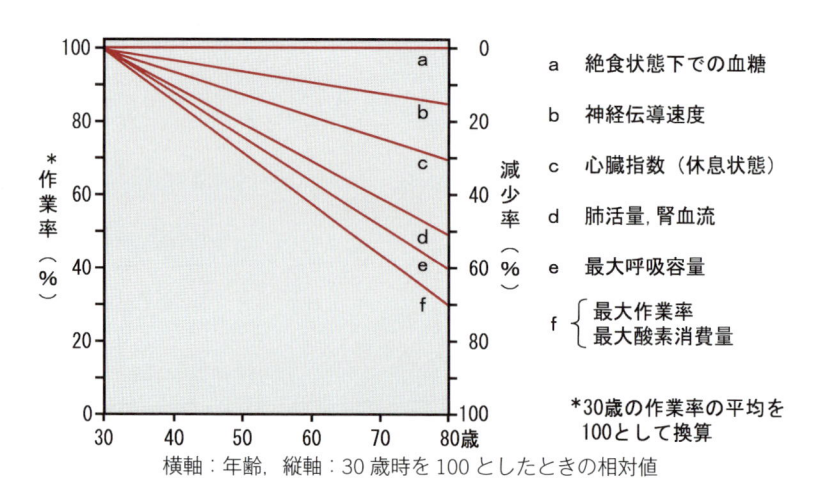

a　絶食状態下での血糖
b　神経伝導速度
c　心臓指数（休息状態）
d　肺活量，腎血流
e　最大呼吸容量
f　｛最大作業率
　　最大酸素消費量

＊30歳の作業率の平均を100として換算

横軸：年齢，縦軸：30歳時を100としたときの相対値

図9-7　種々の機能の加齢に伴う低下（Shock NW, 1972より）

(2) 個体間のばらつきの増大

おのおのの生理機能には個体差があるが，そのばらつきの範囲は高齢者になるほど増大する．生体の生理機能は一生を通じて変化し続ける．生理機能の多くは20代前半にピークに達し，その後徐々に機能が低下する．同じ80歳でも生理機能が非常に低下したヒトもいれば，60代とほぼ同様に保たれているヒトもいる．

(3) ホメオスタシス機構の低下

生体を構成している各細胞は，これを取り巻いている環境が安定に保たれた状態で初めてその機能を発揮することが可能である．生体の内部環境を一定に維持する機構を，ホメオスタシスという．高齢者においてもこのホメオスタシス機構によって血液のpHや，浸透圧，血糖値はよく維持されている．しかし，たとえば何らかの刺激で体温が上昇したりすると，安静時の状態にもどるのに成人に比べ著しく時間がかかる．

さらに高齢者では，環境の激変や激しい運動に対する適応能力の低下が著しい．たとえば，安静時の心拍数は，健康な高齢者では成人と同様に保たれているが，激しい運動の際に心拍数はあまり高くならない．成人の場合，心拍数は激しい運動時には著しく高まって，必要な臓器に十分な血流を送ることができる．しかし高齢者の場合，軽度の運動によって心拍数はある程度高まるが，そこで頭打ちになり，それ以上の運動に対し心臓は必要な血流を臓器に送ることができなくなる．

● c. 身体機能の加齢変化

(1) 高次神経機能：高次神経機能は多様であり，機能により加齢変化が大きく異なる．

① 知能：最も標準的なウェクスラー成人知能検査，改訂版（WAIS-R〔ウェイスアール〕，Wechsler Adult Intelligence Scale, Revised）によると85歳に至るまで一般的な知能にはほとんど変化がない．一方，柔軟性などを調べるウィスコンシン・カード・ソーティングテストでは，間違った答えを続ける保続反応が年齢とともに増加し，柔軟性や対処能力が低下する．

② 記憶：高齢者では，数字の復唱のような短期記憶は比較的よく保たれている．高齢者の長期記憶では，意味記憶（日本の首都のような一般的知識の記憶）や手続き記憶（練習で身についた技術などの記憶）は維持される傾向にあるが，エピソード記憶（昨年夏の出来事のような個人的経験の記憶）が低下しやすいと言われている．

③ 言語：文章を読んだり意味を持つ言葉をつなげる構文能力は，高齢者でも維持される．一方，意味に関連した物事を思い出す喚語機能は80歳代から低下し，言語の流暢さも低下する．

(2) 運動機能：運動機能は比較的早い時期から加齢に伴い低下する．一般に歩行程度の運動では低下の度合いが少ないが，跳躍するような瞬発的な運動では低下度が著しい．立位姿勢時の重心動揺の幅が60歳頃より大きくなり，姿勢変化に対する適応能力も低下する．

(3) 感覚機能：加齢に伴い視覚，聴覚，味覚，平衡感覚，皮膚感覚などの感覚機能が衰える．空腹感や渇き感の低下も起こりやすい．

(4) 血液・循環機能：安静時の血圧は一般に年齢とともに上昇する傾向を示す．これは高齢者では血管が弾力性を失って血管抵抗が高まっているためである．血液中のヘモグロビン濃度は加齢とともに減少するため，高齢者では貧血になりやすい．

(5) 呼吸機能：安静時の1回換気量は，成人と高齢者との間にほとんど差がない．しかし高齢者では軽い運動でもすぐに息切れするといった現象が起こりやすい．これは加齢とともに肺活量が減少しているためである．

(6) 排尿機能：女性と男性で排尿機能の加齢変化の現れ方が異なる．女性ではもともと尿道が短いことに加え，特に閉経後に尿道閉鎖力が弱くなるため尿失禁になりやすい．男性では尿道が長く，さらに加齢に伴う前立腺肥大により尿道が圧迫されるため，排尿困難が生じやすい．

(7) 内分泌機能：性ホルモンの分泌は加齢に伴い減少する一方，カテコールアミン（アドレナリン，ノルアドレナリン）や副甲状腺ホルモンの分泌は加齢に伴い上昇する．カテコールアミンは血圧を上げるなどの悪影響を及ぼす．一方，インスリン，甲状腺ホルモン，副腎皮質ホルモンなどは加齢によりほとんど変化しない．

(8) その他の機能：消化・吸収機能や免疫機能も加齢に伴い低下する．

注●● **大腿骨頸部骨折**：骨粗鬆症のある高齢者が転倒した際に発症しやすい．高齢者の骨折のなかでは最も多い．大腿骨頭への血流が悪くなるため，骨がつきにくく，大腿骨頭壊死を生じる場合がある．また，動けないうちに運動機能がおちて寝たきりになることがあるため，早期の手術治療，リハビリテーションを行うことが望ましい．

注●● **廃用性萎縮**：筋は使わないと廃用性萎縮を起こす．高齢者も軽度でよいので，筋を日常的に使用することが大切である．

注●● **高齢者の脱水**：高齢者では飲水欲が低下しているので，特に発汗時には脱水症を起こさないよう水分補給が大切である．

第10章
神　　経

●学習のためのキーワード●

- ニューロンの構造と働き
- 支持細胞
- 静止電位
- 活動電位
- 興奮の伝導
- シナプス伝達
- 神経伝達物質
- 受容体
- 末梢神経系
- 中枢神経系
- 反射
- 脊髄
- 脳幹
- 小脳
- 視床
- 視床下部
- 大脳
- 脳脊髄液
- 体性神経系
- 自律神経系
- 自律神経調節の特徴

第10章 神 経

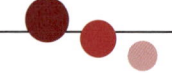

学習のねらい

神経系は生体の外部環境や内部環境の変化に関する情報を脳へ伝達し，それら情報を処理・統合し，脳の指令を筋や腺に伝達する働きを持つ．本章では最初に神経系を構成するニューロンの構造と働き，興奮の伝達など一般的な性質を学ぶ．次いで中枢神経系（脳と脊髄）と末梢神経系（体性神経系と自律神経系）の働きを学ぶ．

　神経系はその機能の中心になる**中枢神経系**と，中枢と身体各部を連絡する**末梢神経系**とに分類される（**表10-1**）．中枢神経系は脳と脊髄よりなる．末梢神経系は身体の運動や感覚機能を司る**体性神経系**と，循環・呼吸・消化などの各種の自律機能を司る**自律神経系**に分類される（脳神経と脊髄神経に分類する場合もある．198頁参照）．体性および自律神経系のいずれも，末梢の感覚受容器からの情報を中枢神経系に伝える**求心性神経**と，中枢神経系の指令を末梢の器官に伝える**遠心性神経**よりなる．

　体性神経系の求心性神経は，皮膚や骨格筋・関節や各種感覚器からの情報を伝えるので，**感覚神経**（知覚神経）と呼ばれる（第13章参照）．体性神経系の遠心性神経は，骨格筋を支配し，**運動神経**と呼ばれる（第12章参照）．他方，自律神経系の求心性神経は，各種内臓の情報を伝えるので，**内臓求心性神経**と呼ばれる．自律神経系の遠心性神経は，さらに**交感神経**と**副交感神経**に分けられ，いずれも内臓諸器官を支配している（201頁参照）．

表10-1　神経系の分類

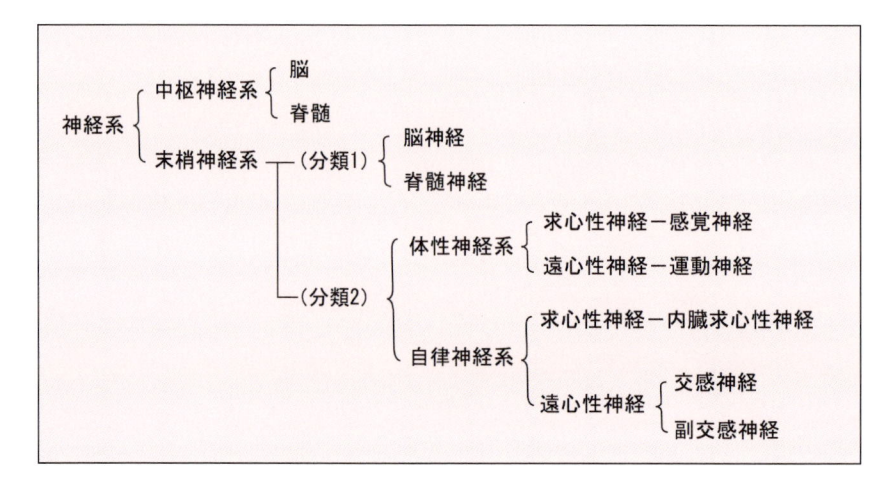

```
                      ┌ 脳
          ┌ 中枢神経系 ┤
          │            └ 脊髄
          │                      ┌ 脳神経
          │           ┌(分類1)─┤
          │           │          └ 脊髄神経
神経系 ──┤           │
          │           │                      ┌ 求心性神経－感覚神経
          │           │          ┌ 体性神経系┤
          │           │          │            └ 遠心性神経－運動神経
          └ 末梢神経系┤          │
                      └(分類2)──┤
                                  │            ┌ 求心性神経－内臓求心性神経
                                  │            │
                                  └ 自律神経系┤            ┌ 交感神経
                                               └ 遠心性神経┤
                                                            └ 副交感神経
```

A. ニューロンの構造と働き

神経組織は**神経細胞（ニューロン）**とその支持細胞から成り立っている.

● a. ニューロン

ニューロンは基本的に，**細胞体**と**樹状突起**，1本の長い**軸索**，その終末にある**神経終末**によって構成される．ニューロンは刺激によって興奮し，それを伝える働きをする．身体の多くの細胞は生後も分裂して増えていくが，ニューロンは胎児の間にさかんに分裂・増殖して，生後早い時期に分裂を止める特徴がある．ニューロンの形や大きさは多様であるが，他の細胞と同様に，核や細胞質などの細胞内容が細胞膜で包まれている．細胞の中はタンパク質からなる細胞骨格で満たされている．
ニューロンの細胞体には通常多数の突起がみられる．この突起は機能的に1本の軸索と数本の樹状突起として分類される（**図10-1A**）．ニューロンが受け取った情報は，軸索を伝わり（伝導），軸索の末端部の神経終末から他の細胞へ伝わる（伝達）．軸索の長さはさまざまで，長いものは1mに達する．また樹状突起は他のニューロンからの情報を受け取る機能を持つ．樹状突起は通常数本の突起として細

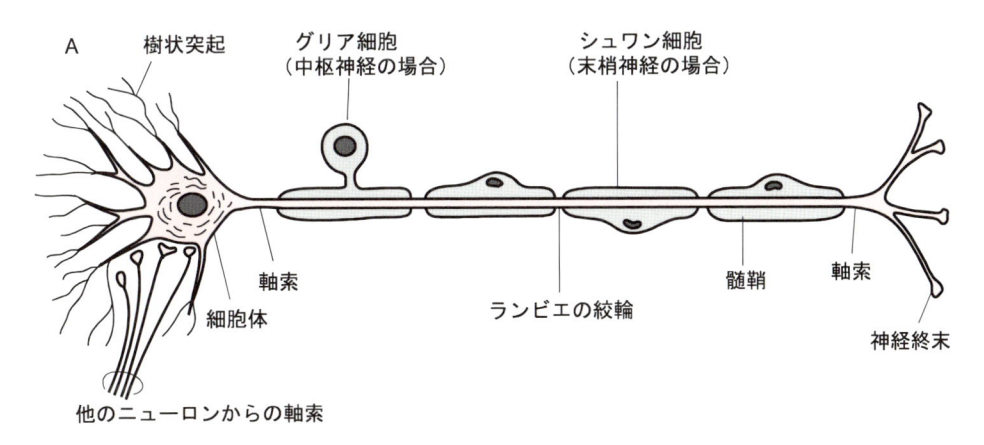

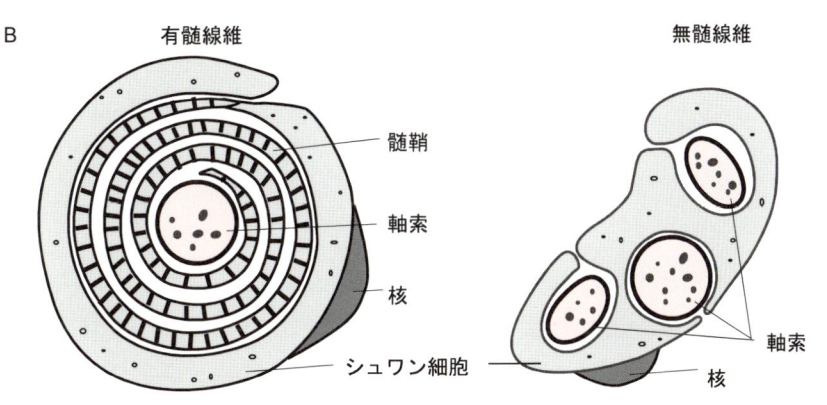

図10-1 ニューロンと神経線維
A：ニューロンの基本構造の模式図
B：有髄線維と無髄線維の断面図（Schmidt RF, 1988 より改変）

胞体から起始し，その先で多数の枝に分かれる．著しく発達した樹状突起は，小脳のプルキンエ細胞にみられるように，まるで海藻のように細かく枝分かれしている．

● b. 支持細胞

　ニューロンは種々の支持細胞によって包まれており，これらの支持細胞を**グリア細胞**（神経膠細胞）という．

　末梢神経系のグリア細胞としては，軸索を取り巻くシュワン細胞が重要である．軸索とシュワン細胞とをまとめて**神経線維**という．神経線維は，有髄線維と無髄線維に二大別される（**図10-1 B**）．シュワン細胞の細胞膜は軸索のまわりに幾重にも巻きついて，軸索の周囲に脂質とタンパク質の混合物からなる鞘を形成する．このような構造をもつ神経線維を**有髄線維**という．この鞘は**髄鞘**あるいはミエリンと呼ばれ，軸索を絶縁する働きをもつ．髄鞘は線維の全長にわたって存在するのではなく，1〜2 mmごとに切れ目がある．これをランビエの絞輪という．髄鞘に囲まれていない神経線維は**無髄線維**と呼ばれる．無髄線維では，1個のシュワン細胞が数本の軸索を包んでいる．

　中枢神経内には，ニューロンの約5〜10倍の数のグリア細胞があり，多くの突起を出して複雑な網目を作り，その中にニューロンを支えている．グリア細胞はニューロンを支えるばかりでなく，ニューロンと血液の間での栄養や代謝産物などの物質交換に関与する．グリア細胞はニューロンと異なり，活動電位は発生せず，また生後も分裂機能を持つ．中枢神経系のグリア細胞には，アストロサイト（星状膠細胞）やオリゴデンドロサイト（希突起膠細胞），ミクログリア（小膠細胞）などがある．アストロサイトはニューロンと血液間での物質交換に関与する．オリゴデンドロサイトは軸索を取り巻くが，髄鞘を形成するものとしないものがあり，末梢神経でのシュワン細胞に相当する．ミクログリアはマクロファージの一種で，異物の除去に働く（282頁参照）．

> 注●● **大脳皮質のニューロン数**：大脳皮質内には約140億個のニューロンがあると推定されている．

● c. 軸索輸送

　ニューロンの軸索の中では，細胞体で合成された物質が神経終末に運ばれたり（順行性軸索輸送），神経終末で細胞の外から細胞内に取り込まれた物質が細胞体に運ばれるなど（逆行性軸索輸送），物質の輸送が行われる．これを**軸索輸送**（または軸索流）という．軸索輸送によって細胞体や軸索に必要な物質の相互の運搬や代謝産物の除去などが行われる．

> 注●● **軸索輸送の仕組み**：軸索輸送はモータータンパクであるダイニンとキネシンによって行われる．ダイニンは逆行性輸送に，キネシンは順行性輸送に働く．軸索輸送には速い輸送（1日に400〜600 mm）と遅い輸送（1日に0.5〜4 mm）がある．神経伝達物質あるいはその材料となる物質は速く運ばれるが，細胞骨格を作るタンパク質や可溶性酵素などは，遅い速度で運ばれる．遅い輸送は神経軸索の再生の速度とも関係する．

d. 変性と再生

　ニューロンは生後早い時期に分裂増殖しなくなるため，ニューロンの細胞体が傷害されて死滅すると，そのまま補われることなく数は減少していく．ただし，軸索は生後も枝分かれや伸びることができる．

　ニューロンの軸索が切断されると，細胞体からの軸索輸送が断たれ，切断部より末梢側の軸索に髄鞘の変性分解・軸索自体の膨化・溶解が起こり変性する．これを**順行性変性**あるいはワーラー変性という．末梢神経系では軸索が変性したあと，シュワン細胞が残り，中空の管となる．切断部の両端のシュワン細胞が増殖して，両端が接近しているときは連絡しあって1本の管になる．もしニューロンの細胞体が死滅しないで生き残っていれば，細胞体側から軸索がシュワン細胞の管にそって伸びてきてもとの標的細胞に到達し，神経線維の**再生**が行われる．軸索を切ったあと，ワーラー変性とは逆に，切断端から細胞体側に向かって変性が起こることがある．これを**逆行性変性**といい，細胞体の変性からニューロンの消失に至るものがある．切断部位が細胞体に近いほど，逆行性変性を起こしやすい．中枢神経内では軸索が損傷を受けた場合，切断部にグリアの瘢痕ができるため，軸索が損傷部位を越えて再生することは困難である．

> **注** ●● **軸索発芽**：中枢神経内では，ある軸索の周辺の軸索が損傷を受けたときなどに，損傷を受けなかった軸索の先が枝分かれをして芽を出すようにして伸びて，新しいシナプスを作ることがある．これを軸索発芽という．神経損傷により失われた機能の回復に重要な意味をもつ．
>
> **注** ●● **神経成長因子**（nerve growth factor；NGF）：神経細胞に作用して神経突起の伸長促進，生存維持，分化誘導等の活性を示すタンパク質分子を神経成長因子という．神経成長因子は1940年代後半〜1950年代にイタリアのレビ・モンタルチニによって発見された．1970年代になり類似の多数の物質が見出され，それらの物質は神経栄養因子（neurotrophic factor）と総称されており，グリア細胞，筋，神経細胞自体などで産生される．神経栄養因子には，神経成長因子以外に主なものとして脳由来神経栄養因子（BDNF），ニューロトロフィン（NT），線維芽細胞成長因子（FGF）などがある．ニューロンには，神経成長因子に対する受容体がある．
>
> **注** ●● **ニューロンの新生**：生後ニューロンは増殖しないと考えられてきたが，生後も，海馬などで未分化の神経幹細胞から神経細胞が新生されることが報告されている．
>
> **注** ●● **ニューロンの死（ネクローシスとアポトーシス）**：ニューロンが虚血，炎症，外傷，中毒などで死ぬ場合をネクローシスという．一方，ニューロンが発生の途中で外的原因がないのに遺伝子のプログラムにより死ぬ場合がある．これをアポトーシスという．

B. 神経線維の興奮伝導

　神経細胞は電気的に興奮し，それを信号として伝える仕組みを持つ．
　神経細胞には細胞膜の内側と外側との間に電位差がある．この電位を膜電位という．膜電位は神経細胞が刺激を受けて興奮するときに大きく変化し，軸索を伝導する．

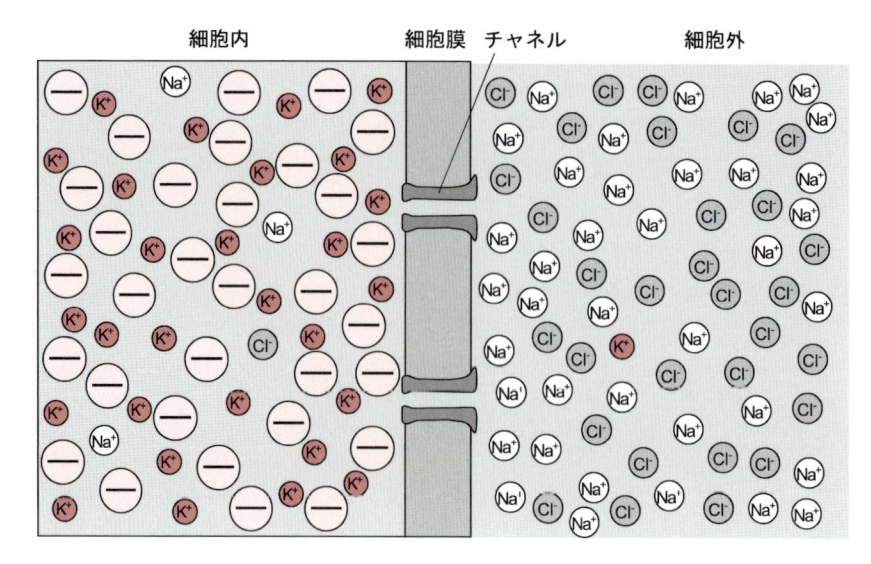

図10-2　細胞内外のイオン分布
細胞内にはタンパク質陰イオン⊖とK⁺が多く，細胞外にはNa⁺とCl⁻が多い．細胞膜にはちょうどK⁺やNa⁺が通れる大きさのチャネルがある（Schmidt RF, 1988より改変）．

● a. 静止電位

　静止時のニューロンの細胞内は，細胞膜を境として細胞外に対して約−60〜−90 mVの負電位を示す．これを**静止電位**という．この電位は細胞内外のイオン分布の相違により作られる．細胞外にはNa⁺やCl⁻が多いのに対し，細胞内にはK⁺とタンパク質陰イオンが多量に存在する．K⁺が細胞膜にある狭いチャネル（小孔）を通り抜けることが可能なほど小さいのに対し，タンパク質陰イオンは細胞膜のチャネルを通過できない大きさである（図10-2）．K⁺は拡散によって細胞内から細胞外へ流出するが，K⁺は細胞内のタンパク質陰イオンに電気的に引き寄せられ，細胞外から細胞内に流入する．K⁺の外向き流束と，K⁺の内向き流束が釣り合った電位（K⁺の平衡電位）が静止電位に非常に近い．実際には細胞膜はわずかのNa⁺を透過する．そのため，細胞外に多いNa⁺が細胞外から細胞内に流入する．しかし細胞膜には，濃度勾配に逆らってNa⁺を細胞内から細胞外へ送り出すように働く仕組みがある．この仕組みはエネルギーを使って行われる能動的な輸送の仕組みであり，**ナトリウムポンプ**という．ナトリウムポンプによって細胞内外のイオンの不均衡な分布が維持される（図10-3）．

> 注●● **ナトリウムポンプ**：ナトリウムが細胞外に能動輸送される際にカリウムが細胞外から細胞内に入るので，ナトリウム・カリウムポンプともいわれる．

● b. 活動電位

　神経細胞の負の膜電位が0に向かって変化することがある．これを**脱分極**という．脱分極がある一定の値（**閾値**または**閾膜電位**）に達すると，神経細胞は自動的に興

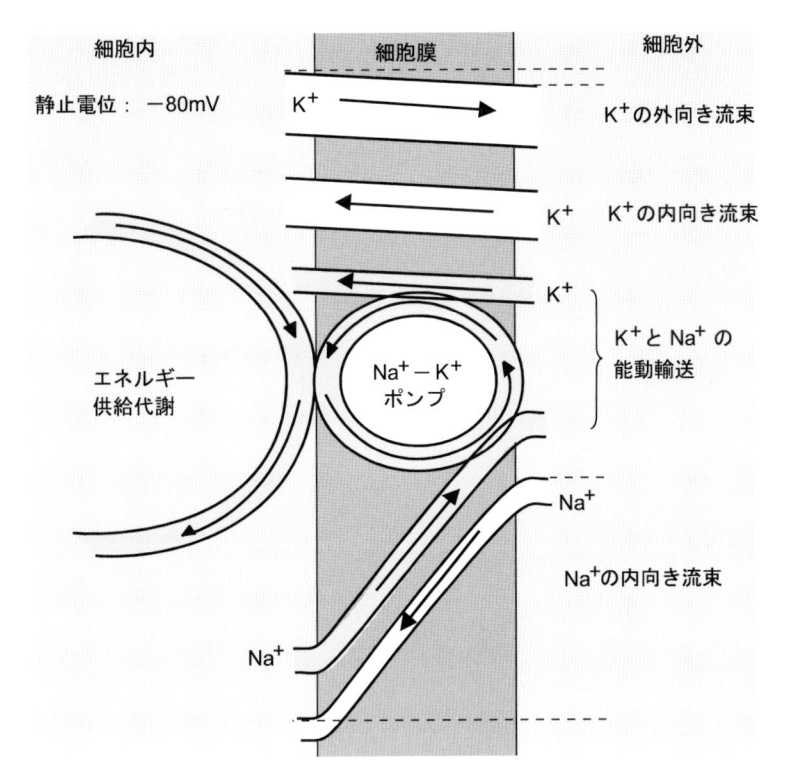

図10-3　静止電位時のイオンの受動輸送と能動輸送（Schmidt RF, 1988より改変）

奮して**活動電位**（インパルスあるいはスパイク）を発生する（図10-4）．その際，Na^+の膜透過性が急速に増加し，細胞外のNa^+が濃度勾配に沿って細胞内に流入する（参考図10-1）．この時期を活動電位の**脱分極相**という．その結果，膜電位は0を超えてプラスになる．活動電位のプラスの電位部分を**オーバーシュート**という．活動電位は0を超えてプラスになるにつれて膜のK^+に対する透過性が増加して，細胞内のK^+が細胞外へ流出するために活動電位は頂点に達した後，急速に低下して再び負の静止電位にもどる．この相を活動電位の**再分極相**という．再分極相では，一般に緩徐な電位変動（後電位）がみられる（図10-4）．膜電位が静止電位より陰性方向に変化することを**過分極**という．活動電位の持続時間はニューロンの場合ミリ秒の単位である．

活動電位発生中に流入したNa^+と流出したK^+は，その後ナトリウムポンプによってゆっくりと元の状態にもどされる．

閾値以上の興奮を起こす刺激であれば，ニューロンは刺激強度の大小に無関係に一定の形と大きさの活動電位を発生する．活動電位のこのような性質を**全か無の法則**という．

活動電位の上昇相と下降相の大部分の期間，細胞は新たに興奮できない．この時期を**絶対不応期**という．絶対不応期終了後も細胞は興奮しにくく，活動電位を誘発するための閾値は，通常の値より高くなる．この時期を**相対不応期**という．相対不応期中は，活動電位の大きさが通常よりも小さくなる．

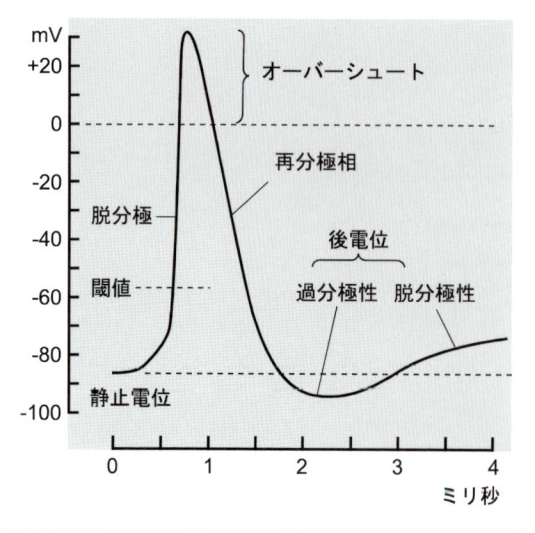

図10-4　活動電位の時間経過（Schmidt RF, 1994 より）

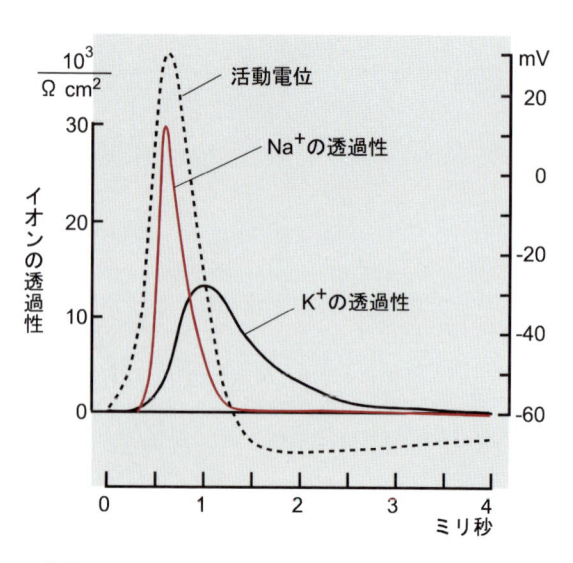

参考図10-1　活動電位発生中のイオン透過性の変化
（Schmidt RF, 1994 より）

● c. 興奮の伝導

(1) 伝導の一般的仕組み

ニューロンの膜の一部に活動電位が発生すると，活動電位は軸索を電気信号として伝わる．これを**興奮の伝導**という．

細胞膜の一部が興奮して活動電位を発生すると，その隣接部との間に電位差を生じて電流が流れる．これが局所電流で，細胞外では静止部から興奮部に向かい，細胞内ではその逆方向に流れる（図10-5）．その結果，隣接部の細胞膜には外向き電流が流れることになり，膜電位は脱分極されて新たな活動電位を生じる．こうして次つぎと隣接部を興奮させることで活動電位を発生させ，興奮が伝導していく．

神経線維を活動電位が伝導する際，次のような3つの原則がある．

(1) 絶縁性伝導：多数の神経線維が平行して神経線維束を作っている場合，1本の神経線維が興奮しても，隣接する他の神経線維には興奮が起こらない．

(2) 不減衰伝導：神経の直径その他の性状が一様な場合は，興奮の大きさは減衰せずに一定の大きさで伝導する．

(3) 両方向性伝導：生体外に摘出した神経線維の一部を刺激すると，そこで生じた興奮は軸索を両方向に伝導する．しかし生体内では興奮は通常決まった一方向に伝導する．この伝導を**順行性伝導**といい，それと反対方向の伝導を**逆行性伝導**という．

(2) 跳躍伝導

活動電位が伝導する速度は，ミエリンをもつ有髄線維では無髄線維に比べてずっと速い．有髄線維ではミエリンで覆われた部分の膜は絶縁されており，膜を横切る電流は非常に流れにくいため，局所電流は，ミエリンが一定間隔で途絶えている部分，すなわちランビエの絞輪の部分でのみ流れる．したがって，新しい活動電位は

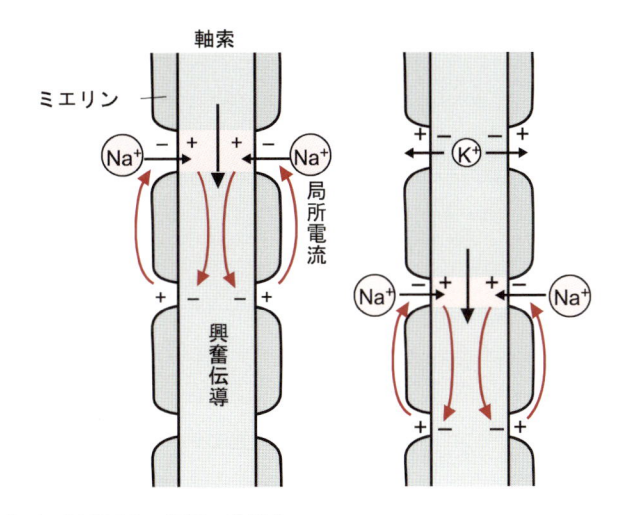

図 10-5　有髄線維における活動電位の伝導の仕組み
左の図で上端のランビエの絞輪部分に活動電位が発生する．下方に伝導していき，右の図で真ん中のランビエの絞輪部分に活動電位が発生する．

一つのランビエの絞輪から次の絞輪へ，そこから次の絞輪へと次つぎにジャンプしながら発生する（**図 10-5**）．このような伝導を跳躍伝導という．跳躍伝導により，伝導速度はミエリンのない場合よりもずっと速くなる．

(3) 伝導速度

　ニューロンの伝導速度は，無髄線維（直径＝軸索）でも有髄線維（直径＝軸索＋髄鞘）でも，線維の直径が大きいほど速い．太い線維ほど隣接した膜に電流が流れやすく，より素早く閾値まで脱分極されるからである．神経の伝導速度は約 1 m/秒（細い無髄線維で）から約 100 m/秒（太い有髄線維で）の範囲にある．

(4) 神経線維の分類

　神経幹（神経の束）の中には，太さの異なる線維が多数含まれている．十分に長い神経幹の一端を電気刺激してすべての神経線維を興奮させ，他端から活動電位を記録すると，活動電位にいくつかの峰分かれが認められる．これはその神経幹に異なる伝導速度を持つ線維が含まれていることを意味する．神経線維を伝導速度の速い方から順に A，B，C と名づけ，A 線維群をさらに α，β，γ，δ の 4 群に分類している（**表 10-2**）．

　A 線維は有髄で，運動および感覚に関する信号を伝える．**B 線維**は自律神経節前線維で，やはり有髄である．A と B は伝導速度に重なりがあるが，B 線維はスパイクの持続時間が長いなどの電気的性質の違いを考慮して分類されている．**C 線維**は無髄で，痛覚，温度覚などの皮膚感覚の一部を伝え，その他，自律神経節後線維ともなっている．

　電気刺激に対する閾値は，A が最も低く，B はそれに次ぎ，C が最も高い．圧迫には太い方が弱いが，局所麻酔薬は細い方に速く効く．

　また，感覚（求心性）線維の場合，**Ⅰa 群**，**Ⅰb 群**，**Ⅱ群**，**Ⅲ群**，**Ⅳ群**という分

表10-2 哺乳類の神経線維の分類

種類		直径（μm）	伝導速度（m／秒）	髄鞘
A	α	12～20	60～120	有髄
	β	8～10	30～80	
	γ	2～8	15～30	
	δ	1.5～3	6～30	
B		1～3	3～15	有髄
C		0.2～1	0.3～2	無髄

表10-3 哺乳類の感覚線維の数字式分類

種類	起源となる感覚器	直径（μm）	伝導速度（m／秒）	表10-2との対応
Ia	筋紡錘（らせん形終末）	12～21	70～120	Aα
Ib	腱受容器（ゴルジの腱器官）			Aα
Ⅱ	筋紡錘（散形終末），触・圧受容器	6～12	30～70	Aβ
Ⅲ	冷，侵害受容器	1～6	12～30	Aδ
Ⅳ	温，侵害受容器	1以下	0.5～2	C

類もある（**表10-3**）．Ⅰ群，Ⅱ群，Ⅲ群，Ⅳ群線維はおのおの**表10-2**のAα，Aβ，Aδ，C線維に対応する．

C. シナプス伝達

a. 興奮の伝達

ニューロンの興奮が他の細胞に伝えられることを**興奮の伝達**という．

ニューロンの神経終末と他のニューロン，筋あるいは腺細胞との接合部を**シナプス**という．神経の軸索を伝導してきた活動電位は，シナプスにおいて次の細胞に伝えられる．シナプスにおける興奮の伝達は，一般に化学的に行われる．すなわち，神経終末が興奮すると，そこから神経伝達物質という化学物質が放出され，その物質が次の細胞に作用して，その細胞の膜電位を変化させる（化学シナプス）．

> **注●● 化学シナプスと電気シナプス**：哺乳類では，ほとんどすべてのシナプスは化学シナプスである．ザリガニのような甲殻類では，軸索が次の細胞と密着あるいは融合しており，電気的活動がそのまま次の細胞に伝えられる電気シナプスも存在することが知られている．

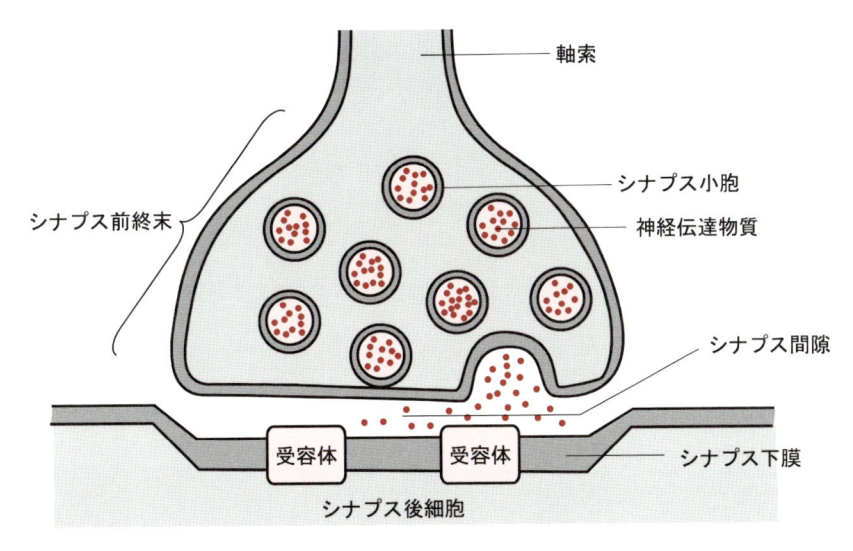

図 10-6　化学シナプスの構造

● b. シナプスの構造と働き

　　シナプスは次のような基本的要素からなる．神経終末の**シナプス前終末**（少しふくらんでおり，シナプス小頭ともいう）と次の細胞（シナプス後細胞）との間には，**シナプス間隙**という 20～50 nm の狭い間隙がある．シナプス後細胞の膜のうち，シナプス前終末とちょうど向かい合っている部分を**シナプス下膜**（あるいは後膜）という．シナプス前終末は，**シナプス小胞**を大量に含んでいる．シナプス小胞内には神経伝達物質が含まれており，神経の興奮によってシナプス間隙に放出され，シナプス下膜に作用する（図 10-6）．シナプス下膜には，神経伝達物質に対して特異的な反応を示す受容体が存在する．受容体が働いて初めて細胞は興奮したり抑制されたりする．

● c. シナプス伝達

(1) シナプス伝達の特徴

　　シナプス伝達の特徴として次のことがあげられる．
(1) 一方向性伝達：シナプス前ニューロンの興奮は神経終末からシナプス後細胞に伝わり，その逆に伝わることはない．
(2) シナプス遅延：興奮がシナプスを通過するのに要する時間をシナプス遅延という．シナプス遅延は約 0.2 ミリ秒である．
(3) 易疲労：シナプス前ニューロンを繰り返し刺激すると，シナプスは疲労して，シナプス伝達の中断が起こる．
(4) 薬物の影響：種々の薬物に敏感に反応して，シナプス伝達が障害される．
(5) 中枢神経系のシナプス伝達：中枢神経系の各ニューロンの細胞体と樹状突起には，通常数十から数千に及ぶ興奮性や抑制性のシナプスが接続している．

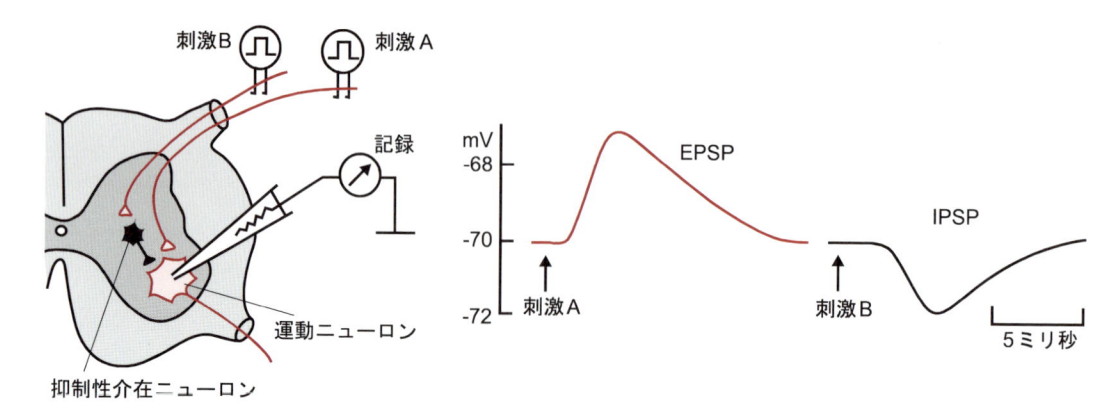

図10-7 脊髄運動ニューロンで記録されるEPSPとIPSP
刺激AではEPSPが発生し，刺激BではIPSPが発生する．

(2) 興奮性シナプスと抑制性シナプス

興奮性シナプスでは，シナプス前終末から放出された神経伝達物質がシナプス後細胞のシナプス下膜に作用して，膜電位を一過性に脱分極させる．この膜電位変化を**興奮性シナプス後電位**（EPSP：excitatory postsynaptic potential）という（図10-7）．EPSPが加重により大きくなって閾値に達すると活動電位が発生する．

抑制性シナプスには，シナプス後抑制とシナプス前抑制とがある．

シナプス後抑制では，シナプス前終末が活動して神経伝達物質を放出すると，シナプス下膜の膜電位が一過性に過分極を起こして興奮性が低下する．この過分極性の膜電位変化を**抑制性シナプス後電位**（IPSP：inhibitory postsynaptic potential）という（図10-7）．

シナプス前抑制とはシナプス前終末からの興奮性神経伝達物質の放出を減少させるものである．シナプス前抑制が働くと，シナプス下膜には小さなEPSPしか発生しない．

(3) 加　重

多数のシナプス前線維の興奮によりEPSPが大きくなることを加重という．加重はシナプス前線維に加える刺激を時間的に少々ずらすことによっても起こる．このように，EPSPの加重は空間的にも時間的にも起こりうる．それぞれをシナプスの空間的加重，時間的加重という．IPSPにも加重が起こりうる．

(4) 発散と収束

ある1本のシナプス前ニューロンの軸索が多数の側枝に分かれて，他の多数のニューロンとシナプスを形成する場合を**発散**という（図10-8A）．発散によって求心性の情報は中枢神経系のいろいろな部位へ到達する．一方，多数のシナプス前ニューロンの軸索が，同一の1個のニューロンにシナプスを形成する場合を**収束**という（図10-8B）．収束によって中枢神経内で情報の統合が可能となる．

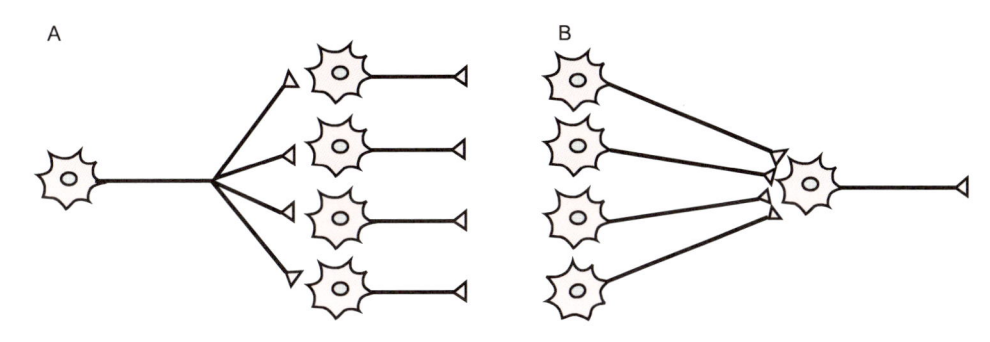

図10-8 発散（A）と収束（B）

(5) 促通と閉塞

　神経網では多数のシナプス結合がみられるが，これらの部位での興奮性および抑制性効果の相互作用によって，神経系の高次な統合作用が行われている．

　ある神経網において，シナプス前線維をa，bの2群に分けると，a，bの刺激が弱いときには，a，bそれぞれの単独刺激効果の和よりも，a，b同時刺激効果の方が大きくなる．弱い刺激は，単独ではあるニューロン群には活動電位を生じさせるに十分であるが，多くのニューロン群にとっては閾下刺激に留まり，a，b同時刺激によって加重が起こり活動電位を生ずるに至る．これを**促通**という．一方，a，bの刺激が十分に強い場合には，a，bそれぞれの単独刺激効果の和よりも，a，b同時刺激効果の方が小さくなる．これは，a，bそれぞれの単独刺激によって，活動電位を生じる共通のニューロンがあるためで，この現象を**閉塞**という．

　　　注●● シナプス伝達の特徴：中枢神経系のシナプス伝達の特徴は，末梢神経系の自律神経節においても認められる．

(6) シナプス伝達の可塑性

　シナプスは頻繁に使用されると伝達機能が変化する性質がある．この性質をシナプス伝達の**可塑性**という．シナプスの可塑性は学習，記憶，運動などの機能に重要な役割を果たすと考えられる．

(1) 反復刺激後増強：シナプス前ニューロンを連続刺激すると，そのあとしばらくの間，通常の刺激に対してシナプス後ニューロンに大きな反応が起こる．たとえば骨格筋の筋紡錘からの求心性入力は脊髄のα運動ニューロンに単シナプス的に連絡しており，この求心性線維を400～600 Hzで数秒間刺激すると，その後，数分間α運動ニューロンへの興奮性シナプス伝達機能が高まる．これを反復刺激（テタヌス）後増強（**PTP**：post-tetanic potentiation）という．

(2) 長期増強と長期抑圧：大脳皮質や海馬のシナプスでは，シナプス前ニューロンの反復刺激により，シナプス後ニューロンへのシナプス伝達機能の増強が数時間から数日にわたって持続する場合があり，これを長期増強（**LTP**：long-term potentiation）という．長期増強とは逆に，シナプス伝達機能が反復刺激後に長期にわたって抑制される現象を長期抑圧という．

● d. 神経伝達物質

　末梢神経の遠心性神経が作るシナプスにおいては，神経伝達物質としてアセチルコリンとノルアドレナリンがある．**アセチルコリン**は，運動神経末端，交感及び副交感神経節前線維末端，副交感神経節後線維末端からの伝達物質であり，**ノルアドレナリン**は交感神経節後線維末端の伝達物質である．運動神経末端部の神経筋接合部で，アセチルコリンは興奮性に作用する（第 12 章参照）．交感神経と副交感神経節後線維末端部で，アセチルコリンとノルアドレナリンはそれぞれが効果器にある受容体の種類によって興奮性にも抑制性にも作用する（項目 N．自律神経系 201 頁参照）．

　中枢神経系内のシナプスにおける神経伝達物質の主なものには，アドレナリン，ノルアドレナリン，ドパミンといった**カテコールアミン**，**アセチルコリン**，**グリシン**，**γ-アミノ酪酸**（GABA），**グルタミン酸**，セロトニン，ヒスタミン，ATP，アデノシン，オピオイドペプチド，サブスタンス P，VIP，CGRP などがある（**参考図 10-2**）．これらのうち GABA とグリシンは抑制性伝達物質として，グルタミン酸は興奮性伝達物質として働くことが知られている．オピオイドペプチドは鎮痛に重要である．サブスタンス P は痛覚に重要である．

　注●● **神経伝達物質の分類**：神経伝達物質を化学構造より次のように大別することもできる．
　（1）アセチルコリン．
　（2）モノアミン：ドパミン，ノルアドレナリン，アドレナリン，セロトニン，ヒスタミン．
　（3）アミノ酸：グルタミン酸，γ-アミノ酪酸（GABA），グリシン．
　（4）プリン誘導体：アデノシン，アデノシン三リン酸（ATP）．
　（5）ペプチド：サブスタンス P（P 物質），血管作動性腸ペプチド（VIP），カルシトニン遺伝子関連ペプチド（CGRP），オピオイドペプチド（メチオニンエンケファリン，ロイシンエンケファリン，β-エンドルフィンなど）．
　（6）一酸化窒素（NO：nitric oxide）．

　注●● **中枢神経系の疾患と神経伝達物質**：中枢神経系の疾患には，神経伝達物質の異常が関与している場合が多い．たとえば，統合失調症には脳内ドパミンが，うつ病にはセロトニンが関与している．

● e. 受容体

　シナプス後膜には個々の神経伝達物質に対して特異的に結合するタンパク質よりなる特別な構造がある．これを**受容体**という．おのおのの神経伝達物質に対応して，受容体が存在する．たとえば，アセチルコリンに対してアセチルコリン受容体があり，ノルアドレナリンに対してアドレナリン受容体がある．細胞の種類によって同じ神経伝達物質に対する受容体の型が異なることもある．たとえば骨格筋細胞のアセチルコリン受容体と平滑筋細胞のアセチルコリン受容体とは性質が異なる．この性質の違いを利用して，たとえば骨格筋の受容体あるいは平滑筋の受容体だけを抑えたり刺激をしたりする薬物などが用いられる．

伝達物質		構造式
アセチルコリン		$CH_3-\underset{\underset{O}{\|\|}}{C}-O-CH_2-CH_2-N^+(CH_3)_3$
モノアミン	ノルアドレナリン	(HO)₂C₆H₃-CH(OH)-CH₂-NH₂
	アドレナリン	(HO)₂C₆H₃-CH(OH)-CH₂-NHCH₃
	ドパミン	(HO)₂C₆H₃-CH₂-CH₂-NH₂
	セロトニン	5-ヒドロキシインドール-CH₂-CH₂-NH₂
	ヒスタミン	イミダゾール-CH₂-CH₂-NH₂
アミノ酸	ガンマアミノ酪酸 (GABA)	COOH-CH₂-CH₂-CH₂-NH₂
	グルタミン酸	COOH-CH₂-CH₂-CH(NH₂)-COOH
	グリシン	COOH-CH₂-NH₂
プリン誘導体	ATP	アデノシン-CH₂-O-P(O)(OH)-O-P(O)(OH)-O-P(O)(OH)-OH
	アデノシン	アデニン-リボース-CH₂-OH
ペプチド	オピオイドペプチド メチオニンエンケファリン	Tyr-Gly-Gly-Phe-Met
	ロイシンエンケファリン	Tyr-Gly-Gly-Phe-Leu
	β-エンドルフィン	Tyr-Gly-Gly-Phe-Met-Thr-Ser-Glu-Lys-Ser-Gln-Thr-Pro-Leu-Val-Thr-Leu-Phe-Lys-Asn-Ile-Ile-Lys-Asn-Ala-Tyr-Lys-Lys-Gly-Glu
	サブスタンスP	Arg-Pro-Lys-Pro-Gln-Gln-Phe-Phe-Gly-Leu-Met-NH₂
	VIP	His-Ser-Asp-Ala-Val-Phe-Thr-Asp-Asn-Tyr-Thr-Arg-Leu-Arg-Lys-Gln-Met-Ala-Val-Lys-Lys-Try-Leu-Asn-Ser-Ile-Leu-Asn-NH₂
	β-CGRP	Ala-Cys-Asp-Thr-Ala-Thr-Cys-Val-Thr-His-Arg-Leu-Ala-Gly-Leu-Leu-Ser-Arg-Ser-Gly-Gly-Val-Val-Lys-Asn-Asn-Phe-Val-Pro-Thr-Asn-Val-Gly-Ser-Lys-Ala-Phe-amide (Cys間にS-S結合)

参考図10-2 主な神経伝達物質の構造
CGRPにはαとβがある．この図ではβ-CGRPを示す．

注●● **アセチルコリン受容体**：骨格筋の受容体をニコチン受容体，平滑筋の受容体をムスカリン受容体という．神経にはニコチン受容体とムスカリン受容体がある．

注●● **シナプス後受容体とシナプス前受容体**：受容体はシナプスの後膜に必ず存在するが（シナプス後受容体），シナプス前膜に存在することもある（シナプス前受容体）．

注●● **神経伝達物質に対応する受容体の型**：次の2つに大別できる．

(1) イオンチャネル型受容体：神経伝達物質の受容部位とイオンチャネルとが一体となっている．たとえばアセチルコリンに対するニコチン受容体，グルタミン酸に対するイオンチャネル型グルタミン酸受容体（NMDA受容体，AMPA受容体，カイニン酸型受容体），$GABA_A$と$GABA_C$受容体，グリシン受容体，セロトニン受容体（5-HT_3受容体），ATP受容体（P_{2X}受容体）などがある．

(2) 代謝調節型受容体（あるいはGタンパク結合型（共役型）受容体）：神経伝達物質に対する細胞外に突出した受容部位と細胞内でGタンパクと結合した部分とから構成される．神経伝達物質が受容体に作用すると，Gタンパクが活性化されて直接イオンチャネルの開閉を調節したり，あるいはセカンドメッセンジャー（cAMP，cGMP，ジアシルグリセロール，イノシトール三リン酸IP_3など）を作って受容体から離れた部位のイオンチャネルを制御したり，細胞の働きを調節する．イオンチャネル型受容体の関与するシナプス伝達に比べて伝達時間が長い特徴をもつ．この型の受容体には，たとえばアセチルコリンに対するムスカリン受容体，ノルアドレナリンとアドレナリンに対する$α$，$β$受容体，グルタミン酸に対する代謝調節型グルタミン酸受容体（$mGluR_{1-8}$），$GABA_B$受容体，ドパミン受容体（DA_{1-5}受容体），セロトニン受容体（5-$HT_{1,2,4}$受容体），ヒスタミン受容体（$H_{1,2}$受容体），オピオイドペプチド受容体，アデノシン受容体，ATP受容体（P_{2Y}受容体）および大多数の神経ペプチド受容体などがある．

D. 中枢神経系の分類と機能

a. 中枢神経系の分類

中枢神経系は，**脳**と**脊髄**より構成される．脳は便宜上さらに，脳幹，小脳，間脳，大脳に分けられる（図10-9）．脊髄は頸髄，胸髄，腰髄，仙髄に分けられる．中枢神経は多数のニューロンが集合しており，統合機能の中心となっている．

中枢神経系のニューロンに栄養を与えるために，多数の血管とグリア細胞が存在する．脳と脊髄は，豆腐のようにやわらかい器官であるが，両者ともに硬い頭蓋骨と脊柱の骨の中に収まっている．中枢神経とこれらの骨の間には，脳脊髄液がある．

中枢神経系が機能を発揮するためには，末梢神経系の存在も必要である．

b. 中枢神経系の機能

中枢神経系は，情報を末梢から受け取り，これらを統合して，指令を末梢の効果器に送り出す働きを持つ．この機構には意志とは無関係に起こる単純な反射機構や，意識に上って過去の経験と照合した結果，統合されて出力されるものがある．

また，外部からの情報に直接依存しない思考・意志・創造などのような高次神経機能も中枢神経系の大事な働きである．

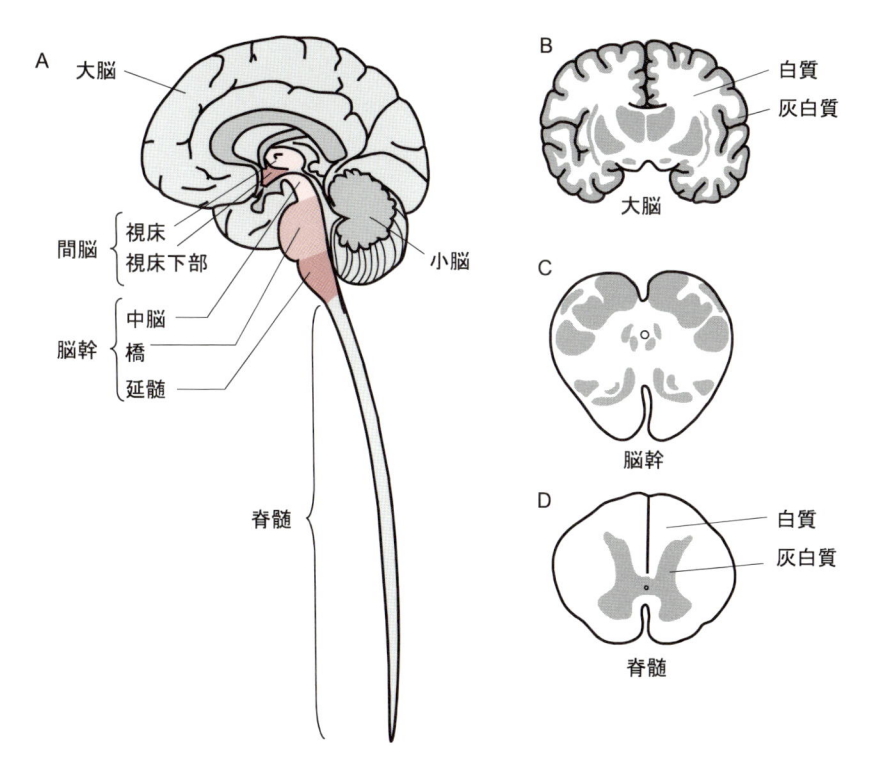

図10-9　脳と脊髄　A：中枢神経系の区分（正中断面），B-D：白質と灰白質の分布（横断面），B-Dの大きさは相対的な大きさを意味しない．（B-D：Kahle Wら，1990より改変）

(1) 反射機能

　　食べ物が口に入ると自然に唾液が出るなどのように生体内では無意識のうちに刺激に対応してさまざまな反応が起きている．生体内外の変化に関する情報が中枢神経系で統合された結果，意識と無関係に起こる一定の反応を反射という（180頁参照）．

(2) 感覚系の統合（第13章参照）

　　生体の内外の環境変化は，感覚神経（求心性神経）を介して中枢神経系に伝えられ，上行して大脳皮質の感覚野に投射して感覚を生じる．さらに大脳皮質連合野にも伝えられて，過去の経験や他の感覚情報と照合して正確な認識が行われる．
　　感覚情報が前頭葉の連合野（前頭前野）で処理されて，思考，動機などの機能を発揮する．感覚情報は，視床下部・大脳辺縁系にも送られて，種々の情動反応を生み出す．

(3) 運動系の統合（第12章参照）

　　随意運動に関する指令は大脳皮質から発せられる．運動の際には，感覚刺激や内的欲求，自ら起こった意志等が動機となり，大脳皮質の連合野において，どのような運動を行うかが決定される．次いで，大脳皮質の種々の運動性皮質や大脳基底核，小脳に伝えられ，実際にどの筋肉をどのような順番で活動させるか，どの程度の力を発生させるかなどの具体的な運動のプログラムが作られる．その結果，最終的な

運動指令が大脳皮質の運動野から発せられ，脊髄・脳幹の運動神経に伝えられて運動が遂行される．

(4) 自律機能の統合（201頁参照）

生命の維持に必要な呼吸，循環，消化，代謝，内分泌，体温，生殖，排尿などの機能は運動機能や感覚機能と異なり，無意識のうちに神経調節がなされている．このことから，これらの機能をまとめて自律機能といい，自律機能を調節する神経を自律神経という．自律神経系の働きは大部分が脊髄や脳幹で統合されている．したがって，脊髄や脳幹が障害されると自律機能の調節が障害され，ときには生命にかかわる．自律神経系を統合する脊髄と脳幹はさらに高位の中枢，すなわち視床下部，大脳辺縁系，大脳皮質連合野によって階層的に調節されている．

(5) 情動（191頁参照）

喜怒哀楽のような感情に伴って，血圧・心拍数，ホルモン，表情の変化などの自律神経，内分泌，運動機能の反応が起こる．このような感情と身体の反応を合わせて情動反応という．情動反応は大脳辺縁系，視床下部，視床と大脳皮質感覚野，大脳皮質連合野が密接な情動回路を構成して働くことによって起こる．

(6) 高次神経機能（193頁参照）

大脳，特に前頭葉の連合野が著しく発達している人間では，大脳の統合機能である学習・認識・抽象化・言語・判断・創造などが発達している．これらの高次神経機能は，言語のように末梢神経系と協調して表現される場合と，注意深さのように，内面的には変化するが客観的に表現しにくいものもある．

E. 反 射

a. 反射と反射弓

異物が気道に入ると咳がでる．このように生体が受けた刺激が中枢神経で統合された結果，意志とは無関係に起こる紋切り型（ステレオタイプ）の一連の過程を反射という．血圧を調節する反射のように，反射は意識に上らないことが多い．

中枢神経系内でニューロンが反射のためのネットワークを作っている場所を反射中枢という．情報の伝わる経路は反射弓と呼ばれ，受容器—求心性神経—反射中枢—遠心性神経—効果器の5つの要素からなる（図10-10）．また，受容器が刺激されてから効果器が反応するまでの時間を反射時間といい，膝蓋腱反射で約20ミリ秒，光に対する瞳孔反射（対光反射）で約200ミリ秒である．反射弓には必ず1個以上のシナプスが含まれているが，シナプスの数が多くなるほど反射時間は長くなる．

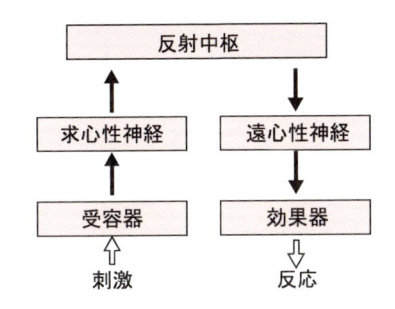

図 10-10　模式的に示す反射弓

● b. 反射の特徴

中枢神経内で一つのシナプスを介して求心性神経と遠心性神経がつながる反射を単シナプス反射という．例として，膝蓋腱反射などの伸張反射（第 12 章参照）が挙げられる．一方，中枢神経内で直列に 2 個以上のシナプス連絡を持つ反射を多シナプス反射という．ほとんどの反射は多シナプス反射である．

● c. 反射の種類

(1)　反射を効果器ごとに分類すると，運動反射，自律神経反射，内分泌反射に分けられる．運動反射には伸張反射や屈曲反射，角膜反射（第 12 章参照），嚥下反射などがある．自律神経反射には対光反射や循環調節に重要な圧受容器反射（第 2 章参照）など，内分泌反射には射乳反射（第 8，9 章参照）などがある．
(2)　反射中枢の存在部位により，脊髄にある反射を脊髄反射，脳幹にある反射を脳幹反射などともいう．
(3)　受容器の存在部位により，筋や腱などにある深部反射，皮膚や粘膜にある表在反射などと分ける場合もある．

注●● **伸張反射**：たとえば，膝蓋腱反射などの伸張反射は運動反射であり，脊髄反射であり，深部反射でもある．

F. 脊　髄

脊柱管の中に納められた神経細胞の集まりを脊髄という．成人で長さ約 40 cm，太さ約 1 cm の器官である．脊髄は分節に分かれている．一つの分節は一つの椎骨に対応しており，各分節から末梢神経が出入りしている（図 10-11）．便宜上，頸髄，胸髄，腰髄，仙髄に分けられる．脊髄の断面を観察すると，中心部は灰色に，周辺部は白色に見える．それぞれ**灰白質**，**白質**という．灰白質は脊髄断面で特徴のある蝶型をしている．灰白質の部分には神経の細胞体が存在し，白質の部分には脳との連絡にあたる上行性あるいは下行性線維が存在する．

灰白質は，運動に関係深い**前角**，感覚に関係深い**後角**，両者の間の**中間質**に分けられる（図 10-12）．中間質の側角は内臓機能に関連する．

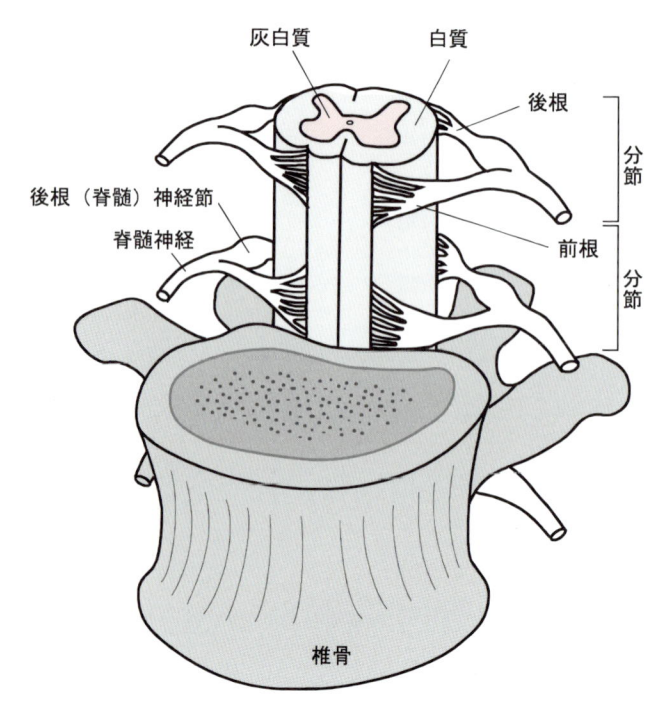

図10-11 脊髄と脊髄神経の構造（腹側から見た図）
（Vander AJ ら，2001 より改変）

● a. ベル・マジャンディーの法則

脊髄に出入りする末梢神経はすべて，脊髄前根または後根を通る．後根を通る神経線維は，すべて**求心性線維（感覚性線維）**で，末梢の感覚受容器からの情報は後根を通って脊髄に入力する．前根を通る神経線維は**遠心性線維（運動性線維）**で，骨格筋を支配する遠心性体性神経線維，血管・内臓などを支配する遠心性自律神経線維が前根を通って脊髄から出る．後根を求心性線維，前根を遠心性線維が通ることをベル・マジャンディーの法則という．

● b. 脊髄反射

脊髄には多くの反射中枢がある．反射は，運動反射と自律神経反射に分けられる．正確には，次の4種類の反射がある．
(1) 体性—運動反射（第12章参照）．
(2) 内臓—内臓（自律神経）反射（211頁参照）．
(3) 体性—内臓（自律神経）反射（211頁参照）．
(4) 内臓—運動反射（第12章参照）．

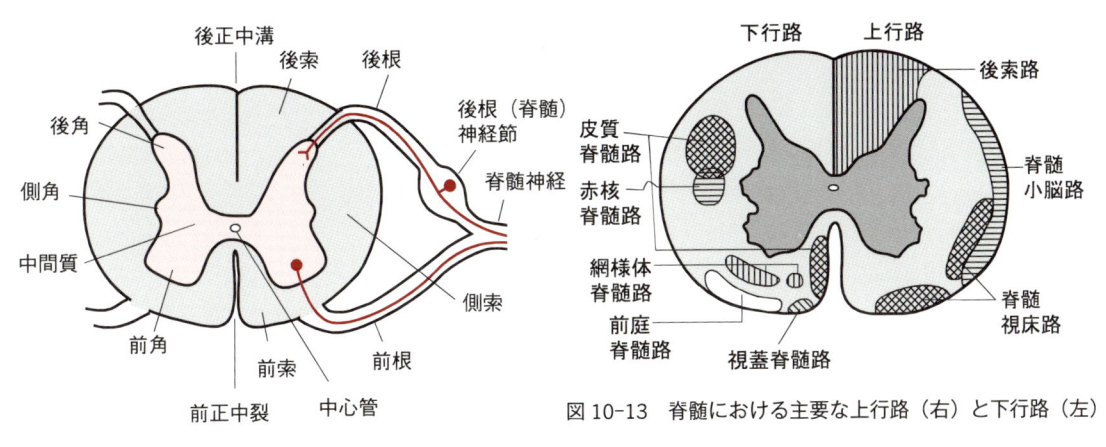

図 10-12　脊髄の横断面

図 10-13　脊髄における主要な上行路（右）と下行路（左）

● c．脊髄ショック

　脊髄と脳との連絡が絶たれると，切断部より下の脊髄が支配する領域では一時的に脊髄機能が麻痺し，脊髄反射が消失する．血管運動も麻痺し，血圧は下降して死にいたることもある．これを**脊髄ショック**という．脊髄ショックは，動物が高等であるほど長く続く．機能によっても異なるが，脊髄固有の機能は脊髄ショック後に，ある時間をおいて回復できる．

● d．脊髄内の伝導路

　灰白質の外側を取り巻く白質は，前索，側索，後索に分けられる（**図 10-12**）．感覚性の上行路と運動性の下行路を含む（**図 10-13**）．

(1) 上 行 路

(1) 脊髄視床路：皮膚の温度感覚と痛覚，触覚の一部（原始触覚）を視床に伝える．脊髄内で交叉して側索と前索を上行する（第 13 章，256 頁参照）．
(2) 後索路：触覚の一部（識別性触覚），深部感覚を延髄に伝える．後索を上行する（第 13 章，256 頁参照）．
(3) 脊髄小脳路：運動や姿勢維持などの調節に関与する．側索を通り小脳にいく．

(2) 下 行 路

(1) 皮質脊髄路（錐体路）：主に随意運動に関係する．大脳皮質運動野に始まり，側索と前索を通って脊髄の前角ニューロンにいく（第 12 章，246 頁参照）．
(2) 視蓋脊髄路，前庭脊髄路，網様体脊髄路，赤核脊髄路など（錐体外路）：主に無意識的な運動調節に関係する．それぞれ，脳幹の視蓋，前庭神経核，網様体，赤核に始まり，側索や前索を通って脊髄の前角ニューロンにいく（第 12 章，246 頁参照）．

注 ●● **ブラウン・セカール症候群**：随意運動，血管運動および深部感覚の伝導路は脊髄内で交叉していない．痛覚，温度覚に関するものは交叉している．また，触覚の伝導路には交叉性のものと非交叉性のものがある．脊髄の半側だけが切断されたときに，切断した高さより下位の脊髄支配領域にみられる症状をブラウン・セカール症候群という．切断した側に起こる症状は①随意運動麻痺，②深部感覚（位置および運動の感覚）消失，③触圧覚低下である．切断反対側では①痛覚，温度覚の消失，②触圧覚の低下が起こる．

G. 脳　幹

脳幹は**延髄**，**橋**と**中脳**よりなる（図10-9，図10-14）．脳幹のもつ機能は非常に多様である．

(1) 脳幹には狭い部分に生命維持に最も重要な循環，呼吸，排尿などの自律機能を調節する部位が存在し，これらの部位をそれぞれ循環中枢，呼吸中枢，排尿中枢などという．この場合，中枢と呼ばれる部位は解剖学的に同定された核ではなく，ニューロンのネットワークとして存在して働いていることが多い．

(2) 脳幹には多数の脳神経が出入りし，**脳神経の神経核**が存在する（参考図10-3）．

(3) 脊髄から視床に上行する感覚性上行路が通る．

(4) 上位中枢から脊髄に下行する運動性下行路が通る．

(5) 自律神経機能や運動機能の中枢がある．

(6) 意識と覚醒に重要な神経回路がある．

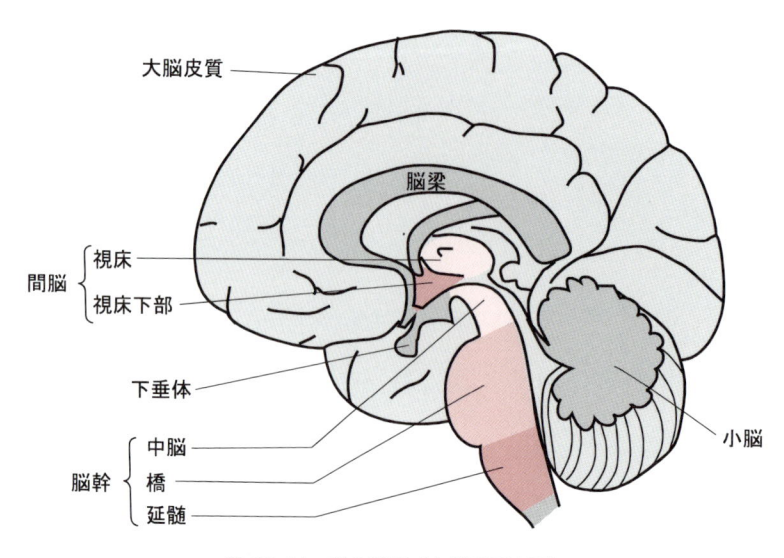

図 10-14　脳の断面（右脳の正中面）

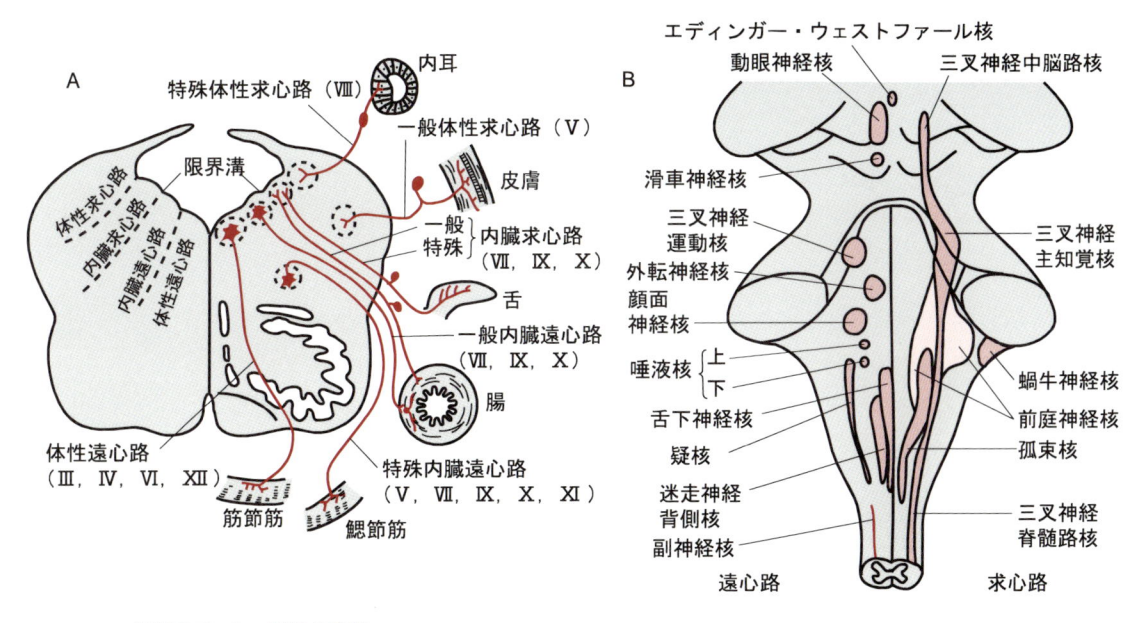

参考図10-3　脳幹の解剖
A：横断面．B：背面図，左に遠心路の起始核，右に求心路の投射核を示す（Brodal A, 1981より）．

(1) 呼吸中枢

延髄には，呼息期あるいは吸息期に活動するニューロンの集まっている部分があり，この部位を呼吸中枢という．呼吸中枢は自発的な呼吸の維持に関与する（第3章参照）．

(2) 循環中枢

延髄の網様体には，血圧の調節に重要な循環中枢（あるいは心臓血管中枢）がある．循環中枢は自律神経（交感神経や迷走神経）を介して血圧をある水準に維持するうえで重要な役割を果たす（第2章参照）．特に延髄の腹外側にある吻側延髄腹外側部は昇圧部として，尾側延髄腹外側部は降圧部として重要である．

(3) 消化に関する中枢

延髄には，消化管や延髄に存在する化学受容器からの情報によって嘔吐を引き起こす**嘔吐中枢**，咽頭，口蓋，舌からの情報によって嚥下反射を引き起こす**嚥下中枢**，唾液分泌反射を調節する**唾液分泌中枢**などがある（第4章参照）．

(4) 排尿中枢

橋には，仙髄に下行性情報を送って排尿を調節する**排尿中枢**がある．

(5) 姿勢反射中枢

中脳には，立ち直り反射などの**姿勢反射中枢**がある（第12章参照）．

(6) 眼に関する反射中枢

中脳には動眼および滑車神経核，赤核，黒質などがあり，**眼の運動反射**に関する中枢，瞳孔の**対光反射中枢**がある．

H. 小　脳

小脳は橋と延髄の背側にあり，その上面はほとんど大脳半球に覆われている（図 10-14）．小脳は表面が灰白質よりなる皮質，内部が白質よりなる髄質で，さらに深部に小脳核がある（図 10-15）．

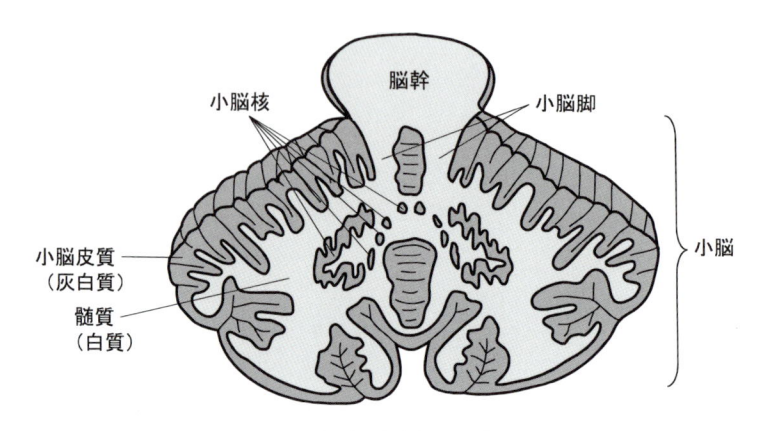

図 10-15　小脳の中央部での水平断面

小脳は**運動の調節**に関与する．小脳には大脳から運動の指令に関する情報が入力し，また運動の実行状態に関する情報が末梢の感覚受容器から入力する．これらの情報を基に，小脳は出力を運動神経や大脳皮質に送り出し，筋緊張の調節，**身体の平衡**や**姿勢の保持**，運動の計画を修正して運動を微妙に調節するのに役立つ．また，小脳は熟練した運動の記憶と学習にも関与する（第 12 章参照）．

I. 視　床

視床は視床下部とともに間脳に属する（図 10-14）．視床は第 3 脳室の両側に位置する卵形をした部分で，複数の核の集まりである．視床は**感覚**，**意識**，**運動**に重要な部位である．

a. 感覚・意識

視床は外側部と内側部に分けられる．外側部（特殊感覚中継核群）は大多数の求心性神経路の中継所となっている．嗅覚以外の感覚情報は，すべてここでニューロンをかえている（図 10-16）．（体性感覚は腹側基底核群で，**聴覚**は**内側膝状体**で，

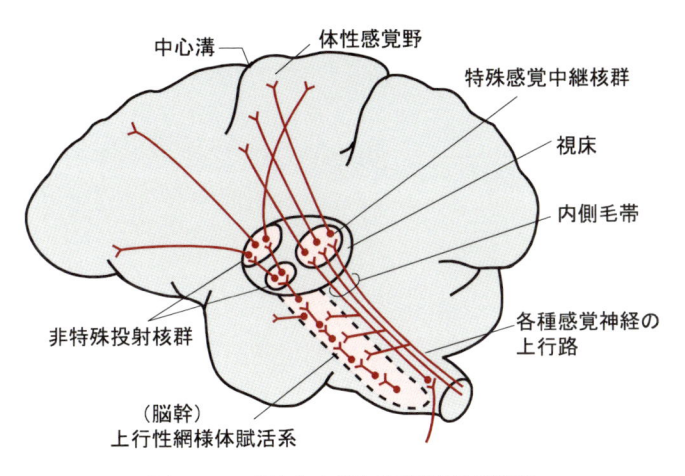

図 10-16　視床および上行性網様体賦活系
（貴邑富久子ら，1988 より改変）

視覚は**外側膝状体**で中継されて，それぞれ大脳皮質の体性感覚野，聴覚野，視覚野に達する）．これらの系を**特殊投射系**という．これは感覚に重要である（第 13 章参照）．また視床からの感覚の情報は大脳皮質を介さずに視床下部や大脳辺縁系にも連絡して，情動や本能行動にも直接に関与する．

一方，内側部（非特殊投射核群）は中脳を中心とした脳幹網様体に連なり，複雑なニューロン網を作って大脳皮質に広く投射している．特殊投射系から側枝を出して感覚性インパルスがこのニューロン網に入ると，その感覚の種類にかかわらずそのインパルスは広範な大脳皮質領野に投射する（図 10-16）．この系を**非特殊投射系**という．この系は覚醒，意識，注意に重要である．

● **b. 運　動**

視床は運動調節にも重要である．運動の発現の中枢性プログラムを作成する領域の一部として，大脳皮質，大脳基底核，小脳とともに重要な役割を果たす（第 12 章参照）．さらに筋の動きのフィードバック調節の中継核となっている．

J.　視床下部

自律機能の調節を行う総合中枢である．中脳以下の自律機能を司る中枢がそれぞれ呼吸運動や血管運動などの個々の自律機能を調節するのに対して，視床下部は交感神経・副交感神経機能および内分泌機能を全体として総合的に調節している．このため視床下部は自律神経系の最高位の中枢に位置づけられる．視床下部には，**体温調節中枢**，**下垂体ホルモンの調節中枢**などがある（図 10-17）．また，視床下部は摂食行動や飲水行動，性行動などの**本能行動の調節**，および怒りや不安などの**情動行動の調節**も行う．

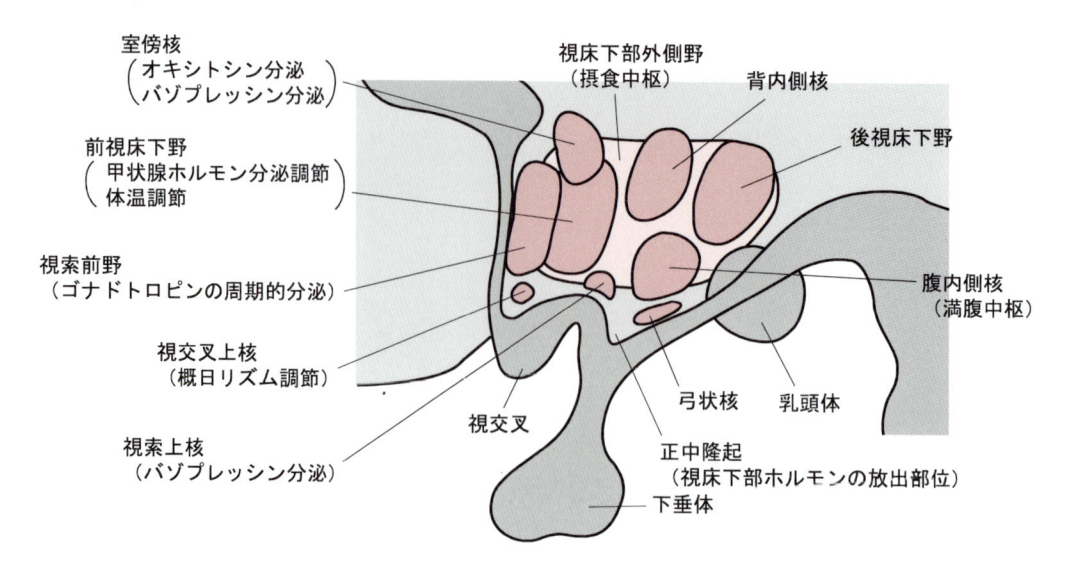

図10-17 視床下部の種々の領野とその機能
(Krieger DTら, 1980より改変)

(1) 体温調節中枢

視床下部には温度感受性を持つニューロンが存在する．視床下部の体温調節中枢は皮膚や視床下部にある温度受容器からの情報を受け取って統合し，体温を維持するための調節を行う（第6章参照）．

(2) 摂食および血糖調節中枢

視床下部腹内側核と**視床下部外側野**は，それぞれ満腹中枢，摂食中枢と呼ばれており，摂食行動の調節中枢として知られている．血糖調節にも重要な役割を果たしている．腹内側核の活動が亢進すると満腹感を生じ，この核が抑制されると過食になる．外側野の活動が亢進すると食事を摂りたくなり，この領域が抑制されると食欲がでない．腹内側核と外側野のニューロンは血糖の変化を感受したり，末梢のグルコース受容器からの情報を受け取って，血糖値を維持するための調節を行う．

(3) 飲水中枢

視床下部外側野には，体液の浸透圧の変化を感受し，体内の水分量を調節する中枢がある．

(4) 日内リズム（概日リズム）形成に関与する中枢

視交叉上核には約1日の周期的リズムで活動するニューロンの集まりがあり，覚醒と睡眠，血圧やホルモンの日内リズムの形成に関与する（第15章参照）．

(5) 下垂体ホルモン分泌の調節中枢

視床下部ニューロンから分泌される視床下部ホルモンは血中に入って下垂体前葉細胞に作用して，前葉ホルモンの分泌を促進または抑制する．また，視床下部の

ニューロンの軸索が下垂体後葉に伸びて下垂体後葉ホルモンを血中に分泌する（第8章参照）．

(6) 本能および情動行動に伴う自律機能調節

本能行動および**情動行動**の際には，運動機能に加えて自律神経とホルモンによって調節される自律機能も変化する．たとえば緊急事態に際し，逃避や闘争などの行動と直結して起こる全身的な反応を**防衛反応**という．防衛反応時には瞳孔散大，立毛，呼吸の亢進，血圧上昇，腸運動の低下，腸血流の減少，骨格筋血流の増加などの骨格筋運動に適した一連の自律機能の反応が起こる．これらの自律機能の反応は視床下部で統合され，さらに視床下部統合中枢は高次中枢である大脳辺縁系の支配を受ける．

> 注●● **本能行動**：ある状況の下で，自動的に生じてくる生存にとって必要な行動を本能行動という．

K. 大　脳

大脳は大脳縦裂と呼ばれる正中の大きい裂け目によって，左右の半球に分かれている．大脳半球の表面は多数の曲がりくねった溝と，それにより生じた高まり（回という）によって区分される．溝のうちの特に深く大きいものは外側溝，中心溝，頭頂後頭溝であって，これらによって大脳半球の表面は**前頭葉**，**頭頂葉**，**後頭葉**，**側頭葉**に分けられる（**図 10-18 A**）．

大脳の表面は**灰白質**からなる大脳皮質（新皮質）で覆われ，中には**白質**が存在する．白質の中には大小の灰白質の塊があり，大脳基底核と呼ばれる．また，新皮質は外に膨らんだ形をしているが，新皮質とつながって中に取り残された部分は大脳辺縁系（辺縁皮質）と呼ばれる．つまり，大脳の灰白質は，中心から大脳基底核，大脳辺縁系，新皮質の3つの部分に分けられる（**図 10-18 B**）．新皮質は発生学的に新しく，人間に特有な高次神経機能の多くはここで行われる．

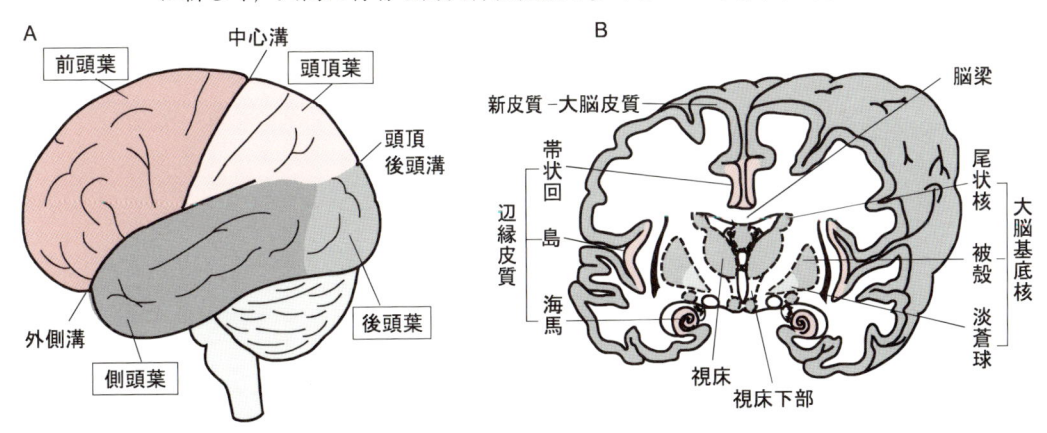

図 10-18　大脳の構造
A：大脳皮質の区分（側面図）．B：大脳の冠状断面図（B：Gertz SD, 1996 より改変）

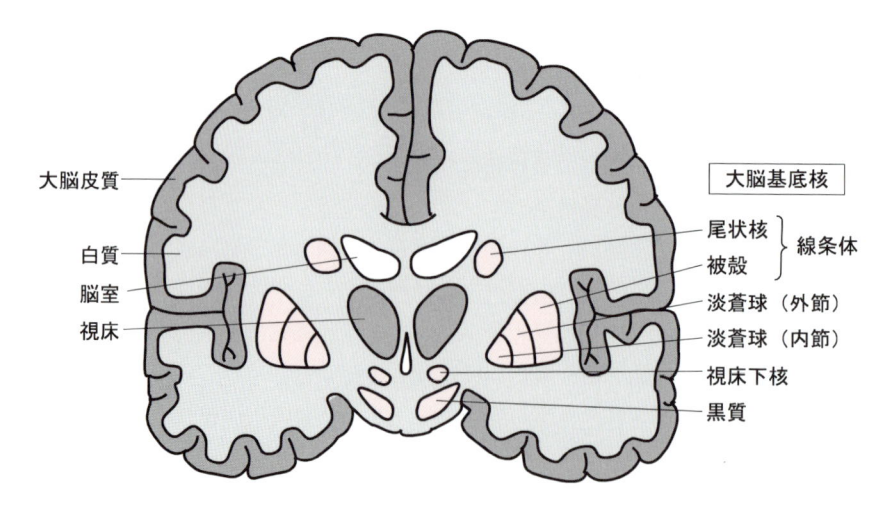

図10-19 大脳基底核の種々の部位（大脳の冠状断面図）
この面では中脳の赤核は見えない（Nieuwenhuys Rら，1988より改変）．

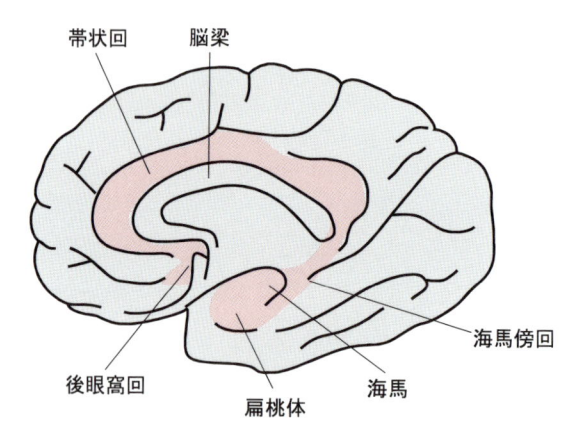

図10-20 大脳辺縁系（ピンクに塗った部分）（右半球内側面）

a. 大脳基底核

　大脳基底核は大脳半球の深部にあり，尾状核，被殻，淡蒼球からなる（図10-19）．間脳にある視床下核，および脳幹の中脳にある黒質も大脳基底核に含めることがある．大脳基底核は**運動の調節**に関係する．この部分に障害があると，さまざまな運動障害あるいは運動失調を起こす（第12章参照）．

b. 大脳辺縁系

　大脳半球の内側面の帯状回や島，前頭葉の後眼窩回，側頭葉の内側前部にある海馬傍回と**海馬**は，発生学的に古く，辺縁皮質と呼ばれる．辺縁皮質とそこに密接に連絡する皮質下にある**扁桃体**や中隔核を合わせて**大脳辺縁系**と総称する（図10-20および191頁参照）．大脳辺縁系は脳幹，視床下部，視床，大脳皮質感覚野，連合野とも連絡する．

(1) 本能行動の調節：大脳辺縁系は視床下部による本能行動の発現を調節する．

(2) 記憶：大脳辺縁系内の海馬は，大脳皮質や視床と回路を形成して記憶に重要な働きをする．
(3) 情動行動の発現と動機づけ：生体は喜怒哀楽などの感情に基づいて何らかの情動行動を起こす．大脳辺縁系は情動行動の発現に関与する．情動行動は感覚刺激によって外的に起こるが，刺激がなくとも連合野を働かせることによって大脳辺縁系に影響を与えて内的にも起こる．**扁桃体**は情動の鍵となる部分である．情動を誘発する身体の内外からの刺激は扁桃体で受け取られて処理される．この部分が障害されると物事の危険性の認識が低下したり，失われる．脳外科的に刺激をしたときにも不安，恐れの感覚を生じることが知られている．
(4) 自律機能の統合：大脳辺縁系は視床下部との密接なつながりのもとに，本能行動や情動行動の発現とそれらに伴う種々の自律性反応の統合に重要な役割を果たしている．たとえば大脳辺縁系のある部位を刺激すると，摂食行動に伴って血圧上昇，腸の運動と血流の増大，骨格筋血流の減少が起こる．このような事実から，大脳辺縁系は視床下部レベルで統合されている種々の自律機能を本能行動や情動行動と協調させる場であると考えられている．

> **注●● 情動回路**：1937年に米国のペーペッツ（あるいはパペッツ Papez）は，情動障害を示した症例の病理解剖所見から，大脳辺縁葉と視床下部（特に乳頭体）が情動に重要であると考えた．また情動は意識とも関連することから，大脳皮質の影響は「帯状回」から「海馬体」へ，次いで脳弓を通って視床下部の「乳頭体」へ，さらに視床の「視床前核」へ，そこから再び「帯状回」にもどると考えた．彼は大脳と間脳の間に一方向性に働く神経回路の存在を考え，この回路が働くと情動が起こると提案した．この回路は「ペーペッツの情動回路」と呼ばれる．
>
> 1939年にクリューヴァーとビューシーはサルの海馬と扁桃体を含む広い側頭葉を両側性に破壊すると，それまで恐れていたものに対する恐れを示さなくなる症状をはじめ，さまざまな情動行動が著しく障害されることを報告した．クリューヴァー・ビューシー症候群と呼ばれる症状には，精神盲，何でも口に持っていく行動，思考脱線，性的異常，情動の変化などが含まれる．ヒトでも，側頭葉の障害で似た症状が出現する．
>
> 1949年に米国のマックリーンはペーペッツの情動回路に機能的にも解剖的にも関連する他の脳内部位を含めて拡大解釈する考えを提案した．すなわち，ブローカの大脳辺縁葉とペーペッツの回路に加えて，乳頭体に限定しない広い「視床下部」，「中隔核」，「側坐核」および「扁桃体」など，皮質下の諸領域，さらに前頭葉の眼窩回などの「新皮質の一部」も含めた広範囲の構造をマックリーンは「内臓脳」あるいは「大脳辺縁系」と呼んだ．
>
> **注●● 海馬**：上述の海馬および本書で使う海馬という表現は，正確には海馬体のことである．海馬体は海馬台（海馬支脚），海馬（アンモン角：CA）と歯状回に分けられる．
>
> **注●● 中隔核**：中隔核の働きはヒトでは十分に分かっていないが，動物ではこの部分の破壊で情動が亢進し，刺激で情動が抑制される．
>
> **注●● 報酬系**：動物を用いた研究によると，脳内には快情動を求めて自らが電気刺激を繰り返す部位（報酬系）や電気刺激を避けようとする部位（嫌悪系）のあることが証明されている．報酬系は中脳の腹側被蓋野に起始して，内側前脳束を通って前頭葉と大脳辺縁系などに投射してドパミンを放出する系のことである．放出されたドパミンは快感と関連するという考えがある．1954年にオールズとミルナーが行ったラットの脳内自

己刺激では，ドパミン線維系の刺激で自己刺激が強化されるので，快感を生み出す場所と考えられた．大脳辺縁系内に放出されるドパミン量が多すぎると，統合失調症の症状を発現すると考えられており，実際にドパミン受容体遮断薬には抗精神病薬に使われるものがある．

c. 新皮質

(1) 機能局在

新皮質は，組織学的には表面から内側に向かって6層からなる．皮質の細胞構築は皮質の場所によって異なるので，これに基づいて，ブロードマンは皮質を52の領野と呼ばれる領域に分けている．新皮質の各部位はそれぞれ異なった働きをする．これを**機能局在**という．

① 運動野（一次運動野）（図10-21①）

骨格筋の随意運動に関係する中枢で，前頭葉の中心前回にある．中心前回の内側から外側にかけて，反対側半身の下肢，体幹，上肢，頭部の随意運動に対応する部位が配列されている（図10-22①）．

運動野にある運動ニューロンの軸索は集まって神経線維束を作り，内包を経て脊髄に向かって下行する．この運動の神経路を錐体路（皮質脊髄路）という．錐体路線維のうち約4/5は延髄錐体部で交叉して反対側に移る．錐体路以外の運動経路を錐体外路という（第12章参照）．

② 感覚野

(1) 体性感覚野（図10-21②）：頭頂葉の中心後回にある．反対側半身の体性感覚（触，温，冷，痛覚，深部覚）を司る中枢である．中心後回の内側から外側に向かって，下肢，体幹，肩，上肢，頭部の体性感覚に対応する部位が配列されている（図10-22②）．
(2) 味覚野（図10-21③）：頭頂葉の体性感覚野の下部に味覚を司る部位がある．
(3) 聴覚野（図10-21④）：側頭葉上部で外側溝に面する部分に聴覚野がある．
(4) 視覚野（図10-21⑤）：後頭葉の内側面にある．一側の視覚野は両側の網膜の半分から起こる視覚性インパルスを受ける．

③ 連合野

運動野や感覚野は，皮質全体からみればごく一部にすぎず，あとに広い新皮質の領野が残されている．これが連合野で，発生学的に最も新しく，高等動物でよく発達している．

連合野では，感覚野で受け入れた感覚性情報を**統合**し，過去の経験と照合して**認識**する．たとえば，視覚の情報は，視覚野で「見えた」と感じ，視覚野周辺の連合野で見たものが何であるかが理解される．この情報に基づいて**判断**を行った結果，**意志**が決定される．さらにこの決定に基づいて，運動野にあるニューロンを適切に組み合わせて複雑な行動を遂行することになる．

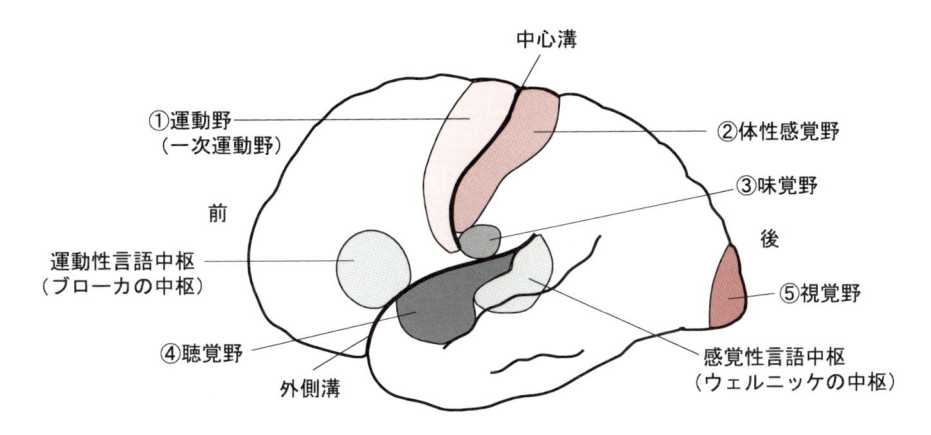

図10-21　大脳皮質の機能局在（左半球外側面）

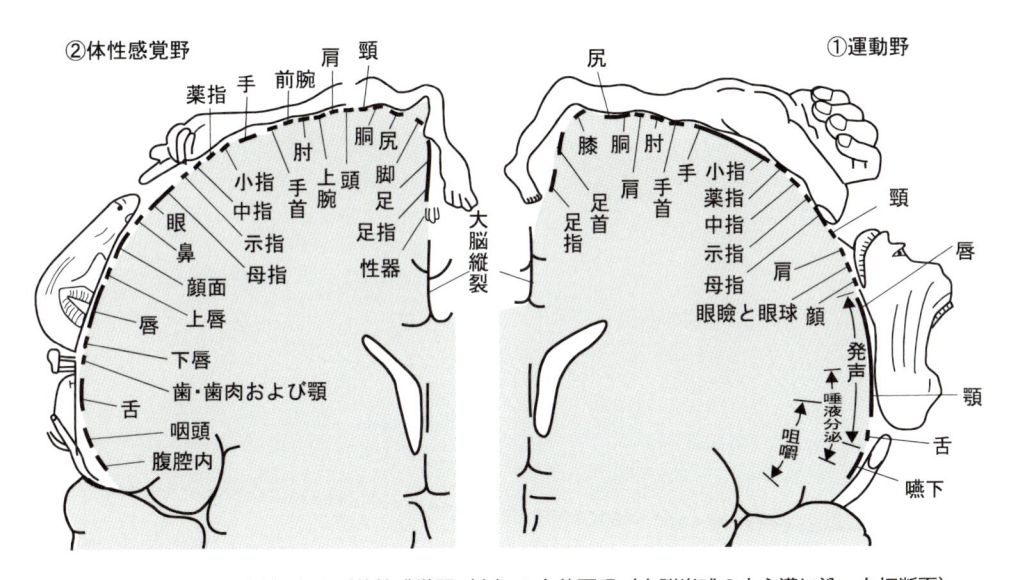

図10-22　運動野（右）および体性感覚野（左）の身体再現（大脳半球の中心溝に沿った切断面）

連合野には前頭連合野（前頭前野ともいう），頭頂連合野，側頭連合野，後頭連合野などがある．連合野は言語，学習，知能，判断，思考，創造，高度な感性などにかかわる．連合野は脳の他の部分と回路を形成して，意識，注意，覚醒，睡眠，記憶にもかかわる．

(2) 高次脳機能
① 言語機能

言語はヒトで発達した高次の神経機能の一つである．言語の中枢は，大脳皮質の言語野にある．通常左半球が言語優位である．右半球は，ものの形や空間の認知に重要である．左右の大脳半球は機能を相互に補うように特殊に分業している．

大脳左半球の言語野は，前頭葉にある**運動性言語中枢（ブローカ野**またはブローカの中枢）と側頭葉にある**感覚性言語中枢（ウェルニッケ野**）を含む（図10-21）．

聞いた言葉を話す場合には，聞いた情報は，聴覚野→感覚性言語中枢→運動性言

語中枢→運動野と移行して言語を話すことになる．書かれた言葉を話す場合には，見た情報は，視覚野→感覚性言語中枢→運動性言語中枢→運動野と移行して，言語を話すことになる．

言語中枢の神経回路の働きは遺伝子で決められていないので，学習をしないと言語は理解できない．発声は遺伝子で決められているが，発声と言語は同一ではない．

> **注●● 失語症**：運動性言語中枢が障害されると，言語を理解する能力を保っているが流暢に話すことができず，運動性失語症と呼ばれる．感覚性言語中枢が障害されると，言語の理解が障害され，感覚性失語症と呼ばれる．

② 学　　習

生体は，新しい事態に直面すると，それ以前の経験に照らし合わせて，事態に即した行動を行うことができる．このように過去の経験に基づいて，行動や反応を比較的長い間変化させる能力を学習と呼ぶ．

学習は心理学的分類によると非連合学習と連合学習に分類される．

(1) 非連合学習とは1つの事柄，刺激について学ぶ場合である．

(2) 連合学習には古典的条件づけとオペラント条件づけがある．反射を起こす刺激（無条件刺激）とその反射と無関係な刺激（条件刺激）を時間的に非常に接近して繰り返して与える（条件づけ）と，やがて条件刺激のみによっても反射が起こるようになる．このようにして，条件刺激によって条件づけられた反射を**条件反射**という．連合学習のうちの古典的条件づけでは，無条件刺激と条件刺激の2つの刺激間の連合が学習される．連合学習のうちのオペラント条件づけでは，ある行動をしたときにのみ，好ましい刺激（報酬）あるいは嫌いな刺激（罰）を与えると，ある行動が起こりやすくなったり起こりにくくなる．

> **注●● 条件反射**：ロシアのパブロフは，ベルの音（条件刺激）を聞かせてから肉片（無条件刺激）をイヌに与えることを繰り返し行うと，やがてイヌの大脳の聴覚野と味覚野の間に新しい連絡経路が形成され，音を聞くだけで唾液が分泌されるという条件反射の現象を発見した．

③ 記　　憶

過去の経験を覚えこんで（記銘），その内容を保持し，意識的あるいは無意識的に思い出す（再生または想起）一連の能力を記憶という．記憶は，持続時間から①**感覚記憶**，②**短期記憶**，③**長期記憶**の3種類の過程があると考えられる．記憶される情報は最初に感覚性情報として脳の中に取り込まれるが，1秒以内しか持続せず，多くは忘却され，残った一部は数秒から数分間持続する短期記憶に転送される．短期記憶のある部分は，さらに長い間（数分～一生）持続される長期記憶に転送される．

記憶の機能には大脳新皮質の感覚野や連合野，大脳辺縁系にある海馬，間脳にある視床などが関与する．記憶には特に**海馬**の役割が重要であると考えられている．

記憶を神経回路で説明する場合，脳内に反響神経回路が存在し，情報がその回路を流れ続け，その回路のシナプスの形態的変化も起こると考えられる．また反復刺

激後増強や**長期増強**などのシナプス伝達効率が良くなる変化，すなわちシナプスの可塑性も関係すると考えられている（175頁参照）．

> **注** ●● **記憶の分類**：長期記憶は記憶内容から以下のように分けられる．
> (1) 陳述（宣言）的記憶：いつ，どこ，という内容を記憶するエピソード記憶と単語などの知識を記憶する意味記憶がある．
> (2) 非陳述（非宣言）的記憶：さまざまな運動・技術を覚えるように意識することなく記憶する．手続き的記憶（手順記憶）ともいう．
> 　その他の記憶としてワーキングメモリー（作業記憶）と呼ばれる記憶があるが，これはたとえば会話時に時々刻々と内容によって記憶を消去して新しいものを更新していく動的操作が加えられる記憶のことである．時間的には数分程度である．ただし短期記憶とは分けて考えられている．

④ 意識・注意・覚醒・睡眠

　意識とは，覚醒状態で，外的刺激に反応できる脳の活動状態をいう．反対に睡眠時のように刺激に反応しない脳の活動状態を，意識とはいわない．ただし，意識と無意識の境界は，厳密には分けにくい．意識と覚醒は密接にかかわっており，覚醒は，感覚情報が脳幹内で上行する際に**上行性網様体賦活系**（図10-16参照）が働くことで誘発されるが，その状態が意識の維持に重要である．周囲で起こっているさまざまな変化は，視覚や聴覚などの感覚情報として絶えず脳に送られているが，われわれは，その中から特定の事象に意識を集中させることができる．このように情報の中からある情報に意識を集中させることを注意という．

　人間は1日を周期として覚醒と睡眠を繰り返す．全睡眠は年齢とともに短くなる．

⑤ 知能・判断・思考・創造性

　知能にはいくつかの定義があるが，「知能とは，個人が目的を持って行動し，合理的に考え，環境を効果的に処理する総合的，全体的能力」とするウェックスラー（1958年）の定義が一般的である．知能や，考えて判断するという思考過程には，大脳皮質前頭葉の連合野が主要な役割を果たしている．

　創造的な思考（創造性）は，知識と情報を元に問題解決に当たる過程で，既成の知識や考え方にとらわれずに，まったく新しいアイデアに達するものと考えられている．

> **注** ●● **認知症**：一旦獲得した精神機能（知能，記憶，判断，見当識など）が障害されて独立した日常生活・社会生活や円満な人間関係を営めなくなった状態．

(3) 脳波（EEG）

　脳は自発的に電気的活動をしており，これを導出記録したものを**脳波**（EEG：electroencephalogram）または脳電図という．ヒトでは，頭皮の上に置いた電極から大脳皮質の脳波活動を記録できる．

　ヒトの脳波は，周波数にしたがって次のように分類される（図10-23）．

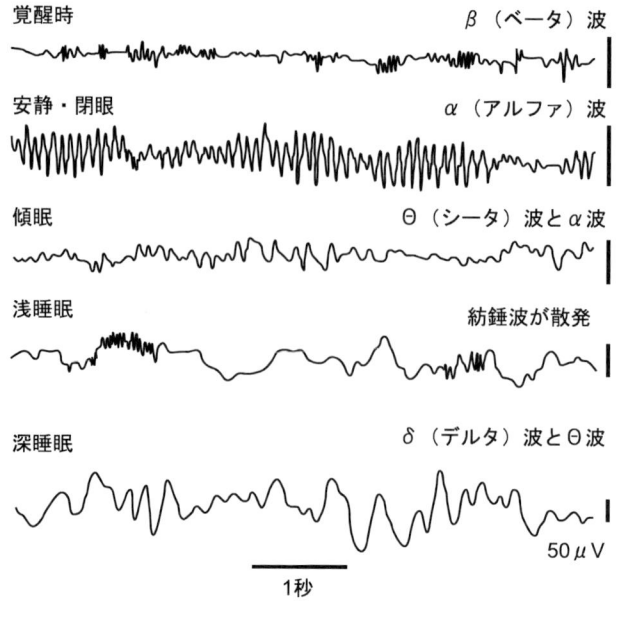

図10-23　意識水準と脳波

① 脳波の分類
(1) α波：8〜13 Hz，振幅は普通25〜50 μV．正常成人が目を閉じて安静にした状態で最もよく現れる．
(2) β波：14 Hz以上の波をいう．精神活動中や感覚刺激を受けたときなどに現れる．
(3) θ波：4〜7 Hzの波で，睡眠時に著明．
(4) δ波：0.5〜3 Hzの波で，深睡眠時や深麻酔の際に現れる．乳児では覚醒時にもみられる．

　異常波としては，正常成人より遅い周波数成分の波が多く，またスパイク（棘波）など普通にはみられない特殊波形の電気活動がみられることがある．脳波はてんかんなどの診断や脳死の判定に用いられる．

② 睡眠時の脳波
　網様体の働きが抑えられて睡眠が起こると，筋緊張が低下し，反射活動も弱くなり，心拍数や血圧も減少し，身体の活動水準が低下した状態となる．このとき脳波を記録すると，ゆるやかな波（θ波やδ波）がみられる（図10-23）．睡眠中には，これらの徐波が続くだけでなく，覚醒時を思わせる脳波が現れる時期がある．この時期には全身の筋緊張は消失するが，眼球は急速に動き，心拍数や呼吸も乱れ，夢をみていることが多い．顔面や指の筋に断続的な小さな収縮がみられることもある．この時期の睡眠を**レム**（REM：rapid eye movement）**睡眠**といい，それ以外を**ノンレム**（non-REM）**睡眠**という．レム睡眠は成人ではおよそ90分毎に出現し，一晩に4〜5回起こり，睡眠全体の約20%をしめる．新生児や乳児では，レム睡眠のしめる割合が大きい．レム睡眠は逆説睡眠ともいわれる．

L. 脳脊髄液

　脳脊髄の中には，中心管や**脳室**などの腔所がある．これらは互いに交通しており，内部に脳脊髄液が満たされている（**図10-24**）．脳脊髄液は脳室の**脈絡叢**から分泌され，上記の腔所を満たすとともに，脳脊髄を取り巻く**クモ膜下腔**に入って循環する．その後，脳静脈洞や，一部は脊髄の静脈叢から静脈中へ吸収される．

　第3～4腰椎間の高さの腰椎穿刺によって脳脊髄液の一部を採取して検査し，同時に，液圧を測定することができる（側臥位で水柱圧 70～180 mmH$_2$O）．脳脊髄液は水枕のような働きで，脳脊髄を衝撃から保護している．また，脳脊髄の細胞外液の排出路としても重要である．

> 注●● **脳室**：脳室には大脳の左右にある側脳室，間脳に第3脳室，脳幹背側に第4脳室がある．
> 注●● **クモ膜下腔**：脳と脊髄は外側から硬膜，クモ膜，軟膜により包まれる．クモ膜と軟膜の間をクモ膜下腔といい，脳脊髄全体を覆う腔所となっている．クモ膜下腔は脳内の第4脳室とつながる．
> 注●● **クモ膜下出血**：脳動脈瘤の破裂などでクモ膜と軟膜の間に出血した状態．

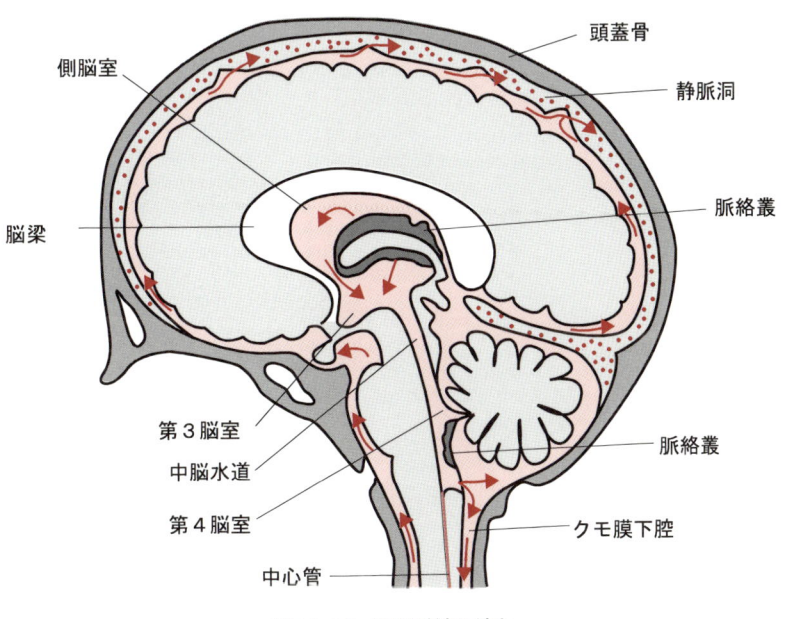

図10-24　脳脊髄液の流れ

M. 末梢神経系

● a. 末梢神経系の分類

末梢神経は脳および脊髄より出て，全身に広く分布する．

(1) 末梢神経は解剖学的には，脳から出る**脳神経**と脊髄から出る**脊髄神経**に分類される．

(2) 末梢神経系は機能的には，身体の運動や感覚機能を司る**体性神経系**と，各種の自律機能を司る**自律神経系**とに分類される（**表10-1 参照**）．

解剖学的区分と機能的区分は重なりあっており，各脳神経や脊髄神経には，体性神経系の神経線維しか含まないものもあれば，体性神経系と自律神経系の神経線維の両方を含むものもある．

● b. 末梢神経系の機能

(1) 脳神経

脳神経は左右12対ある（**図10-25**）．脳から出る位置によって，前から順にⅠ～Ⅻの番号をつける．それぞれの脳神経は下記のような機能を持つ．

Ⅰ．嗅神経：嗅覚を伝える．
Ⅱ．視神経：視覚を伝える．

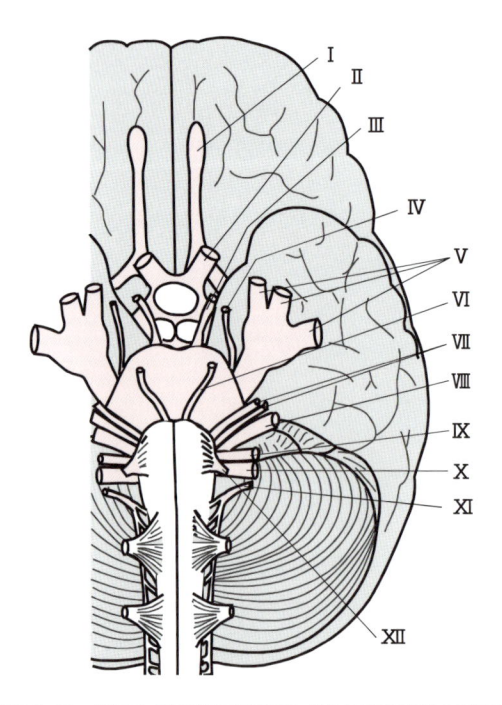

図 10-25　脳底と脳神経の起始部（数字は脳神経の番号）
（Netter FH, 1997 より改変）

Ⅲ．動眼神経：主として眼球の運動や瞼（まぶた）の運動を支配する運動神経である．瞳孔を縮小させる副交感神経も含む．
Ⅳ．滑車神経：眼を斜めに向ける運動に関与する運動神経である．
Ⅴ．三叉神経：顔面と前頭部の皮膚感覚を司る感覚神経と，鼻腔・口腔粘膜の感覚を司る感覚神経と，咀嚼，嚥下運動に関与する運動神経を含む．眼神経，上顎神経，下顎神経の3枝に分かれる．
Ⅵ．外転神経：眼球を外転させる筋を支配する運動神経である．
Ⅶ．顔面神経：顔面の表情筋を支配する運動神経，舌の前方2/3の味覚を伝える感覚神経，および涙腺および唾液腺の分泌を支配する副交感神経を含む．
Ⅷ．内耳神経：聴覚を伝える感覚神経（蝸牛神経）と平衡感覚を伝える感覚神経（前庭神経）よりなる．聴神経ともいう．
Ⅸ．舌咽神経：咽頭筋の運動を支配する運動神経，舌の後方1/3と咽頭の味覚および咽頭粘膜の感覚を伝える感覚神経，および唾液腺の分泌を司る副交感神経を含む．
Ⅹ．迷走神経：咽頭，喉頭の筋肉を支配する運動神経および同部位の粘膜の感覚を司る感覚神経，および咽頭，喉頭，胸部や腹部の内臓の機能を司る副交感神経やこれらの部位からの内臓求心性神経を含む．
Ⅺ．副神経：頸の運動に関係する胸鎖乳突筋と僧帽筋を支配する運動神経である．
Ⅻ．舌下神経：舌を動かす舌筋を支配する運動神経である．

(2) 脊髄神経

脊髄神経は全部で左右31対あり，**頸神経**8対，**胸神経**12対，**腰神経**5対，**仙骨神経**5対，**尾骨神経**1対からなる（図10-26）．脊柱管の中から，それぞれ対応する左右の椎間孔を通って脊柱管を出る．脊髄に入る求心性神経は脊髄の**後根**を通り，脊髄から出る遠心性神経は脊髄の**前根**を通る（182頁参照）．

遠心性線維の細胞体は脊髄内の灰白質に存在し，一方，求心性線維の細胞体は脊髄外の椎間孔付近に存在する．この求心性線維の細胞体の集合部を後根神経節という（図10-11参照）．

脊髄神経の感覚神経と，その神経によって支配される皮膚領域の間には規則的な対応があり，皮膚の脊髄神経支配領域が分節性に配列する．これを**皮膚分節**（デルマトーム）という（図10-27）．皮膚分節は体幹では比較的規則的に並ぶが，四肢では不規則になる．これは，体幹を前屈して両手を垂直にした状態にすると理解しやすい．四足獣の皮膚分節のパターンが，ヒトが直立した後も残ったものと解釈できる．感覚麻痺が起こったとき，このような皮膚分節を利用して，脊髄神経の損傷部位を知る手がかりとする．

筋に対する神経分布も分節的になっており，これを**筋分節**という．1つの骨格筋はそれぞれ数個の脊髄分節からの支配を受けており，その分節の境界は皮膚分節の場合より曖昧である．

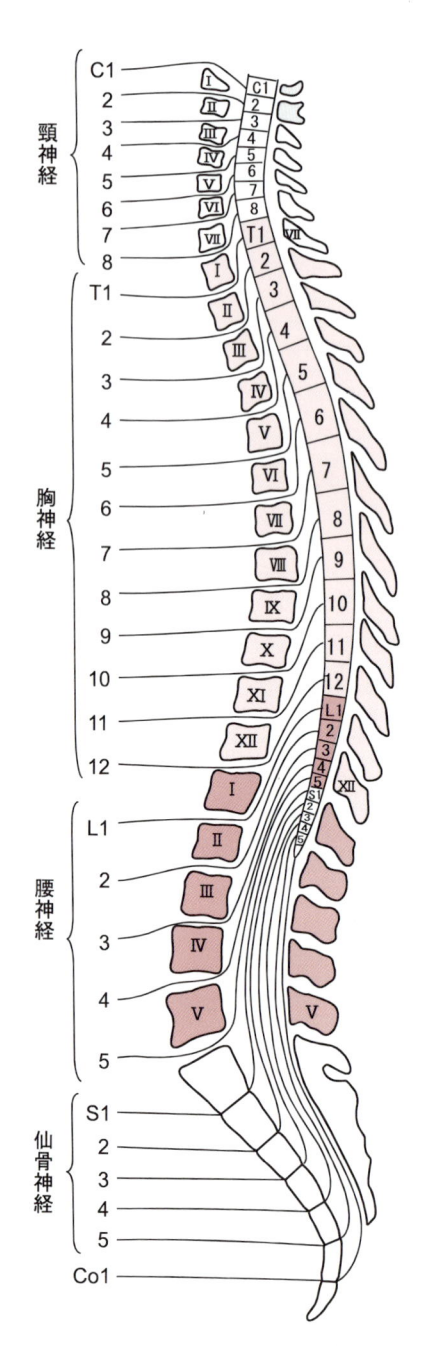

図 10-26 脊椎と脊髄, 脊髄神経の位置関係を示す模式図
左が前方. C：頸髄, T：胸髄, L：腰髄, S：仙髄, Co：尾骨神経. (杉浦和朗, 1998 より改変)

(3) 体性神経系と自律神経系

末梢神経系は機能的には体性神経系と自律神経系に分類される.

(1) 体性神経系の働きについては, 第 12 章運動, 第 13 章感覚で説明する.
(2) 自律神経系の働きについては, 項目 N. 自律神経系 (201 頁) で説明する.

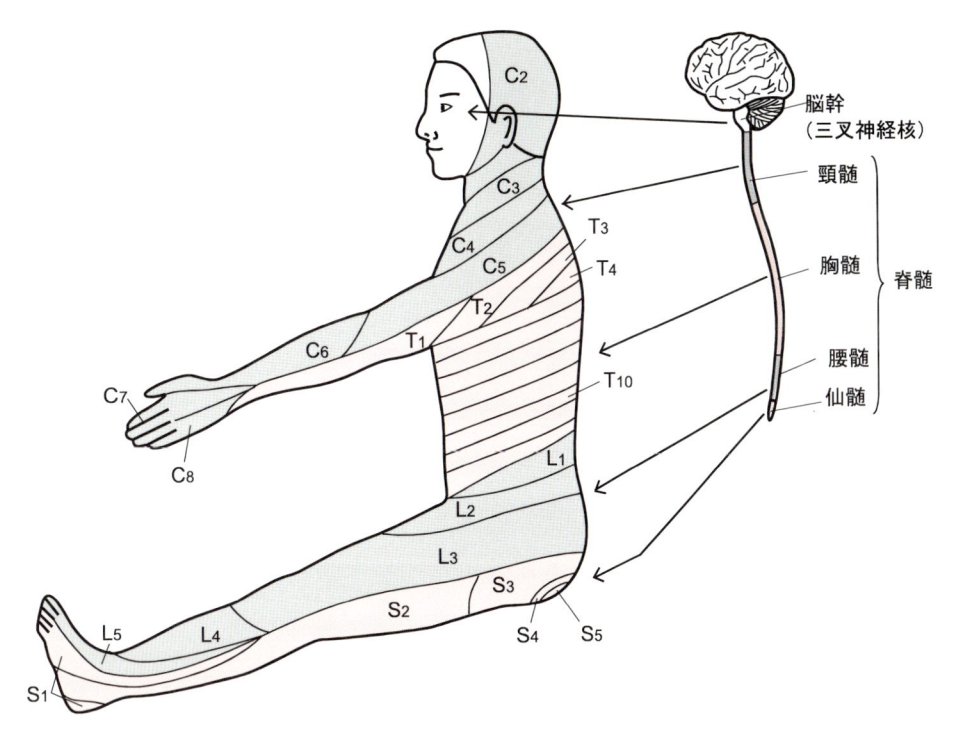

図 10-27 皮膚分節

N. 自律神経系

a. 自律神経系の概要

　　生体にとって最も基本的な循環・呼吸・消化・代謝・分泌・体温維持・排泄・生殖などの機能は自律機能といわれる．**自律神経系**は平滑筋，心筋，および腺を支配し，自律機能を協調的に調節する．体性神経系が意識的随意的な制御を受けるのに対し，自律神経系は意識的随意的な制御を受けない．そのため自律神経系は，**植物神経系**あるいは**不随意神経系**ともいわれる．

　　自律神経系は，**生体の恒常性（ホメオスタシス）**の維持に重要な役割を果たす．生体の外部および内部環境の情報は，自律神経系の中枢レベルにおいて統合され，自律神経遠心路を介して効果器に伝えられる．この際，自律神経系ばかりでなく，内分泌系や体性神経系も協調的に調節されて，ホメオスタシスが保たれる．自律機能の調節は，一部の例では消化管の壁内神経叢のように末梢レベルで行われる場合もあるが，多くの例では脊髄，脳幹，さらに高位の中枢によって統合的に行われる．

(1) 交感神経系と副交感神経系

　　自律神経系の遠心路は，胸髄と腰髄から出る交感神経系と，脳幹と仙髄から出る副交感神経系の2つの系より構成される（**図10-28A**，**表10-4**）．大まかな特徴として，交感神経系は活動に適した状態，副交感神経系は活動に備えた状態を整え

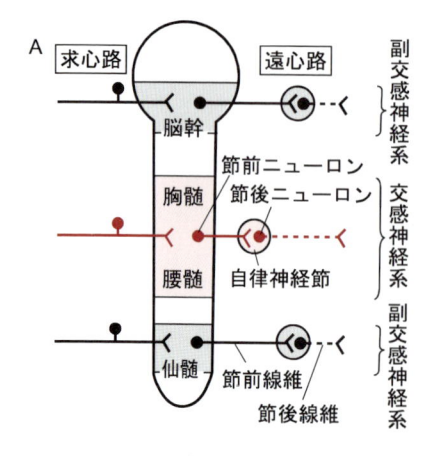

図10-28 自律神経系
A：自律神経系の分類，成り立ちを示す模式図
B：交感神経と副交感神経の働きのまとめ
＊：心臓の拍動リズムの促進（交感神経）と抑制（副交感神経）もある．
＊＊：胃液，膵液などの分泌は，交感神経により血流低下の二次的作用により減少する．

表10-4 自律神経系の分類

1) 交感神経系
2) 副交感神経系
　(1)頭部副交感神経
　　(a)動眼神経（第Ⅲ脳神経）
　　(b)顔面神経（第Ⅶ脳神経）
　　(c)舌咽神経（第Ⅸ脳神経）
　　(d)迷走神経（第Ⅹ脳神経）
　(2)仙髄部副交感神経（骨盤神経）
3) 内臓求心性神経

るといえる．たとえば，活動時には交感神経活動が高まり，その結果，血圧が上昇し，心機能が高まり，消化管の機能はむしろ抑制される．副交感神経活動が高まると消化管の働きが活発となり，食物の消化吸収が亢進し，体内にエネルギーや栄養が蓄えられ，心臓などの働きはむしろ抑制される．

一般に交感神経は，①内臓平滑筋の弛緩，②括約筋の収縮，③血管平滑筋の収縮，④心筋活動の亢進を起こす．また一般に副交感神経は，①内臓平滑筋の収縮，②括約筋の弛緩，③心筋活動の抑制，④腺分泌の亢進を起こす（**図10-28 B**）．

(2) 節前ニューロンと節後ニューロン

中枢神経系から出たニューロンは効果器に至る間にシナプスを形成しニューロンを変える．このニューロンのシナプスの存在する部位を**自律神経節**という．中枢神経系内に細胞体を持つニューロンを節前ニューロン，自律神経節内に細胞体を持つニューロンを節後ニューロンといい，その軸索をそれぞれ節前線維，節後線維という（**図10-28 A**）．

(3) 神経伝達物質

交感神経節前線維末端と副交感神経の節前，節後線維末端とから放出される神経伝達物質は，アセチルコリンである．一方，交感神経節後線維末端から放出される神経伝達物質は，一般にノルアドレナリンである．

(4) 内臓求心性神経

内臓からの情報は，自律神経遠心性線維とほぼ平行して走行する求心性線維を通って中枢神経系に伝えられる．このような求心性線維を自律神経求心路あるいは内臓求心性神経という（表10-4）．

> **注** ●● **内臓求心性神経**：英国のラングレーが19世紀末に，自律神経系を末梢性の遠心路として定義して以来，自律神経系は遠心路に限定して考えられてきた．その後，自律神経系の機能が詳細に研究されるにつれて，求心性神経線維（求心路）の存在することが明らかになった．現在では，自律神経の機能を理解するのに自律神経求心路を無視することはできないので，自律神経系に求心路も含める傾向にある．ラングレーの述べた昔の定義にこだわる場合には，自律神経の求心路を内臓求心路と呼ぶのが普通である．

● b. 交感神経系

交感神経の節前ニューロンの軸索（線維）は，第1胸髄〜第2（ないし3）腰髄から出て脊髄前根，白交通枝（はくこうつうし）を通って交感神経節に達する．交感神経節は脊柱の左右に分節ごとに配列しており，神経幹によって上下に連絡している．この交感神経節の鎖を**交感神経幹**という．交感神経節は交感神経幹に加えて内臓の近くにもある．節前ニューロンは，次のいずれかの方法で節後ニューロンとシナプスを形成し，節後ニューロンが効果器に達する（図10-29）．

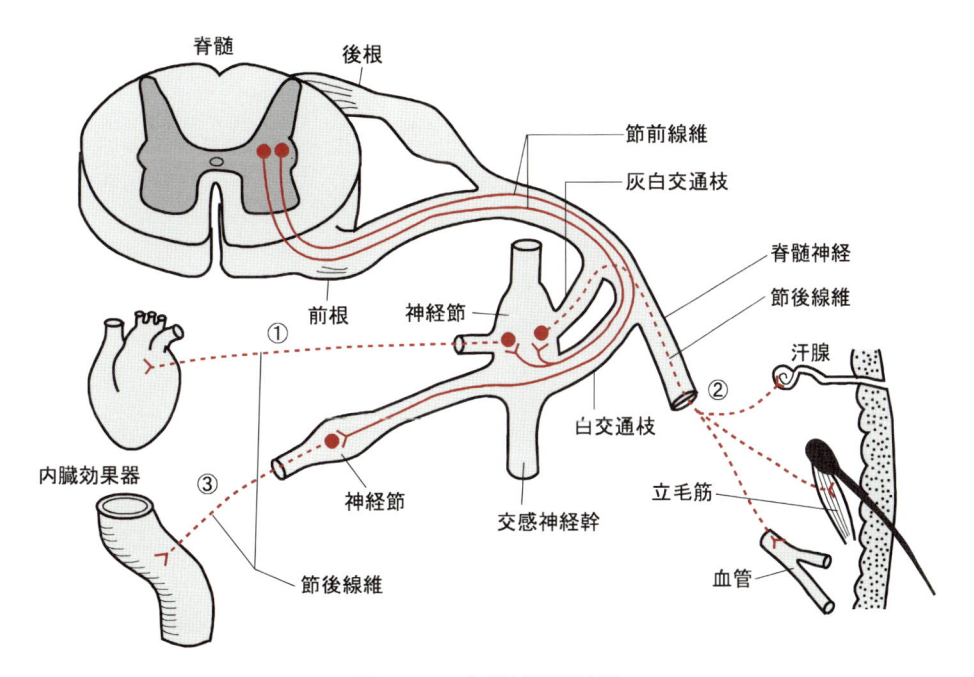

図10-29　交感神経系遠心路

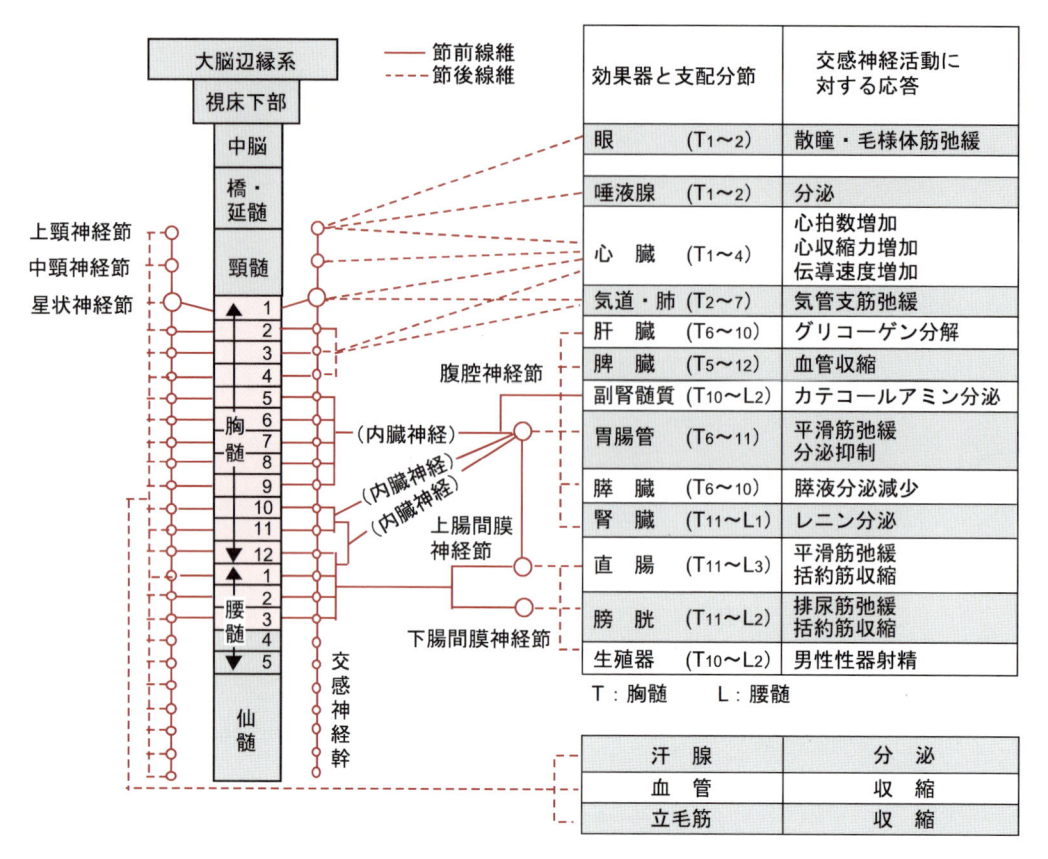

効果器と支配分節	交感神経活動に対する応答
眼　　　　　(T1〜2)	散瞳・毛様体筋弛緩
唾液腺　　　(T1〜2)	分泌
心臓　　　　(T1〜4)	心拍数増加 心収縮力増加 伝導速度増加
気道・肺　　(T2〜7)	気管支筋弛緩
肝臓　　　　(T6〜10)	グリコーゲン分解
脾臓　　　　(T5〜12)	血管収縮
副腎髄質　　(T10〜L2)	カテコールアミン分泌
胃腸管　　　(T6〜11)	平滑筋弛緩 分泌抑制
膵臓　　　　(T6〜10)	膵液分泌減少
腎臓　　　　(T11〜L1)	レニン分泌
直腸　　　　(T11〜L3)	平滑筋弛緩 括約筋収縮
膀胱　　　　(T11〜L2)	排尿筋弛緩 括約筋収縮
生殖器　　　(T10〜L2)	男性性器射精

T：胸髄　　L：腰髄

汗腺	分泌
血管	収縮
立毛筋	収縮

図 10-30　交感神経遠心路の働き

(1) 交感神経幹の神経節でシナプスを形成し，節後ニューロンが内臓効果器を支配する（図 10-29 ①）.
(2) 交感神経幹でシナプスを形成して，節後ニューロンが灰白交通枝を経て脊髄神経に入り，脊髄神経支配領域の血管，汗腺，立毛筋を支配する（図 10-29 ②）.
(3) 交感神経幹の神経節をすどおりして，腹腔または骨盤腔にある神経節（腹腔神経節，上腸間膜神経節，下腸間膜神経節）で節後ニューロンにシナプス連絡して，節後ニューロンが内臓効果器に至る（図 10-29 ③）.

注●● **副腎髄質の交感神経支配**：例外として，副腎髄質は節前ニューロンによって直接支配される．

　交感神経は，脊髄の胸腰髄部のみから出てくるにもかかわらず，頸髄，仙髄部をも補うように全身にくまなく分布する．体性神経系における皮膚分節のような厳密な分節性支配は認められないが，大まかな支配分節がみられる（図 10-30）.

● c． 副交感神経系

　副交感神経の節前ニューロンは，脳幹および第 2〜第 4 仙髄から出て，末梢効果器の近傍あるいは効果器の壁内にある神経節で節後ニューロンにシナプス連絡し，節後ニューロンが効果器に達する．

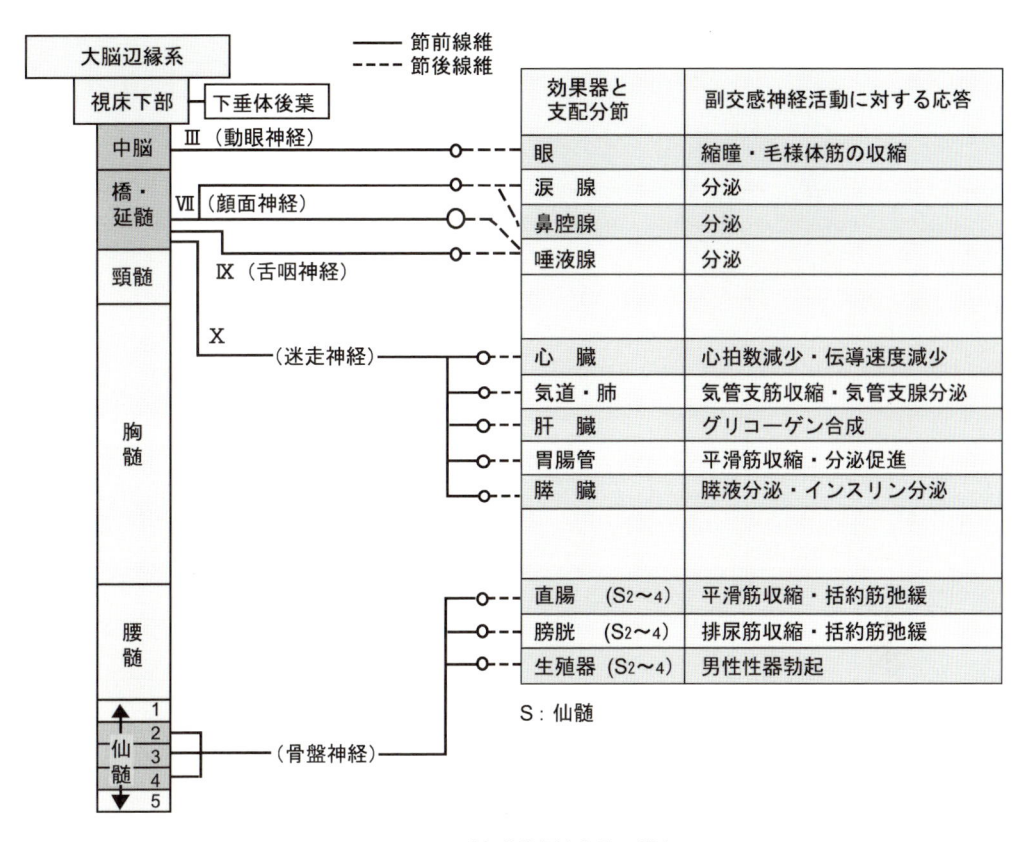

図10-31 副交感神経遠心路の働き

脳幹に起始する副交感神経は，次の脳神経を経由して各効果器を支配する（図10-31）．
(1) 動眼神経（第Ⅲ脳神経）：毛様体筋と瞳孔括約筋を支配する．
(2) 顔面神経（第Ⅶ脳神経）：涙腺，鼻腔や口蓋などの粘膜にある腺，唾液腺の顎下腺と舌下腺を支配する．
(3) 舌咽神経（第Ⅸ脳神経）：唾液腺の耳下腺を支配する．
(4) 迷走神経（第Ⅹ脳神経）：心臓，気管支，肺などの胸腔内器官および肝臓，胃腸管，膵臓などの腹腔内器官を支配する．

仙髄に起始する副交感神経は，**骨盤神経**を経由して直腸・膀胱・生殖器などの骨盤腔内器官を支配する（図10-31）．

● d. 自律神経調節の特徴

(1) 二重（神経）支配

内臓器官の多くは，交感神経と副交感神経の遠心性線維によって二重に支配されている．このような両神経系による支配を二重支配という．二重支配を受ける器官として，心臓・気道・胃腸・膀胱・膵臓・唾液腺がある．

これに対し，瞳孔散大筋・副腎髄質・立毛筋・汗腺・大部分の血管は交感神経のみ，瞳孔括約筋は副交感神経のみの支配を受けている．一部の血管は，副交感神経支配をも受ける．

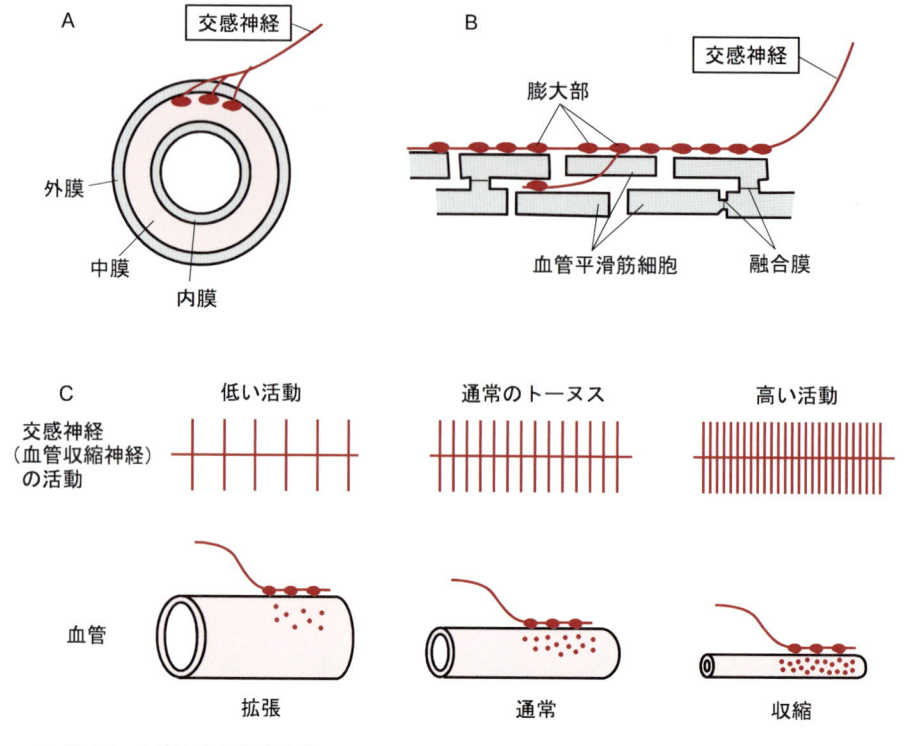

図 10-32 血管支配の交感神経
A, B：血管を支配する交感神経の分布のしかた．横断面（A）と縦断面（B）を模式的に示す．
C：交感神経の血管収縮神経のトーヌスと血管径との関係

(2) 拮抗（神経）支配

　一般に，交感および副交感神経の遠心性線維による同一効果器に対する作用は相反的であり，これを拮抗支配という．たとえば，心拍数は交感神経の活動によって促進され，副交感神経の活動によって抑制される．また，胃腸管の運動および分泌機能は交感神経の活動によって抑制され，副交感神経の活動によって促進される．

　これに対し，唾液腺の分泌は拮抗支配を受けておらず，交感神経および副交感神経の両者の活動によって促進される（図10-30, 31参照）．

(3) 神経のトーヌス

　自律神経遠心性線維は，一般に安静な状態においても常時自発性に活動している．この活動を，自律神経遠心性線維の**自発性活動**あるいは**トーヌス**という．安静時のトーヌスの頻度は，1秒間に1〜3回程度とかなり低い．トーヌスは自律神経中枢の支配を受けて増えたり減ったりし，それによって効果器の機能が調節される．たとえば，多くの血管は通常交感神経である血管収縮神経のトーヌス下で軽度の収縮状態にあるが，交感神経の活動が高まると血管はさらに収縮してその部分の血流は減少する．一方，交感神経の活動が低くなると，その部分の血管は拡張して血流は増加する（図10-32）．

e. 内臓求心性神経の働き

　内臓の受容器は血管壁と胸腔・腹腔・骨盤腔の器官内にあり，動脈圧や，胃腸，膀胱の充満度などの物理的情報や，内容物の酸性度や電解質濃度などの化学的情報を伝える．このような内臓からの求心性情報の大部分は感覚として意識にのぼらないが，種々の器官に反射性反応を引き起こして自律機能を調節する．一方，飢餓・渇き・悪心・便意・尿意などの臓器感覚や内臓痛覚は感覚として知覚，認識され，同時に自律機能と運動機能の反射を誘発する場合もある．内臓の異常によって内臓求心性神経を介して関連痛が起こる場合もある（第13章，259頁参照）．

f. 自律神経節

　自律神経節は，自律神経遠心性の情報を節前ニューロンから節後ニューロンへシナプス伝達する場である．神経節内の節後ニューロンの数は節前ニューロンの線維よりも多く，1本の節前ニューロンの線維が多数の節後ニューロンに発散する．また，1個の節後ニューロンの細胞体には多数の節前ニューロンの線維が収束する．このような発散と収束によって，自律神経節におけるシナプス伝達は確実になる．

g. 消化管における壁内神経叢

　消化管の運動は，消化管を支配する交感および副交感神経を切断した後でも維持される．これは，消化管壁内に網目状に分布する**壁内神経叢**（腸神経系）と呼ばれる多数のニューロンからなる神経回路の働きによって，長い消化管の運動が局所性に調節されているからである．壁内神経叢には，平滑筋層の間に存在するアウエルバッハ神経叢と，その内側にあるマイスネル神経叢とがある（第4章参照）．

　壁内神経叢には，平滑筋，腺，消化管ホルモン分泌細胞を支配する節後ニューロンや消化管の状態を受容するニューロン，介在ニューロンが存在し，これらのニューロンは神経線維を網目状に延ばし相互に連絡する．通常，壁内神経叢のニューロンの働きは，交感および副交感神経により調節される．

h. 自律神経系の神経伝達物質と受容体

(1) 神経伝達物質

　交感神経節前ニューロン末端，副交感神経節前ニューロン末端および副交感神経節後ニューロン末端から放出される神経伝達物質は，**アセチルコリン（ACh）**である．アセチルコリンを放出するニューロンを**コリン作動性ニューロン**という．一方，交感神経節後ニューロン末端から放出される神経伝達物質は，ほとんどの例で**ノルアドレナリン（ノルエピネフリン）**である（図10-33）．ノルアドレナリンを放出するニューロンを**アドレナリン作動性ニューロン**という．ただし，汗腺を支配する交感神経節後ニューロン末端からはアセチルコリンが放出される．

　　注●● **神経伝達物質の合成と分解**：アセチルコリン（ACh）は神経終末においてアセチルコリン合成酵素（コリンアセチルトランスフェラーゼ，CATあるいはChAT）によりコリンとアセチルCoAから合成される．神経終末から放出されたアセチルコリンは，

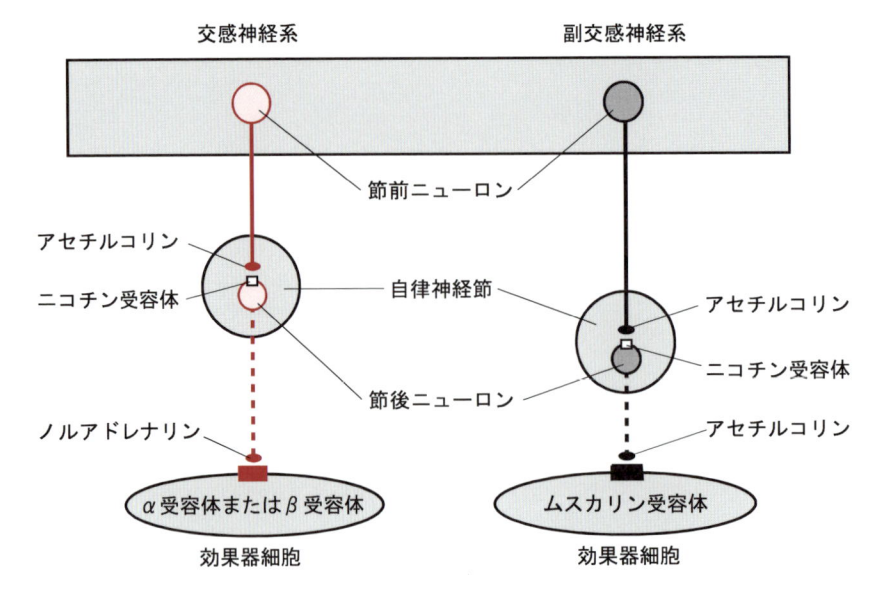

図10-33　自律神経系の神経伝達物質と受容体

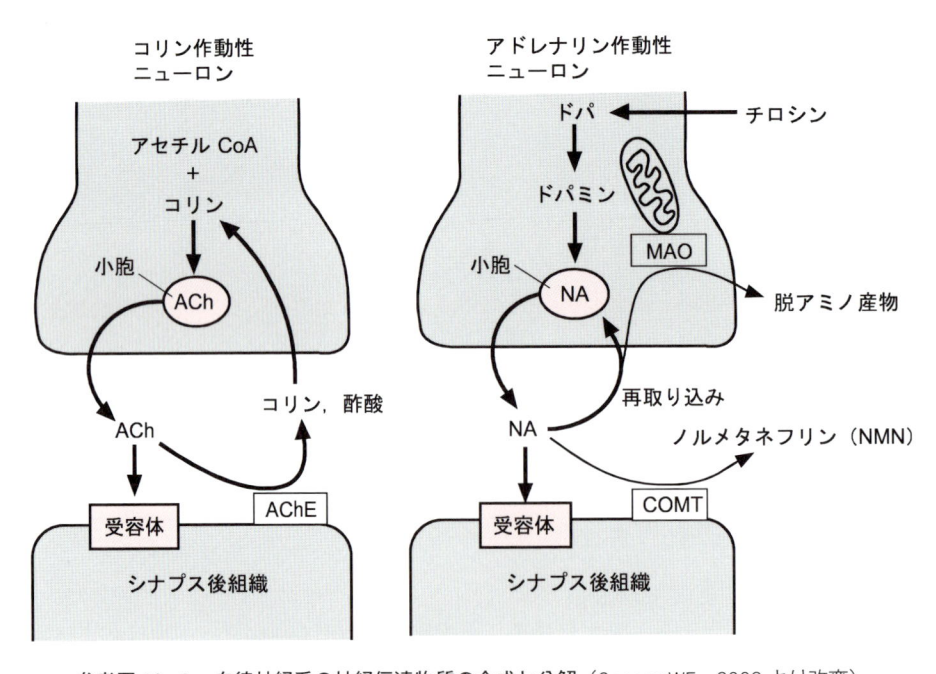

参考図10-4　自律神経系の神経伝達物質の合成と分解（Ganong WF, 2002より改変）
ACh：アセチルコリン，AChE：アセチルコリン分解酵素，NA：ノルアドレナリン，MAO：モノアミン酸化酵素，COMT：カテコール-O-メチル基転移酵素

　効果器細胞のシナプス後膜にある受容体に作用して効果器細胞の機能を発揮させる．放出されたアセチルコリンはアセチルコリン分解酵素（アセチルコリンエステラーゼ，AChE）により速やかにコリンと酢酸に分解される．コリンは神経終末に取り込まれてアセチルコリンの合成に再利用される（**参考図10-4 左**）．
　ノルアドレナリン（NA）はチロシンからドパ（ドーパ），ドパミン（ドーパミン）

を経て合成される．放出されたノルアドレナリンは効果器細胞の膜にある受容体に作用する．大部分は神経終末に再取り込みされて，神経伝達物質として再利用されるが，一部は神経終末の中のミトコンドリアにあるノルアドレナリン分解酵素であるMAO（モノアミン酸化酵素）により分解されて，不活性の脱アミノ産物になって神経外に出てくる．放出されたノルアドレナリンの一部は，再取り込みされずに効果器の細胞膜にある分解酵素であるCOMT（カテコール-O-メチル基転移酵素）により，ノルメタネフリン（NMN）に分解されて不活性化される（**参考図10-4 右**）．ノルアドレナリンの一部は循環血中に入り，肝臓において代謝される．

(2) 受容体

節前ニューロンあるいは節後ニューロン末端から放出された神経伝達物質は，節後ニューロンの細胞体あるいは効果器細胞の膜に存在する**受容体**に作用する．

① アドレナリン受容体（カテコールアミン受容体）

交感神経節後ニューロン末端から放出される神経伝達物質であるノルアドレナリンや副腎髄質から血中に分泌されるホルモンの一種であるアドレナリンなどが作用する効果器細胞のアドレナリン受容体には，α受容体とβ受容体の2種類がある（図10-33）．

(1) **α受容体**は，全身の血管収縮や胃腸管の括約筋の収縮などに関与する．
(2) **β受容体**は，心拍数増加，心収縮力増大，脂肪分解促進，骨格筋の血管拡張，気管支拡張，胃腸管の平滑筋弛緩などに関与する（**参考表10-1**）．

> **注●● α受容体とβ受容体のサブタイプ**：α受容体は，α₁受容体とα₂受容体とに分類される．α₁受容体は血管平滑筋や胃腸・膀胱の括約筋に分布し，これらの筋の収縮に関

参考表10-1　各器官に対するノルアドレナリンの作用とその受容体
（Schmidt RF, 1988より）

効果器	ノルアドレナリンの作用およびアドレナリン作動性節後ニューロン刺激の効果	受容体
心臓	心拍数増加および収縮力増大	β
大部分の血管	血管収縮	α
骨格筋の動脈	血管収縮	α
	血管拡張（循環アドレナリンに対してのみ）	β
消化管		
縦走筋および輪走筋	弛緩	αおよびβ
括約筋	収縮	α
膀胱		
膀胱排尿筋	弛緩	β
膀胱三角	収縮	α
（内括約筋）		
精嚢	収縮	α
精管	収縮	α
瞳孔散大筋	収縮（散瞳）	α
気管および気管支平滑筋	弛緩	β

与する．一方 α_2 受容体は主としてアドレナリン作動性神経のシナプス前終末に存在し，神経伝達物質の放出に抑制的に働く．β 受容体も，β_1 受容体と β_2 受容体などに分類される．β_1 受容体は主として心臓に分布し，心拍数・心収縮力の増大に関与する．β_2 受容体は血管や気管支，胃腸などの平滑筋に分布し，これらの筋の弛緩に関与する．

② アセチルコリン受容体

アセチルコリン受容体には，ニコチン受容体とムスカリン受容体の2種類がある（図 10-33）．

(1) 節後ニューロンの細胞体には**ニコチン受容体**が存在する．ニコチン受容体は少量のニコチンによって刺激されるが，大量のニコチンや神経節遮断薬によって遮断される．

(2) 平滑筋などの効果器には**ムスカリン受容体**が存在し，ムスカリンで刺激され，アトロピンで遮断される．

> **注** ●● **神経除去性過敏**：交感神経あるいは副交感神経が切断されると神経のトーヌスが失われ，それによって支配されていた効果器は自律神経に対する直接の反応性を失う．ところが時間が経つに従い，汗腺以外の外分泌腺や平滑筋などの効果器では循環血液中の化学物質に対して過敏に反応するようになり，代償機能が作り上げられる．これを神経除去性過敏という．

● i. 自律神経系の中枢

自律機能を調節する交感および副交感神経の節前ニューロンが出力する脳幹と脊髄は，自律神経系の第一次中枢と呼ばれる．自律機能のこれらの第一次中枢のニューロン活動は，脳幹内の自律神経中枢，さらに上位の視床下部にある自律神経の中枢，大脳辺縁系などによる調節を受ける．すべての交感神経と仙髄から出る副交感神経の場合，脊髄が第一次中枢であるので，脳幹は上位の中枢になる．自律神経で調節される自律機能は大脳皮質連合野の働きによっても影響される．

脳幹と脊髄から出る自律神経節前ニューロンは，節後ニューロンを介して自律性効果器の機能を支配する．

(1) 交感神経節前ニューロンの細胞体は胸腰髄の中間質の側方（側角）に存在する．（図 10-12 参照）

(2) 副交感神経節前ニューロンの細胞体は仙髄の側角と，脳幹の種々の神経核（エディンガー・ウェストファール核，上唾液核，下唾液核，迷走神経背側核，疑核など）に存在する（185 頁，参考図 10-3 参照）．

> **注** ●● **大脳皮質連合野と自律神経機能**：大脳皮質の連合野が働くことによって，感覚情報を認識したり，運動の計画をたてたり，思考をしたりすることができる．一般に自律神経の支配を受ける自律機能は意識的随意的な制御を受けないといわれてきた．しかし，連合野と大脳辺縁系とは神経回路で連絡があるので，連合野・大脳辺縁系・視床下部・脳幹という順に神経回路が働いて自律機能が調節されうる．ある行動によって自律神経機能が反応する際に，連合野を働かせて反応を調節できる現象がある．この現象を応用して自律機能を調節することをバイオフィードバック調節という．

● j. 自律神経の関与する反射

自律神経遠心性神経の活動は，体性あるいは内臓性の末梢求心性線維の刺激により反射性に影響を受ける．種々の自律神経反射は，求心路と遠心路の種類から次の3種に大別される（図10-34）．
(1) 内臓—内臓反射：内臓求心性神経を求心路とし，自律神経を遠心路とする反射．
(2) 体性—内臓反射：体性求心性神経を求心路とし，自律神経を遠心路とする反射．
(3) 内臓—体性（運動）反射：内臓求心性神経を求心路とし，体性運動神経を遠心路とする反射（これは厳密な意味での自律神経反射ではない）．

(1) 内臓—内臓（自律神経）反射

種々の内臓の局所的状態に関する情報は，自律神経の求心路を介して中枢に送られる．そのような情報は中枢で処理され，反射性に自律神経遠心路を介して効果器に送られ，効果器の機能が調節される．たとえば，圧受容器反射による血圧の調節や胃腸管の刺激によるその運動と消化液の分泌の調節など，多くの内臓機能はこの反射により常時調節されている．

(2) 体性—内臓（自律神経）反射

皮膚や粘膜，筋，腱，関節からの感覚を体性感覚と総称する．特殊感覚（視覚，聴覚，嗅覚，味覚，平衡感覚）も広義には体性感覚に含める場合がある．生体に加えられた刺激は，これらの種々の感覚として意識にのぼり，行動や感情，思考などにさまざまな影響を与えると同時に，自律機能に種々の反射性反応を引き起こす．

体性—内臓反射は，たとえば寒冷刺激によって皮膚血管支配の交感神経活動が亢進して皮膚血管が収縮し，体熱の放散を防ぐ体温調節反射など，各種の生理機能の

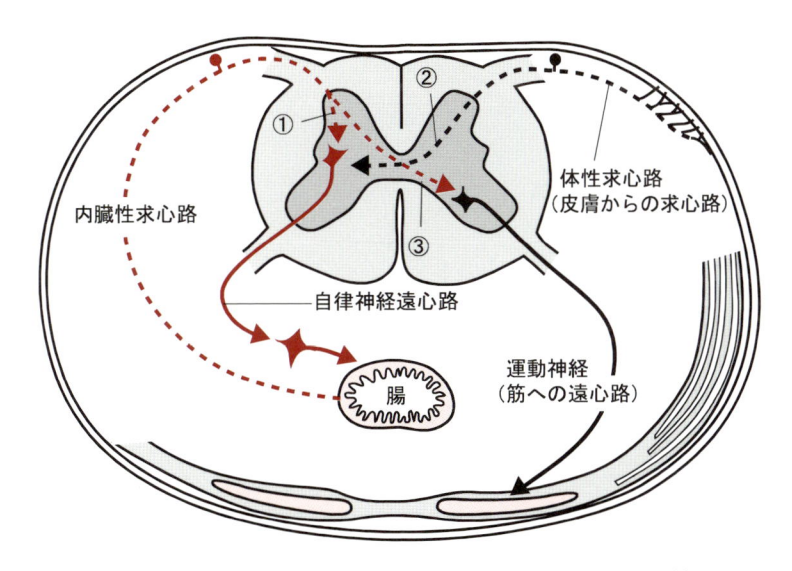

図10-34 自律神経を介する反射（Schmidt RF, 1988より改変）
①内臓—内臓反射，②体性—内臓反射，③内臓—体性反射

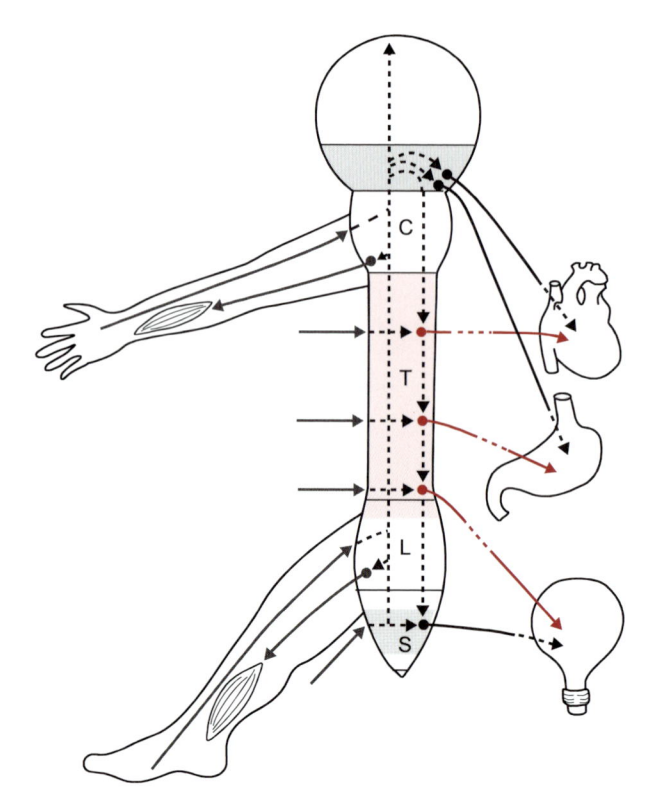

図 10-35　体性─自律神経反射の脊髄反射と上脊髄反射を示す模式図
（Sato A ら，1997 より改変）

自律性調節において重要な役割を果たしている．また皮膚に侵害性刺激が加わると自律神経系を介して反射性に心拍数や血圧が上昇する．この結果，二次的に骨格筋血流が増大する．このような自律機能の変化によって，より多くの酸素やエネルギーが血流によって筋肉に運ばれることになり，有害な刺激から逃げたり，防衛したりする際に必要なエネルギーを供給するのに役立つと考えられる．

① 体性─内臓反射の特徴

皮膚などに加えられた刺激は中枢神経系の種々の水準で統合されて，自律神経を介して内臓機能に影響を及ぼす．体性─内臓反射は，①脊髄を介する脊髄反射と②脳幹で統合される上脊髄反射に大別される（**図 10-35**）．

(1) 脊髄反射：脊髄反射は体性求心性神経の脊髄への入力レベルと自律神経の脊髄からの出力レベルが同じ水準にあるときに起こりやすい．脊髄損傷患者では仙髄皮膚分節への刺激で排尿を促す体性─膀胱反射が知られている．脊髄性の体性─内臓反射は正常では上脊髄水準から抑制されていることが多い．

(2) 上脊髄反射：手足への刺激の場合，手足からの体性求心性神経が入力する頸髄や下部腰髄には自律神経節前ニューロンが存在せず，したがって，脊髄分節性の反射は起こりにくい．手足の刺激による求心性入力は上行して，脳幹で統合されて自律神経を介して全身性の内臓反射を起こすことが多い．

脊髄反射や上脊髄反射は中枢神経系の上位水準からの影響を受ける．

体性—内臓反射が誘発される場合に，反射の性質は効果器によって異なる．

② 物理療法と体性—内臓反射

皮膚，筋や関節などに刺激を加えることによって内臓機能の改善を図る治療法として，鍼灸，マッサージ，温冷湿布などさまざまな物理療法が行われる．これらの治療効果には，体性感覚刺激によって内臓に起こる反射性反応が関与している場合が多い．

自律神経は内分泌器官や免疫担当器官にも分布しており，したがって体性—内臓反射には，内分泌系や免疫系に起こる反射も含まれるといってよい．

注●● 各器官における体性—内臓反射：
(1) 胃腸系に起こる反射

麻酔ラットの腹部とその周辺領域に，ピンセットでつまむ皮膚の侵害性刺激を加えたり，皮膚と筋に鍼刺激を加えると，胃支配の交感神経の遠心性活動が反射性に高まり，胃運動が強力に抑制される．胃支配の交感神経は胸髄下部から出力し，腹部の体性感覚神経は胸髄下部に入力するので，胃運動抑制反射は脊髄分節性反射の性質を示すことが分かる．またこの抑制反射は，急性脊髄動物でも認められるので脊髄反射である．腹部皮膚の侵害性刺激は，このほか十二指腸や小腸の運動も脊髄反射性に抑制する．

一方，四肢足底や尾などの他の部位の刺激では，むしろ胃運動が軽度に促進されることが多い．この胃運動促進反射は，胃支配の迷走神経の活動が反射性に高まることによって起こる上脊髄反射である．

(2) 膀胱に起こる反射

麻酔ネコで，膀胱容量が少なく内圧が低く膀胱壁が弛緩している際に，会陰部の皮膚に侵害性刺激を加えると，膀胱支配の骨盤神経（副交感神経）の遠心性活動が反射性に亢進し，膀胱は収縮する（体性—膀胱促進反射）．この反射には会陰部の刺激のみが有効なので，強力な脊髄分節機構があるといえる．また，急性脊髄ネコでも同様な反応が認められることから，体性—膀胱促進反射は主として脊髄反射である．

一方，膀胱を充満させ内圧を高めると，骨盤神経に周期的な遠心性活動が出現し，膀胱はこれに対応して周期的に収縮する．この周期的収縮運動は脳幹の排尿中枢を介して出現する．膀胱がこのような状態のとき，会陰部皮膚に侵害性刺激を加えると，反射性に骨盤神経活動を抑制して，膀胱の周期的収縮を抑制する（体性—膀胱抑制反射）．この反射には会陰部刺激が最も有効であるが，腹部や胸部の刺激も軽度ながら体性—膀胱抑制反射を誘発する．膀胱の排尿収縮には脳幹の排尿中枢の存在が必要であるが，排尿収縮抑制にとって体性感覚刺激の効果的な脊髄分節は骨盤神経の出力する仙髄分節と一致する．

このような体性—膀胱反射は，皮膚の温度刺激，筋刺激，鍼刺激などでも誘発されることが明らかにされている．

(3) 循環系に起こる反射

① 皮膚の冷受容器が寒冷によって興奮すると，皮膚の交感神経の活動が反射性に高まるため，皮膚血管が収縮して皮膚血流が減少する一方，内臓血管支配の交感神経活動が低下し，内臓に分布する血管が拡張して，腹部内臓の血流量が増加する．これらの反射は，体温の調節と維持に役立つ．

② 皮膚の機械的受容器を刺激した場合にも，交感神経活動の反射性変化を介して心拍

数と血圧が変化する．麻酔動物を用いた実験によると，麻酔により心臓支配の迷走神経の活動が強く抑制された状態が作られてしまうので，侵害刺激は交感神経活動を高める結果，心拍数を増加させる．ヒトでは鍼刺激で心拍数が低下する反射性反応が起こる．このときに心臓支配の迷走神経の活動が強く亢進し，交感神経の活動は軽度ながら抑えられていると考えられる．

③　運動を行う際，運動開始時には交感神経血管拡張神経の活動によって，骨格筋の血管が軽度拡張する．運動の進行に伴って代謝産物（乳酸やCO_2）が蓄積すると，その代謝産物が一方では毛細血管壁に作用して局所性に血管を拡張させ，他方では，骨格筋の化学受容器を興奮させる．その化学受容性の求心性情報は骨格筋支配の体性求心性神経線維を通って中枢神経系に伝えられ，反射性に交感神経活動を高めて心拍数の増加と血圧上昇を誘発する．また運動による骨格筋の機械的受容器の刺激も反射性に血圧上昇や心拍数増加を起こす．運動時には，副腎髄質支配の交感神経の活動が高まって，副腎髄質のホルモンであるアドレナリンの血中への分泌が高まり，血中を流れてきたアドレナリンが骨格筋血管のβ受容体に作用して，血管を拡張させる．このような一連の反応の結果，運動の遂行は容易になる．

④　前庭からの入力も，橋や延髄などを中枢とし，迷走神経や交感神経を遠心路とする反射経路を形成し，姿勢変化による血圧変動防止に役立つ．

(4) 汗腺に起こる反射

皮膚の圧迫刺激は反射性に発汗を変化させる（半側発汗，第6章，114頁参照）．皮膚刺激による汗腺活動の促進あるいは抑制反射は，脊髄レベルで起こることが動物実験で証明されている．

(5) 子宮に起こる反射

体性感覚刺激は反射性にオキシトシン分泌を高めることにより，子宮収縮力を高める（第8章，138頁参照）．子宮運動はホルモンのほかに，自律神経によっても調節される．麻酔ラットで会陰部の皮膚に侵害性刺激を加えると，子宮支配の副交感神経（骨盤神経）の遠心性活動が脊髄分節性に，反射性に亢進し，子宮が収縮し，子宮血流が増加する．

(6) 内分泌系に起こる反射

①　交感神経―副腎髄質系：麻酔ラットの全身の種々の皮膚領域に，ピンセットでつまむ侵害性刺激を加えると，副腎交感神経活動が反射性に増加する．その際，胸部下部および腹部の刺激が持続時間の長い大きな反応を誘発する．前肢あるいは後肢足底，頸部，大腿部の刺激も有効である．他方，ブラシで皮膚をこする非侵害性刺激を加えると，頸部，胸部下部，腹部，大腿部のいずれの部位の刺激でも副腎交感神経活動が刺激中減少する．この反応は，侵害性刺激の場合とまったく逆の反応である．さらに，副腎髄質からのアドレナリンとノルアドレナリン（カテコールアミン）の分泌量を調べると，副腎交感神経活動の変化と同様に侵害性刺激により分泌が増加し，非侵害性刺激により分泌が減少する．

脊髄を頸髄上部で切断すると，胸部下部と腹部の刺激のみが反応を誘発するようになり，しかも侵害性および非侵害性刺激のいずれによっても副腎交感神経活動が増大してカテコールアミン分泌が増加する．副腎交感神経は胸髄中部～下部より出力するので，脊髄動物では脊髄分節機構が関与しているといえる．しかし脳が存在すると，この脊髄分節機構は弱化し，上位中枢を介する全身的な反応になることが分かる．また非侵害性刺激によって副腎交感神経活動を低下させる機構も上脊髄レベルに存在すると考えられる．

② その他のホルモン系：カテコールアミンのほかにも，種々のホルモンの分泌が体性感覚刺激によって変化することが知られている．後肢の侵害性刺激によって視床下部からの CRH の分泌が増加し，血中の ACTH 濃度および副腎皮質ホルモン濃度が増加する．また尾の侵害性刺激により視床下部のバゾプレッシン分泌ニューロンの活動が増加し，下垂体後葉からのバゾプレッシン分泌が亢進する．寒冷刺激は血中の TSH 濃度および甲状腺ホルモン濃度を増加させる．

(7) 免疫系に起こる反応

麻酔ラットへの侵害性刺激は，脾臓支配交感神経活動を増加させ，脾臓の血流量の減少とナチュラルキラー細胞活性の低下をもたらす．このほかにも各種体性感覚刺激が免疫系を変化させると報告されており，免疫機能が促進される場合もあるらしい．どのような場合に免疫機能が抑制され，またどのような場合に促進されるのか，詳しい解析が待たれる．

(8) 脊髄後根神経による血管拡張

皮膚のある部分の侵害性刺激は無髄の求心性線維を興奮させて，その情報を後根を介して中枢に送る一方，後根に入る手前で分枝している求心性線維を逆行性に興奮させ，その終末から CGRP（カルシトニン遺伝子関連ペプチド）を放出して，皮膚血管を拡張させる（**軸索反射**）．後根において体性神経求心性線維を逆行性に刺激すると，CGRP を介して骨格筋血流や神経血流が増加することも知られている．肩こりの際の肩の筋への鍼治療効果の機序には，軸索反射が関与していると考えられる．

注●● **軸索反射**：無髄求心性線維の逆行性興奮では，CGRP のほか，サブスタンス P や VIP も放出される．

(3) 内臓—体性（運動）反射

内臓からの求心性情報は，中枢神経系を介して反射性に体性運動神経の活動を変化させ，骨格筋の収縮性を変化させる．肺の伸展受容器や血管の化学受容器からの情報によって呼吸筋の活動が調節される呼吸反射（ヘーリング-ブロイエルの反射，化学受容器反射，第 3 章参照），排尿反射の際に膀胱の伸展受容器からの情報によって外尿道括約筋の活動が調節される反射（第 7 章参照）などがある．また内臓の病変で激しい腹痛が起こったとき，腹筋が緊張することがある（**筋性防御**）が，この現象の一部も内臓—体性（運動）反射に該当する（第 12 章参照）．

第11章
筋

●学習のためのキーワード●

- 骨格筋の働き
- 赤筋と白筋
- 筋線維と筋原線維
- アクチンとミオシン
- 興奮収縮連関
- 等張性収縮
- 等尺性収縮
- 単収縮と強縮
- 筋の疲労
- 筋のエネルギー代謝の仕組み
- 心筋
- 平滑筋

第11章　筋

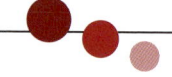

学習のねらい

手足を動かしたり運動したりなどの身体の運動は，骨格に付着している骨格筋の収縮により関節が動いて行われる．血管・胃・腸・膀胱などの内臓器官の運動は平滑筋，心臓の拍動は心筋の働きによって行われる．本章では主に骨格筋の例について筋収縮の性質や仕組みを学び，最後に心筋と平滑筋についても簡単に学ぶ．

筋組織には骨格に付着している**骨格筋**，血管・胃・腸・膀胱などの内臓の壁を構成している**平滑筋**，心臓を構成している**心筋**の3種類がある．骨格筋と心筋には，明瞭な横紋構造が認められるので，**横紋筋**と呼ばれる．平滑筋にはこのような横紋構造はみられない．骨格筋は運動神経の支配を受け，意志によって正確に動かすことができる（随意筋）．一方，心筋と平滑筋は，自律神経の支配を受け，意志による制御はできない（不随意筋）．

A. 骨格筋の構造と働き

a. 骨格筋の種類

骨格筋には，**白筋**と**赤筋**とがある．白筋は赤筋よりミオグロビン量が少なく，従って赤味も少ない．白筋は収縮速度が速く，疲労しやすく，速筋とも呼ばれ，速い運動に関与する．赤筋は逆に収縮速度が遅く，疲労しにくく，遅筋とも呼ばれ，姿勢保持のような持続的な筋収縮に関与する．

機能的には関節の屈曲に働く屈筋と関節の伸展に働く伸筋とがある．

注 ●● **ミオグロビン**：ヘモグロビンと同様に酸素と可逆的に結合するタンパク質．骨格筋や心筋組織に存在し，酸素を貯蔵し，必要に応じて酸素を供給する．

注 ●● **白筋と赤筋**：一つの筋の中に白筋線維と赤筋線維が混在する．その混合の割合は筋によって異なり，白筋線維の多い筋（白筋と呼ばれる）と赤筋線維の多い筋（赤筋と呼ばれる）とがある．

b. 骨格筋の作用

骨格筋は次のような作用をもつ．

(1) 運動作用：関節につながる骨格筋が収縮・弛緩することによって運動が生じる．
(2) 姿勢保持作用：身体を動かさないときにも骨格筋は一定の緊張状態にあり，関

節を安定に支持し，一定の姿勢を保持させる．

(3) 熱の産生：骨格筋の収縮と弛緩にはエネルギーが消費されるが，この際に副産物として熱が発生する．

C. 筋線維と筋原線維

骨格筋は**筋線維**（筋細胞）と呼ばれる細長い細胞が多数集まって束状になって構成されており（**図11-1 B**），その両端は一般に腱を介して骨格に付着する（**図11-1 A**）．筋肉の表面は筋膜（筋上膜）と呼ばれる膜で覆われる．筋線維は直径が10～100 μm，長さはまちまちで数 mm から長いもので 30 cm 程度に達するものもある．一般に細胞は，1個の細胞が1個の核を持つが，筋細胞は1個（本）の筋細

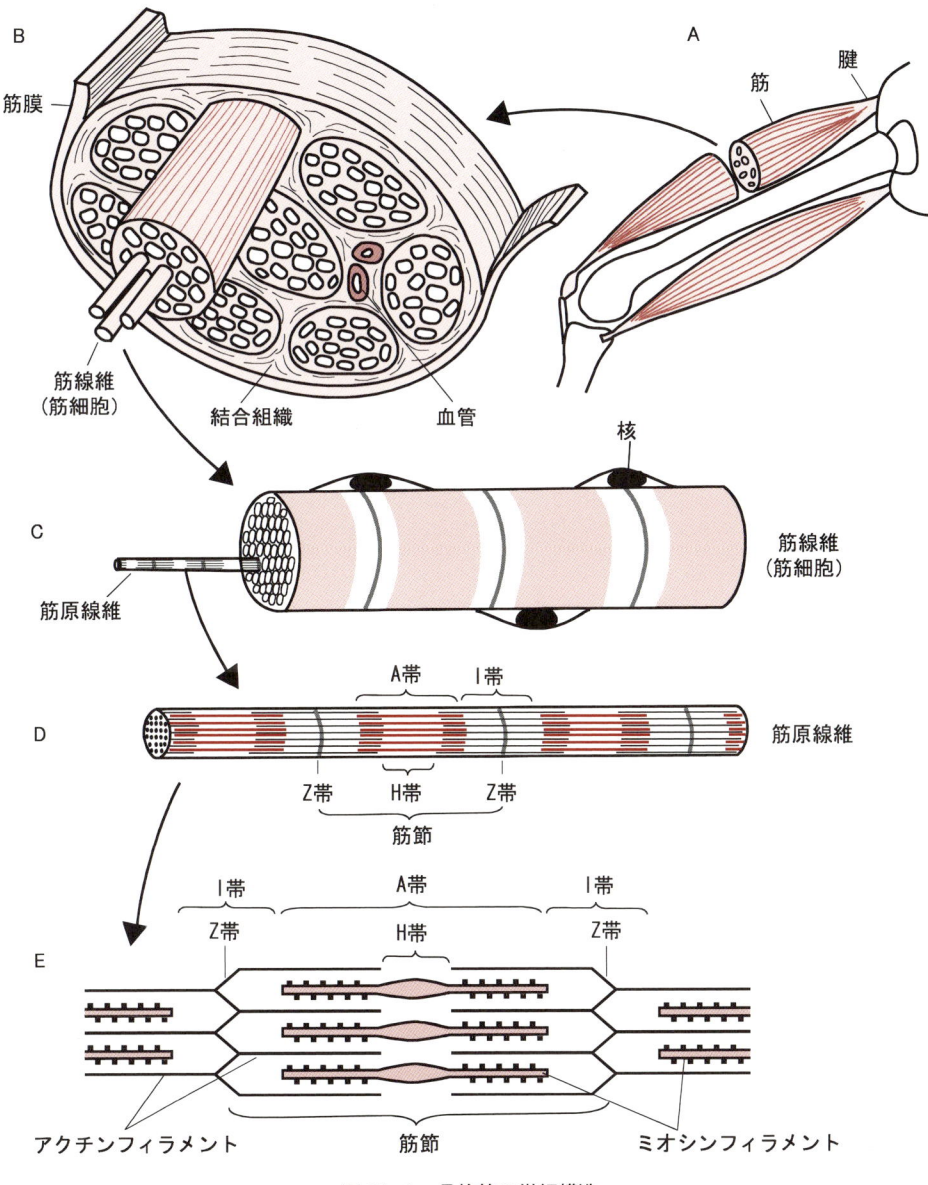

図 11-1 骨格筋の微細構造

胞（筋線維）が複数の核を持つ多核細胞である（図 11-1 C）．

筋線維内には，多数の**筋原線維**（直径 1〜2 μm）が密に並び（図 11-1 C, D），筋原線維の収縮によって骨格筋の収縮がもたらされる．

> 注●● **筋膜**：筋膜は筋の表面を囲む結合組織から構成されている．筋肉は筋膜に緩く覆われることによって収縮する際に滑らかに動くことが可能になる．

● d. 筋の微細構造

筋原線維を光学顕微鏡で観察すると，規則正しい明暗の縞模様（横紋）が認められる（図 11-1 D）．この縞模様の明るく見える部分を **I 帯（明帯）**，暗く見える部分を **A 帯（暗帯）**という．A 帯の中央のやや明るく見える部分を H 帯という．I 帯の中央には，**Z 帯**という区切りが存在する．Z 帯と Z 帯の間を**筋節**という．筋節は筋原線維の構造上の単位であると同時に機能上の単位でもある．

> 注●● **筋節の長さ**：安静時の筋節の長さは約 2 μm であるが，収縮時には A 帯の長さである約 1.6 μm に近づく．筋節をサルコメアともいう．

筋原線維を電子顕微鏡でさらに拡大して観察すると，筋原線維の中に太いフィラメントと細いフィラメントが規則正しく配列している（図 11-1 E）．太いフィラメントはミオシン，細いフィラメントは主としてアクチンというタンパク質から作られ，おのおのを**ミオシンフィラメント**，**アクチンフィラメント**という．アクチンフィラメントの一端は Z 帯に付着し，他端はミオシンフィラメントと部分的に重なりながら終わる．アクチンフィラメントがミオシンフィラメントと重ならない部分は I 帯を，ミオシンフィラメントの部分は A 帯を形成する．A 帯のうち両フィラメントが重なる部分がより暗く見え，ミオシンフィラメントのみの部分（H 帯）はやや明るく見える．

筋肉が収縮する際には，A 帯の長さは変化せず，I 帯の長さが短くなる．これは，収縮のときには各フィラメントが縮むのではなく，アクチンフィラメントがミオシンフィラメントの間に滑り込むようにして動くためである．太いミオシンフィラメントには多数の突起が出ており（図 11-1 E），この突起は細いアクチンフィラメントを乗せているように見える．この突起を**ミオシン頭部**（連結橋，参考図 11-1）という．筋収縮の際には，このミオシン頭部とアクチンフィラメントの間

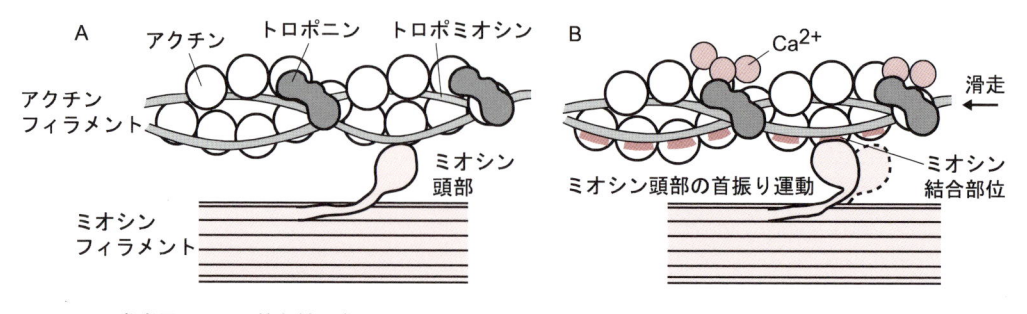

参考図 11-1　筋収縮の際のアクチンとミオシンの動き（Kandel ER ら, 2000 より改変）

に次つぎと化学結合が起こり，この結合によってアクチンフィラメントがミオシンフィラメントの間に引っ張られて移動し，その結果，筋が短縮すると考えられている．アクチンとミオシンの分子を収縮タンパクともいう．

B. 筋の収縮の仕組み

a. 興奮収縮連関

　筋が収縮するときには，最初に筋の活動電位が発生する．筋の活動電位に続いて収縮タンパクのアクチンとミオシンが化学的に反応して筋の収縮が起こる（図11-2）．活動電位の発生と筋収縮の起こる現象を**興奮収縮連関**という．骨格筋の興奮収縮連関が急速に起こるのは，筋の細胞膜に特別な仕組みが備わっていることによる．筋細胞の中の多数の筋原線維は，**筋小胞体**と呼ばれる薄い膜のような袋状の構造物によって取り巻かれている（図11-3）．筋小胞体には一定の間隔で膨らんだ部分（終末槽）があり，その中には大量のCa^{2+}が貯えられている．筋小胞体の終末槽の間には，**横行小管**（T管）という管がある．横行小管は，骨格筋の細胞膜が細胞内に陥入したものである．これらの構造が，筋線維の収縮の制御に重要な役割を果たす．

　筋細胞膜の一部（神経筋接合部，第12章，229頁参照）に活動電位が発生すると，活動電位は横行小管を介してただちに細胞の内部に伝わり，筋小胞体の終末槽からCa^{2+}を細胞内の筋原線維の周囲に放出させる（図11-4A）．細胞内に放出されたCa^{2+}は，アクチンフィラメントとミオシンフィラメントの結合を可能とし，その結果，筋収縮が起こる．活動電位終了後，Ca^{2+}は筋小胞体にエネルギーを使って

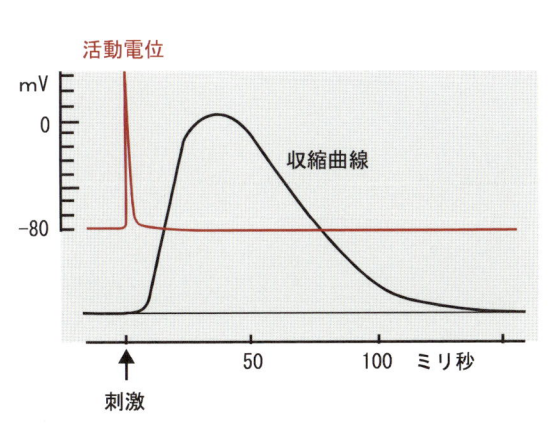

図11-2　骨格筋の活動電位と単収縮の収縮曲線

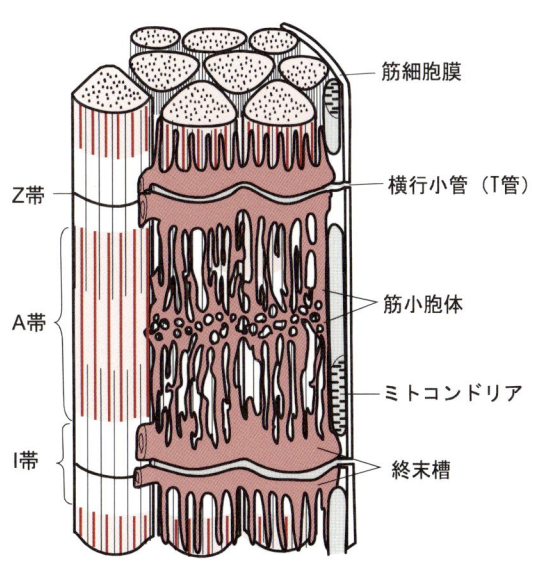

図11-3　カエル骨格筋線維の膜構造
（Schmidt RF，1988より）

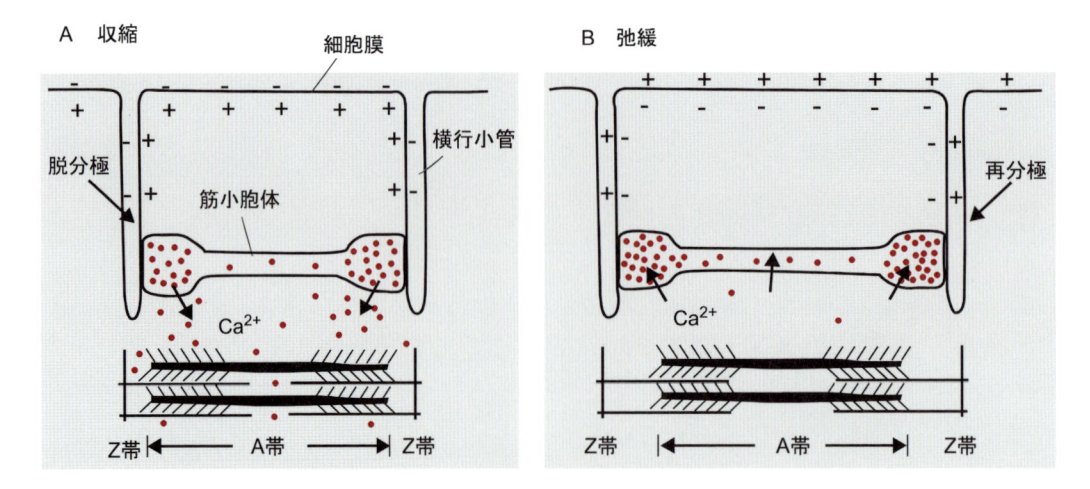

図11-4 興奮収縮連関（カエル筋細胞の例を図示）（Schmidt RF, 1988より）

取り込まれ，筋は弛緩する（**図11-4B**）．

> **注** ●● **筋収縮・弛緩の際のアクチンとミオシンの動き**：筋弛緩時にはアクチンとミオシン頭部の間はトロポミオシンにより結合が妨げられている（**参考図11-1A**）．筋小胞体から放出されたCa^{2+}がトロポミオシン上のトロポニンと結合するとトロポミオシンが移動し，ミオシン頭部がアクチンに結合できる状態になる．ミオシン頭部とアクチンが結合すると，ミオシン頭部が首を振るようにしてアクチンを引っ張り（力の発生），アクチンがミオシンの間に滑り込む（**参考図11-1B**）．この間にATPが消費される．活動電位が終了すると，Ca^{2+}は筋小胞体にエネルギー（ATP）を使って取り込まれ，アクチンの結合部位がトロポミオシンで覆われ，筋は弛緩する．

● b. 等張性収縮と等尺性収縮

何も持たずに肘を屈曲させるような運動では，肘関節の屈筋は収縮して短くなるが，筋肉にかかる張力はほぼ一定である．このような収縮を**等張性収縮**という．これに対して，肘を動かさない状態で重い物を支える場合は筋の収縮によって力は生じるが，筋の長さは変化しない．この様式の収縮を**等尺性収縮**という．生体内のすべての筋運動は両者の組み合わせと考えてよいが，そのいずれかがより有効に働いている場合もある．たとえば，歩行運動は主に等張性収縮であり，姿勢保持は主に等尺性収縮による．

● c. 単収縮と強縮

筋に活動電位が1回発生すると，その約10ミリ秒後に筋は1回だけ収縮し，ただちに弛緩する（図11-5A）．このような1回の収縮を**単収縮**という．筋の収縮自体には不応期はないので，単収縮の途中で次の活動電位が生じると，筋の収縮高は加算されて大きくなる．この現象を**収縮の加重**といい，加重の結果生じた持続的な収縮を**強縮**という．刺激頻度が低いときには，個々の刺激に対応して収縮高が変動する．これを**不完全強縮**という．刺激頻度をさらに高めると，収縮高も次第に

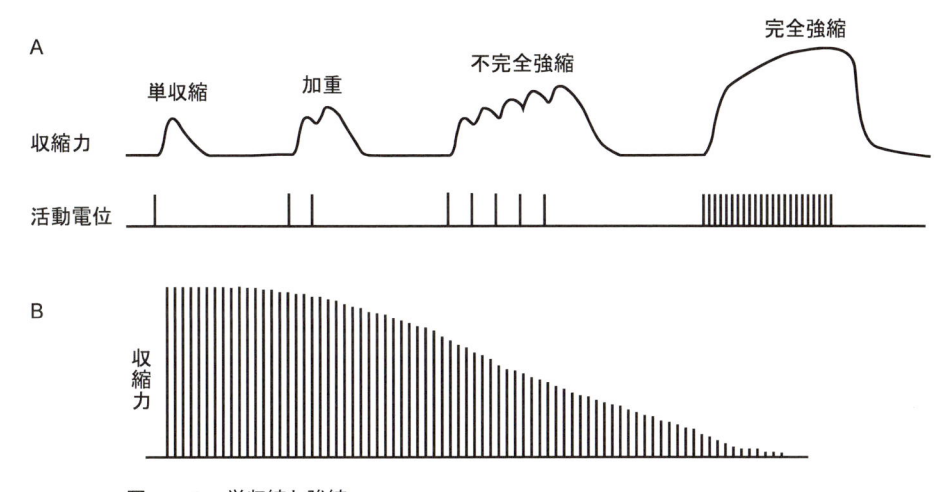

図 11-5　単収縮と強縮
A：筋収縮の加重の過程．B：疲労曲線．A よりも紙おくり速度を遅くした記録

大きくなり，おのおのの単収縮は滑らかに融合した**完全強縮**という状態になる（図11-5A）．われわれが日常行う運動の多くは，筋の強縮によって起こり，運動神経の活動頻度によって強縮の程度が調節され，さまざまな運動が可能になる．

> **注●● 単収縮の持続時間**：単収縮の持続時間は筋の種類によって異なり，速い筋（腓腹筋）で 30 ミリ秒，遅い筋（ヒラメ筋）で 100 ミリ秒程度である．

● d. 筋の疲労

筋収縮を繰り返し起こさせると，収縮力は次第に減少し，やがて収縮しなくなる．これを**筋の疲労**という（**図 11-5 B**）．白筋は赤筋より疲労しやすい．

筋運動が激しくなると，ATP の消費が増加する．運動中には，糖代謝が活発になり，同時に呼吸が激しくなって，肺から血中へ酸素が取り込まれ，筋血管は筋自体の代謝産物（たとえば CO_2，H^+ など）によって拡張するので筋血流も増大し，内呼吸での ATP 産生に必要な酸素の供給を増やす．しかし，これも限度を超すと酸素供給が間に合わなくなり，筋は無酸素的過程（解糖）だけで ATP を補給し，その結果ピルビン酸から生じた乳酸が筋に蓄積する．筋疲労の原因としては，筋細胞内でのグリコーゲンの枯渇，ATP の減少，ATP の分解で生じるリン酸や ADP の蓄積などが考えられている．筋自体の疲労とは別に中枢性疲労を感じる場合もある．

C. 筋のエネルギー供給の仕組み

● a. 筋収縮のエネルギー代謝

筋の収縮にも弛緩にもエネルギーが必要である．このエネルギーは，以下の過程

に費やされる．
(1) 筋収縮の過程でのミオシン頭部の運動．
(2) 筋弛緩の過程でのCa^{2+}の筋小胞体への回収．
(3) ミオシン頭部とアクチンとの結合の分離．

筋が消費するエネルギーは，ATP（アデノシン三リン酸）の分解によってもたらされる（図11-6および98頁参照）．

まず，筋線維内に蓄えられているATPが利用されるが，これは数秒程度で消費されるため，すぐに以下に述べるようなATPを合成する仕組みが作動する（97～98頁参照）．

(1) ローマン反応

ADPがクレアチンリン酸からリン酸を受け取ってATPに再生される．この反応はO_2を必要としない．この反応を**ローマン反応**という．筋線維内に貯蔵されているクレアチンリン酸の量は，運動を約10秒間行える程度である．**クレアチンリン酸**は，ATPと同じく高エネルギーリン酸結合を持った化合物で，ATPとの間に次のような平衡が成り立つ．

ADP＋クレアチンリン酸 ⇄ ATP＋クレアチン……（ローマン反応，**参考図11-2**）

筋が繰り返し収縮してATPが消費されると，反応は上式の右方向に進んでATPの不足が補われる．筋の静止時には内呼吸によりATPが補給されるので，反応が左に進んでクレアチンリン酸が再生される．このように，クレアチンリン酸は，高エネルギーリン酸結合を貯蔵する役割を持つ．

(2) 解　糖

筋線維内に貯蔵されているグリコーゲンや血液から取り込まれたグルコースがピルビン酸に分解される過程でATPが補給される（図11-6）．この反応はO_2を必

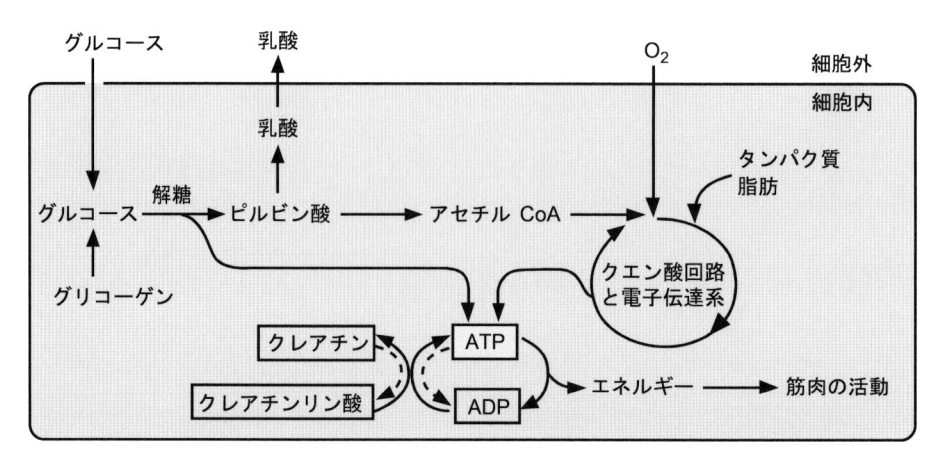

図11-6　筋肉の活動に必要なATPを生成する代謝過程（杉晴夫，1985より改変）

$$\text{ADP} + {}^{-}\text{O}-\overset{\overset{\text{O}}{\|}}{\underset{\underset{\text{O}^{-}}{|}}{\text{P}}}-\overset{\text{H}}{\underset{}{\text{N}}}-\overset{\overset{\text{NH}_2^{+}}{\|}}{\underset{\underset{\text{CH}_3}{|}}{\text{C}}}-\text{N}-\text{CH}_2-\text{COO}^{-} \rightleftarrows \text{ATP} + \text{H}_2\text{N}-\overset{\overset{\text{NH}_2^{+}}{\|}}{\underset{\underset{\text{CH}_3}{|}}{\text{C}}}-\text{N}-\text{CH}_2-\text{COO}^{-}$$

クレアチンリン酸　　　　　　　　　　　　　　　　　　　クレアチン

参考図 11-2　クレアチンとクレアチンリン酸の化学構造式とローマン反応

要とせず，O_2 供給が不十分な場合や短時間（40〜50秒程度）の瞬発的運動の際の主なエネルギー供給を担う（無酸素運動）．最終的に乳酸が生成される．

(3) クエン酸回路と電子伝達系

O_2 が十分に供給されると解糖で生じたピルビン酸はクエン酸回路に入り，最終的に H_2O と CO_2 に分解される．この過程を経ると1モルのグルコースから最大38モルという大量のATPが補給される．長時間の持久性運動では，この系よりエネルギーが供給される（有酸素運動）．

> **注●●　筋肉の硬直と融解**：ATPが不足すると筋肉は硬直した状態になる．死後，ATPが産生されないために筋肉は硬直するが，さらに時間が経つとアクチンやミオシンが壊されて，筋肉は融解して軟らかくなる．

● b. 筋の熱産生

筋の収縮に伴って熱が発生する．筋収縮に伴う種々の化学反応で遊離されたエネルギーのすべてが筋収縮に用いられるわけではなく，一部は熱エネルギーとなって放出されるためである．筋収縮の種々の過程で発熱が起こるが，その時期から，初期熱と回復熱とに分けられる．**初期熱**は，筋が収縮してから弛緩するまでの間に発生する熱で，**回復熱**は弛緩した後に発生する熱である．初期熱と回復熱の熱量は，ほぼ等しい．

骨格筋の総重量は全体重の半分近くを占めるため，特に運動時には骨格筋による産熱が最大となり，身体の全産熱量の約90％に達することもある．

D. 心筋と平滑筋

骨格筋，心筋，平滑筋の特徴を比較すると，**表11-1**のようになる．

● a. 心筋の特徴

心筋は骨格筋と同様に細胞内にアクチンフィラメントとミオシンフィラメントが規則正しく配列した横紋構造を持つ．心筋の構造と性質については第2章で詳しく述べたので，ここでは骨格筋との主な相違点を述べるにとどめる（**表11-1**）．心筋は，骨格筋と同様に多数の筋線維からできているが，心筋の各筋線維は隣接する細胞と**ギャップ結合**によって電気的に連絡しており，多数の心筋線維は同時に興奮

表 11-1 骨格筋，心筋，平滑筋の特徴の比較（真島英信，1978 より改変）

	骨格筋	心筋	平滑筋
筋線維	横紋筋	横紋筋	平滑筋
細胞間の興奮伝導	絶縁伝導	全体に広がる	ある方向に広がる
神経支配	運動神経 （随意的）	自律神経 （不随意的）	自律神経 （不随意的）
自動性	なし	結節組織にあり	一部にあり
静止電位	−90mV	−90mV	−30〜−60mV
活動電位の振幅	120mV	120mV	60mV
電気刺激閾値	低い	中等度	高い（反復刺激が適当） 機械的刺激に敏感
活動電位の絶対不応期	1〜2ミリ秒	200〜300ミリ秒	50〜100ミリ秒
単収縮の持続	0.03〜0.1秒	0.5秒	数秒
強縮	強縮が多い	単収縮のみ	ほとんどが強縮
疲労	起こりやすい	起こりにくい	起こりにくい

してあたかも1個の筋線維のように働く．このため，心筋を**機能的合胞体**ともいう．心筋の活動電位の不応期は骨格筋に比べて非常に長く，そのため心筋の収縮は常に単収縮のみであって，骨格筋のように強縮を起こすことはない．心筋のこの性質は，心臓のポンプ機能に都合がよい．

● b. 平滑筋の特徴

平滑筋細胞では，細胞内に筋フィラメントが不規則に配列しており，横紋構造はみられない．平滑筋細胞は，ゆっくり，かつ持続的な収縮をする．骨格筋のような急速な収縮はできない．

胃腸管，膀胱，尿管，子宮などの平滑筋では，平滑筋細胞はところどころで他の細胞の膜とギャップ結合によって電気的につながっており，合胞体として機能する．また，外部からの刺激なしで，自動興奮を繰り返す自動能を持ち，自律神経はこれらの自動興奮を増減する役割を果たす．

虹彩や血管壁の平滑筋は自律神経に支配されており，局所的に収縮する性質を持つ．

注●● **骨格筋と平滑筋の再生**：平滑筋は分裂できるため，再生することができる．骨格筋では筋細胞は分裂しないが，衛星細胞が分裂して骨格筋を再生できる．

第12章
運　　動

●学習のためのキーワード●

- 運動単位
- α運動ニューロン
- 神経筋接合部
- 筋紡錘
- 腱受容器
- γ運動ニューロン
- 伸張反射
- 拮抗抑制
- 屈曲反射
- 交叉性伸展反射
- 皮膚反射
- 脳幹による運動調節
- 小脳による運動調節
- 大脳基底核による運動調節
- 大脳皮質による運動調節
- 錐体路系
- 錐体外路系
- 発声と言語

第12章　運　動

> **学習のねらい**
>
> 骨格筋の収縮が適切に起こることによって，物をつかんだり，歩いたり，走ったり，姿勢を維持したりというような比較的大まかな運動から，言語・表情・細かな手の動作などの複雑な運動が可能となっている．本章では，身体運動の調節の仕組みを，骨格筋の神経支配と中枢神経系の各レベルによる運動調節の機構について順を追って学ぶ．

A. 骨格筋の神経支配

　骨格筋には，中枢神経の運動指令を筋に伝える運動神経と，筋の状況を中枢神経に伝える感覚神経の2種類の（末梢）神経が分布する．運動神経は，**α 運動ニューロン**と**γ 運動ニューロン**に分類される．骨格筋の伸展に関する情報は筋に分布する**Ⅰa 群求心性線維**によって，腱の伸展に関する情報は腱に分布する**Ⅰb 群求心性線維**によって中枢神経系に伝えられる．

● a. 運動単位とα運動ニューロン

　骨格筋収縮と弛緩に関する中枢神経系からの命令は，脊髄前角あるいは脳幹に起始する**運動ニューロン**（α 運動ニューロン）を介して伝えられる．運動ニューロンの軸索は左右31対の脊髄神経（199頁参照）と，左右の脳神経のうち動眼神経，滑車神経，三叉神経，外転神経，顔面神経，舌咽神経，迷走神経，副神経，舌下神経に含まれる（199頁参照）．

　運動ニューロンの軸索は，骨格筋に近づくにつれて多数の枝に分かれ，個々の枝がそれぞれ1本の骨格筋線維に分布する．1個の運動ニューロンは数本から数百本の筋線維を支配する．個々の筋線維は，1個の運動ニューロンのみにより支配される．1個の運動ニューロンが興奮すると，その支配下にあるすべての筋線維が同時に収縮する．1個の運動ニューロンとこれによって支配される筋線維群を**運動単位**という（図12-1 A）．

　1個の運動ニューロンが何本の筋線維を支配するかは筋によって異なり，この支配する割合を神経支配比という．一般に，神経支配比は細かい運動に関与する筋では小さく，大まかな運動に関与する筋では大きい．

> 注●● **運動単位の種類**：運動単位は，性質の違いから通常3つのタイプに分けられる．
> (1) **FF型**（収縮が速く疲れやすい型，fast-twitch fatigable type）：この型の運動ニューロンは，比較的大きな細胞体と太い軸索を持つ．主に白筋（速筋）線維を支配する．この型の筋線維はエネルギー源として主に嫌気的な解糖系で得られるATPを利用する．素早い単収縮を示し，発生する張力は大きいが，疲労しやすい（図12-1 B ①）．瞬発

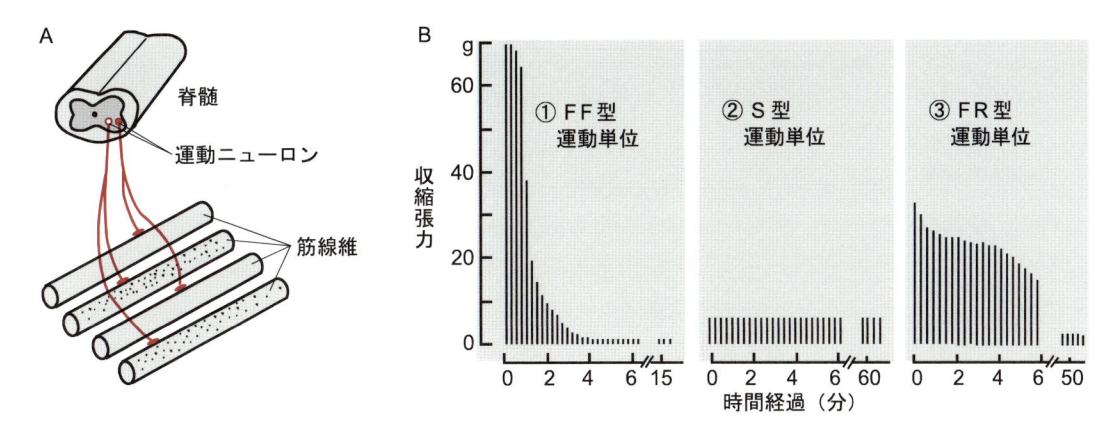

図 12-1　運動単位
A：運動単位の模式図
B：3種類の運動単位における最大収縮張力の時間的変化（B：Bruke ら，1973 より改変）

的な運動に関与する．

(2) S型（ゆっくりと収縮し疲労しにくい型，slow-twitch type）：この型の運動ニューロンは，比較的小さな細胞体と，細い軸索を持つ．主にミオグロビンや毛細血管が豊富で，赤みがかって見える赤筋（遅筋）線維を支配する．この筋線維は，エネルギー源として主に好気的な酸化系で得られる ATP を利用する．ゆっくりした単収縮を示し，発生する張力は小さいが，疲労しにくい（図 12-1 B ②）．持続的な運動に関与する．

(3) FR型（速く収縮し疲労しにくい型，fast-twitch fatigue resistant type）：(1)と(2)の中間的性質を持つ（図 12-1 B ③）．

注●● **筋線維のタイプ**：遅筋線維をタイプⅠ線維，速筋線維をタイプⅡ線維ともいう．タイプⅡ線維はさらに比較的疲労しにくいタイプⅡA線維と疲労しやすいタイプⅡB線維に分類される．FF型はタイプⅡB，S型はタイプⅠ，FR型はタイプⅡA線維を支配する．

● b. 神経筋接合部の興奮伝達

骨格筋の収縮は，通常それを支配する運動ニューロンから活動電位を受けて行われる．運動ニューロンの軸索末端と骨格筋の間でインパルス伝達を行う場所を，**神経筋接合部**という．神経筋接合部は，興奮性シナプスの典型例である．

運動ニューロンの軸索は，支配する筋細胞に近づくと髄鞘を失って，筋細胞の少し肥厚した部分に入り込んで終わる．運動ニューロンの神経終末と筋の間には約 50 nm の間隙がある．神経終末部には，神経伝達物質の入ったシナプス小胞が多数存在する（図 12-2 A）．シナプス小胞の中にはアセチルコリン分子が多数含まれている．

運動ニューロンの神経終末に活動電位が到達すると神経終末部からシナプス間隙に**アセチルコリン**が放出され，筋の細胞膜にあるアセチルコリン受容体に作用し，その結果，細胞膜のイオン透過性が増大し，終板部の筋細胞膜に脱分極が生じる．これを**終板電位**という．この電位が閾値に達すると活動電位が発生して，筋は収縮する（興奮収縮連関，221 頁参照）．シナプス間隙に出たアセチルコリンは，アセ

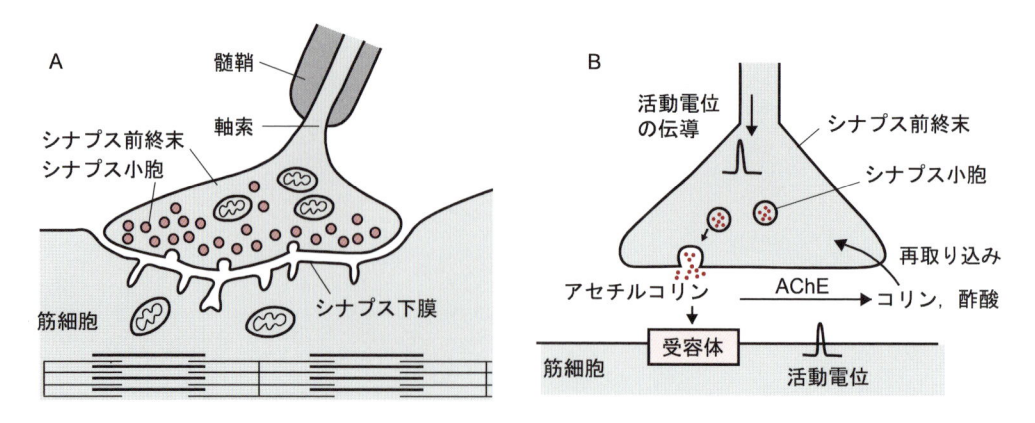

図12-2　神経筋接合部
A：神経筋接合部の構造．B：神経筋接合部におけるシナプス伝達の仕組み．AChE：アセチルコリンエステラーゼ

チルコリンの分解酵素であるアセチルコリンエステラーゼによって瞬時に分解される（図12-2B）．

骨格筋と筋電図：筋の収縮に先立って起こる筋の電気的な活動を記録したものが**筋電図（EMG；electromyogram）**である．筋電図は筋の疾患の診断に広く利用されている．電極を皮膚の上に置くか筋肉内に刺入して測定する．筋電図は，①運動神経が正常に働いているか，②運動神経からの情報が筋に正確に伝わっているか，③筋に損傷がないか，などを反映する．

> 注●●**重症筋無力症**：この病気では，神経筋接合部でのアセチルコリン受容体が減少し，神経筋接合部の興奮伝達が障害される．症状として筋の脱力，易疲労性がみられる．
>
> 注●●**神経筋接合部のアセチルコリン受容体**：神経筋接合部のアセチルコリン受容体はニコチン受容体である．自律神経節のニコチン受容体とはサブタイプが異なり，クラーレで遮断される．

● c．筋紡錘と腱受容器

骨格筋と腱には，筋の収縮に伴う筋と腱の長さの変化を感受する受容器が存在する．受容器としては，筋の筋紡錘と腱の腱受容器（ゴルジの腱器官）がある．これらの受容器からの情報は，運動の反射性調節に重要な役割を持つ．

骨格筋には，**錘外筋線維**という普通の太くて長い筋線維が多数存在し，その間に**錘内筋線維**という細くて短い特殊な線維群が存在する．通常，骨格筋が収縮して張力を発生するというのは，α運動ニューロンによって錘外筋線維が収縮することを意味する．錘内筋線維は，数本の線維が1単位となって被膜に包まれて紡錘型をしているので，この構造を**筋紡錘**という（図12-3A）．筋紡錘の両端は細く伸びて，錘外筋線維に付着する．骨格筋の収縮・伸展状態に応ずる受容器は錘内筋線維に存在する．この受容器の情報は太いIa群求心性線維によって中枢神経に伝えられる．筋が伸展すると，筋紡錘も伸展し，Ia群求心性線維の活動が増加する（図12-3B）．一方，筋が収縮して短くなると，Ia群求心性線維の活動は停止する

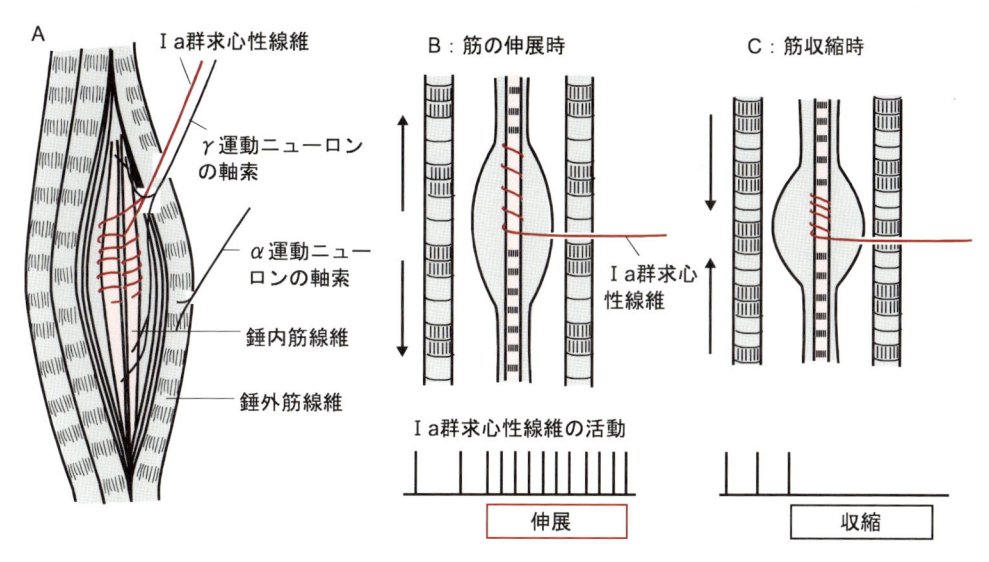

図12-3 筋紡錘の構造と働き
A：筋紡錘とその神経支配を示す.
B, C：筋紡錘からのⅠa群求心性線維の活動のしかた（B, C：Vander AJら, 2001より改変）.

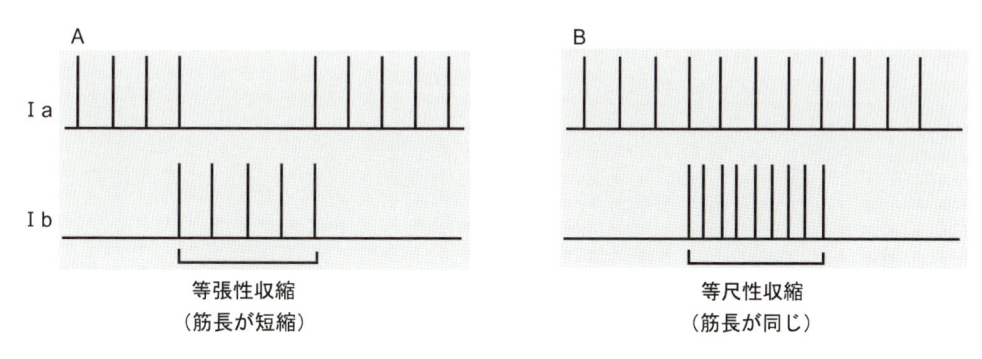

図12-4 筋の収縮に伴うⅠa群求心性線維とⅠb群求心性線維の活動
A：等張性収縮時. B：等尺性収縮時

（図12-3C）．筋紡錘は筋の長さを活動電位の発射頻度として符号化しているといえる．

　筋の収縮に関する求心性情報は**腱受容器**からの太いⅠb群求心性線維によっても中枢神経に伝えられる．Ⅰb群求心性線維は，筋収縮により腱が伸展すると興奮する（等張性収縮，**図12-4A**）．筋の長さが変わらずに筋が収縮する（等尺性収縮）際には，Ⅰa群求心性線維の活動は変化しないが，腱が伸展するのでⅠb群求心性線維が興奮してその求心性情報を中枢神経へ伝える（**図12-4B**）．このように腱受容器は筋の張力を検出している．

　筋にはそのほかにも，圧や振動の受容器であるパチニ小体や，痛覚受容を行う自由神経終末などがある．それらの求心性情報は，いずれも中枢神経に伝えられる．

d. γ運動ニューロン

　筋紡錘の中にある錘内筋線維は，求心性神経に加えて遠心性（運動性）神経の支配も受ける．中枢神経系からの指令を錘内筋線維に伝える遠心性神経を**γ運動ニューロン**という．γ運動ニューロンは，α運動ニューロンに比べて，細胞体は小さく線維も細い．γ運動ニューロンは錘内筋線維の両端に近い部分に終末する（図12-3A）．γ運動ニューロンが興奮すると，錘内筋線維の両端が収縮し，その結果，錘内筋線維の中央部分が伸展されてその中央部分に分布するIa群求心性線維の活動が増える．筋（錘外筋）伸展時にγ運動ニューロンが働くと，Ia群求心性線維の活動は著しく亢進する．また，筋の収縮と同時にγ運動ニューロンが働けば，Ia群求心性線維の活動は抑制されない．このようにγ運動ニューロンの活動による錘内筋線維の収縮によって，筋紡錘の筋長に対する感受性あるいは感度を調節できる．

　α-γ連関：随意運動の際には，α運動ニューロンとγ運動ニューロンは上位中枢からの指令を同時に受けており，両者が同時に興奮したり，抑制を受けたりする．この機序を**α-γ連関**（あるいはα-γ協同活動）という．

e. 骨格筋の緊張（筋緊張）

　骨格筋は，ある程度の緊張（トーヌス）をもっている．この緊張は筋の持つ弾性・粘性のような物理的化学的性質による場合と，神経性の場合とがある．神経性の場合には，脳からの遠心性情報による場合と，求心性情報によって起こる反射性反応による場合とがある．

　筋緊張は主に姿勢保持機能に関与する．たとえばゆったりと座っていても，その手足は完全な受動的状態におかれてはおらず，一定の緊張を保つ．姿勢は個々の筋緊張の相対的な強度によって決まる．筋緊張の際に産熱が起こるので，体温調節にも役立つ．

B. 運動の調節

　骨格筋の働きは神経系によって調節される．中枢神経系内には，さまざまな運動の調節を担う領域が広範囲に存在する．これらの領域を**運動中枢**という．運動中枢は，脊髄・脳幹・視床・小脳・大脳基底核・大脳皮質など広い領域に存在する（図12-5）．各レベルの運動中枢には，身体のさまざまな部位から求心性情報が送られる．運動中枢で統合された運動の指令は，骨格筋への出力である運動ニューロンの活動を介して種々の筋を協調的に働かせ，身体運動を遂行する．運動の調節は意志によって随意的に行うものと，意志とは関係なく反射性に行うものに分けられる．反射性運動調節は主として脊髄・脳幹レベルで行われるが，意志による随意的な調節には大脳皮質の関与が重要となる．

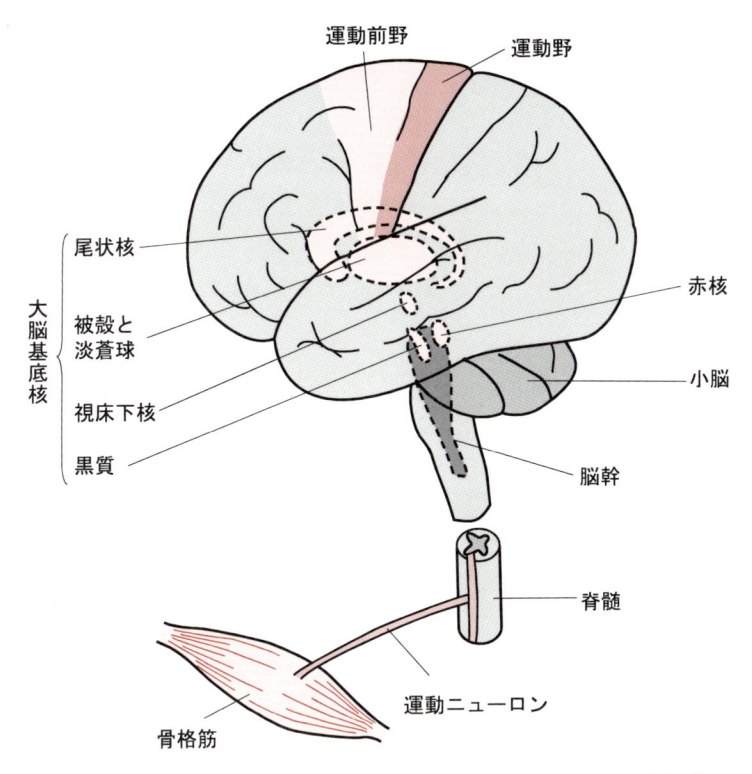

図 12-5　運動調節に関与する神経系（Schmidt RF ら，1988 より改変）

● a. 脊髄レベルでの調節

脊髄における脊髄固有性の運動調節には，以下の 2 つの調節がある．
① 末梢器官からの求心性情報によって反射性調節（脊髄反射）が起こる．運動の脊髄反射には，筋・腱・関節などの受容器あるいは皮膚の受容器からの求心性情報によって起こるものがある．そのほかに，内臓からの求心性情報によって誘発される筋性防御反射もある．
② 歩行の例のように，脊髄内に律動的歩行リズム発生の神経回路がある．

(1) 伸張反射

臨床の診断で用いられる反射に**膝蓋腱反射**や**アキレス腱反射**などがある．いずれの場合にも腱反射という名前がつくために紛わしいが，この反射には腱の受容器は直接関与せず，腱をたたくことにより筋長が瞬間的にわずかに伸び，そのために筋紡錘が刺激されて，骨格筋が収縮する反射である．この反射を**伸張反射**という．

> 注●● **伸張反射**：生理学の分野では伸張反射（stretch reflex）という．臨床ではこの反射を**伸展反射**ということが多い．

伸張反射は，伸張された筋と同じ筋（同名筋）が反射性に収縮する特徴を持つ．このように，刺激された筋と同じ筋へ起こる反射を筋の固有反射という．

① 伸張反射のメカニズム

伸張反射の求心路は，筋紡錘につながるⅠa群求心性線維である．Ⅰa群求心性線維の興奮は後根を通って脊髄に入り，1個のシナプスを介して脊髄前角にあるα運動ニューロンを興奮・活動させる．α運動ニューロンの活動は軸索（遠心路）を通って同名筋の筋線維（錘外筋線維）に伝えられ，その結果，筋（錘外筋線維）を収縮させる（図12-6A）．伸張反射は脊髄内で興奮性シナプスを1個介する特徴がある．このように，中枢神経内でシナプスを1個介する反射を**単シナプス反射**という．

伸張反射が起こると，その筋は収縮する．筋が収縮を始めると，筋の長さは短縮するので筋紡錘の求心性活動は低下し，それにつれて伸張反射も弱まり，筋は弛緩してもとの長さにもどる．すなわち筋紡錘からの求心性情報は，筋の長さを一定に保つためのフィードバック信号としての働きを持つ．このような自動制御のメカニズムは，無意識に起こる姿勢の保持，関節の位置の保持などに重要である．

② 伸張反射における腱受容器の役割

腱にある腱受容器は，腱の伸張の度合いに従って興奮する．伸張反射が起こり，ある筋が収縮すると，その筋につながる腱が伸ばされて腱受容器が興奮する．その興奮はⅠb群求心性線維によって脊髄内に伝えられ，脊髄内で1個の抑制性介在ニューロンを介してその筋（同名筋）のα運動ニューロンの活動を抑制する．この抑制を自原抑制という．この機序により筋の過度の伸張反射は防がれる．

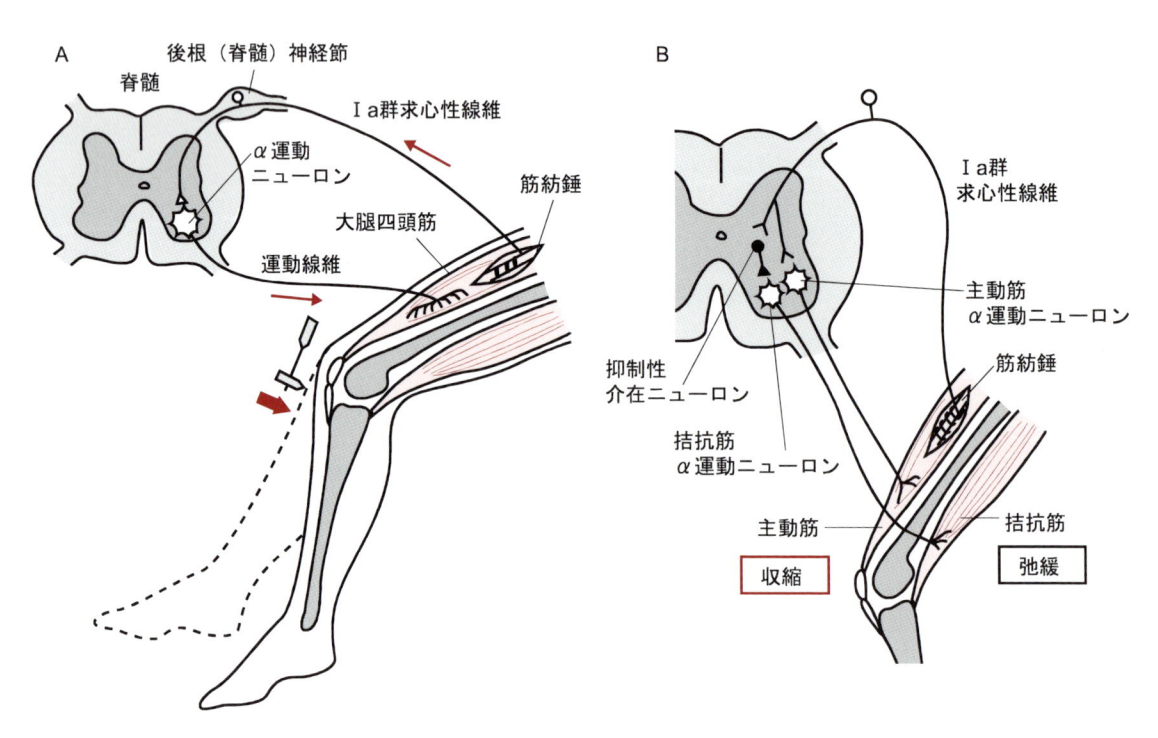

図12-6　脊髄運動反射
A：伸張反射の代表例である膝蓋腱反射，B：拮抗抑制

③ 随意運動と伸張反射

随意運動時に前述のα-γ連関（232頁）の機序によって，錘外筋線維と錘内筋線維は同時に収縮したり弛緩する．たとえば，ある筋が収縮している際に同時にγ運動ニューロンが働くと，筋紡錘からのIa群求心性線維の活動が高まり，その筋のα運動ニューロンの機能が強化され，その結果，筋は収縮し続けることになる．この際に働くγ運動ニューロン—筋紡錘Ia群求心性線維—α運動ニューロンというループを**γ環**（γループ）という．

> **注** **レンショウの反回抑制**：脊髄前角にあるα運動ニューロンの軸索は脊髄内で側枝を出して，同じ脊髄の前角にあるレンショウ細胞という介在ニューロンを興奮させる．レンショウ細胞の興奮はα運動ニューロンの活動を抑制する．この反回性の抑制回路の作用によって，α運動ニューロンの過度な興奮は抑えられると説明される．
>
> **注** **伸張反射の種類**：伸張反射は相動性伸張反射（健常人でもみられる．筋紡錘の一時的高頻度活動で起こる）と緊張性伸張反射（筋紡錘の静的連続的活動で起こる）とに分けられる．

(2) 拮抗抑制

多くの関節には機能的に相反する作用を発揮する**屈筋**と**伸筋**がある．関節は，屈筋が収縮すると屈曲し，伸筋が収縮すると伸展する．屈筋と伸筋の両者のうち一方の筋に注目する場合，その筋を**主動筋**（アゴニスト：ある関節を動かす筋．拮抗筋に対して用いる）といい，他方の筋を**拮抗筋**（アンタゴニスト）という．

たとえば，ある伸筋が引き伸ばされると，その主動筋の筋紡錘が刺激されて，Ia群求心性線維が興奮し，脊髄内で単シナプス性にその筋を支配するα運動ニューロンを興奮させ，筋を収縮させる（伸張反射）．その際，その筋内の筋紡錘からのIa群求心性線維は脊髄内で抑制性介在ニューロンを興奮させ，その結果，拮抗筋である屈筋を支配するα運動ニューロンが相反的に抑制されて，拮抗筋の緊張が減弱する（**図12-6B**）．この抑制性の反射反応を**拮抗抑制**（相反性Ia抑制）という．拮抗抑制の場合，Ia群求心性線維とα運動ニューロンの間には1個の抑制性介在ニューロン（Ia抑制ニューロン）があり，脊髄内でシナプスが直列に2個並ぶ特徴がある．一般に中枢神経内で直列に2個以上のシナプス連絡を持つ反射を**多シナプス反射**という．

腱反射などの場合，主動筋の収縮による明確な関節の反射性の動きが認められるのは，伸張反射に加えて拮抗筋に対する拮抗抑制も同時に働くためである．

> **注** **Ia抑制ニューロン**：Ia抑制ニューロンにはIa群求心性線維のほかにも皮膚からの感覚性線維や脳からの下行性線維もきている．そのためにIa抑制ニューロンは皮膚からの感覚情報や脳からの運動指令によっても働く．

(3) 伸張反射と誘発筋電図（H波とM波）

伸張反射の誘発筋電図はH波と呼ばれ，脊髄反射路の診断に用いられる．通常，膝窩部で下肢の脛骨神経を電気刺激し，腓腹筋から記録する．刺激を弱いところから強めていくと最初にIa群求心性線維が刺激されて，中枢神経内でシナプスを1

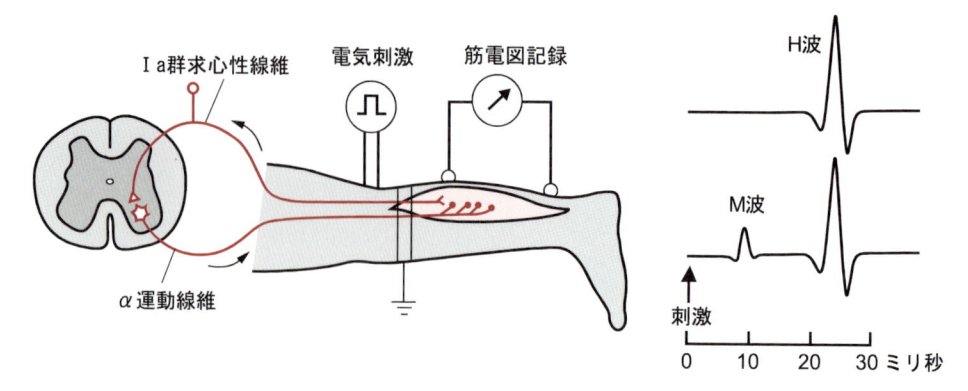

図 12-7　誘発筋電図―H 波と M 波
膝窩部で脛骨神経を経皮的に電気刺激し，脛骨神経によって支配される腓腹筋から誘発筋電図を記録すると，まず潜時 20～30 ミリ秒の H 波が現れ，さらに刺激を強くすると，潜時の短い数ミリ秒の M 波が現れる．

個介して反射性に脛骨神経の α 運動ニューロンが興奮し，その結果，腓腹筋が興奮して H 波が記録される（**図 12-7**）．H 波の潜時は 20～30 ミリ秒である．この反射弓に末梢あるいは中枢神経を含めて何らかの異常がある場合には H 波の異常をきたす．

脛骨神経の電気刺激の強度を強めていくにつれて，潜時の短い（数ミリ秒）M 波も出現する．M 波は脛骨神経の遠心性神経が直接刺激されて腓腹筋が興奮するために起こる波であるので，中枢神経は関与しない．さらに刺激を強めると M 波は一層大きくなり，H 波はむしろ小さくなり，やがて消失する．

> 注●● **H 波と M 波**：H 波の名前はホフマン（Hoffmann）反射（H 反射）に由来する．M 波の名前は命名者であるマグレダリー（Magladery）（1955 年）による．

(4) 屈曲反射

足に熱，あるいは釘を踏みつけるような痛み刺激を加えると，同側の足全体を引っ込める反射が起こる（**図 12-8 右**）．これを**屈曲反射**という．屈曲反射は皮膚や筋・関節などへの強い刺激によって同側の屈筋が収縮し，伸筋が弛緩して起こる反射である．屈曲反射は侵害性刺激から肢を反射性に遠ざけようとする防御的役割を持つ．伸張反射，拮抗抑制，腱受容器からの反射などが，太い有髄の求心性線維によって起こるのに対して，屈曲反射はそれより細い求心性線維によって起こる．

> 注●● **屈曲反射（flexion reflex）**：屈筋反射（flexor reflex）あるいは引っ込め反射（withdrawal reflex）ともいう．
> 注●● **屈曲反射求心性線維**：屈曲反射を誘発する求心性線維を，まとめて屈曲反射求心性線維ともいう．屈曲反射求心性線維には一部非侵害性の機械的受容器からのⅡ群求心性線維も含まれる．

(5) 交叉性伸展反射

屈曲反射を起こすような強い刺激が加えられると，刺激を受けた肢の屈曲とともに，反対側の肢の伸展が起こる（**図 12-8 左**）．この反対側の肢の伸展を**交叉性伸**

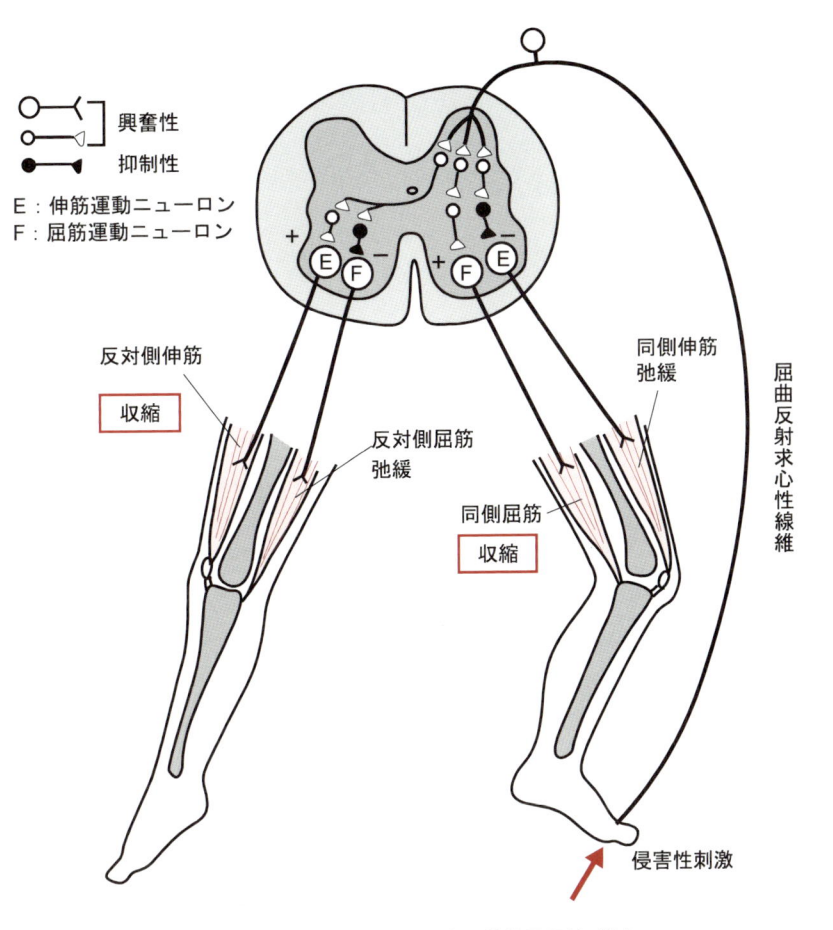

図12-8 屈曲反射（右）と交叉性伸展反射（左）

展反射という．この反射は屈曲反射を起こす求心性線維の活動が，脊髄の反対側に達して多シナプス性に反対側の伸筋のα運動ニューロンを興奮させ，屈筋のα運動ニューロンを抑制して起こる．交叉性伸展反射は，屈曲反射が起こった際に反対側の肢で体重を支える役割を持つと考えられる．

(6) 皮膚反射

皮膚の刺激によって筋の収縮が反射性に脊髄レベルで調節される例がいくつかある．これらの反射を**皮膚反射**という．いずれも中枢で介在ニューロンを介して，多シナプス性に調節される．

腹部の皮膚を軽く刺激すると腹壁筋が反射性に収縮する**腹壁反射**，大腿の内側の皮膚を軽く擦ると挙睾筋が反射性に収縮する**挙睾筋反射**，胸部の下方の皮膚を刺激すると反射性に横隔膜が収縮する**横隔膜反射**などが，よく知られている．いずれの場合にも，皮膚の刺激は，刺激部位により異なる運動反射を誘発する．したがって，皮膚反射は皮膚を刺激する外界の情報に関連して運動を調節するのに役立つと考えられる．

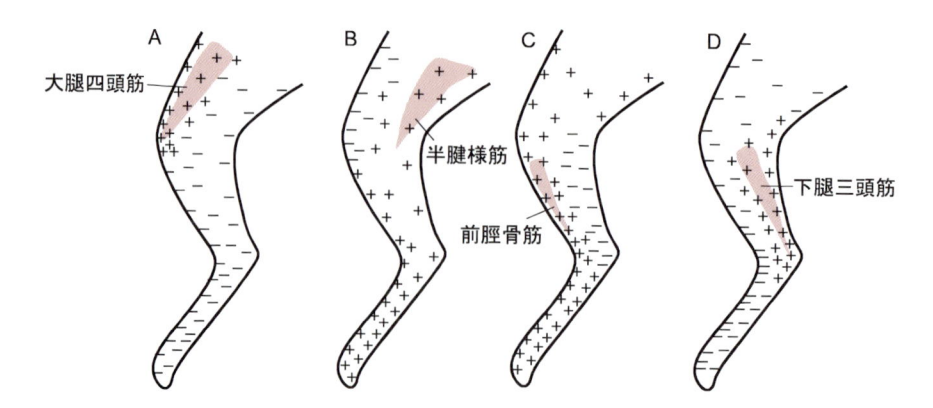

参考図 12-1　皮膚刺激の伸張反射におよぼす影響（Hagbarth, 1952 より）
大腿四頭筋（A），半腱様筋（B），前脛骨筋（C），下腿三頭筋（D）に誘発される伸張反射（単シナプス反射）に対して促進性の効果を及ぼす皮膚領域を＋で，抑制性の効果を及ぼす皮膚領域を－で示す．

> **注●●　伸筋突伸**：触刺激などの弱い刺激を皮膚に加えた際には，刺激部位によっては同側の伸筋を興奮させて肢を伸展させる．脊髄動物（脊髄を切断した動物）で足底を軽く圧迫すると，刺激された肢の伸筋が収縮して肢が伸展する反射が起こる．これを伸筋突伸という．足底の皮膚の触刺激により，足指の伸筋のα運動ニューロンの活動が促進されて足指の伸展が起こることもある．これらの反射は足底の皮膚の機械的受容器からの入力で起こり，歩行時に足が着地する際，肢の伸展や足の安定化に役立つらしい．
>
> **注●●　バビンスキー反射（伸展性足底反射）**：足底の皮膚の刺激で足の母指が背屈する反射．乳児で見られる．成人では錐体路障害の際に起こる病的反射である．
>
> **注●●　皮膚刺激の伸張反射に及ぼす影響**：ある筋を覆っている皮膚領域の刺激はその皮膚の下の筋の伸張反射（単シナプス反射）を促進させ，他の皮膚領域の刺激は同反射を抑制するという反応様式が，大腿四頭筋や半腱様筋，前脛骨筋，下腿三頭筋などを支配するα運動ニューロンで見出されている（**参考図 12-1**）．

(7) 長脊髄反射

伸張反射，屈曲反射，皮膚反射などの脊髄反射は，脊髄の同一分節内あるいは数分節内で行われる脊髄分節反射であるが，さらに遠隔の脊髄分節に作用が及ぶ長脊髄反射もある．長脊髄反射には，四肢間反射やひっかき反射がある．

> **注●●　四肢間反射**：除脳動物（中脳と橋の間で脳幹を切断した動物）を用いて，一側の前肢の足底部に痛み刺激を加えると，その肢の屈曲（屈曲反射）と，対側前肢の伸展（交叉性伸展反射）が起こる．このとき，後肢では刺激を受けた同側の後肢が伸展し，対側の後肢は屈曲する．また後肢を刺激したときは，その肢の屈曲と対側後肢の伸展とともに，同側前肢の伸展と対側前肢の屈曲が起こる．このような前肢と後肢間の反射を四肢間反射という．この反射は除脳動物で出現しやすいが，脊髄動物でも出現可能であるので，脊髄反射と考えられている．これは頸髄にある前肢の反射回路と，腰仙髄にある後肢の反射回路とが，上行性および下行性の脊髄固有ニューロンを介して連絡しているためである．四肢間反射は，歩行時の前肢と後肢の協調に関与すると考えられる．
>
> **注●●　ひっかき反射**：脊髄を頸部下部で切断して2～3カ月過ぎた慢性脊髄イヌの背中の皮膚を軽く触ったり，毛をわずかに引っ張ると，同側後肢で刺激部位を繰り返しひっか

くような反射が起こる．これをひっかき反射という．この反射には，後肢を刺激された背中に持っていくという定位機能と，その部位を繰り返しひっかくという腰，膝，足関節などの律動的な伸展・屈曲運動機能とが含まれている．ひっかき反射は，背中の皮膚の求心性情報が脊髄に入力し，脊髄内のニューロンを介して腰仙髄の屈筋・伸筋支配の運動ニューロンを律動的に興奮させることによると考えられる．

(8) 内臓―運動反射

皮膚や筋からの体性感覚神経の興奮によって，体性運動神経を介して筋が収縮する反射は，体性―運動反射あるいは体性―体性反射と総称される．これに対して，内臓からの求心性神経の興奮によって筋が収縮する運動反射を，**内臓―運動反射**あるいは内臓―体性反射という．

内臓―運動反射は通常，呼吸や排尿などの調節において認められる．たとえば，呼吸筋（横隔膜・肋間筋など）は，常時，脳幹の呼吸中枢から律動的に運動神経を介して調節されている．肺の伸展受容器や血管の化学受容器などが刺激されると，その情報は，内臓求心性神経を介して，脳幹の呼吸中枢に送られ，反射性に呼吸筋支配の運動神経を介して呼吸に影響を与える（第3章参照）．

排尿調節においては，蓄尿時，膀胱に尿が貯まると，膀胱の伸展受容器からの情報は内臓求心性神経を通って脊髄に送られ，中枢神経系内で統合処理されて，反射性に体性運動神経の活動が亢進して，外尿道括約筋（横紋筋）を収縮させ，失禁を防ぐ．排尿の際には，膀胱が強力に収縮して膀胱内圧が高まる一方，外尿道括約筋は弛緩して，尿は尿道を通って排出される．この膀胱―外尿道括約筋反射の中枢は，脳幹と脊髄にある（第7章参照）．

腹腔内臓の強い刺激も内臓―運動反射を引き起こす．動物を用いて胃や腸を過度に伸展すると，その情報は内臓求心性神経を介して中枢に送られ，反射性に腹筋や後肢の筋の緊張が亢進する（**図12-9**）．内臓―運動反射は，内臓の病変の際にも認められる．内臓，特に腹腔内臓器の極度の伸展や炎症で突然激しい内臓痛が起こったとき，無意識に腹筋を収縮させ，その上，手で腹部を押さえたり，体を折り曲げて痛みをこらえようとする．さらに内臓の炎症が壁側腹膜（体性感覚神経支

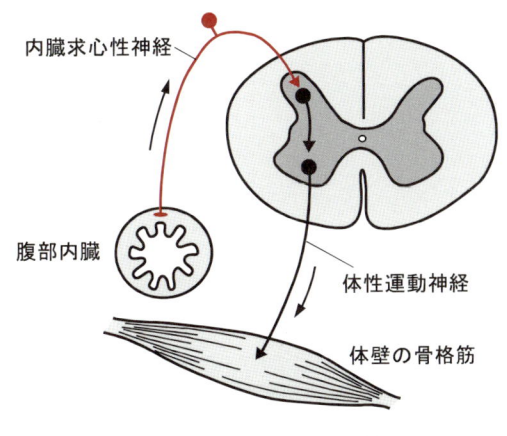

図12-9　内臓―運動反射

配）に達するとき，たとえば急性虫垂炎で腹膜炎を併発した場合などに，著しく腹筋の緊張が亢進することがある．このような腹筋の反射性亢進（**筋性防御**）は，内臓を防御する点で合目的である．

(9) 歩行リズムの発生

ヒトは直立二足歩行を行う特徴がある．体重を支えながら左右の足の伸展と屈曲を律動的に起こして身体を移動させる運動を歩行という．四足歩行を行う動物では左右の前肢と後肢の律動的伸展と屈曲が交互に起こる．脊髄動物でもこのような歩行の律動性は消失しないので，脊髄内に歩行のリズムを作る神経回路の一部があると考えられる．

● b. 脳幹による調節

脳幹には第Ⅲ，Ⅳ，Ⅴ，Ⅵ，Ⅶ，Ⅸ，Ⅹ，Ⅺ，Ⅻ脳神経の遠心路の起始核がある（第10章参照）．これらの核には運動ニューロンがあり，その軸索はおのおのの脳神経を通って，主に顔面，喉頭，咽頭や頭部の筋を支配する．また，脳幹には，種々の姿勢反射の主要な中枢がある．

(1) 脳神経を遠心路とする反射

脳神経が関与する脳幹反射として以下のものなどがある．
(1) 角膜反射：結膜，角膜などを刺激すると眼瞼が閉じる．
(2) 開口反射：舌，口腔粘膜の刺激で，開口筋が収縮し閉口筋は抑制され，開口が起こる．
(3) 咬筋反射：下顎骨を下に向けて叩くと，閉口筋（咬筋）が収縮して口が閉じる．
(4) 嚥下反射：食物が舌の後部，咽頭などに触れると食物を飲み込む．
(5) 咳反射（咳嗽反射）・くしゃみ反射：気道粘膜の刺激で，咳，くしゃみが起こる．
(6) 前庭動眼反射：頭部の回転により前庭器官が刺激されると，反射性に外眼筋の運動ニューロンが反応して，眼球は頭部の回転と逆方向に動く．

(2) 除脳固縮

動物の脳幹を中脳と橋の間で切断して除脳状態を作ると，四肢の伸筋と頸筋などの緊張が高まって，四肢をかたく伸ばし，頸を立てた姿勢をとる．支えてやると立つこともできる．この状態を**除脳固縮**という．これは，最初にγ運動ニューロンの活動が高まり，それによって筋紡錘が興奮しⅠa群求心性線維の活動が高まり，その結果，反射性にα運動ニューロンの活動が亢進するためである．したがって，**γ固縮**ともいう．脳幹の延髄下部あるいは脊髄上部で脊髄を切断した脊髄動物では，末梢の筋は完全に弛緩し起立することはできない．このことから，脳幹の橋と延髄には，身体の体重を支えられるように四肢の筋緊張を調節する中枢が含まれていることが分かる．脳の種々の運動中枢は，脊髄のγ運動ニューロンに対して促進性や抑制性の影響を及ぼしている．中脳と橋の間で除脳すると，抑制性の経路が切断

され，脊髄のγ運動ニューロンに対する促進が優位となるため，除脳固縮が起こる．

(3) 姿勢反射

起立時には，伸筋や体幹の筋が常時収縮して重力に抗して姿勢を維持している．姿勢は大脳からの指令によって随意的にも調節できるが，脳幹を中枢として反射的にも調節される．たとえば，外力によって姿勢が崩されたり，床面が傾いたりしても視覚，平衡感覚（前庭感覚），体性感覚情報に基づいて姿勢を維持する反応が脳幹を中枢として反射性に行われる．

(1) 緊張性頸反射（きんちょうせいけいはんしゃ）：動物で頭を右にねじると左側の前肢と後肢が屈曲し，右側の前肢と後肢は伸展する．これを緊張性頸反射という．緊張性頸反射の受容器は頸部の関節や靱帯に存在する．緊張性頸反射は小児麻痺などの病気で顕著にみられる．健常なヒトの場合，日常動作ではこの反射はみられないが，野球などのスポーツをしているときにはみられることがある．

(2) 緊張性迷路反射：動物の頭を右に傾けると，右の肢が伸展し左の肢が屈曲する．この反射は前庭器官（迷路）を破壊すると起こらず，緊張性迷路反射と呼ばれる．この反射は，たとえば足場が傾いた場合に体の平衡を保つのに役立つ．

(1)と(2)の姿勢反射は除脳動物で顕著に観察され，延髄および橋で統合されている．

(3) 立ち直り反射：中脳と橋の間で切断した除脳動物では，押し倒すと自分で立ち上がることはできないが，中脳を残した動物，すなわち中脳の上方で脳を切断した動物（中脳動物）では除脳固縮を示さず，しかも随意運動はできないにもかかわらず反射的に自分で立ち上がることができる．たとえば正常のネコを背位から落としても四肢で床の上に立つ．どんな姿勢からでも，反射性に正常な起立姿勢にもどることのできる反射を立ち直り反射という．立ち直り反射は，まず前庭器官（迷路）からの情報に基づいて頭部を正常な位置に向けることに始まる（迷路立ち直り反射）．頭が動くと，頭と身体の残りの部分の位置関係が変化し，それが頸部の受容器によって感受され，体幹を正常な位置にもどす運動が起こる（頸立ち直り反射）．（さらに正常動物では視覚入力によって大脳皮質を介して起こる立ち直り反射も加わる）．

(4) 歩行リズムの調節

脊髄の歩行リズムの神経回路は脳幹内の中脳歩行野からの支配を受ける．中脳のこの部位が働くと，上行性網様体賦活系も働いて覚醒反応も起こると考えられる．脊髄の歩行のリズムの神経回路は，中脳以外にも橋や視床下部の特定部位からも調節を受ける．さらに歩行は一般的運動と同様に大脳から指令を受けて随意的に調節できる．

● c．小脳による調節

小脳は随意運動の協調，姿勢の保持に必要な筋緊張を支配する．さらに小脳は熟練した運動の記憶と学習に関与する．

小脳には表面を覆う**小脳皮質**と深部の**小脳核**がある（第10章，図10-15参照）．小脳皮質にはプルキンエ細胞，顆粒細胞などの細胞がある．プルキンエ細胞は，身体の四肢，体幹，眼などからの感覚性情報，大脳皮質からの随意運動の意図の情報，脳幹からの感覚性情報を受け取り，それらを統合する．統合された情報を小脳核や脳幹の前庭神経核などに伝える．小脳核と前庭神経核からの情報の一部は，さらに大脳に達し運動皮質のニューロン活動を調節する．小脳は大脳基底核とともに大脳皮質に始まる行動の意図に関与する．小脳は主として，速い運動の意図，その運動の調整，運動と姿勢の調和などに関与すると考えられる．小脳が障害されると，随意運動が円滑に行われず，姿勢の維持も困難になる．

> **注●● 小脳障害**：小脳に病変があっても運動はできるが，動きは滑らかでなく不確実となる．随意運動を始めると手に震えが起こる（意図振戦あるいは企図振戦）．また，随意運動の距離を誤る推尺障害（距離の推測を誤り，目的とする運動効果が達せられない運動失調の一種）も起こる．拮抗筋の相互協調がうまくいかず，手の回内，回外を速やかに繰り返すことができない．一直線上を歩くことが困難となり，酒客歩行を示す．身体の平衡を保つことが困難で，眼を閉じただけで倒れることもある．

● d. 大脳基底核による調節

大脳基底核は，大脳半球の深部にある大きな核で，**尾状核**と**被殻**よりなる**線条体**，**淡蒼球**を含む．これらと密接な連絡を持つ間脳の視床下核と中脳の黒質を含めて考えることが多い（第10章，図10-19参照．さらに中脳の赤核を含めることもある）．

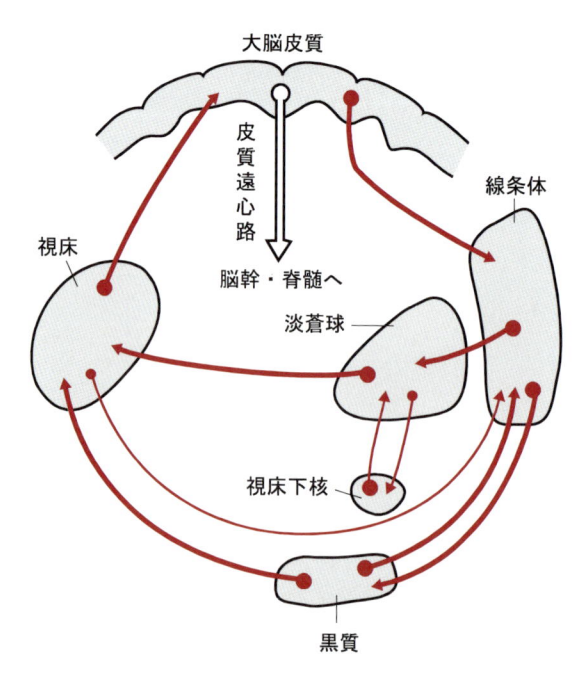

図12-10 大脳基底核を介する神経回路

大脳基底核は，脊髄との間に直接の連絡を持たず，主として大脳皮質から入力を受ける．大脳皮質から今後行う予定の運動の計画を受け取ると，大脳基底核は運動に関するプログラムの出力を視床を介して再び大脳皮質に送る．このように大脳基底核は，大脳皮質や視床と神経回路を形成しており，運動の発現・円滑な運動の遂行や姿勢の制御に関与する．大脳基底核のうち，線条体が大脳皮質からの入力部，淡蒼球と黒質が視床を介して大脳皮質への出力部として働く（図 12-10）．

> 注●● **パーキンソン病**：大脳基底核の障害によって起こる代表的な疾患である．この病気は主に中年以降に発症し，以下のような特徴的な運動障害を示す．
> (1) 振戦：安静時に体の各部が不随意的に振動する．
> (2) 固縮：全身の筋緊張が亢進する．
> (3) 無動，寡動：動作の開始が遅れ，動作自体も緩慢になる．また顔の表情が乏しくなる．
> (4) 姿勢保持障害：立位で前から後ろに軽く押すと，バランスがとれず容易に倒れてしまう．また特有な前屈姿勢を示す．
>
> パーキンソン病では，黒質から線条体に投射するドパミンニューロンが変性・脱落する特徴がある．線条体のアセチルコリンはあまり変化していないので，ドパミンの低下により相対的なアセチルコリン優位となり，パーキンソン病の症状が発現するとの考え方がある．ドパミンの前駆物質である L-ドパを経口または静注投与すると，症状が著明に改善される．これは L-ドパが血液脳関門を通って脳内に入り，ドパミン生合成に利用されるためである（ドパミン自体は血液脳関門を通らないので無効である）．

● e. 大脳皮質による調節

大脳皮質の運動に関与する部位（運動性皮質）は，前頭葉にある一次運動野と，連合野にある運動前野と補足運動野より構成される（図 12-11）．

(1) 運動野

一次運動野ともいう．前頭葉の中心前回にある．この部位の一側のニューロンは主に反対側の体の運動を支配する．この皮質には体部位の局在がある．たとえば，

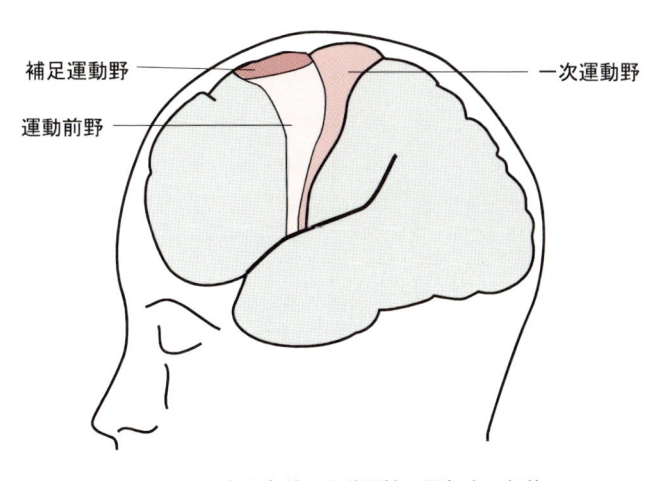

図 12-11　大脳皮質の運動調節に関与する部位

頭頂部には下肢を支配する領域が，側頭部には顔面を支配する領域がある（第10章，図10-22①参照）．手や顔面に対応する領域が広く，手や顔面の筋を支配するニューロンも多数存在するので，手や顔面の筋の細やかな運動が可能になる．

> **注●● 顔面の筋支配**：顔面の筋を支配する一次運動野のニューロンは，両側性に支配するものが多い．
>
> **注●● 運動野の障害**：一次運動野が破壊されると，破壊直後には反対側の支配筋に弛緩麻痺（筋の緊張が低下する型の運動麻痺）が起こる．時間が経つにつれて腱反射のような深部反射は回復して，痙性麻痺（痙縮を伴う中枢性の麻痺）に変化することがある．
>
> **注●● 運動円柱**：運動野において，手指の個々の筋を活動させるニューロンは，直径約1 mmのごく狭い円柱状の領域にまとまっており，これを機能円柱，運動円柱などという．一次運動野の深層には，ベッツの巨大錐体細胞があり，このニューロンの軸索は脊髄へ直達性に下行して皮質脊髄路を形成する．

(2) 運動前野と補足運動野

一次運動野の近傍の連合野，特に運動前野，補足運動野といわれる部位は，個々の運動の統合や運動の準備過程などに関与する．

> **注●● 運動前野の障害**：運動前野が破壊されると，麻痺は生じないが，熟練した運動ができなくなる．そのため運動前野は，個々の運動の統合，運動の連合性機能などに関与すると考えられる．
>
> **注●● 補足運動野の障害**：補足運動野が破壊されると，麻痺は起こらないが，痙縮（皮質から脊髄前角への抑制がなくなって伸張反射の増強を主体とする筋緊張）や強制把握（不随意に起こる把握反応）が認められる．

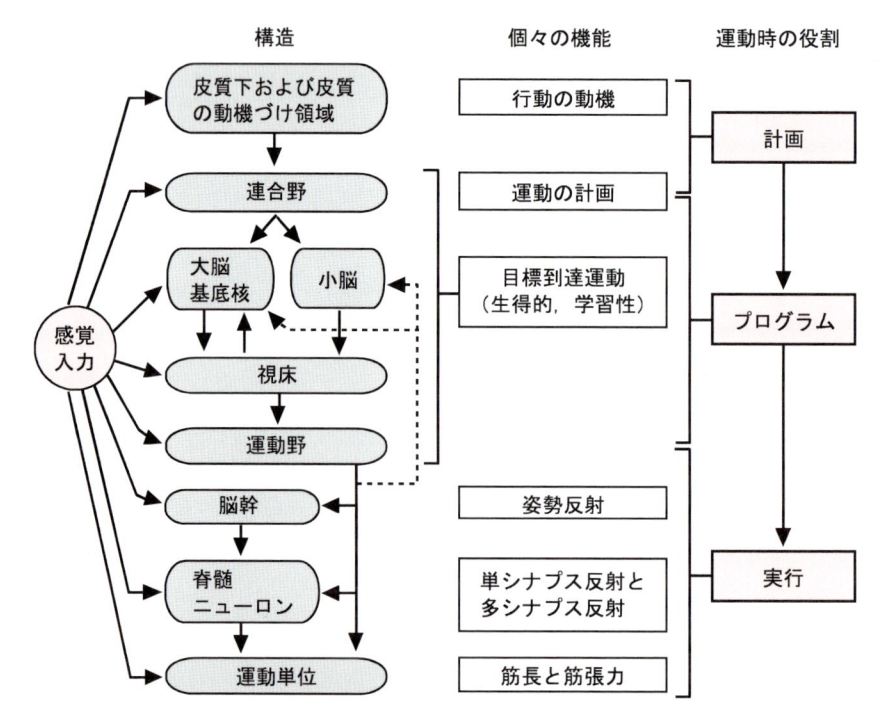

図12-12　随意運動の調節（Schmidt RF，1997より改変）

(3) 運動の調節

運動の調節には運動野，運動前野，補足運動野に加え，大脳基底核，小脳をはじめ視床，脳幹，脊髄も重要である．

連合野で運動の計画が立てられると，その情報は大脳基底核に送られ，運動を行うためのプログラムが作られる．このプログラムに沿って運動野のニューロンが運動の指令を出す（**図12-12**）．

小脳による調節は，姿勢の調節や学習された素早い目標到達運動（たとえばスポーツの習得など）に重要である．

視床は大脳基底核や小脳を運動野と連絡する．感覚入力を運動に組み込むのに重要である．脳幹と脊髄には反射の中枢が多く存在し，運動調節に働く．

注●● 随意運動：随意運動を開始する際には，「喉が渇いた」などの①内的欲求が動機となる場合や，「ボールが飛んで来た」「名前を呼ばれた」「熱いものに触った」などの②外的刺激が動機となる場合，あるいは内的欲求や外的刺激がなくとも，③自ら起こった意志によって運動を開始する場合がある．内的欲求は大脳辺縁系で統合され，視覚・聴覚・体性感覚などの外的刺激は各感覚野で統合され，皮質連合野に送られる．また，意志は皮質連合野で統合される．その結果皮質連合野において，たとえば水を飲もう，ボールを受け取ろうなど，運動を行う意志が決定される．特に視覚刺激によって随意運動を起こす場合，皮質連合野のうち前頭連合野と頭頂連合野が重要な役割を果たしているらしい．皮質連合野の情報は，運動前野・補足運動野ならびに大脳基底核と小脳に伝えられ，実際にどの筋肉をどのような順番で活動させるか，どの程度の力を発生させるかなどの具体的な運動のプログラムが作られる．運動のプログラムは一次運動野に伝わり，その結果，最終的な運動指令が一次運動野から脊髄・脳幹の運動ニューロンに伝えられて運動が遂行される．その際，体性感覚によるフィードバック調節や，体性感覚・平衡感覚の情報を受けながら運動を調節する小脳を介する神経回路が働いて，外界の変化に対応した運動が行われる．

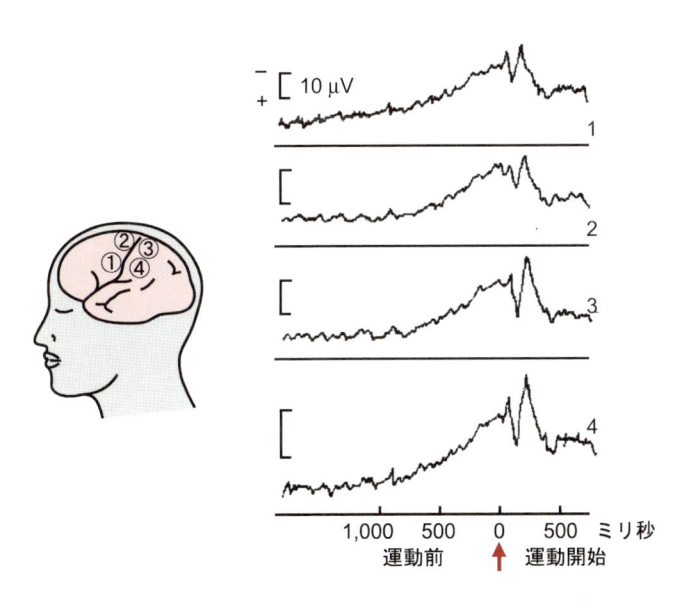

図12-13 運動準備電位（Deeckeら，1969より改変）
左の①～④の部位で記録した脳波を右に1～4で示す．

ヒトで運動の準備が実際に脳内でどのように行われているかについては，脳波，脳代謝や脳血流を指標として解析される．たとえば，被検者に人差し指を屈曲させるなどの随意運動を繰り返し行わせ，脳波を加算平均記録すると，運動発現の約1秒前から脳波が緩やかに陰性方向に増大する（図12-13）．この電位は他動的な運動では出現しないので，随意運動の準備状態を反映するものと考えられ，**運動準備電位**と呼ばれる．運動準備電位は頭頂部を中心として脳の比較的広い部分から記録され，随意運動の準備に脳内の広い領域が関与していることをうかがわせる．複雑な運動で運動関連部位が興奮すると脳代謝が高まり，局所脳血流は増える．

C. 錐体路系と錐体外路系

運動に関する指令を脳から運動ニューロンへ伝える下行路は，古くから錐体路系と錐体外路系の2つに分けて考えられてきた．

● a. 錐体路系

錐体路は大脳の運動性皮質に起始し，脳内で同側の内包，大脳脚，橋腹側部，延髄錐体を通って脊髄へ下行する．錐体路とは，これらの線維が延髄錐体を形成することからつけられた名称で，**皮質脊髄路**に相当するが，広義には脊髄に至らずに脳幹の顔面運動を司る運動核に終わる**皮質延髄路**をも含めることがある．いずれの経路も大脳皮質から脊髄あるいは脳幹まで直達性に下行する系である（図12-14左）．

皮質脊髄路の線維の大多数は，延髄下方で反対側に交叉して，脊髄側索を外側皮質脊髄路として下行する．脊髄では介在ニューロンを介して，あるいは直接運動ニューロンにシナプス連絡し，体幹，四肢の筋を支配する．特に手指の細やかな運動の調節に重要である．

皮質延髄路は，脳幹の各種脳神経の運動核に主に両側性に投射し，顔面や頭部の筋を支配する．

> 注●● **錐体路障害**：大脳の運動性皮質や脳幹の障害では，反対側の運動麻痺や病的反射の出現などがみられ，錐体路障害と呼ばれる．
> 注●● **麻痺**：錐体路の障害の当初は筋緊張が低下した麻痺（弛緩麻痺）であるが，時間が経つにしたがって筋緊張の亢進を伴う痙縮を起こす（痙性麻痺）．錐体路のみを障害しても，痙性麻痺にはならないが，実際には錐体路障害の際に皮質脊髄路以外の皮質遠心性線維も障害されるために，錐体路以外の障害による症状も現れることになる．
> 注●● **筋萎縮性側索硬化症（ALS）**：運動系に関わるニューロンが進行性に変性・消失していく疾患で，筋萎縮と筋力低下を生じる．その一方で，体の感覚や知能，内臓機能などは保たれる．

● b. 錐体外路系

錐体外路系は，錐体路以外の運動に関与する経路を総称したものである．この系には，次の多様な系が含まれる（図12-14右）．

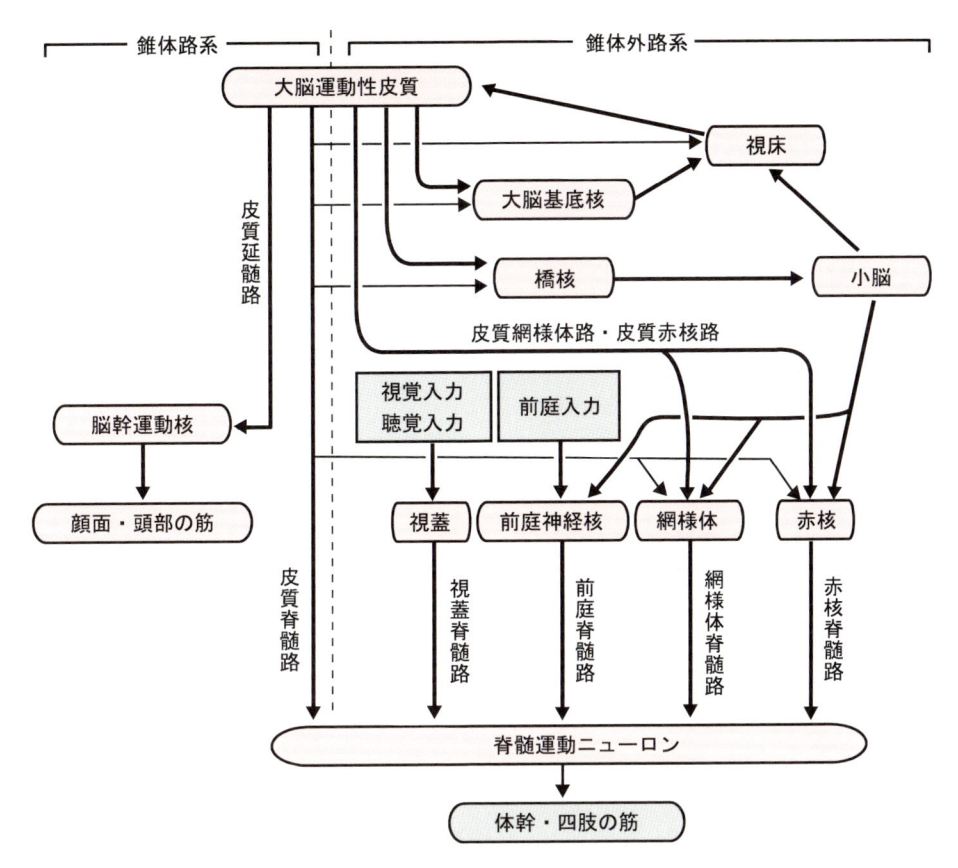

図 12-14 錐体路と錐体外路 (Stratton, 1981 より改変)

(1) 大脳の運動性皮質からの出力が脳幹を介して脊髄に下行する経路（図 12-14 の皮質網様体路，皮質赤核路，赤核脊髄路，網様体脊髄路），
(2) 大脳の運動性皮質から直接投射を受けていない脳幹の核（前庭神経核や視蓋(しがい)など，各種感覚性入力を受ける核）から脊髄に下行する経路（図 12-14 の前庭脊髄路，視蓋脊髄路），
(3) 脊髄に投射せず，大脳皮質から大脳基底核や視床，小脳を介して大脳皮質にフィードバックする回路（小脳系を錐体外路系に含めるか否かは，議論がある），など．

錐体外路系は古くから不随意運動に関係するといわれてきたが，実際には姿勢の制御や円滑な随意運動の遂行に重要である．

注●● **錐体外路系の障害**：錐体外路系の運動障害では，無動，筋緊張の異常，姿勢の異常，不随意運動などが現れる．

注●● **錐体路系と錐体外路系の概念の変遷**：臨床的に，錐体路系の内包や大脳皮質運動野の損傷では運動麻痺が現れ，錐体外路系の大脳基底核の損傷では不随意運動や筋緊張の異常が現れることから，錐体路系が随意運動を，錐体外路系が不随意運動を制御すると考えられてきた．しかし近年このような単純な図式は当てはまらないことがわかってきた．たとえば錐体路のニューロンは，脊髄に下行する途中で軸索側枝を出して，錐体外路系に属する大脳基底核や脳幹の諸核にも投射している．サルを用いて錐体路のみを延

髄錐体で切断すると，数カ月後には指の細やかな運動はできないものの，随意運動はかなり回復する．また錐体外路系疾患である大脳基底核の病変による不随意運動は，一部錐体路系の皮質脊髄路を介して発現するらしい．

D. 発声と言語

発声は，声を出すという運動機能の一つであるが，言語は学習をして初めて可能となる高次神経機能の一つである．

ヒトの発声器官は主に喉頭である．ここで作り出された声は，喉頭の上に続く咽頭，口腔，鼻腔で修飾される．甲状軟骨の後面には声門と呼ばれる構造がある．声門は声帯と，両側の声帯の間隙である声門裂からなる（声門裂を声門ということもある）（図12-15 A）．

静かに呼吸しているときには声帯は弛緩し，声門裂はわずかに開いている．発声のときには声帯を緊張させることによって，声門裂が閉じて呼気流は遮断される（図12-15 B）．この状態で呼息運動を行って，声帯を振動させ，その振動が咽頭，口腔，鼻腔などの付属管腔で固有振動を起こし，発声となる．声の調子は声帯の振動数で，声の大きさはこれらの振動の振幅で決まる．

言語は，大脳皮質連合野で作られるコミュニケーションを図るための高次な神経機能の一つである．言語を司る大脳皮質の領域を言語中枢という．大脳皮質の言語中枢で言語を理解する．言語を話す場合には言語中枢が働いて，次いで発声に関する運動系を駆動させることによって言語が発せられる．文字を書く場合には，言語中枢が働いて，次いで手を動かす運動系を駆動することによって書字が実行される（第10章，193頁参照）．

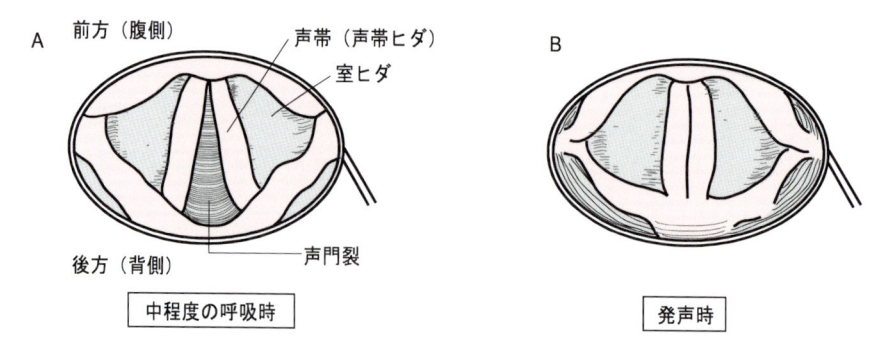

図12-15 喉頭鏡で見た声帯（Kahle W ら，1990 より改変）
A：中程度の呼吸時．B：発声時

第13章
感　　覚

●学習のためのキーワード●

- 感覚の分類
- 適刺激
- 感覚受容器
- 2点弁別閾
- 感覚の順応
- 体性感覚
- 皮膚感覚
- 触・圧覚
- 温度感覚
- 深部感覚
- 体性感覚の伝導路
- 内臓感覚
- 痛覚
- 味覚
- 嗅覚
- 聴覚
- 平衡感覚
- 視覚

第13章　感　覚

学習のねらい

生体には環境の変化をとらえるための種々の感覚器が備わっている．本章ではまず，種々の感覚に共通する一般的性質について学び，次に体性感覚（皮膚感覚，深部感覚），内臓感覚，特殊感覚（味覚，嗅覚，聴覚，平衡感覚，視覚）について，感覚の特徴，受容の仕組み，伝導路について学ぶ．

A. 感覚の分類と一般的性質

a. 感覚とその分類

感覚器の種類によって感覚が区別される．体性感覚（皮膚感覚，深部感覚），内臓感覚，特殊感覚（味覚，嗅覚，聴覚，平衡感覚，視覚）などの種類がある．体性感覚を広く解釈して特殊感覚を含める場合もある．また，同じ種類の感覚のなかで，質を区別することができる．たとえば，視覚での青と赤，聴覚での高音と低音の区別などである（表13-1）．

b. 感覚の一般的性質

(1) 適刺激

感覚受容器は，それぞれある特定の種類の刺激に敏感に応ずる性質をもつ．ある受容器に最適な刺激を，その受容器の**適刺激**という．たとえば，光は視覚の適刺激であり，音は聴覚の適刺激である．

(2) 感覚の投射

感覚は大脳皮質の感覚野で生じている．しかし，主観的な体験としては大脳皮質にではなく，刺激を受けた受容器の部分に感覚を生じる．伝導路の途中を刺激した場合も同様で，その伝導路の起始部にある受容器に感覚を生じる．これを「感覚の投射」という．

> 注●● **投射**：投射という言葉は神経線維が連絡するという意味で使われる場合と，上記の「感覚の投射」を意味する場合とがある．

(3) 刺激の強さと感覚

刺激の強さを大きくすると，**感覚の強さ**も大きくなる．たとえば，重さの感覚の場合には，手のひらにおもりをのせ，おもりの量を少しずつ増やしていくと，もとの重さの約3％増加した時点でおもりが前よりも重くなったことに気づく．異なる

表 13-1 感覚の種類

感覚の種類		感覚器	感覚の質
A. 体性感覚	1. 皮膚感覚	皮膚	触覚，圧覚など
			温覚と冷覚など
			痛覚，痒みなど
	2. 深部感覚	筋，腱，関節	位置感覚，痛覚など
B. 内臓感覚	1. 臓器感覚	内臓	空腹感，尿意など
	2. 内臓痛覚	内臓	痛覚
C. 特殊感覚	1. 味覚	舌（味蕾）	甘い，塩辛いなど
	2. 嗅覚	鼻（嗅上皮）	花の香り，刺激臭など
	3. 聴覚	耳（コルチ器官）	高音，低音など
	4. 平衡感覚	耳（前庭器官）	頭の向きなど
	5. 視覚	眼（網膜）	青，赤など

強さの刺激を区別するのに必要な刺激の最小差分を**弁別閾**(べんべついき)という．もとの刺激をS，弁別閾をΔSとすると，ΔS/Sは一定である．すなわち，SとΔSとの間には比例関係が成り立つ．この法則を**ウェーバーの法則**という．

刺激の強さと感覚の大きさは対数目盛りのグラフにとると，直線関係が得られる．このような関係をスティーブンスのベキ関数の法則という．直線の傾きはおのおのの感覚によって異なる．

(4) 感覚の順応

一般に，持続的な刺激は次第に弱く感ずるようになる．これを感覚の順応という．順応の程度は感覚受容器の種類によって著しく異なる．たとえば，触覚や嗅覚などは順応が速く，痛覚は順応が起こりにくく，時には痛覚が増す場合もある．痛覚が身体の防御機構の一つとして働いていることを考えると，これに順応が起こりにくいことは生体にとって都合がよいと考えられるが，慢性の痛みでは順応がないことは都合が悪い．

(5) 感覚と知覚・認識

感覚受容器で受け取られた感覚の情報は，大脳皮質の感覚野（一次感覚野ともいう）に伝えられて感覚を起こす．感覚野は感覚の種類によって，体性感覚野（頭頂葉にある），視覚野（後頭葉にある），聴覚野（側頭葉にある），味覚野（頭頂葉にある）などがある．

感覚野に伝えられた感覚情報は，さらに大脳皮質の連合野に送られて，そこの神経細胞で処理され，連合野に蓄えられている過去の感覚の記憶と照合され，感覚の性質を知ることができる．すなわち，刺激の性質を知覚し，認識する．

> 注●● **空想と錯覚**：大脳皮質の連合野が働くと，刺激が与えられなくても，感覚を空想することも可能となる．刺激を正確に認識することなしに，錯覚を起こすこともある．

(6) 感覚入力の調節

受容器によって受容された感覚情報は，中枢神経系に伝えられる過程で種々の調節を受ける．たとえば視覚や皮膚感覚の場合，刺激が加えられた場所の周辺の感覚情報は抑制される．このような抑制を**周辺抑制**といい，刺激された狭い部分の感覚を浮き出させる．また大脳皮質連合野の働きにより，特定の感覚に注意を集中してある感覚を敏感に感じ取ることも可能である．逆に不注意な状態では感覚に鈍感になりやすい．

(7) 感覚と情動

感覚情報は，大脳皮質感覚野にだけではなく，視床下部と大脳辺縁系にも伝えられる．感覚情報によって視床下部と大脳辺縁系が働くと情動が生じるので，感覚情報は知覚や認識とは関係なく情動反応を起こすこともある．

> 注●● **情動**：快や不快，怒りや恐れ，喜びや悲しみなど，行動を起こすきっかけとなりうるような強い感情とそれに伴う発汗などの生理的変化を情動という．

(8) 感覚刺激と反射

ある種の感覚情報は，無意識的に反射性反応を起こす．たとえば，眼に強い光が入ると縮瞳が起こる対光反射などがある．

(9) 受容器と興奮伝達

感覚系において受容器という場合，特別の感覚受容器細胞がある場合と，求心性神経の神経終末自体が特殊化して受容器として働く場合とがある．前者の例には，味覚や聴覚の受容器などの感覚受容器細胞がある．この場合，刺激により受容器細胞が興奮して**受容器電位**が発生し，その電位がある大きさに達すると興奮が求心性神経に伝達され，求心性神経終末で起動電位が発生し，最終的に活動電位（あるい

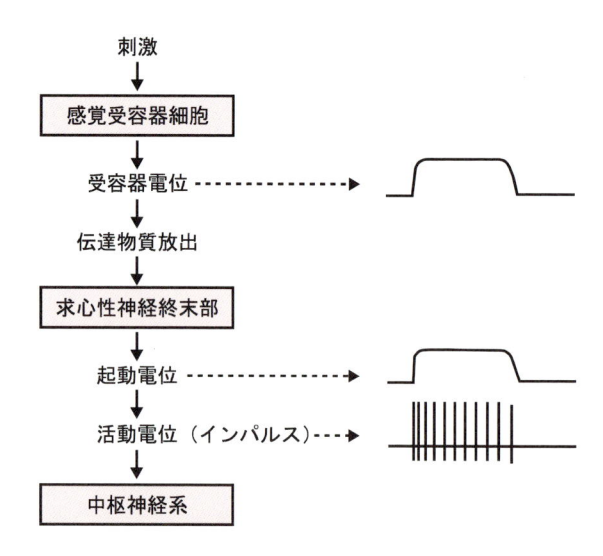

図13-1　受容器電位と起動電位と活動電位
（岩瀬善彦ら，1986より改変）

はインパルス）を発生して中枢神経系に向かって伝わる（図 13-1）．後者の例には，嗅覚の受容器や侵害受容器がある．

B. 体性感覚

体性感覚には，皮膚の受容器からの皮膚感覚（たとえば触覚など）である表在感覚と，皮下の筋肉，腱，関節などの受容器からの深部感覚（たとえば位置感覚など）がある．体性感覚に関する受容器は，眼や耳のように特殊な感覚器を形成せず，体に広く分布している．

> 注●● **鍼と体性感覚**：鍼は皮膚と筋の受容器を刺激してその受容器につながる感覚神経を興奮させる．

● a. 皮膚感覚（表在感覚）

皮膚感覚には一般に，触覚（圧覚を含む），温覚や冷覚，および痛覚がある．皮膚表面にはこれらの感覚に敏感な部位が点状に散在しており，それぞれ触（圧）点，温点，冷点，痛点という．これらの点の分布密度は身体部位によって著しく異なるが，平均すると皮膚 1 cm^2 当たり，触（圧）点 25，温点 1～4，冷点 2～13，痛点 100～200 である．

(1) 触・圧覚

触覚は，皮膚の表面に軽く触れたときに感ずる．**圧覚**は，圧迫されたり引っ張られたりすることによって生ずる．触覚と圧覚には連続的な移行があり，質的に共通したものと考えられる．いずれも，皮膚の変形によって，触点が刺激されて起こる感覚である．

触点の密度は指先や口唇で高く，上腕や下腿などで低い．触点の刺激閾値も，その密度の高いところほど小さい値をとる．

(2) 2 点弁別閾（2 点識別閾）

皮膚上の 2 点に刺激を加えたとき，2 点間の距離が短いと 1 点として感ずる．この距離を少しずつ離して 2 点として識別できる最小距離を **2 点弁別閾**（2 点識別閾）という．触点の密度の高いところでは 2 点弁別閾は小さい．このように 2 点を識別するような高度な触覚を識別性触覚というのに対し，物が触れたかどうかを知る触覚を「粗い触覚」または原始触覚という．

(3) 触・圧覚の受容器

触・圧覚に関与する受容器にはメルケル盤，ルフィニ終末，マイスネル小体，パチニ小体などがある（図 13-2）．**メルケル盤**と**ルフィニ終末**は順応が遅く，圧刺激が長時間続いても，インパルスを発射し続ける性質をもち，強度検出器の機能を

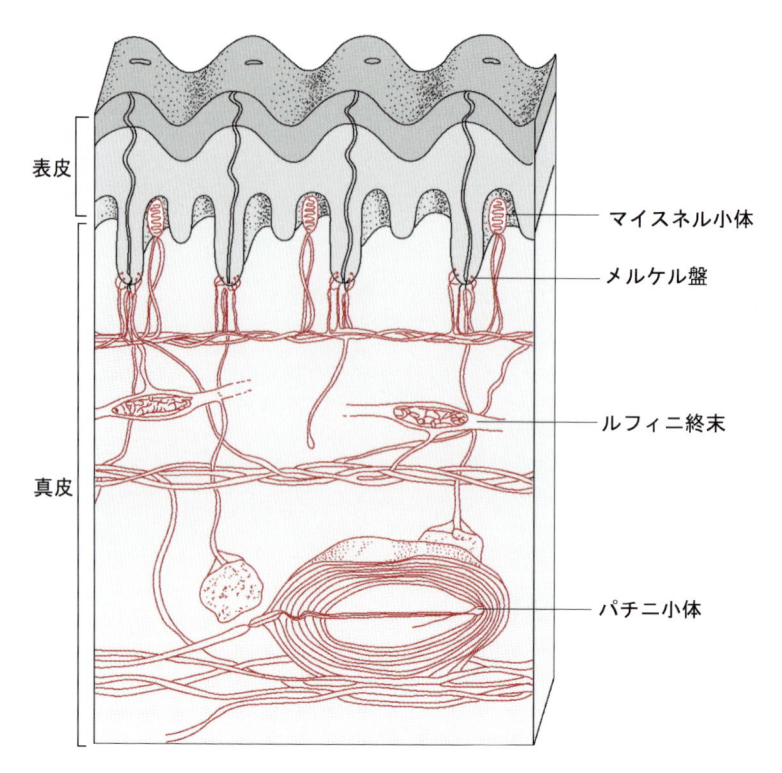

図13-2　皮膚の機械的受容器の構造と位置（Darian-Smith, 1984より）

果たす．**マイスネル小体**と**毛包受容器**は刺激の動きに応じて反応し，刺激の動きが止まると圧刺激が続いていても応じなくなる性質をもち，速度検出器の機能を果たす．**パチニ小体**は，振動刺激に反応する最も順応の速い受容器である．

これらの受容器からの情報を伝える求心性神経は，いずれも太くて伝導速度の速い有髄の $A\beta$ 線維である．

(4) 温度感覚

種々の温度に保った金属針の先端で皮膚に触れると，温覚に敏感な温点および冷覚に敏感な冷点が点状に分布しているのがわかる．冷点の方が温点よりも密度が高い．

皮膚に加わる温度刺激がある範囲にあると，温覚も冷覚も起こらない．普通33℃前後がこれに当たり，**無関（感）温度**という．

温覚や**冷覚**などの温度感覚は，温度受容器の働きによって伝えられる．温度受容器には**温受容器**と**冷受容器**がある．これらは特定の受容器構造を持たない**自由神経終末**である．皮膚が適当な一定の温度に保たれているときは，冷受容器および温受容器はその皮膚温に対応した一定の発射頻度で持続性に活動している．皮膚温がある範囲内（30～42℃）で低下すると，冷受容器のインパルスは増加し，温受容器のインパルスは減少する．温・冷の温度受容に関する神経線維は，細い有髄の $A\delta$ 線維や，さらに細い無髄の C 線維である．

(5) 痛　覚

「D．痛覚」で述べる（258頁参照）．

(6) くすぐったい感じと痒い感じ

くすぐったい感じは，腋窩，足底などに軽く触れられたときに起こる．心理的要因が大きい．自分の手で触れるときは，その手自身に与えられる触刺激によるインパルスが先に大脳皮質に到達して，くすぐったい感覚を抑える．

痒い感じは，皮膚の炎症，外傷，化学的刺激で痛覚受容器が弱く刺激されたときに起こるらしい．炎症などの際に，皮膚の肥満細胞から局所に放出されたヒスタミンが細い求心性神経線維を刺激することが原因の一つと考えられ，抗炎症剤や抗ヒスタミン剤が痒みを和らげる効果を持つことが多いが，治療困難な痒みもある．

● b．深部感覚

眼を閉じた状態でも，手足の位置や曲がりぐあい，その動きなどを感じることができる．これらの感覚を**深部感覚**という．皮下，筋，腱，筋膜，骨膜，関節などに受容器がある．筋紡錘，腱受容器（第12章参照）のほか，関節包にあって関節運動を感知するルフィニ終末やパチニ小体などがある．

> **注** ●● **筋の温度受容器**：筋や関節にはさらに温度受容器もある．

(1) 運動感覚（固有感覚）

運動感覚は，眼を閉じていても四肢や身体部位の位置がわかる**位置感覚**，関節の運動がわかる**動きの感覚**，物体を持ってその重さやそれを保持するのに必要な筋力がわかる**力，重さの感覚**などからなる．運動感覚の主な受容器は，関節，筋肉，腱の機械的受容器である．これらに加えて皮膚が関節の動きにつれて伸展されたり，圧縮されたりすることによって皮膚の機械的受容器が興奮し，運動感覚に影響を及ぼす．

(2) 振動感覚

物体の振動に対する感覚で，皮膚や深部組織に分布するパチニ小体が関与する．

(3) 深部痛覚

「D．痛覚」で述べる（258頁参照）．

> **注** ●● **感覚障害**：感覚を感じにくい場合を感覚鈍麻，完全にわからない場合を感覚麻痺という．また，しびれの感覚は異常感覚という．位置感覚が障害されると姿勢や歩行のバランスの崩れ，運動失調が起こる．糖尿病性ニューロパシーでは，四肢の感覚鈍麻，異常感覚，位置感覚の低下などの感覚障害が生じる．

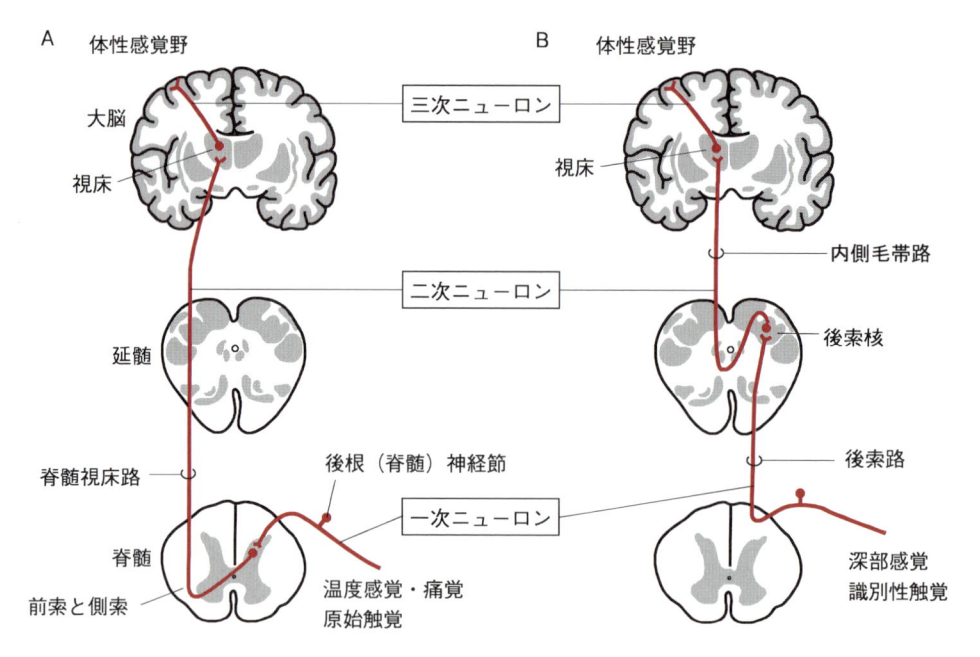

図 13-3　体性感覚の伝導路
A：痛覚，温度感覚を伝える脊髄視床路
B：深部感覚と識別性触覚を伝える後索—内側毛帯路

● c. 体性感覚の伝導路

(1) 手足・後頭部・体幹の体性感覚

　　　手足・後頭部・体幹の体性感覚の情報は，脊髄神経の後根を通って脊髄に送られた後，主に後索—内側毛帯路と脊髄視床路を通って大脳皮質感覚野に伝えられる．温度感覚，痛覚，原始触覚は**脊髄視床路**を通り（図 13-3 A），深部感覚や識別性触覚は**後索—内側毛帯路**を通る（図 13-3 B）．

　　　脊髄視床路と後索—内側毛帯路ではともに，一次，二次，三次の3本の感覚ニューロンを経由して，感覚受容器からの情報を大脳皮質の体性感覚野に伝える．一次ニューロンの細胞体は後根（脊髄）神経節に存在し，感覚受容器からの情報を受け取り，後根から脊髄に入る．二次ニューロンの細胞体は，脊髄視床路では脊髄後角に存在し，後索—内側毛帯路では延髄の後索核に存在する．その軸索はどちらの経路でも，交叉して対側の視床まで上行する．三次ニューロンの細胞体は視床に存在し，大脳皮質の体性感覚野に投射する．体性感覚の伝導路にはこの他に，**脊髄網様体路**（多くのシナプスを介して感覚情報を間脳や大脳辺縁系に送る）や脊髄小脳路（運動や姿勢維持などの調節に関与する，同側性である）などがある．

(2) 顔面の体性感覚

　　　顔面の体性感覚の情報は，三叉神経を通って脳幹と脊髄に送られた後，視床を経由して大脳皮質の体性感覚野に伝えられる．

(3) 体性感覚入力の脊髄分節

体性感覚神経は脊髄分節機構を持つ．**皮膚分節**は，後頭部から下肢に向い，頸髄から仙髄の各分節支配領域が規則正しく並ぶ（第10章，図10-27参照）．皮膚と同様に筋肉に分布する脊髄神経の脊髄への入力部位の相違から，**筋分節**が存在する．筋分節の配列は皮膚分節よりも複雑である．

C. 内臓感覚

内臓感覚には，空腹感，渇き，尿意，便意などの臓器感覚と内臓痛覚とがある．

> 注●● **内臓の受容器**：機械的受容器，化学受容器，一部温度受容器，および侵害受容器が分布している．皮膚，筋肉，関節を支配する体性神経と同様に，胸腔，腹腔，骨盤腔などにある内臓を支配する自律神経（たとえば，迷走神経，内臓神経，骨盤神経など）には，多数の求心性神経線維が含まれている．内臓の求心性線維からの情報は，体性神経の求心性線維からの情報とは異なり，通常ほとんど意識にのぼらず，主に無意識下での自律機能の反射性調節に関与する．内臓の受容器からの情報は，ある特別の状況でのみ意識にのぼる．意識にのぼる内臓感覚には臓器感覚と内臓痛覚とがある．

(1) 臓器感覚

臓器感覚は内臓の特定部位に投射されることは少なく，全身的に起こることが多い．感覚の内容も明瞭でなく，情緒的な要素を多く含む．

(1) 空腹感：食欲に関係する感覚で，血液中のグルコースの低下や空腹時の胃の強い収縮（食間期伝播性収縮）などによって起こる．視床下部や肝臓・小腸に存在するグルコース受容器，胃の機械的受容器などがこの感覚に関与する．

(2) 渇き：飲水欲に関与する感覚で，体液浸透圧の上昇や体液量の減少，咽頭の乾燥によって起こる．視床下部にある浸透圧受容器，心肺部圧受容器，咽頭粘膜の受容器がこの感覚に関与する．

(3) 便意と尿意：糞便が直腸に入ると便意を催す．直腸壁にある機械的受容器が刺激され，その情報は骨盤神経を経て中枢へ伝えられる．

尿意は膀胱内に尿が貯まり，膀胱容積が約150～300 mlになると感じる．膀胱壁にある伸展受容器が刺激され，その情報は骨盤神経を経て中枢へ伝えられる．

(2) 内臓痛覚

「D. 痛覚」で述べる（次項参照）．

D. 痛　覚

● a．痛みの分類

痛みは組織別，部位別，原因別，痛みの持続時間別に分類できる．

(1) 痛みの組織別分類

痛覚は，その発生する組織の違いにより，表在性痛覚，深部痛覚および内臓痛覚に分類される．

① 表在性痛覚（皮膚の痛み）

針で皮膚を突き刺すと，瞬間的に鋭い痛みを感じる．これは局在性が明確な痛みで，刺激がやむと急速に消失する特徴がある．刺激が強い場合，この速い痛みの後に，潜時が0.5～1秒の遅い痛みが続くことがある．これは鈍い灼け付くような痛みで空間的な広がりを持ち，ゆっくりと消失する特徴がある．このように皮膚の痛みには質の異なった2種類の痛みがある．

皮膚の痛覚を起こす侵害受容器には，機械的侵害刺激にのみ反応する**高閾値機械受容器**と，機械的，温度，化学的刺激など異なる多種類の侵害刺激に応じる**ポリモーダル侵害受容器**が見出されている．侵害受容器はいずれも神経線維が組織中にそのまま終わる自由神経終末である．皮膚の高閾値機械受容器の情報は主として細い有髄の**Aδ線維**によって伝達されて刺すような**速い痛み**を，ポリモーダル侵害受容器の情報は主として非常に細い無髄の**C線維**によって伝達され，うずくような**遅い痛み**を伝えると考えられている．

> **注●● 熱痛覚と冷痛覚**：皮膚温が45℃以上になると熱痛覚が，15℃以下になると冷痛覚が起こる．

② 深部痛覚

皮下組織，骨格筋，腱，骨膜，関節などから生じる痛みを**深部痛覚**という．深部痛覚は，皮膚の表在性痛覚と異なり，一般に局在性に乏しく，持続的な鈍痛で，内臓痛覚（後述）に近い性質を持つ．激しい筋運動後や筋循環障害時の筋痛，関節の正常範囲を超えた伸展や関節炎の際の関節痛，脳の血流障害や脳圧変化などによって起こる頭痛などがある．受容器は自由神経終末で，主にC線維によって伝えられる．骨格筋のC線維は筋の伸展や筋の収縮あるいは虚血には応じないが，虚血下での収縮によって興奮する．機械的刺激に対する痛みは骨膜が最も感じやすく，関節包，結合組織，骨格筋の順に感じにくくなる．

③ 内臓痛覚

内臓痛覚は，内臓中空器官の過度の受動的伸展あるいは能動的収縮，血流障害および化学的刺激などによって誘発される．たとえば，胆管あるいは尿管の閉塞など

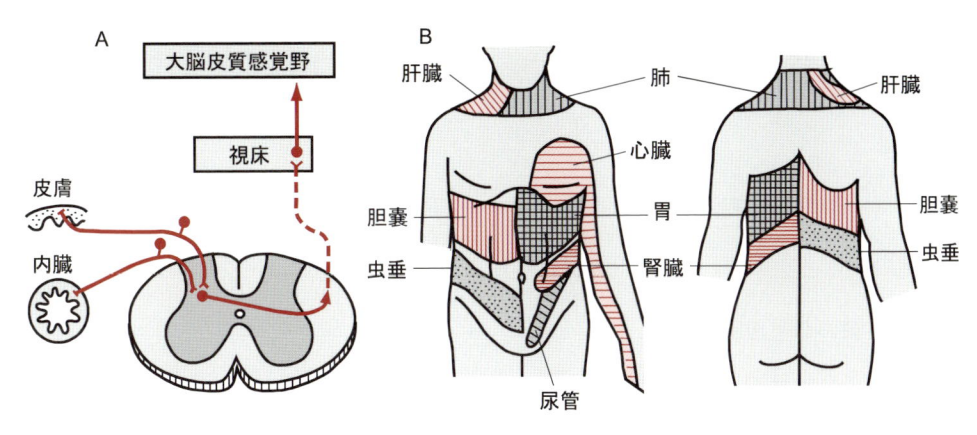

図13-4 関連痛
A：関連痛の発生機序．B：関連痛の起こる領域
（B：Hause EL と Pansky B，1975 より）

で内容物の排出が妨げられると閉塞部より上部の拡張した部位で等尺性収縮が起こり，そのときに激しい痛みが生じる（胆疝痛，腎疝痛）．また内臓が炎症を起こして充血したり，虚血状態のときには比較的弱い刺激でも激痛を起こす．狭心症の際の心臓の痛みは心筋の虚血下における収縮や代謝産物の増加などが，心臓の侵害受容器を興奮させて生じると考えられている．また肺に存在する侵害受容器は塩素ガス，アンモニアのような刺激性気体あるいは塵分子などによって興奮する．内臓痛覚を伝える求心性線維は内臓求心性神経の中を走る．

内臓器官に由来する痛みは特有な不快感を起こし，反射性に吐き気や種々の生体反応を誘発する．

関連痛（連関痛）：内臓や胸膜，腹膜などに異常があるとき，特定の皮膚に感覚過敏または痛みを感じることがある．これを関連痛という．関連痛は，障害のある内臓からの求心性神経と同一の脊髄分節に入力する体性求心性神経によって支配されている体表面に生じる特徴がある（図13-4 A）．病変臓器によって特異的な皮膚部位に起こるので，臨床診断上重要である．たとえば，狭心症のとき，左胸，左腕に感じる痛みや，尿管結石のときに足のつけ根に放散する腰部痛などである（図13-4 B）．

注●● **関連痛のメカニズム**：関連痛は次のようなメカニズムによって発生すると考えられる．同一脊髄分節に入力する内臓と皮膚の侵害求心性線維は，同じ後角ニューロンに接続している．したがって内臓からの情報によってこの後角ニューロンとそれに続く脊髄視床路ニューロンが興奮しても，大脳皮質は，脊髄視床路を上行してきた情報を受け取ると，通常経験することの多い体表面の痛みとしてとらえてしまう（図13-4 A）．

(2) 痛みの部位別分類

痛みは頭部や腰部など，身体の各部位ごとの構造や機能的特徴に基づき，さまざまな様相を示す．たとえば頭部の場合，頭蓋骨の中に納まっている脳自体は痛みを起こさないが，脳を囲んでいる頭蓋組織である硬膜，軟膜や血管が痛みを起こす．顔面には眼，鼻，耳，舌の特殊感覚器があり，感覚器の疾患による痛みが多い．

ヒトは他の動物と異なり，二本足で立って頸で頭を支える構造を持つ．このため頸部や腰部には大きな力がかかりやすく，肩こり，腰痛，ヘルニアなど慢性の負荷による痛みが多い．

胸背部，腹部の場合，内臓の疾患や炎症を反映したものが多い．腹部の痛みでは，内臓自体の病変による内臓性腹痛と，内臓病変が腹膜にも波及して体性痛をも併発している体性痛性腹痛に分けられる．

(3) 痛みの原因別分類

痛みは原因別に外傷性（捻挫，熱傷など），炎症性（胃炎，関節炎など），潰瘍性（胃潰瘍，褥瘡（じょくそう）など），神経性（椎間板ヘルニア，糖尿病性ニューロパシーなど），精神性・心因性（心臓神経症，過敏性腸症候群など）等に分けられる．

(4) 急性痛と慢性痛

痛みを持続時間の違いによって急性痛と慢性痛に分類する場合がある．急性痛は傷害の痛みのように，普通傷害部位に限局しており，痛みの強さは傷害の程度に依存する．急性痛は組織の傷害を脳に伝えて警告する役割を持ち，傷が治ると消失する．

慢性痛とは，たとえば神経腫の痛み，幻肢痛，慢性神経痛，関節痛，癌の痛みなどのように，慢性的経過をたどる痛みである．これらの慢性痛には，組織学的には特別に明確な傷害がない場合や，傷害が回復した後にも間欠的に痛みを訴える場合がある．

慢性痛は，患者の情動，気分に対して影響を与えるが，さらに個人の性格や社会性にまで影響を及ぼすこともある．慢性痛に苦しむ患者は鬱（うつ）状態，不眠，疲労感，恐怖感，絶望感などを経験する．この場合，単に痛みの原因を取り除くだけでなく，物理療法・心理学的対応を含めた多様な対応が必要とされる．

● b. 内因性発痛物質

侵害刺激は侵害受容器を直接興奮させるが，一方，組織損傷やそれに続く炎症により種々の内因性発痛物質を損傷・炎症部位に産生する．

内因性発痛物質には，ブラジキニン，セロトニン，ヒスタミン，K^+，H^+のように侵害受容器を興奮させて痛みを起こす物質や，プロスタグランジン，ロイコトリエンのように侵害受容器の感受性を高めて発痛増強作用を示す物質，その両方の作用を示す物質などがある．その他，血漿中に含まれる補体のように，組織に出て肥満細胞に作用してヒスタミンを放出させたり，壊れた細胞の成分からブラジキニンを産出して，発痛に関与する物質もある．これら内因性発痛物質の中には，血管拡張作用や血管透過性増大作用を持ち，組織局所の発熱，腫脹，発赤などの炎症反応の発現に関与するものもある．

● c. 痛みによる反応

(1) 情動反応と精神的反応：痛みのためにさまざまな情動反応が起こる．精神的に

も多様な苦しみ，憂鬱感，絶望感などを示す．
(2) 運動系の反応：手足などに侵害刺激が加えられると，痛みを起こす刺激を避けようとする屈曲反射が起こる．
(3) 自律神経系の反応：皮膚への侵害刺激で自律神経の活動が反射性に反応して，血圧が上昇したり，消化器の働きが抑制されたりする（体性─内臓反射）．
(4) 内分泌系の反応：侵害刺激によって副腎皮質ホルモンやカテコールアミン，バゾプレッシンなどの分泌が反射性に増加する．
(5) 免疫系の反応：免疫機能の低下を引き起こすことが多い．
(6) 内臓─体性反射：内臓痛覚および体性深部痛覚は，近くの骨格筋に強い反射性収縮を引き起こす．これは一般に腹壁に起こり，筋性防御（筋性防衛）と呼ばれる．

● d. 痛みの抑制系

神経系には痛みを伝える系のほかに，痛みを抑制する系も存在する．

(1) 脳からの下行性抑制系

脳幹から脊髄に下行し，脊髄後角での侵害情報の伝達を抑制する系がある．このような下行性抑制系に関与する部位として，これまでのところ，中脳水道周囲灰白質，および大縫線核や延髄傍巨大細胞網様核などが明らかにされている．また，このような下行性線維として，セロトニンを含む線維やノルアドレナリンを含む線維がある．

(2) 内因性の鎮痛物質

中枢神経系には，モルフィンと同様の鎮痛効果を持つモルフィン様物質（オピオイド）を含むニューロンが広く存在する．これらの物質は生体内で作られるので**内因性オピオイド**と呼ばれ，β-エンドルフィン，メチオニンエンケファリン，ロイシンエンケファリンなどが知られている．また，オピオイドが特異的に作用するオピオイド受容体（μ(ミュー)，κ(カッパ)，δ(デルタ) 受容体など）も中枢神経系に広く存在している．これらの内因性オピオイド系は，中脳水道周囲灰白質や延髄などに作用して下行性抑制系を賦活したり，後角に直接作用して痛みを抑制すると考えられている．

> 注●● **さまざまな痛みの治療法**：痛みの治療には，次に述べるように薬物療法，物理療法，心理療法などがある．
> (1) 薬物療法
> 　消炎解熱・鎮痛薬（副腎皮質ホルモンやアスピリンなど），麻薬性鎮痛薬（モルフィンなど），向精神薬（トランキライザーや抗うつ薬など），局所麻酔薬，全身麻酔薬が目的に応じて使われる．
> (2) 物理療法
> 　鎮痛のために行われる物理療法には，温刺激や冷刺激，体操やマッサージ，鍼灸，電気刺激や神経外科的方法など，さまざまなものがある．
> 　A) 温熱・冷却による治療法
> 　　筋の痙攣などによる骨格筋の痛み，関節性疾患などの際の関節痛，胃・腸管の平滑筋

の強い蠕動運動による内臓痛などに対し，皮膚や筋への温熱・冷却刺激療法を適用することがある．

① **温熱療法**：骨格筋の慢性的痙攣あるいは緊張亢進でみられる痛みに温熱療法が効果的に使われる．痙攣中の骨格筋を温めると筋の血流が良くなり，局所的発痛物質が除去されやすくなる．熱は筋紡錘の感受性を低下させて，その結果，γ環機能が低下して筋緊張の減弱が起こり，鎮痛効果が生ずると考えられている．リウマチ性関節炎に伴う痛みが温熱療法で軽減する場合がある．子宮の攣縮，胃・腸管平滑筋の激しい蠕動運動の亢進による腹痛は，腹部の皮膚を温めると反射性に交感神経活動を高めて平滑筋の収縮が抑えられ，腹痛が軽減されうる．温熱療法は急性期の炎症を伴う痛みには，血管を拡張させて痛みを増悪させるので禁忌である．

② **冷却療法**：皮膚，筋，関節などの外傷性の痛みと急性炎症性の痛みには，局所の冷却が行われる．冷却は痛みの情報を遮断したり，血管を収縮させて血行を低下させ，出血を止めるのにも役に立つ．筋を冷やすと筋紡錘の感受性が低下する場合もある．そのために温刺激の場合と同様に，筋緊張が減弱する効果もあるらしい．外傷性の痛みの場合，炎症が取れたら温熱刺激に切り替えるのが一般的である．

B) 鍼による鎮痛

鍼は一般的に筋肉痛，関節痛，歯痛，神経痛などの鎮痛に使用される．皮膚と筋（一部筋膜を含む）に刺入した鍼は，そこにある非侵害性および侵害性受容器を含めたさまざまな求心性神経を興奮させ，中枢神経系の内部，すなわち脊髄や脳内で痛みの情報伝達を遮断あるいは抑制すると考えられている．

鍼は一方，筋への交感神経の活動を反射性に低下させて，その結果，筋血管を拡張させて筋血流を増やすことが知られている．それ以外にも，鍼は筋内で細い侵害性求心性神経を軸索反射様に逆行性に興奮させることにより，鍼刺入部近くの筋肉内の求心性神経末端部からカルシトニン遺伝子関連ペプチド（CGRP）を放出させる．CGRPは筋内の細い血管に作用して血管を拡張させ，それによって筋血流を改善する．その結果，血行不良のために生じた筋肉痛が軽減すると考えられる．

C) TENSによる鎮痛

経皮的神経電気刺激法（transcutaneous electrical nerve stimulation：TENS）は鍼と同じような鎮痛目的で用いられ，その原理も鍼とほとんど同じものと考えられる．ウォールとスウィートによって1967年に始められた．

TENSと似た療法に脊髄電気刺激法（spinal cord stimulation：SCS）がある．これは，触・圧覚を伝える脊髄の後索路の線維を電気的に刺激することによってゲートコントロール説（後述）を応用して鎮痛を図る方法である．

D) マッサージ

筋肉痛，偏頭痛などの治療にマッサージが使われることが多い．マッサージでは，皮膚の上から皮膚，筋，腱などを手で柔らかく刺激する．このような物理的刺激は局所の血流を促進し，痛みを軽減する．さらにこれらの組織の非侵害性低閾値機械的受容器の感覚性情報が痛みの感覚性情報の抑制に関与すると考えられている．この考えはゲートコントロール説といわれる（後述）．またマッサージ刺激からの感覚情報は，脳内でドパミン神経系を作動させることにより快感をもたらし，鎮痛に役立つと考えられている．マッサージで強く押さえる刺激が鎮痛に効果を持つ場合もある．この場合，細い侵害性求心性神経が脊髄レベルで痛み情報を遮断する場合と，脊髄より上位の脳が関与して広範囲侵害抑制性調節（後述）による抑制機構が働く場合とが考えられる．

E）マニピュレーション

　皮膚の上から手技により筋，筋膜，関節などへ刺激を加える方法である．関節の運動も伴うことがある．脊柱の関節の位置異常による痛みは，マニピュレーションによる位置の修正で改善されることが多い．

F）運動療法

　運動療法は筋・骨格系の障害に伴う痛み治療における基本的治療の一つである．さまざまな運動療法があるが，目的とするところは，①鎮痛，②弱い筋肉の強化，③脊柱への力学的ストレスの軽減，④過緊張の抑制，⑤悪い姿勢の改善，⑥制限された運動能力の改善などである．

G）物理療法による鎮痛のメカニズム

① 内因性オピオイド：鍼通電刺激によって得られる鍼鎮痛には，少なくとも一部は中枢神経系内での内因性オピオイドの働きが関与する．

② ゲートコントロール説：たとえば，痛みを生じている傷口の周りを軽く押さえたり撫でたりすると，痛みが軽減する．痛みは，末梢神経のうちの細い線維であるAδ，C線維により伝えられ，さわったり撫でる刺激は太い線維であるAβ線維により伝えられるが，太い線維の情報は細い線維の情報の伝達を，脊髄後角の二次ニューロンに伝えられる部分で抑制性の介在ニューロンを働かせて抑えることができる．入り口（gate）で抑えることからゲートコントロール説（gate control theory）として1965年にメルザックとウォールが提唱し，1982年に改善を加えた．改善した説では，脊髄後角にある抑制性介在ニューロンは下行性抑制系によって働きうることも示されている．

③ 広範囲侵害抑制性調節：身体のある部分の痛みが，他の部位に加えた痛み刺激によって軽減するという不思議な現象がある．1979年にル・バーらは，麻酔ラットを用いて，後肢からの侵害性情報を受け取る脊髄後角の広作動域ニューロンの活動が，尾，反対側の後肢，前肢，耳などの身体の広い部位の侵害刺激によって抑制される現象を見出した．この現象は広範囲侵害抑制性調節（diffuse noxious inhibitory controls；DNIC，デニック）と呼ばれる．この抑制性調節は脊髄動物では存在しないので，上脊髄性の調節系であり，下行性抑制系が関与していると考えられる．

④ 分節性の侵害抑制性調節：サルを用いた研究から，痛みの起こっている部位に近い部位を支配する求心性神経を強く刺激すると鎮痛が起こることが，1984年にチャンらによって報告されている．痛みの伝導路にあたる脊髄視床路のニューロン活動を，たとえば腰仙髄レベルで記録する．このニューロン活動は腰仙髄に入力するC線維（侵害性情報を伝導する）を刺激すると増加するが，この反応は同側の同レベルの脊髄分節に入力する求心性神経の刺激で抑制される．この抑制には特にAδ線維の20 Hz程度の刺激が有効とされる．この鎮痛機序にはオピオイド受容体の関与は必ずしも必要ないようである．

(3) 心理療法

　軽度な痛みは偽薬（プラシーボ）によってかなり影響を受ける．偽薬を用いた場合，約30％の例で効果があるとされる．

注●● **痛みの臨床像**：痛みには他の感覚にみられない特異な性質があるが，それに関する特徴的な臨床像の例をあげる．

(1) 先天性痛覚脱失症：まれにではあるが，生まれつき痛みを感じる能力を持たない先天性痛覚脱失症がある．痛みを感じないこと以外には心身ともに異常は認められておら

ず，知能のレベルにも問題はないが，侵害刺激に適切に対処できないので，長生きすることは困難である．

(2) 神経痛：神経痛は，神経のウイルス感染，糖尿病に伴う末梢神経障害，四肢の循環不全，ビタミン欠乏，ヒ素や鉛などの有害物質の摂取などで起こる．末梢神経，特に太い有髄線維を傷害するような疾患は神経痛の原因となり得る．また，明らかな原因なしに起こる場合も多い．

[疱疹後神経痛] 帯状疱疹ウイルス感染で，知覚神経に炎症を起こして痛む．痛みは激しく長く続き，増悪する例が少なくない．神経痛のある部位周辺の皮膚に対する軽微な刺激が痛みを増悪させる．

[三叉神経痛] 食事や談話によって三叉神経領域にしばしば引き起こされる特発性の痛みで，明らかな原因なしに起こることもある．その痛みは極めて激しく，患者はしばしば衰弱し，うつ状態におちいる．患部への強刺激が痛み発作を誘発することは少ないが，持続的な弱刺激は痛み発作を誘発する．

(3) カウザルギー：カウザルギーは，神経の外傷性損傷によって起こる激しい焼け付くような痛み（灼熱痛）である．この症状には交感神経系が関与しており，しばしばその部位での発汗，循環異常が認められる．交感神経切除やブロックは，灼熱痛の除痛に有効なことが多い．

(4) 幻肢痛：手足を切断された患者のほとんどが，手足がまだそのまま存在するかのように感じる（幻肢感）という．患者の多くはその部分に痛みを感じる．これを幻肢痛という．切断端に生じる神経腫が原因であるとする主張もあるが，その本体は明らかでない．

(5) 外傷後遺症としての疼痛：事故などによる外傷の後遺症として，外傷が治癒した後も疼痛が長く続くことがある．発端となった外傷が小さなものであるにもかかわらず，疼痛は激しく広範囲に及ぶことがある．これには心理的要因が大きく影響する．

E. 味覚と嗅覚

　味覚と嗅覚はともに，水に溶けた化学物質が感覚上皮に作用して生ずる感覚である．味覚や嗅覚情報は，それぞれ特有な感覚を起こす一方で，視床下部や大脳辺縁系にも作用して，快や不快の情動を伴い，本能行動の動機に関与する．これらは動物にとっては生命維持に不可欠の重要な感覚であるが，ヒトでは視覚・聴覚・皮膚感覚などと比較して重要性は低く，情報能力は小さい．

a. 味覚の性質

　味の基本感覚として，あまい（甘），すっぱい（酸），にがい（苦），しおからい（塩）の4つが区別される．これらが組み合わされて多種多様な味が構成される．
　味覚の順応は著明で，同じ刺激を繰り返していると感覚は弱くなる．

　　注●● うま味：上記の4つの味の基本感覚のほかに，うま味もあることが明らかにされた．

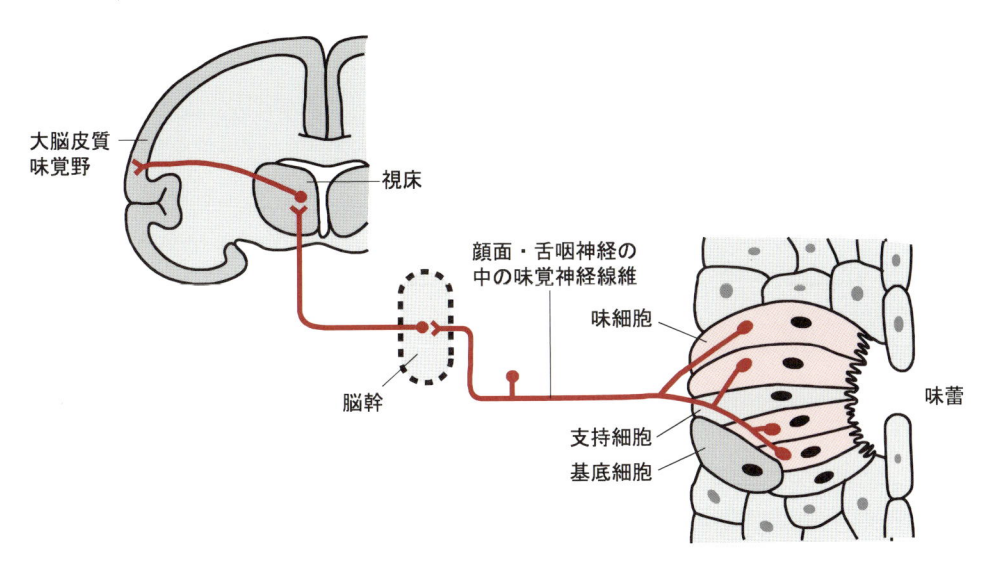

図 13-5　味蕾と味覚伝導路

b. 味覚の受容器と伝導路

　味覚は舌の表面にあるつぼみの形をした**味蕾**（図 13-5）という構造で感受される．味蕾の数は舌全体で約 1 万個ある．水に溶けた化学物質は，味蕾の開口部（細孔）から入って**味細胞**に作用する．味細胞の興奮は，味細胞の基底部にシナプス連絡している求心性線維によって，中枢神経系に伝達される．味細胞の寿命は短く，10 日くらいで新しい細胞と入れかわる．新しい細胞は基底細胞から作られる．

　味覚の情報は，**顔面神経**と**舌咽神経**の 2 つの脳神経を介して脳幹に入力する．舌の前 2/3 に分布する味蕾からの情報は顔面神経，後ろ 1/3 に分布する味蕾からの情報は舌咽神経によって伝えられる．味覚の情報は脳幹でニューロンを変えて腹側視床へ連絡し，さらにニューロンを変えて大脳皮質の味覚野（中心後回の基部で体性感覚野に連なる部位，第 10 章，図 10-21 ③を参照）へ送られる（図 13-5）．

　　注●● **味覚障害**：味覚減退や異常味覚などがある．亜鉛やビタミン欠乏によって味細胞の産生が障害されたり，顔面神経麻痺によって味覚神経が障害されたりして生じるが，原因不明のものも多い．

c. 嗅覚の性質

　ヒトの鼻は多くの物質をかぎわけることができる．嗅覚の感受性は，鼻腔の構造上の偏りにより個人差がある．嗅覚は非常に順応が速い．1 つの匂いにはすぐ感じなくなるが，別の匂いは感じる．2 種類以上の物質を混合すると第 3 の匂いが生じる．これを利用して，悪臭を減弱させることができる．

d. 嗅覚の受容器と伝導路

　嗅覚は，鼻腔の天井部分にある嗅上皮（図 13-6 A）の**嗅細胞**によって感受され

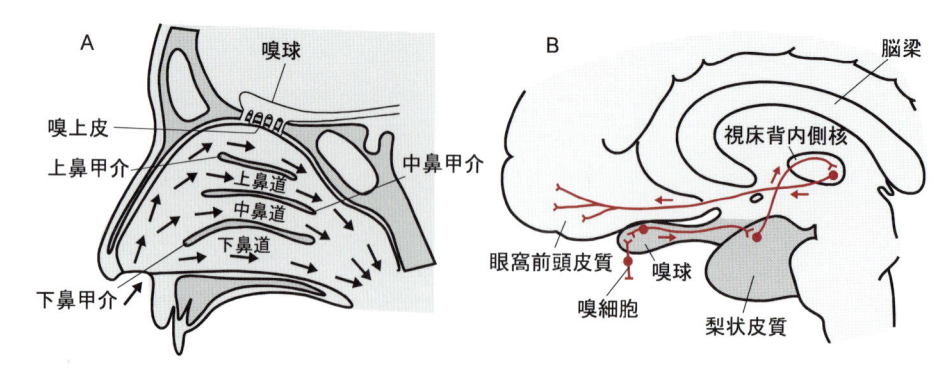

図 13-6　鼻腔の構造と嗅覚伝導路
A：鼻腔内の吸気の流れ．B：嗅覚伝導路
(B：岩瀬善彦ら，1986 より)

　る．息を吸い込むと空気の大部分は中鼻道および下鼻道を通過するが，一部が上鼻道を通って嗅上皮に向かう．この吸気中の匂いの分子が嗅細胞を刺激する．嗅細胞は神経細胞で，匂いの分子を感受して受容器電位を発生する．嗅細胞の軸索は**嗅神経**となって，大脳の**嗅球**に投射する（図 13-6 B）．嗅覚情報は，嗅球からさらに側頭葉の梨状皮質などを介して，大脳皮質の前頭葉の眼窩前頭皮質や大脳辺縁系に送られる．

　　注 ●● **嗅覚伝導路**：嗅覚伝導路のうち，梨状皮質から眼窩前頭皮質への投射は，視床を経由する経路と，視床を経由しない経路とがある．

F. 聴　覚

　自然界に存在するいろいろの周波数の音の中からヒトの耳は 20〜20,000 Hz の周波数の音をとらえることができる．感覚された音については，高さ（調子），強さおよび音色を区別することができる．

a. 聴覚の性質

(1) **音の高さ**：音の高さを決定するのは主として周波数である．普通の会話の周波数の範囲は 200〜4,000 Hz であり，その範囲では周波数が高い方が高く聞こえる．

(2) **音の強さ**：音の強さを表す単位としてデシベル（dB）とホン（phon）が用いられる．デシベルは音圧の大きさを示す単位である．音圧は，周期的な振動の振幅を意味する．主観的な音の強さは音圧だけでなく音の振動数も関係する．ホンは主観的な音の強さを表す単位である．

　　注 ●● **主観的な音の強さ**：ヒトの可聴範囲は 4〜130 ホンで，約 130 ホンで痛みを感じる．会話は 60 ホン前後，鉄道のガード下は 100 ホン程度である．

(3) **音の局在**：両耳で聞くことにより，音源の方向や位置が聞き分けられる．ある音源に対してより遠い方の耳には音の到達が遅く，音の強さも弱くなる．両耳への

音の伝導時間と音の強さを比較して音源の方向を同定する．

● b．聴覚器と伝導路

(1) 外　耳

耳介と外耳道よりなる．外耳道は鼓膜に至るやや屈曲した細長い通路で，その壁の外側1/3は軟骨で，内側2/3は骨でできている．軟骨部には耳道腺，毛，脂腺が存在し，異物が入ってくるのを防ぐ．

音波（主として空気の圧変動）は，外耳道を通って鼓膜を振動させる．鼓膜の振動は，これに連なる耳小骨によって増幅されて内耳に伝えられ（図13-7A），蝸牛のコルチ器官に存在する有毛細胞に感受される．

注●● **耳道腺**：耳垢腺とも呼ばれ，アポクリン腺の一種である．一般に，腋窩のアポクリン腺のよく発達した人では耳道腺もよく発達し，耳垢は粘性を示す．耳道腺の発達の悪い人では耳垢は乾性を呈する．日本人は乾性耳垢が多い．

(2) 鼓　膜

鼓膜は外耳と中耳を境するロート状の膜で，いろいろな振動数の音に共鳴して同じ振動数で振動する．

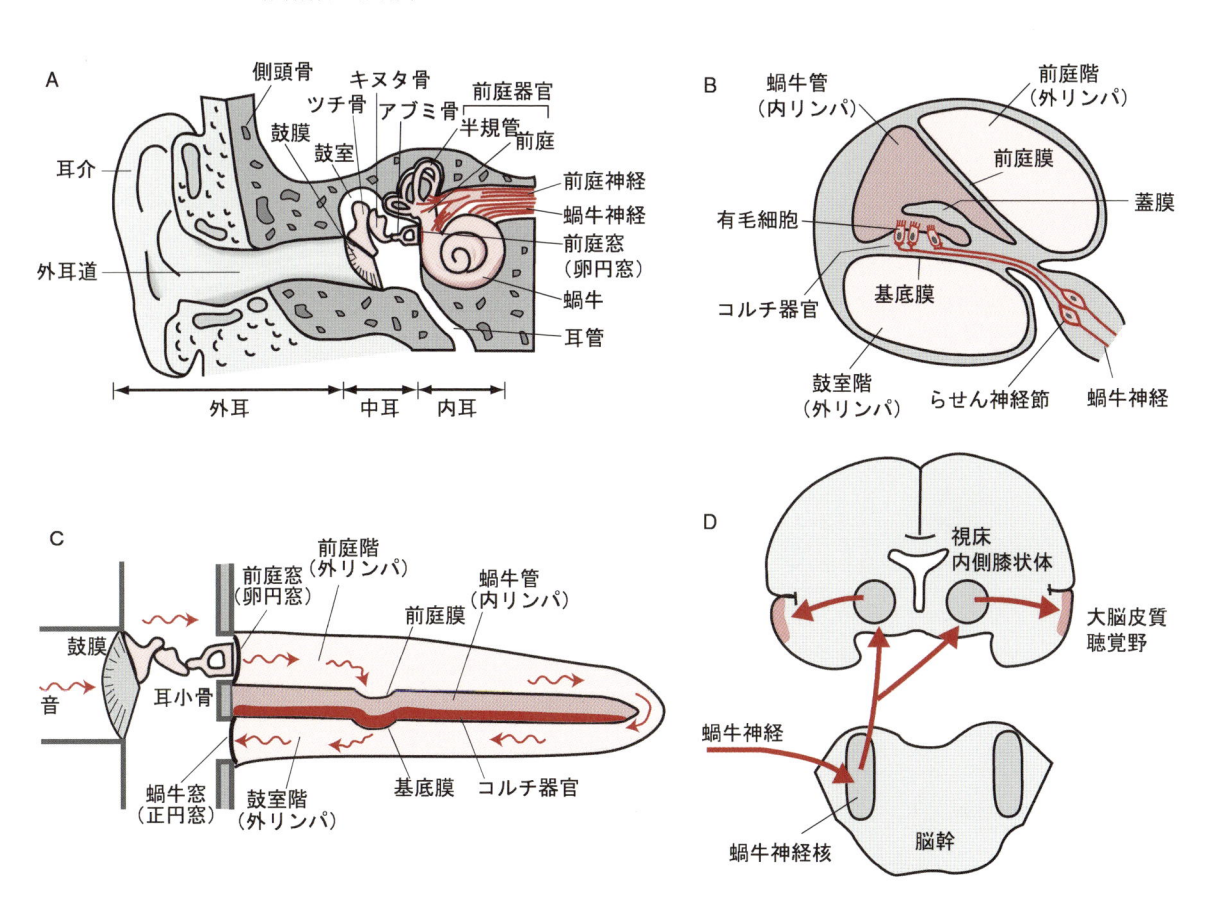

図13-7　聴覚器と聴覚伝導路
A：耳の構造．B：蝸牛の横断面．C：蝸牛の模式図（巻いていない状態で示す）．D：聴覚伝導路

(3) 中　　耳

　　鼓膜の振動は，**ツチ骨**，**キヌタ骨**，**アブミ骨**の3つの**耳小骨**を介して伝わり，中耳と内耳の境にある前庭窓の膜を振動させる．鼓膜と前庭窓膜の面積比が15：1であり，これに耳小骨のてこの要素（ツチ骨柄とキヌタ骨長脚の長さの比（1.3：1）を考慮すると，前庭窓には約20倍（15×1.3）の音圧が加わることになる．また，中耳には鼓膜張筋とアブミ骨筋の2つの筋がある．鼓膜張筋が収縮すると，鼓膜の張力を増して振動を減退させる．アブミ骨筋の収縮は，アブミ骨底を前庭窓から引き離すように働く．いずれも，強い音に対して鼓膜や内耳を保護する役割を果たしている．

> 注●● **中耳炎**：風邪などで咽頭の炎症が耳管（鼓室と咽頭を連絡する細長い管）にそって中耳に感染すると，中耳炎になる．

(4) 内　　耳

　　内耳は側頭骨中にあり，聴覚受容器のある蝸牛と，平衡感覚受容器のある前庭器官とに分けられる（図13-7 A）．蝸牛はラセン形に巻かれた管で，内部は，基底膜と前庭膜によって前庭階，蝸牛管，鼓室階の3つの階に分けられる（図13-7 B）．それぞれの階はリンパで満たされている．蝸牛管を満たしているリンパを内リンパ，前庭階と鼓室階を満たすリンパを外リンパという．内リンパと外リンパの組成は異なる．蝸牛管の基底膜上に**コルチ器官**があり，その中に聴覚受容器である**有毛細胞**が並んでいる．有毛細胞の先端は内リンパに接している．鼓膜に起こった振動は，前庭階をへて外リンパに伝わり，前庭膜を介して内リンパや鼓室階の外リンパを振動させる（図13-7 C）．これらの振動によって，コルチ器官上の有毛細胞とこれに覆い被さっている蓋膜との間に摩擦や圧力を生じ，有毛細胞が刺激されて興奮する（図13-7 B）．

(5) 聴覚の伝導路

　　有毛細胞の興奮は，求心性神経である**蝸牛神経**（らせん神経節に細胞体を持つ）に伝えられる．蝸牛神経の求心性情報は脳幹の蝸牛神経核に伝えられる（図13-7 D）．蝸牛神経核からいくつかの中継核を経由した後，視床の**内側膝状体**に達し，そこで中継された後，大脳皮質側頭葉の聴覚野（第10章，図10-21④参照）に投射する．聴覚野で音の感覚が起こるが，音を感覚した後，それを認識する過程には，大脳皮質の連合野が必要である．言語を聞く場合には，言語の音の情報は聴覚野から左側の側頭葉にある感覚性言語中枢（ウェルニッケ野）と呼ばれる連合野に送られて，言語として解釈される．

> 注●● **難聴**：音がよく聞こえない難聴は，障害部位によって伝音性難聴と感音性難聴などに分けられる．伝音性難聴は外耳や中耳の障害によるもので，鼓膜の損傷や中耳炎などで起こる．感音性難聴は内耳や聴覚伝導路の障害によるもので，コルチ器官や蝸牛神経の障害，大脳皮質聴覚野の障害などで起こる．

> 注●● **騒音性難聴**：あるレベル以上の大きい音に持続的に曝された場合，コルチ器官の有毛細胞が変性し，難聴をきたすことがある．

G. 平衡感覚

● a. 平衡感覚の性質

平衡感覚は重力に対する頭の向きや直線・回転運動の加速度を感じ取るものであり，身体や頭部の空間における位置や運動の知覚に重要な働きをする．ヒトはこれを手がかりとして適切な姿勢をとり，身体を安定させることができる．

平衡感覚は，内耳の前庭器官で受容される．

● b. 前庭器官と伝導路

(1) 前庭器官の構造と機能

前庭器官は，球形嚢，卵形嚢（前庭の中にある）および3つの半規管（三半規管）よりなる（図13-8A）．いずれも内部にある**有毛細胞**が感覚受容器として働く．

球形嚢と卵形嚢では，それぞれの内部にある平衡斑の表面に有毛細胞が並んでいる（図13-8B）．これらの有毛細胞の上を**平衡砂**（耳石）（炭酸カルシウムの微細な結晶）が覆っており，有毛細胞と耳石は重力や直線運動の加速度によって相対的なずれを起こす．その結果，有毛細胞にひずみを生じ，有毛細胞が反応する．球形嚢は上下の方向，卵形嚢は前後・左右の方向の加速度を検出する．どちらも静止時に頭部が重力に対してどちらに向いているかという静的平衡感覚や直線方向の加速度（電車の発進やエレベーターの上昇し始めに感じる加速度）を感受する．

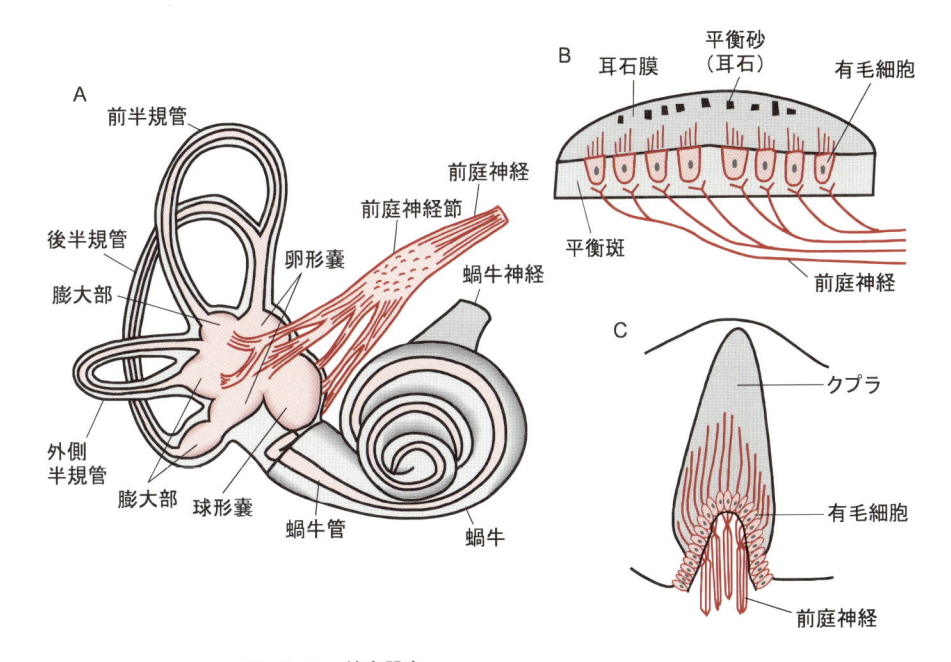

図 13-8　前庭器官
A：前庭器官の構造．B：平衡斑．C：膨大部稜の断面
（A：本郷利憲ら，1996 より改変）

半規管は前半規管，後半規管および外側半規管（水平半規管）よりなり，互いにほぼ垂直に交わる．各半規管の膨大部の中にある膨大部稜（図13-8C）には有毛細胞が並んでいる．回転加速度があるときには半規管の中のリンパが回転に伴って相対的な流れを起こし，有毛細胞が刺激される．半規管は運動時に頭部がどの方向に回転しているかという動的平衡感覚を感受する．

注●● **クプラ**：有毛細胞を覆うゼラチン様の物質．リンパの流れによってたわみ，有毛細胞を刺激する（図13-8C）．

(2) 平衡感覚の伝導路

前庭器官からの感覚性情報は求心性神経である**前庭神経**（前庭神経節に細胞体を持つ）によって脳幹の前庭神経核に伝えられる．前庭神経核の神経線維は，一方では外眼筋の運動核，小脳および脊髄に連絡して，眼球運動や姿勢調節の反射を引き起こすが（第12章参照），他方では視床を介して大脳皮質感覚野（体性感覚野の近傍）にも連絡して，平衡感覚を起こしうる．

注●● **めまい**：自分も周囲も動いていないのに回転や揺れを感じるという異常感覚をいう．めまいはメニエール病などの内耳性疾患のほか，心因性にも生じうる．

H. 視　覚

● a. 視覚の性質

ヒトの眼は，物体の色，形，明るさに関する情報を受け取る．眼（図13-9）は，カメラと似ている．カメラのレンズに当たる部分が**角膜**と**水晶体**であり，入って来

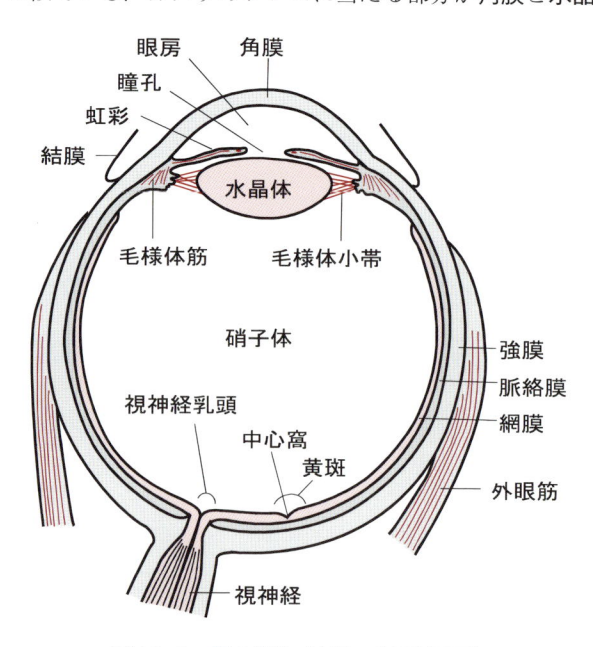

図13-9　眼の構造（右眼の水平断面図）

表13-2 眼球の構造と機能

眼球壁	外膜	前部 角膜	直径約10〜12mm, 厚さ約1mmのコンタクトレンズ状の膜である. 強膜よりも強く弯曲しており, 水晶体とともに屈折系として働く(カメラのレンズに相当). 感覚神経が豊富に分布する.
		後部 強膜	厚み約1mmの白く強靱な膜で, 角膜の周りの強膜前部は表面が眼球結膜に覆われている.
	中膜(ぶどう膜)	前部 虹彩	虹彩は水晶体の前方に伸びる膜状組織で, 眼内に入る光の量を調節する(カメラの絞りに相当する). 虹彩の中央の開口部が瞳孔である. 内部に瞳孔散大筋と括約筋を含む.
		前部 毛様体	虹彩のつけ根には毛様体があり, 中に毛様体筋が走る. 毛様体からは毛様体小帯と呼ばれる細い糸が出て, 水晶体の縁に付着し水晶体を引っ張る(図13-9). 毛様体筋が収縮すると毛様体小帯が緩んで水晶体は厚くなり, 近くの物に焦点を合わせることができる.
		後部 脈絡膜	強膜と網膜の間にある薄い組織で, 血管とメラニンに富む.
	内膜	後部 網膜	光を感受する視細胞を含む神経部(カメラの感光フィルムに相当)と色素細胞よりなる.
眼球内部の組織	水晶体		直径約9mm, 厚さ約4〜5mmの透明な凸レンズで, 角膜とともに屈折系として働く.
	硝子体		眼球内の大部分を占め, 透明なゼリー状物質よりなる.
	眼房と眼房水		眼房は角膜の後, 水晶体の前にあり, 毛様体から分泌される眼房水で満たされている.

る光を屈折させる働きをしている. カメラの絞りに当たるのは**虹彩**であり, 入って来る光量を調節する. 感光フィルムに相当する部分が**網膜**であり, 焦点を合わせた物体の形は網膜の上に像を結ぶ.

　光は角膜, 眼房, 水晶体, 硝子体を通って網膜に至る. 眼房は眼房水, 硝子体は透明なゼリー状物質で満たされている(**表13-2**). 網膜には波長の違う光線を受容する視細胞が大量に存在する. ヒトの視細胞は400〜800 nmの範囲の波長の光(可視光線)を受容する.

(1) 遠近の調節

　写真を撮る際, フィルムに被写体のはっきりした像を写すために, フィルムに対してレンズの位置を移動させて焦点距離を調整する. ヒトの眼では, カメラとは違ってレンズの厚みを変えることによって光の屈折の度合いを変え, 焦点を合わせる. 遠くの物体を見るときには水晶体を薄くし, 近くの物体を見るときには水晶体が厚くなり網膜上にはっきりした像ができる. 水晶体は毛様体小帯を介して**毛様体筋**につながっている(**図13-9**). 毛様体筋が収縮すると毛様体小帯が緩んでそれにつながる水晶体の厚みが増して, 屈折力が増す. 毛様体筋が弛緩すると, 逆の過程で水晶体は薄くなり, 屈折力は減る.

　眼の**屈折力**はジオプトリ(D)で表される. これは焦点距離(m)の逆数である. たとえば, 若齢者の正常な眼の場合, 無限大の距離(1/∞=0ジオプトリ)から約

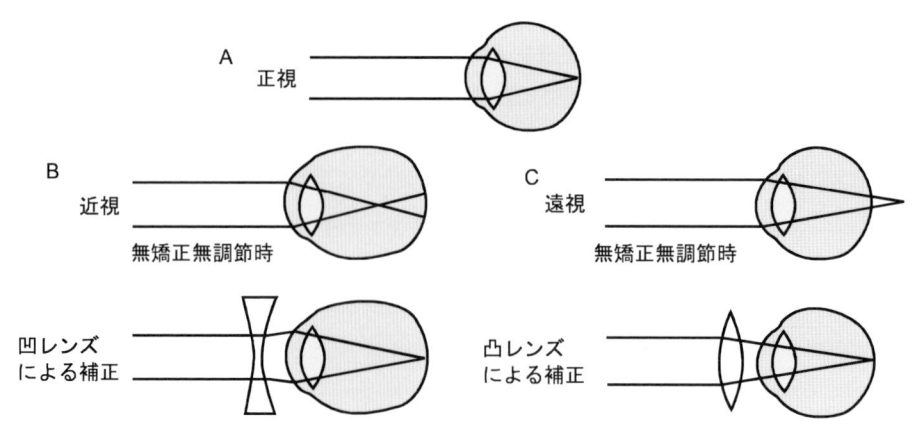

参考図 13-1　正視と近視と遠視

10 cmの距離（1/0.1 m＝10ジオプトリ）まで調節可能である．水晶体の弾力性は年齢とともに減少して厚みを増加させるのが困難になるので，調節力も落ちる．

> **注●● 屈折異常**：正常では，遠くの物体の像は水晶体の無調節状態で網膜に焦点を結ぶ（正視という）（**参考図13-1 A**）．これに対して，遠くの物体が無調節状態で網膜に結像しない場合を屈折異常という．屈折異常には次のようなものがある．
> (1) 近視：遠くの物体の像は無調節状態で網膜より前に結像する．眼球の前後径が長すぎる場合と，水晶体などの屈折率が大きすぎる場合がある．凹レンズで補正する（**参考図13-1 B**）．
> (2) 遠視：遠くの物体の像は無調節状態で網膜より後ろに結像する．眼球の前後径が短かすぎるか，水晶体の屈折力が不足するためである．近くの物体を見るときには，凸レンズによる補正が必要である（**参考図13-1 C**）．
> (3) 乱視：水晶体の水平方向と垂直方向で屈折力が異なるものを正乱視といい，レンズで補正する．角膜の表面が不規則で，光線の屈折も不規則となったものを不正乱視といい，コンタクトレンズで補正する．

(2) 明るさの調節

カメラではっきりした像を写すためには，絞りを使って光の量を調節する．ヒトの眼の場合，入射光の量は**瞳孔**の大きさで決まる．たとえば日差しが強く明るいところでは瞳孔が縮んで入射光を減少させ，薄暗いところでは瞳孔が広がって，より多くの光を受ける．

瞳孔の大きさは，**虹彩**によって調節される．虹彩の中には輪状に走る**瞳孔括約筋**と，放射状に走る**瞳孔散大筋**がある．副交感神経の活動亢進によって瞳孔括約筋が収縮すると瞳孔が縮小し（縮瞳），交感神経の活動亢進によって瞳孔散大筋が収縮すると瞳孔が広がる（散瞳）．光が眼に入ると反射性に副交感神経の活動が高まり，縮瞳が起こる．これを**対光反射（光反射）**という．

明暗順応：明るい所からうす暗がりに入ってしばらくすると，しだいに暗闇に慣れて，光に対する感受性がよくなる．この視覚閾値の低下を**暗順応**という．暗順応は20～30分でほぼ一定となる．暗順応は，網膜の光受容性の視細胞で起こる．

うす暗がりから明るいところへ急に出たとき，はじめ光は強く見えるが，間もな

く明るさに慣れる．これを**明順応**という．網膜の錐体細胞と杆体細胞（274頁参照）のうち暗順応には杆体細胞，明順応には錐体細胞の関与が大きい．

(3) 色の感覚

錐体細胞には3種類あり，それぞれ赤，緑，青に最大感度を持つ．すべての色が3原色の混合で得られるように，3種類の錐体細胞の興奮の組み合わせで色の感覚を生ずるという説がある．また，種々の視物質の分解または合成でそれぞれ反対の色を生ずるという説もある．

錐体細胞の集中している網膜中心窩では色彩感覚が強く，杆体細胞の多い周辺部では明暗の感覚が強い．

色盲と色弱：**色覚**が正常でない病態に色盲と色弱がある．色覚がまったくなく，明るさだけを感じるものを全色盲，色覚を一部欠如するものを部分色盲という．部分色盲では赤緑色盲が最も多く，赤盲と緑盲を区別する．色覚はあるが，正常より劣っているものを色弱という．

(4) 視野と視力

(1) 視野：1つの眼について，ある1点を注視させて視軸を固定した状態で，その眼で見える空間の範囲を視野という．中心点からの角度で表し，通常，鼻側は60°，耳側は100°，上方は60°，下方は70°である．青，赤，緑などの色光の視野はこれより小さい．視野は視野計で測定する．

中心点から外方へ約15°の付近に小円形の見えない部分がある．これが**盲斑**（マリオットの盲点）である．両眼視では，視野は重なり合って盲斑はなくなる．

(2) 視力：視力は視覚の分解能のことで，空間の2点を2点として識別し得る能力をいう．ランドルト環という一部に切れ目のある黒色の環を用いて測定する．ようやく見分け得る切れ目の視角が1分（1度の1/60）のとき，視力を1と定める．その半分の視角まで識別できれば視力2とする．正常視力は1と2との間である．

(5) 眼球運動と両眼視

眼球には，次の6つの外眼筋が付着している（図13-10，表13-3）．

(1) 上直筋と下直筋：眼球を上方（上直筋）および下方（下直筋）に回転するとと

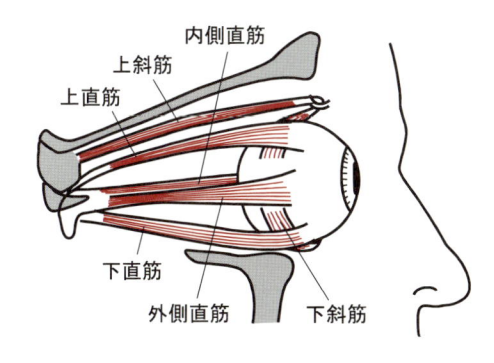

図 13-10 右眼の眼球運動を司る外眼筋

表 13-3 外眼筋の機能と神経支配

筋	神経支配	主な機能
上直筋	動眼神経	眼球を上方に回転
下直筋	動眼神経	眼球を下方に回転
内側直筋	動眼神経	眼球を内側方に回転する
外側直筋	外転神経	眼球を外側方に回転する
上斜筋	滑車神経	眼球を下外側方に回転する
下斜筋	動眼神経	眼球を上外側方に回転する

もに，少し内側方に向かわせる．
(2) 内側直筋と外側直筋：内側方（内側直筋）と外側方（外側直筋）に回転する．
(3) 上斜筋と下斜筋：下外側方（上斜筋）および上外側方（下斜筋）に回転する．

　神経支配は，外側直筋が外転神経，上斜筋が滑車神経であるほかは，動眼神経である．両眼で物を見るときは，両眼は一定の共同運動を行う．共同運動には，1眼の内転と他眼の外転を伴う**共同偏視**，両眼が対称的に内転する**輻輳**などがある．輻輳は物体を注視する際に起こるもので，両眼の視軸（中心窩と瞳孔の中心を結ぶ線）が物体で交わるように両眼の位置を調節する．

> **注●●　近距離反射（近見反応）**：近くのものを見るときには，①水晶体の厚みの増大，②縮瞳，③輻輳が起こる．これら3つの反応をあわせて近見反応という．

● b．視覚の受容器と伝導路

(1) 網膜の構造と機能

視覚の受容器は，眼球壁の最内層にある網膜に存在する．網膜は色素細胞と神経部よりなる．神経部は，視細胞層，内顆粒層（双極細胞，水平細胞，アマクリン細胞），神経節細胞層よりなる（**図13-11**）．視覚情報の主な経路は，視細胞—双極細胞—神経節細胞である．この経路を通る視覚情報は水平細胞とアマクリン細胞によって修飾される．

(1) 視細胞：視細胞は光受容器で，細胞中に感光色素を含む．視細胞には**錐体細胞**と**杆体細胞**がある．錐体細胞は明るいところで働き，色や形を識別するが，明暗の識別は弱い．杆体細胞は薄暗いところで働き，明暗や形を識別する．視神経乳頭部

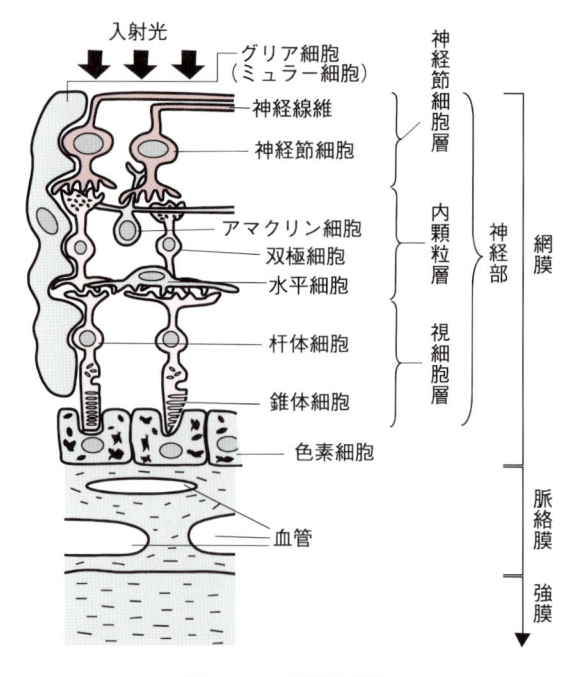

図13-11　網膜の構造

の少し外側に中心窩および黄斑（図13-9 参照）があり，錐体細胞が密集している．ここは視力が最も良いところである．杆体細胞にはロドプシンという感光色素が含まれ，これに光が当たると細胞が反応する．

> 注●● **夜盲症**：ロドプシンの産生にはビタミンAが必要であるため，ビタミンAの不足により夜盲症となる．

(2) **双極細胞と水平細胞とアマクリン細胞**：視細胞は，双極細胞と水平細胞に直接シナプス連絡する．双極細胞はさらに神経節細胞に連絡する．アマクリン細胞は，突起を横方向に伸ばして双極細胞と神経節細胞に連絡している．

(3) **神経節細胞**：神経節細胞は双極細胞とアマクリン細胞より入力を受ける．神経節細胞は軸索を伸ばして脳に視覚情報を伝達する．神経節細胞の軸索は，視神経線維となって網膜の最内層を走る．これらは集まって，眼球後部の乳頭部から視神経となって眼球を出る．したがって，この乳頭部には視細胞はない．これは，視野の中に盲斑となって現れる．

(4) **色素細胞**：網膜の視細胞層の外側には色素細胞がある．色素細胞は入射した光が反射しないように光を吸収する働きや，視細胞と血液との間で栄養物や代謝物の受け渡しに役立つ．

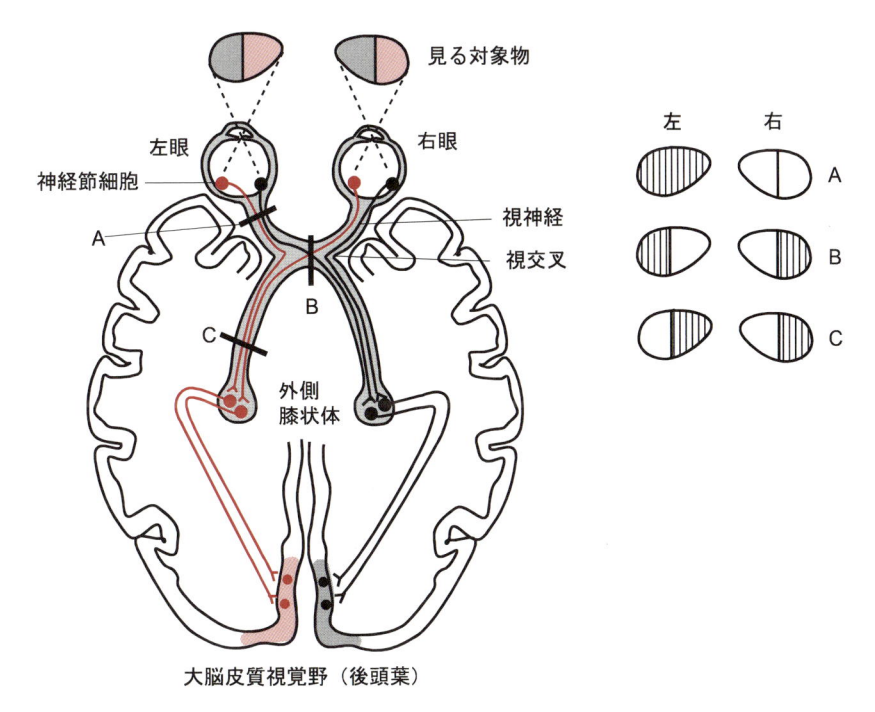

図13-12　視覚伝導路（Ganong WF, 2002より改変）
A, B, Cで，視覚伝導路が切断されると，右上に示すような視野の欠損（縦しまの部分）が起こる．

(2) 視覚の伝導路と中枢機序

網膜の**神経節細胞**の軸索は集まって**視神経**となり，**視交叉**を経て視床の**外側膝状体**に至る．ここでニューロンをかえた後，放射状に大脳皮質の後頭葉にある**視覚野**に投射する（**図 13-12 左**）．各部位での神経線維の配列は規則的で，視野内の 1 点と視覚野の 1 点とは点対点の対応関係にある．ヒトでは視交叉で神経線維の半分が交叉し，残りの半分は交叉しないで同側の視覚野に達する．交叉するのは両眼網膜のそれぞれ内側半分から起こった線維で，外側半分から起こった線維は交叉しない．したがって，これらの経路の一部が障害されると，その部位によって特異な部分的視野欠損を生ずる（**図 13-12 右**）．視野の半分が欠ける症状を半盲症という．

視覚は視覚野（第 10 章，**図 10-21 ⑤**参照）で感覚されるが，見たものの動き，遠近，方向など，いろいろと認識するには，さらに大脳皮質の連合野が働く必要がある．

> **注** ●● **眼圧と緑内障**（りょくないしょう）：眼球の内圧は眼圧と呼ばれ，眼房水の産生と流出のバランスに左右される．眼圧の上昇などにより，網膜や視神経が侵されて視覚障害をきたす状態を緑内障という．
>
> **注** ●● **白内障**（はくないしょう）：水晶体の混濁を白内障という．加齢現象によるものが最も多く，糖尿病など全身疾患に合併することもある．

第14章
生体の防御機構

●学習のためのキーワード●

- 非特異的防御機構
- 特異的防御機構
- 抗原
- 抗体
- 好中球
- 単球とマクロファージ
- 食作用
- B細胞
- T細胞
- NK細胞
- サイトカイン
- 液性免疫
- 細胞性免疫
- 炎症

第14章 生体の防御機構

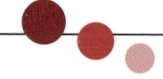

学習のねらい

生体には，病原微生物などの異物の侵入を防ぎ，さらに侵入した異物を排除しようとする防御機構が備わっている．本章では最初に，異物の特異性と無関係に起こる非特異的防御機構（自然免疫）と，異物の特異性を認識して働く特異的防御機構（獲得免疫）について学ぶ．ついで免疫系で働く白血球や液性因子の働き，炎症やアレルギーなどを学ぶ．

A. 生体の防御機構

a. 非特異的防御機構（自然免疫）

(1) 非特異的防御機構（自然免疫）の特徴

先天性免疫ともいう．生体は初めて侵入してきた微生物などの異物に対してでも，これを速やかに排除しようと働く．この働きは，感染の初期において特に重要である．自然免疫は主に，白血球のうち好中球やマクロファージの食作用により行われる．また，補体やインターフェロンなどの液性因子なども関与する（**表14-1**）．

> 注●● **自然免疫とパターン認識**：自然免疫ではマクロファージなどが病原体特有の分子パターンを標的にすることが知られている．

(2) 生体表面のバリア

生体は皮膚や粘膜によって外界と境界されている．**皮膚**と**粘膜**には微生物の侵入を防ぐさまざまな防御機構が備わっている（**図14-1**）．

全身火傷で皮膚が広範囲に損傷された際にとらねばならない最も重要な処置は，感染を防ぐことである．このことからも，皮膚がいかに重要な防御的役割を持つか理解できよう．皮膚の最外層には角質層があるため，健常な皮膚を通過できる微生物はほとんどない．また，皮膚は，多くの微生物に対して毒性を持つ脂肪酸を分泌する．

表14-1 自然免疫と獲得免疫

	自然免疫	獲得免疫
特徴	生まれつき備わった抵抗性	刺激を受けた抗原を特異的に認識・記憶する
反応	感染の繰り返しで変化しない	感染の繰り返しで上昇していく
細胞	好中球，マクロファージ，NK細胞など	T細胞，B細胞，形質細胞など
液性因子	インターフェロンなど	抗体など

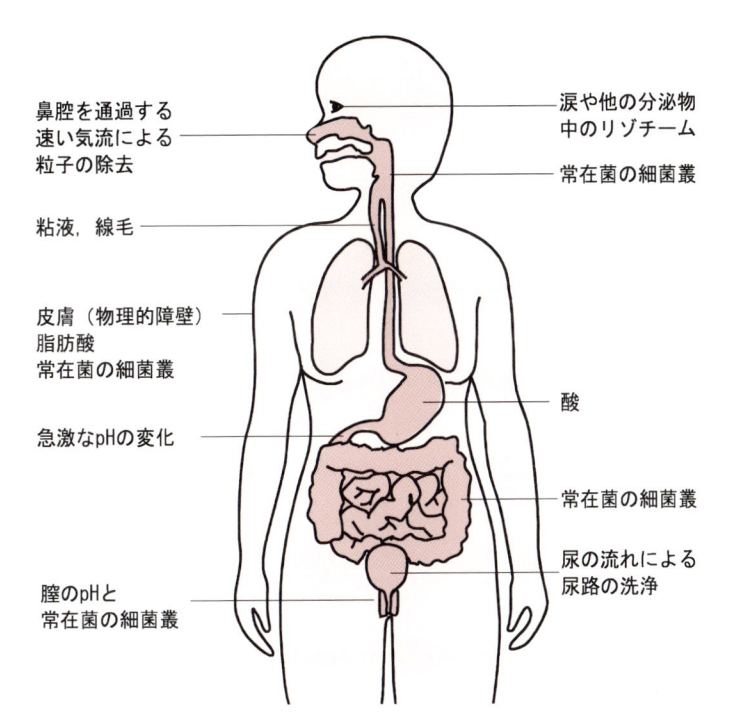

図14-1　皮膚および粘膜による感染防御障壁（Roittlら，2000より改変）

　外界と接する眼，呼吸器系，消化器系，排泄系の一部の粘膜の表面には，粘液や唾液・涙・尿などの体液がある．それらの体液は常に新しく産生され，体外へ排出されている．このような液体の流れは，微生物を洗い流すのに役立つ．また，粘膜を覆う体液中にはリゾチームやラクトフェリンなど，抗菌性のある化学物質や，ウイルスを無害化する化学物質が含まれる．胃では，胃液が強い酸性を示すために多くの細菌が破壊される．気管粘膜では，上皮細胞が線毛運動によって異物を排泄するほか，咳やくしゃみによって微生物を吐き出す仕組みがある．また皮膚や粘膜表面には，病原性のない常在菌が細菌叢を形成しており，病原菌が生育しづらい環境に保たれている．

注●●　リゾチーム：加水分解酵素で，ある種の細菌の細胞膜を破壊する．涙や唾液などの体液中に存在する．
注●●　ラクトフェリン：母乳のほか，唾液や涙などにも含まれるタンパク質で，ウイルスが細胞に感染するのを防ぐ作用を持つ．
注●●　粘膜のバリア：粘膜では抗体による特異的な獲得免疫も重要な役割を持つ．

● b. 特異的防御機構（獲得免疫）

(1) 特異的防御機構（獲得免疫）の特徴

後天性免疫ともいう．生体内に侵入した異物を記憶し，その異物に対して特異的に反応を示す．たとえば，一度麻疹に感染したり予防接種を受けたりすると，麻疹ウイルスに対する獲得免疫が確立され，次に麻疹ウイルスが侵入したときに記憶された免疫系が効果的に働いて感染を予防できる（**図14-2**）．獲得免疫には液性因子の抗体が重要な役割を果たす．また白血球のうち形質細胞，B細胞，T細胞も必要である（**表14-1**）．

自然免疫と獲得免疫は，互いに影響をおよぼし合って働く．一般に感染の初期においては自然免疫の関与が高く，免疫系が病原体を記憶するようになるにつれ，獲得免疫の関与が高くなっていく．

> **注●● 二次免疫応答**：異物が初めて生体内に侵入し，獲得免疫が確立されるまでの免疫反応を一次免疫応答といい，再度同じ異物が侵入した際に，獲得免疫によって起こる速やかで強い免疫反応を二次免疫応答という．

(2) 抗　原

免疫系によって認識される分子を**抗原**という．抗原の代表的なものは，ウイルス・細菌・寄生虫などの病原微生物表面に存在するタンパク質や糖である．抗原として認識されるのは適当な大きさの分子に限られる．たとえば，細菌全体は大きすぎて認識されない．また，ペニシリン（ペニシリンショックを引き起こすことがある）などの低分子は，適当な大きさの分子と結合して初めて抗原として認識される．

> **注●● アレルギー**：たとえばスギ花粉など，動植物の成分やさまざまな化学物質も抗原として認識されうる．このような本来なら生体に害のない物質によって生体に有害な免疫反応が引き起こされる病態をアレルギーという（286頁参照）．

(3) 獲得免疫の多様性

獲得免疫において，免疫系はおびただしい数の抗原を認識する必要があるが，リンパ球はそれぞれひとつの細胞が1種類の抗原のみを認識する．たとえばB細胞

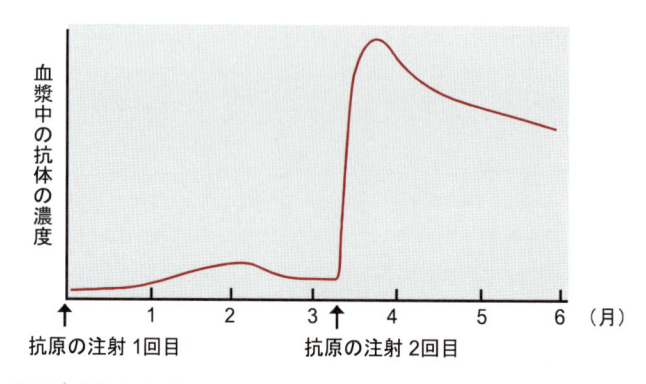

図14-2　初めて抗原の感作を受けたときと，2回目に同じ抗原の感作を受けたときの抗体産生能の比較

の場合，各抗原に対応する多種類のB細胞が存在し，全体として約1億種類の抗原を認識することができる．このような多様性は遺伝子組み換えによって獲得されている．

> **注●● 自己と非自己の識別**：免疫系は通常，外来の異物は攻撃の対象にするが，自分の細胞に対しては免疫反応を起こさない．この仕組みを「自己」と「非自己」の識別という．ヒトのほとんどの細胞の表面にはHLA（ヒト白血球抗原）という，自己のマーカーが分布している．HLAはきわめて多様性に富み，他人同士でHLAが一致する確率は非常に低い．腎臓などの臓器移植の際は，HLAが一致しないと臓器は非自己として認識され，拒絶反応を生じる．
>
> **注●● HLA（human leukocyte antigen）**：動物では一般にMHC（主要組織適合遺伝子複合体）という．HLAは一卵性双生児では完全に一致し，兄弟では1/4の確率で一致する．臓器移植ではHLAが完全に一致しなくても，免疫抑制剤で拒絶反応を抑えることができる．しかし，骨髄移植では完全に一致することが望ましいため，骨髄バンクでは多くの人の登録が必要になる．

● c．白血球の働き

白血球は生体防御において中心的な役割を担う（表14-1）．白血球は**顆粒球**，**単球（マクロファージ）**および**リンパ球**の3種類に大別される（図14-3）．

(1) 顆粒球

顆粒球は**好中球**，**好酸球**および**好塩基球**に分かれ，正常では血中の白血球の約50〜70％を占める．寿命は2〜14日と短い．

好中球は通常，顆粒球の大部分（つまり血中白血球の約50〜70％）を占める．細菌や異物が体内に侵入したとき，それらに近づき（遊走という），細菌や異物を取り込んで分解，消化する作用を持つ（図14-4）．この作用は食作用または貪食作用と呼ばれる．

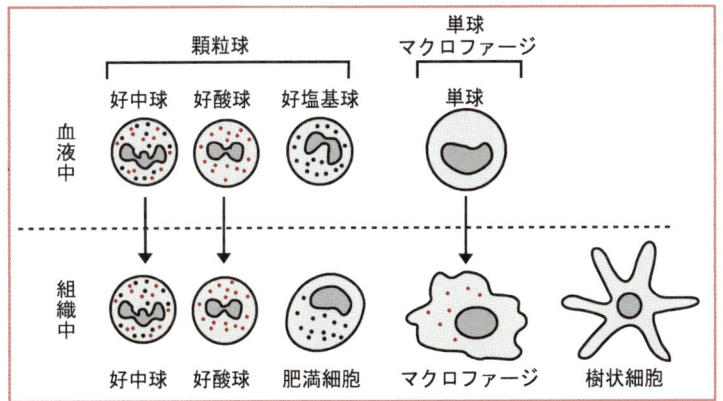

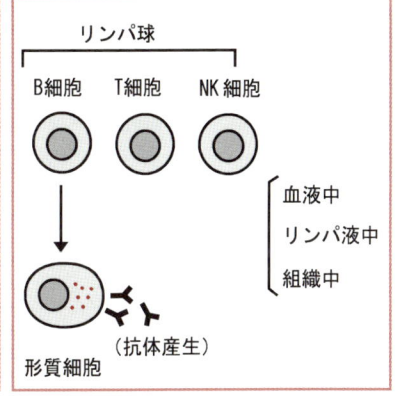

図14-3　免疫にかかわる細胞

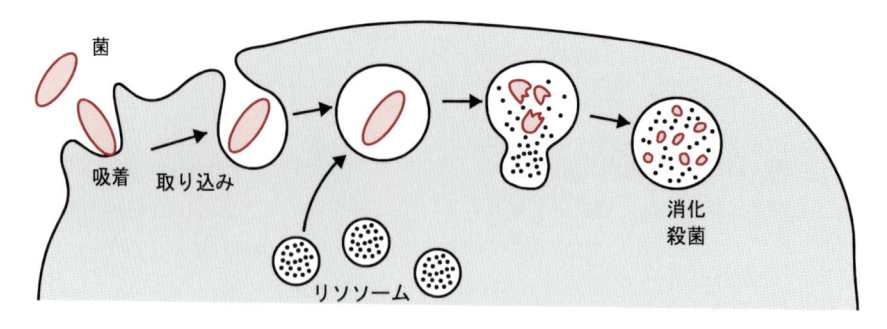

図14-4　好中球，マクロファージなどの食作用

　好酸球は正常では血中白血球の約1〜2%程度，好塩基球は1%未満しか存在しない．抗体などからの刺激を受けると，好酸球と好塩基球は細胞毒性を持つ物質や炎症を引き起こす物質を放出する．好酸球と好塩基球はともに寄生虫感染症やアレルギー性疾患に関与し，これらの疾患で増加する．組織中には好塩基球と同じ性質を持つ**肥満細胞**（マスト細胞）が存在し，皮下組織や粘膜下組織などで異物の侵入を防いでいる．

(2) 単球とマクロファージ

　血中で白血球の5%くらいが単球である．単球は血管から組織中に出てきてマクロファージとなる．寿命は数カ月から数年と長い．マクロファージとは大食細胞という意味で，積極的に遊走し，大きな異物を貪食して除去する．さらに，貪食によって取り込んだ異物の断片を抗原としてリンパ球に提示し，これによってリンパ球に抗原を認識・記憶させる働きを持ち（抗原提示という），免疫系において極めて重要な役割を担っている（**図14-5**）．このため，マクロファージは肺や肝臓，リンパ節など，微生物などの異物に出合いやすい部位に数多く分布し，感染を防いでいる．

> 注●● **マクロファージ**：免疫学では単球を含めてマクロファージということもある．肺では肺胞マクロファージ，肝臓ではクッパー細胞と呼ばれる．
> 注●● **樹状細胞**：全身の組織に広く存在し，Tリンパ球に抗原を提示する働きを担う．皮膚のランゲルハンス細胞は樹状細胞の例である（**図14-3**参照）．

(3) リンパ球

　リンパ液やリンパ節に広く分布するほか，血中にも存在し，正常で血中の白血球の約30%を占める．リンパ球は骨髄で作られたあと，B細胞（**骨髄**などで分化する），T細胞（**胸腺**で分化する）およびNK細胞（ナチュラルキラー細胞）などに分化する．

　分化したリンパ球の寿命は数日のものもあるが，抗原を認識したリンパ球の一部は免疫記憶細胞となって数年から数十年存続する場合もある．

(1) B細胞と形質細胞：B細胞はそれぞれ特定の抗原を認識し，抗原が生体内に侵入すると分裂して大量に増え，さらに形質細胞に分化して，その抗原に対する抗体を産生する．B細胞が分裂，分化するためにはT細胞の助けが必要である（**図**

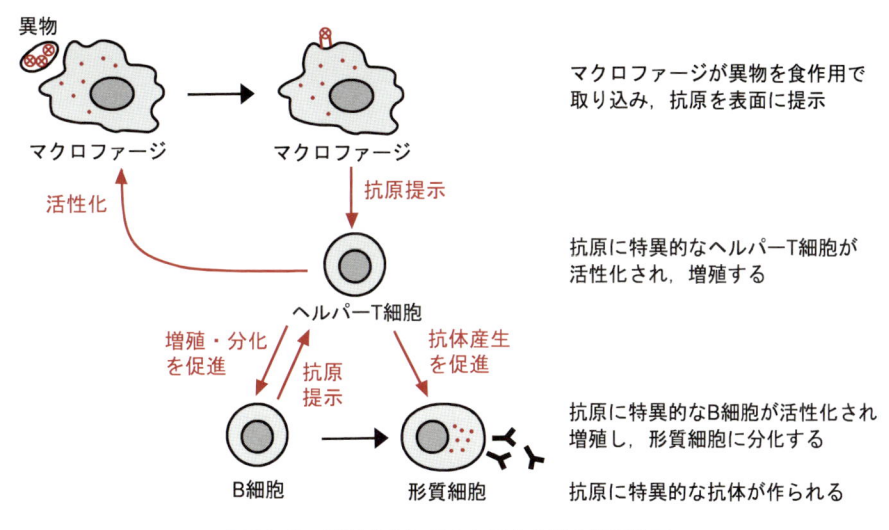

図 14-5 獲得免疫にかかわる白血球の相互作用

14-5).

(2) T細胞：B細胞と同様に，特定の抗原を認識して働く．T細胞はいくつかの異なったタイプに分類される．**ヘルパーT細胞**はサイトカイン（後述）と呼ばれる物質を放出して，B細胞の分裂や抗体産生を助けたり，マクロファージが病原体を破壊するのを助ける働きを持つ（図 14-5）．また，**キラーT細胞**（細胞傷害性T細胞ともいう）は自己の細胞がウイルスなどに感染した場合，それを破壊する働きを持つ．臓器移植などの際に，他の個体からの移植片に対して拒絶が起こるのも，キラーT細胞の働きによる．

> 注●● AIDS：AIDS（後天性免疫不全症候群）の原因ウイルスであるHIVは主としてヘルパーT細胞に感染することによって，さまざまな免疫不全の症状を引き起こす．

(3) NK細胞：NK細胞はキラーT細胞と同様に，ウイルス感染細胞や腫瘍細胞を傷害する．

d. 免疫系に働く液性因子

免疫系では，白血球だけではなく，さまざまな細胞によって産生される液性因子も働く．すでに多くの物質が働いていることが知られているが，現在も免疫系において重要な働きを担っている新しい液性因子が次つぎと発見されつつある．

(1) 抗　体

抗体は**B細胞**から分化した**形質細胞**によって産生されるタンパク質で，**免疫グロブリン**（γ-グロブリン）とも呼ばれる．

抗体は特定の抗原と特異的に結合する能力を持つ．抗体は細菌などの抗原と抗原抗体複合体を作って凝集させたり（図 14-6），ウイルスなどの抗原に結合してその感染力を失わせる．また，病原微生物などの抗原に抗体が結合すると，白血球の抗原に対する食作用が促進される効果もある（オプソニン作用）．

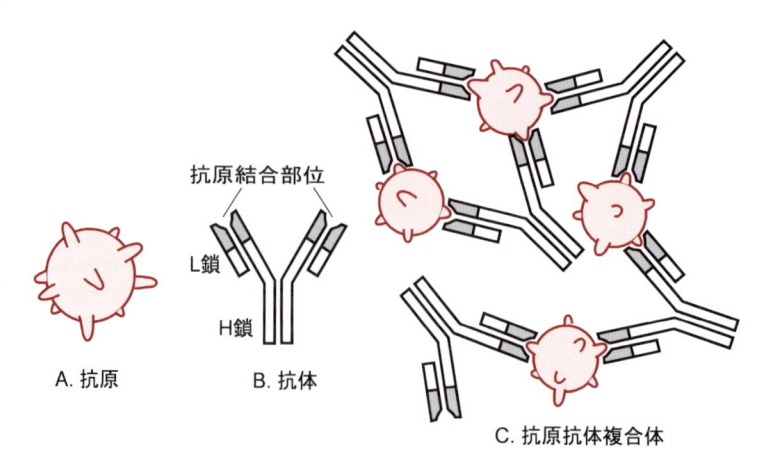

図14-6 抗原（A），抗体（B）および抗原抗体複合体（C）（Solomon EP ら，1978 より）

免疫グロブリンは，IgG，IgA，IgM，IgD，IgE の5種類に分けられる．IgG や IgM は血液中に含まれるが，IgA のように粘膜表面に分泌される抗体もある．ヒト血中抗体の約7割は IgG である．

(2) サイトカイン

免疫反応において細胞間相互作用を司る液性因子の総称である．インターフェロンやインターロイキンなどがある．たとえば**インターフェロン**は組織細胞がウイルスに感染すると，T 細胞や感染した組織細胞から遊離され，未感染の組織細胞のウイルスに対する抵抗性を増強したり，感染した組織細胞に対するリンパ球の感受性を増強したりする．また**インターロイキン**は主として T 細胞から遊離され，他のリンパ球に働きかけて，分裂や分化を引き起こす．

(3) 補　体

補体系は約30種類の血漿タンパクからなり，炎症反応，食作用の亢進，細胞溶解作用など，さまざまな働きを助けている．

● e. リンパ系器官

免疫系を構成する器官をリンパ系器官という．リンパ球が作られ，成熟する場は一次リンパ器官といい，**骨髄**と**胸腺**が重要である．またリンパ球が存在し，免疫を起こす場は二次リンパ器官といい，**脾臓**，**リンパ節**，粘膜関連リンパ組織（MALT）などが重要である．

B. 免疫反応

a. 液性免疫と細胞性免疫

　免疫反応では白血球とさまざまな液性因子が協調して働く．細菌に対する免疫では，B細胞が産生する液性因子である抗体が中心的な役割を果たすことが多く，これらを液性免疫という．ウイルスに感染した細胞や癌細胞に対する免疫では，キラーT細胞やNK細胞，マクロファージなどの役割が重要であり，これらを細胞性免疫という．

> 注●● **細胞性免疫と液性免疫**：以前は自然免疫には細胞性免疫の関与が強く，獲得免疫には液性免疫の関与が強いという考えが主流であった．しかし，現在は，自然免疫にも獲得免疫にも，細胞性因子と液性因子の両方が重要であることがわかっている．

b. 炎　　症

　炎症とは，生体に侵入した異物を除去し，また損傷を受けた自己組織を修復する一連の生体防御反応である（表14-2）．一般に発赤，熱感，腫脹（ほっせき），疼痛，機能障害の5大徴候を伴う．微生物などの異物のみならず，さまざまな因子（たとえば外傷，熱など）が炎症反応の引き金となりうるが，その原因にかかわらず，比較的型にはまった反応が起こる．炎症反応には，侵入した異物を破壊あるいは不活性化し，また組織の修復のために足場を整える働きがある．

　微生物が組織に侵入すると，それが引き金となり，組織中のさまざまな細胞から炎症を引き起こす化学物質が放出される（たとえば**肥満細胞**から**ヒスタミン**が放出される）．これらの化学物質の作用により，局所の毛細血管が拡張し，血流が増加する（発赤と熱感を生じる）．また毛細血管壁の透過性が亢進して，大きな分子が極めて通りやすくなる．このため，通常は毛細血管壁をほとんど通過できない血漿タンパクが組織液中に拡散していき，組織に水がたまり浮腫が起こる（腫脹を生じる）．

　炎症が始まると，多数の**好中球**や**マクロファージ**が毛細血管の隙間を通って組織の炎症部位に移動し（遊走），微生物の方に向かって進んで行く．この反応は，炎症部位から拡散する化学物質によって引き起こされ，**走化性**と呼ばれる．

表14-2　炎症反応の過程（Vander AJら，2001より）

1. 組織内へ微生物が侵入
2. 感染部位の血管拡張による血流増加
3. 感染部位の毛細血管の透過性亢進
　組織へのタンパク拡散と液体浸潤により浮腫発生
4. 毛細血管より好中球と単球が感染部位に遊走
5. 食作用および他の機序による微生物の破壊
6. 組織の修復

好中球やマクロファージの**食作用**によって微生物が体内から除去されると，破壊のあとを片付け，打撃を受けた組織の修復が始まる．

● c. アレルギー

アレルギーとは，本来なら害のない物質を異物（アレルゲン）と認識して記憶し，これに対して免疫反応が過剰に働き，炎症によって自分自身の器官や組織を壊すなどの症状を引き起こす反応である．たとえば花粉症は，スギなどの花粉が目・鼻の粘膜に侵入し，これに対して生体が結膜炎・鼻炎などの炎症反応を起こして攻撃する反応である．ダニなどのアレルゲンがさまざまな空気汚染物質と結びついて，皮膚のバリアを通過して侵入するとアトピー性皮膚炎を生じ，気管支で免疫反応を生じると気管支喘息となる．アレルギー反応はアレルゲンが侵入した部位で起きるとは限らない．たとえば，食物や薬剤など消化管から入ってきたアレルゲンに対して，急性蕁麻疹やショック症状（アナフィラキシーショック）を生じることなどがある．

> 注●● **アトピー素因**：多くのアレルギー性疾患ではIgE抗体がアレルゲンを認識して記憶する．このためIgE抗体を産生しやすい遺伝的素因を持った人は比較的アレルギーになりやすく，この素因を「アトピー素因」という．

● d. 自己免疫疾患

通常は，免疫系は自己の抗原に対して免疫反応を起こさない．しかしさまざまな要因で，自己の成分に対して免疫反応を生じ，このため自己の組織が傷害されることがある．この病態を自己免疫疾患という．関節リウマチ，全身性エリテマトーデス（SLE），バセドウ病，橋本病などがある．

第15章
身体活動の協調

● 学習のためのキーワード ●

- 生体の適応
- 気候馴化
- 高地馴化
- 恒常性維持
- 血圧と血液量の調節
- 体液のpHの調節
- 体液の浸透圧の調節
- 血漿Ca^{2+}濃度の調節
- 血糖調節
- 体温調節
- 日内リズム

第15章　身体活動の協調

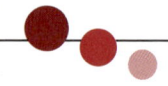

学習のねらい

暑熱や寒冷環境に長期間さらされると，やがて生体はその環境に適応できるようになる．またホメオスタシス調節機構により，身体の位置を変えても血圧は安定に維持される．本章ではまず，生体が環境に順応・適応する仕組みを学び，次いでホメオスタシス調節機構について学ぶ．最後に生体に存在するさまざまな機能のリズムについて学ぶ．

　生体は種々の異なる環境下で生活する．生体は，異なる環境下でも，可能なかぎりそれに対処して生体にとって好ましい適当な環境につくり上げようとする．そのために，生体の各器官の機能はさまざまな反応を起こす．環境の変化あるいは刺激に対して，生体は各器官の機能の協調をとりながら，生体全体として合目的的な反応を示す特徴がある．その役割の中心になるものは，視床下部である．視床下部には生体内外の環境の情報に反応し，それを統合して，種々の反応様式を発現させるニューロン群からなる特定の神経回路網が存在すると考えられている．それらの特定の神経回路網の興奮は，コンピューターの一定のプログラム素子と類似のものが考えられる．このような一定のプログラムに従って，情報は視床下部以下の下垂体，脳幹，脊髄などに伝えられ，最終的には自律神経節前ニューロン活動，体性運動ニューロン活動，下垂体からのホルモン分泌などを変化させて，ある特定様式をもった協調的反応を引き起こす．視床下部には体温調節，摂食行動，血圧調節，呼吸調節，血糖調節，飲水行動，性行動など多数の行動および調節反応に関与するプログラムが存在し，セットポイントと呼ばれる機構の範囲内で働くと考えられる．視床下部は，大脳辺縁系とも密接に線維連絡をしており，さらに小脳と大脳皮質などとも有機的につながり合って，視床下部，大脳辺縁系，小脳，大脳皮質を含めて総合的なプログラムが完成すると考えられる．

A. 生体の適応

　生体が環境の変化に対して応答し，生存を図ることを**生体の適応**と呼ぶ．生体に備わっている適応の仕組みによって，ヒトは寒冷や酷暑の環境あるいは高地にいても生存することが可能となる．環境因子の長期にわたる変化に対して起こる生体の変化を，特に**馴化**という．

a. 気候馴化

(1) 暑さへの適応

暑さへの適応の際には，主に汗腺の働きが高まり，発汗量が増加するようになり，皮膚血管も拡張して皮膚の血流が増加して，放熱の促進が起こりやすくなる．また，発汗による水分や塩分喪失を防ぐために，①アルドステロン分泌増加による汗の中の塩分量の減少，②バゾプレッシン分泌増加による尿量の減少，③口渇による水分摂取促進，などの反応も起こる．これにより，暑さへの適応ができる．

(2) 寒さへの適応

寒さへの適応の際には，皮下脂肪の肥厚，皮膚血管の収縮による放熱の抑制が起こりやすくなる．同時に，産熱機構が，ふるえ産熱からより効率のよい非ふるえ産熱に変化する．これらの機序により，耐寒能力が高まる．

b. 高地馴化

高山地帯に長く居住する場合などには，生体内に低酸素に適応した仕組みがつくられる．たとえば，肺換気量が増して，肺でより多くのガス交換がなされるようになる．また，赤血球の増加などにより，組織への酸素供給の仕組みが効率化する．このような生理機能の長期的な変化によって，高所における長期にわたる生活が容易になる．平地に居住するヒトが高い山に登ると頭痛などを起こすのに対し，高山に長期間居住するヒトでは高地馴化により，普通の生活を営むことができる．

B. 恒常性維持

ここまで生体の働きを各器官ごとに学習してきたが，実際には各器官が協調して働くことによって，変化する環境の中で生体のホメオスタシスが保たれる．この項では，第1章で学んだホメオスタシスの概念を各器官系の協調の例をあげて復習する．

a. ホメオスタシス

生体は各器官から成り立ち，各器官は多くの組織から成り立ち，組織は細胞から成り立つ．生体内のすべての細胞は，細胞外液に浸っている．細胞外液の物理的・化学的諸性質，たとえば電解質組成，ガス組成，pH，浸透圧，温度などは驚くほど安定に保たれており，それによって個々の細胞は安全に生きていくことができる．フランスの生理学者クロード・ベルナールは細胞外液の状態を"**内部環境**"と呼び，内部環境が定常に保たれる仕組み，つまり"**内部環境の恒常性**"の概念をつくった．米国の生理学者キャノンは，この概念を**ホメオスタシス（恒常性）**と呼んだ．

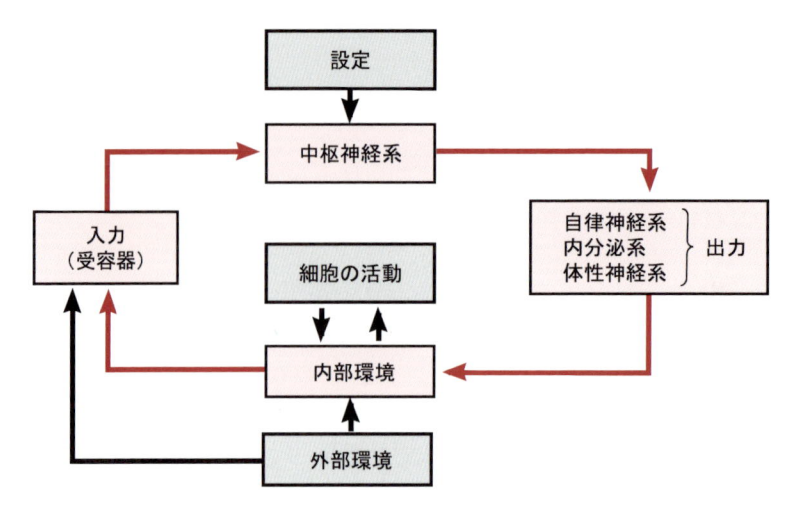

図15-1 ホメオスタシスの維持機構

　生体のもつ内部環境の恒常性維持機構は，生理学における基本的概念である．
　ホメオスタシスは本来安定な状態を意味するが，固定した状態ではないことに注意する必要がある．生体を構成するそれぞれの細胞は，生体内外の環境の変化に対応しつつ常に活動しており，その活動状況に対応して，内部環境の恒常性を安定に維持しており，実は複雑な生理的仕組みで働く動的な状態である．
　生体に備わっている数千種類も存在するといわれるフィードバック調節機構によって，生体の内部環境の恒常性が保たれていると考えられている．
　生体には数多くの感覚性あるいは求心性情報によって成り立つ**フィードバック調節系**が存在する．これらの求心性情報が常時脳に作用することによって脳によるホメオスタシス調節が行われる．つまり，時々刻々と変化する生体の内部および外部環境の変化は，求心性情報として脳に伝えられ，脳内で統合されて，その結果，自律神経系，内分泌系，体性神経系の出力を介して内臓や運動機能の効果器の活動が適切に調節される（図15-1）．

● b. 血圧と血液量の調節

　全身に血液を循環させるためには，心臓から全身に向かう血管の圧，すなわち血圧が必要である．血圧は高すぎると細い血管が破れやすく，低すぎると血液が流れにくくなる．
　血圧は生体に備わっているホメオスタシスによって一定の範囲に保たれる．たとえば，何らかの原因で動脈圧が上昇すると，（高）圧受容器が興奮し，その情報は脳幹に伝えられる．その結果，心臓血管支配の交感神経活動は反射性に減少し，心臓支配の副交感神経活動は反射性に増加して，心拍出量の低下，血管拡張（血管抵抗の減少）などの反応が起こり，動脈圧は下降して，ある基準値で安定する．さらに交感神経に支配される副腎髄質からのカテコールアミン放出の減少も動脈圧の低下に寄与する．逆に，動脈圧が基準値以下に下降すると，圧受容器の活動が減少し，上記と逆の反応が起こり，その結果，動脈圧は上昇して再び正常範囲で安定する．

このような自律神経性調節系は短時間（秒単位）で作動する強力な調節系である（第2章，45頁参照）．

血圧は血液量によっても変動する．血圧は血液量がある程度以上増えると上昇し，ある程度以上減ると低下する．血液量の情報は主に低圧受容器によって脳に伝えられる．血液量の調節は主として摂取する水分量と体外に出る水分量のバランスで決まる．体内の水分の大部分は腎臓から尿として排出される．尿量は，下垂体後葉からの抗利尿ホルモン，腎臓と副腎皮質の関与するレニン-アンジオテンシン-アルドステロン系，心房性ナトリウム利尿ペプチドによって調節される．このような尿量調節による血液量調節は分・時間，長いときには日単位で作動する．

● c．体液の電解質調節

体液には細胞内液と細胞外液がある．細胞外液はさらに間質液と血漿に区分される．細胞外液はその全体量，電解質のイオン濃度，浸透圧，pHなどが常時一定に保たれている．

(1) 細胞外液のpHの調節

細胞外液（体液）のpHは通常7.40程度（7.35〜7.45）であり，わずかにアルカリ側に傾いた状態で一定に保たれている．pHが正常より酸性側に向かう状態をアシドーシス，アルカリ性側に向かう状態をアルカローシスという．体液のpHは6.8以下か7.8以上になると死につながる．組織の代謝によって大量の酸性物質が体液中に生じるにもかかわらず，血液のpHがほぼ一定に保たれているのは次の3つの働きによる．

(1) 体液（主として血液）の緩衝作用：血液の中に溶けている重炭酸塩，リン酸塩，血漿タンパクや赤血球中のヘモグロビンなどが緩衝作用を持つ．緩衝作用とはH^+のような酸性のイオンやOH^-のようなアルカリ性のイオンを中和する作用である（第2章，23頁参照）．

(2) 呼吸による調節：体液中のCO_2あるいはH^+濃度が上昇して酸性に傾こうとすると，呼吸運動が亢進し，体液中のCO_2が肺から多量に空気中に排出されて，体液のpHは元の値にもどる（第3章，61頁参照）．呼吸器の疾患などで，CO_2が十分に排出されず体液中のCO_2が増えてpHが低下する状態を呼吸性アシドーシスという．逆に過呼吸などで，CO_2が過剰に排出されて，体液中のCO_2が減少してpHが高くなる状態を呼吸性アルカローシスという．

(3) 腎臓などによる調節：腎臓は体内の過剰なH^+を尿中に排泄し，HCO_3^-（重炭酸イオン）を再吸収して体液pHを調節する（第7章，125頁参照）．腎機能の低下で体液中のH^+が排泄されず，pHが低下することを代謝性アシドーシスという．この場合，酸性物質の緩衝のためにHCO_3^-が減少する．代謝性アシドーシスは，下痢でアルカリ性腸液が大量に失われる際や，糖尿病などでケトン体などの酸性物質が大量に産生される際にも起こりうる．嘔吐などで胃液中の酸が大量に失われて体液のpHが増大する場合を代謝性アルカローシスという．

(2) 浸透圧の調節

細胞外液には，Na$^+$，Cl$^-$などのイオンなどが溶けており，浸透圧を生じる原因となる．それらの物質の濃度調節，すなわち細胞外液の浸透圧調節は，細胞外液の水分量を増減することによって行われる．

たとえば，血液の水分が減り濃縮された状態になると血漿の浸透圧が高まり，視床下部にある浸透圧受容器が刺激され，下垂体後葉から抗利尿ホルモン（バゾプレッシン）が分泌される．抗利尿ホルモンは腎臓の集合管に作用して，水の再吸収を高めて尿量を減少させる．それによって血液の水分は増える（第8章，137頁参照）．また，浸透圧受容器が刺激されると渇きの感覚が生じて水分摂取量が増す（第13章，257頁参照）．その結果，細胞外液量が増加し，浸透圧を下げる方向に働いて，正常値にもどすことになる．逆に，多量の飲水などによって血漿の浸透圧が低下すると，下垂体からの抗利尿ホルモン分泌が減少し，腎臓での水の再吸収が減少して，尿量が増加する（水利尿）（第7章，126頁参照）．その結果，細胞外液量が減少して，浸透圧は上昇して，正常値にもどる．

(3) 血漿 Ca^{2+} 濃度の調節

Ca^{2+}は，神経の興奮，筋の収縮，分泌腺の分泌，血液凝固など生体内の多くの重要な機能の調節に関与する．血漿 Ca^{2+}は腸から吸収される Ca^{2+}，骨から血中へ放出される Ca^{2+}，腎臓から排出される Ca^{2+}のバランスで決まる．血漿 Ca^{2+}濃度は正常で約 10 mg/dl であり，主にカルシトニンと副甲状腺ホルモン（パラソルモン）によって調節されている（第8章，140頁参照）．この2つのホルモンの分泌は，血漿 Ca^{2+}濃度で決められる．

① 血漿 Ca^{2+}濃度が上昇したとき

食事の後など，血漿 Ca^{2+}濃度が正常より上昇すると，カルシトニン分泌が増大する．カルシトニンは骨と腎臓に以下のように作用して血中の Ca^{2+}濃度を低下させて元にもどす．

(1) 骨からの Ca^{2+}の放出（骨吸収）を抑制して，骨形成を促進する．
(2) 腎臓からの Ca^{2+}の排泄を促進する．

② 血漿 Ca^{2+}濃度が低下したとき

血漿 Ca^{2+}濃度が正常より低下すると，副甲状腺ホルモンの分泌が増加する．副甲状腺ホルモンは骨と腎臓に以下のように作用して血中の Ca^{2+}濃度を増大させて元にもどす．

(1) 骨組織の破骨細胞の働きを促して，骨の Ca を血中に遊離させる（骨吸収をもたらす）．
(2) 腎臓の遠位尿細管における Ca^{2+}の再吸収を促す．
(3) 腎臓におけるビタミン D$_3$の活性化を促進し，活性型ビタミン D$_3$の作用により腸からの Ca^{2+}の吸収を促す．

d. 血糖調節

　血糖は，グルコースとして腸から吸収される量，細胞が消費する量，グルコースが結合して大分子となったグリコーゲンとして貯えられる量とのバランスで決まる．血糖値（血中のグルコース濃度）は，通常約 100 mg/dl に維持されている．血糖は主にインスリンとグルカゴンとカテコールアミンによって調節される．これらのホルモン分泌は血糖によって直接，あるいは自律神経によって調節される．グルコースの受容器は，肝臓，小腸と脳の視床下部にある．血糖の情報は脳で統合されて，自律神経を介して膵臓と副腎髄質のホルモン分泌を調節する．

　血糖値が正常レベルより上昇すると，膵臓からのインスリン分泌が増え，筋や肝臓へのグルコースの取り込みを高め，その結果，血糖値を低下させ，正常レベルにもどす．一方，血糖値が正常レベルより低下すると，膵臓からグルカゴン，副腎髄質からカテコールアミンの分泌が増し，細胞中に貯えられていたグリコーゲンをグルコースに分解し，血糖値を上昇させて正常レベルにもどす（第8章，142頁参照）．

e. 体温調節

　生体では多くの細胞が生きるエネルギーを得るために，常時グルコースを O_2 で燃やし続けている．細胞はその燃やして得たエネルギーの約40％をアデノシン三リン酸（ATP）の中に貯えておいて使うことができる．しかし，残りの約60％は熱となる．これによって体温が保たれる（第5章，97頁参照）．

　外部環境の温度変化は，身体の温度を変える方向に働く．しかし体温はある狭い範囲内に一定に保たれる．生体内で行われるさまざまな化学反応は，ある温度範囲内でのみ働く．また，体温が43℃を超えて高くなると，細胞を構成するタンパク質が変性して死に至る．逆に体温が33〜34℃になると意識が失われる．生体には，環境温の変化を皮膚や脳内の温度受容器で感受して脳へ伝え，体温調節中枢の働きによって体熱の産生と放散を調節して，体温を37℃前後に一定に保つ機構が存在する（第6章，109頁参照）．

(1) 外気温が低下すると，その情報は冷受容器を介して脳に伝えられる．その結果，内分泌系，自律神経系，体性神経系が働いて以下のような身体の変化が起こり，寒冷環境下にもかかわらず，体温がそれほど下がらずに維持される．
　① 皮膚血管支配の交感神経の活動亢進による皮膚血管の収縮．
　② 甲状腺ホルモンや副腎髄質カテコールアミン分泌の亢進による代謝亢進．
　③ 体性運動神経の働きによる骨格筋の代謝亢進．

(2) 外気温が上昇すると，皮膚血管の拡張や発汗などにより皮膚からの放熱が高まり，体温の上昇が防がれる．

C. バイオリズム

● a. バイオリズムとは

　ヒトを含めた多くの生物は，地球上に発生して以来，地球上の自然環境に実に巧妙に適応している．地球上では，1日が昼と夜の周期から成り立つが，昼と夜では太陽からのエネルギーの量が異なる．生物は大昔，太陽エネルギーに依存して発生してきたと考えられるので，下等な単細胞生物から高等な哺乳動物のヒトに至るまで，昼夜のリズムをもって活動している特徴がある．

　このような生物の活動リズムを，**日内リズム**あるいは**サーカディアンリズム（概日リズム）**と呼び，およそ24時間周期である．本来，生体は24時間よりほんのわずかであるが長い固有のリズムをもつが，実際には1日のリズムと考えても差し支えないので概日リズムと呼ぶのである．さらに1日よりはるかに長いリズム（たとえば女性の月経）や，1日より短いリズム（たとえば睡眠中に90分おきに睡眠の深度が変わる現象など）もある．生物は，これらのリズムを生体内にもともと備えており，生体には生理機能のリズムをつくる時計のようなもの（**体内時計**と呼ばれる）がある．これらの生体が生得的にもっている自律的な生物活動の変動は，**バイオリズム（生体リズム）**と総称される．哺乳動物では，体内時計が視床下部の視交叉上核にある．

　生体固有のサーカディアンリズムは，外部環境によって著しい影響を受けている．たとえば，**睡眠**と**覚醒**の動物固有のサーカディアンリズムの周期は24時間より少し長いが，実際には外部環境に引っ張られて24時間に同調している．このように，ヒトを含めて生物は，環境に対して驚くべき適応能力がある．ヒトは日常生活の中で，社会的要因などによってサーカディアンリズムが無理に変えられてしまう場合も多い．たとえば，日勤と夜勤の交代の際，あるいは海外旅行で時差にさらされる際などには，ヒトのサーカディアンリズムは大きく崩れてしまい，生活に変調をきたすこともある．一方では，生体には異なった環境に適応する働きも備わっているので，その仕組みを知っておくことは日常生活においても大切なこととなる．

● b. 睡眠・覚醒と自律神経・内分泌機能の日内リズム

　日内リズムのうち，最も顕著なものは**睡眠と覚醒のリズム**である．このリズムの形成には，視床下部に加えて脳幹の網様体と呼ばれる神経ネットワークによる調節が重要である．自律神経や内分泌機能にも日内リズムがみられるが，そのリズムは視床下部（視交叉上核）で発生する．

　自律神経・内分泌機能の多くは睡眠—覚醒のリズムに同調して日内リズムを示す．覚醒時には，たとえば，体温や血圧，心拍数などが高まり，活動しやすい状態になる（図15-2）．一方睡眠時には，体を休めて次の活動に備えるようにする．一般に，日中には交感神経系の活動が高まり，夜間には副交感神経系の活動が高まる傾向がある．

図15-2 種々の自律機能・内分泌機能の日内リズム

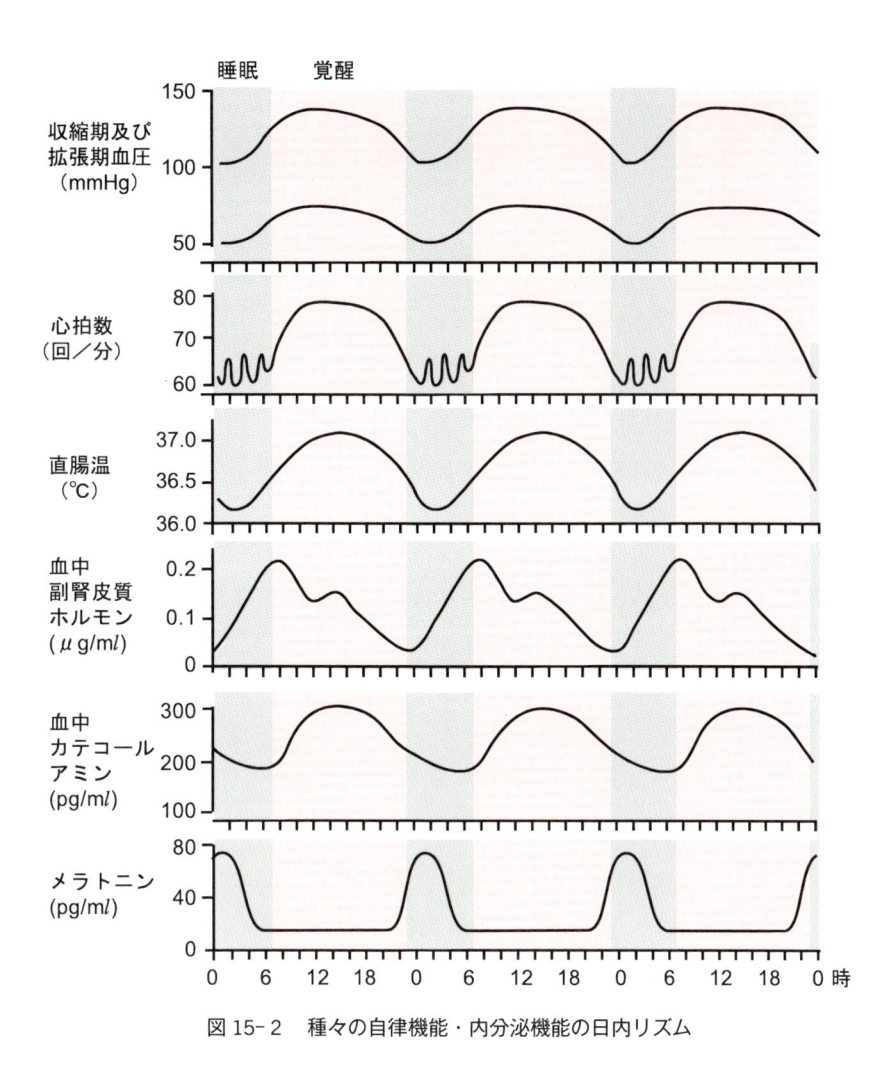

(1) 体温の日内リズム：人間の体温は規則正しい日内リズムを示す．1日のうちの早朝の睡眠中に最も低く，その後少しずつ上昇して夕方にピークを示し，その差は約1℃以内である．

(2) 循環器系の日内リズム：心拍数や血圧は日中高まり夜間睡眠時に低くなる傾向がある．

(3) ホルモンの日内リズム：副腎皮質ホルモン，副腎髄質ホルモン（カテコールアミン），メラトニンなどのホルモンの血中濃度は日内リズムを示す．

● c. 日内リズムの変更と正常化

　生体の日内リズムは外部環境によって著しい影響を受けている．昼夜の明暗の変化や日常生活の中での社会的要因などによって，日内リズムが無理に変えられてしまうことがある．

(1) ジェットラグ：ジェット機で時差が12時間前後もある外国に急に着くと，現地時間に合わせて睡眠と覚醒のリズムを強制的に調整しようとする．しかし，自律神経や内分泌機能などの体内リズムは，睡眠－覚醒のリズムと同調せずに別々に働

く時期がある．昼夜のリズムと体内のリズムにずれが生じ，胃腸障害や睡眠障害など身体にさまざまな不調が起こる．これをジェットラグという．
(2) 日勤・夜勤の交代制：看護師や医師，守衛などの職業では，日勤と夜勤の交代制を余儀なくされ，活動のリズムが強制的に変えられる．体内リズムの適応に個人差もあるが3～5日を必要とする．ジェットラグと同様のメカニズムが働いている．
(3) リズム異常の正常化：日内リズムに最も影響を与えるものは光（明暗変化）で，リズム異常の患者に対して，光照射による治療が行われている．最近，ビタミンB_{12}やメラトニンが同調促進作用を持つといわれているが，作用機序はまだ十分には明らかでない．

● d. 短いリズムと長いリズム

生物には日内リズムよりも短いリズムと長いリズムもある．

(1) 短いリズム

日内リズムよりも周期の短いリズムの例として，睡眠中の睡眠深度の変化や心拍や呼吸リズムがある．睡眠中の睡眠深度は約90分周期で変動する（196頁参照）．心拍・呼吸リズムは日中高くなるという日内リズムに加え，心拍数は毎分約70回，呼吸は毎分12～20回というリズムを持つ．心臓のリズムは洞房結節の自動能に依存し，自律神経やホルモンなどの影響を受ける．呼吸リズムは脳幹の呼吸中枢で決められており，動脈や脳幹の化学受容器の刺激などに影響される．

(2) 長いリズム

日内リズムより長いリズムの例としては，以下のものがある．
(1) 女性の月経周期：女性では約28日の月経周期がある（155頁参照）．性腺刺激ホルモンや女性ホルモンの分泌も周期的に変動する．これに対応して体温も変動を示す．月経期から排卵前まで低温期が続き，排卵を境に高温期となり，次の月経で再び低温期に入る．低温期と高温期の間には約0.5℃の差がある．体温上昇は卵巣から分泌されるプロジェステロンの影響による．
(2) 季節のリズム：生体機能のリズムは季節によっても変動している．たとえば，基礎代謝は冬には亢進し，夏には低下することが知られている．このような季節の変動に伴う身体機能のリズムは，季節に関連する病状の発症とも深い関連がある．たとえば，冬になるとうつ状態になる季節性うつ病などは，季節のリズムと関連する．

復習のポイント

復習のねらい

学生の方々は本書で生体機能について多くのことを理解したことと思う．各章ごとに「具体的に何を学んだか」を自己チェックしてもらうために，復習のポイントを例示した．もちろんここに例示した項目がすべてではない．参考にして本書で学んださまざまな生体機能を具体的に説明できるよう研鑽を積んでほしい．

第1章　生理学の基礎

1. 生体を取り巻く環境は変化するが，生体の内部環境は安定に保たれる．
2. 生体のもつホメオスタシス維持機構は生命現象の基本概念である．
3. 細胞は基本的に，細胞膜，細胞質，核より構成される．
4. ミトコンドリア，小胞体，ゴルジ装置，リソソーム，中心体は細胞小器官である．
5. 細胞膜はタンパク質とリン脂質よりなる厚さ7.5 nmの膜である．
6. 核には個体の形質にかかわるすべての遺伝情報をもったDNAが存在する．
7. 細胞はDNAの働きにより自己複製できる．
8. DNAにはタンパク質合成に関する全情報が含まれる．
9. RNAは細胞特有のタンパク質合成に重要な役割を持つ．
10. 細胞は絶えず材料となる物質を取り入れて同化作用により新しい物質を合成している．
11. 細胞の異化作用によって生体に必要なエネルギーが作られる．
12. 細胞内で内呼吸の過程で生じたエネルギーの一部はATPの形で保存される．
13. 体液は体重の約60％を占める．
14. 体液の約2/3は細胞内にあり，細胞膜によって細胞外液と隔てられている．
15. 体液の量は多数の器官系が協調的に働くことにより安定に保たれる．
16. 体液のpHは$7.40±0.05$と非常に狭い範囲に保たれる．
17. 体液の浸透圧は約290 mOsm/lに保たれる．
18. 体液中の溶質分子は濃度の高い方から低い方へ拡散する．
19. 細胞には物質を濃度勾配に逆らって能動輸送する仕組みがある．
20. 溶質分子が半透膜を透過できない場合，かわりに水が溶質濃度の高い方へ浸透する．
21. 血漿中の水や小分子は，濾過によって毛細血管壁を通り抜けることができる．

第2章　循　環

1. 血液は液体成分の血漿と細胞成分（赤血球，白血球，血小板）よりなる．

2. 血液は物質運搬や内部環境の恒常性の維持，身体の防御，止血作用などの働きを持つ．
3. 赤血球はヘモグロビンによる O_2 運搬機能を持つ．
4. 白血球は食作用や抗体産生などの生体防御機能を持つ．
5. 血小板は止血作用を持つ．
6. 血漿中にはタンパク質，電解質，糖などが溶けている．
7. 血漿タンパクはアミノ酸供給源，膠質浸透圧，免疫，血液凝固などに関与する．
8. 血漿中の電解質は酸塩基平衡に関与する．
9. 血液のpHが正常範囲を超えて酸性側に向かう状態をアシドーシスという．
10. 止血は，血小板血栓による一次止血と血液凝固因子による二次止血によって行われる．
11. 血液凝固には組織因子，血液凝固因子，血小板因子などが関与する．
12. 血管内の凝固血液は線維素溶解の仕組みによって溶解する．
13. 血液型として，ABO式血液型とRh式血液型がよく知られている．
14. 心臓血管系（循環系）は大循環（体循環）と小循環（肺循環）よりなる．
15. 体循環により組織へ O_2 や栄養素が供給され，組織から CO_2 や老廃物が除去される．
16. 肺循環により血液中に O_2 が供給され，血液中の CO_2 が排出される．
17. 心臓は血液を送り出す拍動性のポンプである．
18. 心筋は刺激伝導系を構成する特殊心筋と収縮に適した固有心筋に大別される．
19. 洞房結節で発生したリズムは，刺激伝導系を通って心筋全体に伝わり心拍動を起こす．
20. 心筋の活動電位の総和を体表から記録したものが心電図である．
21. 血液は心周期の収縮期に心室から駆出され，拡張期に心室に流入する．
22. 正常成人の安静時の心拍数は約70回/分，心拍出量は約5 l/分である．
23. 細動脈の血管抵抗は特に大きい．静脈は血液貯蔵所としての役割を持つ．
24. 毛細血管は血液と間質液の間のガスや栄養素などの交換の場である．
25. 成人男子の安静時最高血圧は100〜140 mmHg，最低血圧は60〜90 mmHgである．
26. リンパは間質液中の水分やタンパク質回収，異物除去，脂肪吸収などの働きがある．

第3章　呼　吸

1. 呼吸には外呼吸（肺呼吸）と内呼吸（組織呼吸）がある．
2. 呼吸器系は気道，肺および胸郭よりなる．
3. 肺気量には1回換気量，予備吸気量，予備呼気量とこれらの和である肺活量などがある．
4. 正常成人の安静時の呼吸数は約12〜20回/分である．
5. 1回の呼吸で吸い込まれた空気のうち死腔量を差し引いた量が肺胞換気量である．
6. 肺では O_2 が肺胞気から血中へ，CO_2 が血中から肺胞気中へ拡散によって移動する．
7. 血液中の O_2 は，赤血球内のヘモグロビンと可逆的に結合して全身の各組織へ運ばれる．
8. Hb と O_2 との結合の関係は Hb の酸素解離曲線で表される．
9. 組織で生じた CO_2 は，血液中で大部分は HCO_3^- となって運搬される．
10. 呼吸は，CO_2 を排出することにより体内の酸塩基平衡を保つのに役立つ．
11. 呼吸運動は吸息と呼息よりなる．

12. 吸息時には横隔膜と外肋間筋が収縮して胸郭が広がり，外気が肺内に流入する．
13. 呼息時には横隔膜と外肋間筋が弛緩して胸郭が狭くなり，肺内の空気が呼出される．
14. 呼吸リズムは延髄の呼吸中枢で形成される．
15. 呼吸は肺の伸展受容器や化学受容器からの情報により調節される．
16. 呼吸器系ばかりでなく中枢神経系の障害で異常呼吸が起こる．

第4章 消化と吸収

1. 消化は消化管運動と消化液分泌の組み合わせにより行われる．
2. 消化管運動により食物は粉砕・輸送・混和される．
3. 消化液や小腸上皮細胞に存在する消化酵素により栄養素は化学的に分解される．
4. 嚥下は口腔相，咽頭相，食道相よりなる．
5. 胃では蠕動運動，小腸では分節運動，振子運動，蠕動運動が行われる．
6. 大腸では分節運動，蠕動運動，逆蠕動，大蠕動が行われる．
7. 消化管の運動は一般に副交感神経によって促進され，交感神経によって抑制される．
8. 唾液に含まれるアミラーゼはデンプンをマルトースに分解する．
9. 胃腺には粘液細胞，主細胞，壁細胞，内分泌細胞などが存在する．
10. ペプシノゲンは塩酸の作用でペプシンとなり，タンパク質をペプチドに分解する．
11. 胃液分泌はガストリンにより促進，セクレチンにより抑制される．
12. 膵液はアミラーゼ，トリプシン，リパーゼなどの消化酵素を含む．
13. 胆汁成分の胆汁酸は脂肪の消化・吸収に重要な役割を果たす．
14. 小腸上皮細胞の消化酵素は各栄養素を最終段階まで分解する．
15. 糖質はグルコース・ガラクトースなどの単糖類に分解される．
16. タンパク質はアミノ酸に分解される．
17. 脂肪は脂肪酸とモノグリセリドに分解される．
18. 大部分の最終消化物は小腸の刷子縁膜で吸収される．
19. 肝臓は糖，脂質，タンパク質，ビタミン，無機質，ホルモンの物質代謝に重要である．

第5章 代　謝

1. 三大栄養素である糖質，脂質，タンパク質は体内で生命活動のエネルギー源となる．
2. ビタミン，無機質はエネルギー源とはならないが，生体の機能維持に重要である．
3. 細胞内では代謝によって種々の物質が合成・分解される．
4. エネルギー必要量は身体の活動レベルによって異なる．
5. 1日の食事摂取基準は年齢，性別，身体活動レベルにより異なる．
6. 代謝で栄養素から取り出されたエネルギーはATPに保存され残りは熱に変わる．
7. 基礎代謝量は覚醒状態で生命維持に必要な最小限の代謝量を表す．
8. 日本人成人の基礎代謝量は男子で約 1,500 kcal/日，女子で約 1,200 kcal/日である．

9. 食後栄養素の消化や吸収，代謝に伴って食事誘発性産熱反応が起こる．
10. 呼吸商は糖質の消費量が高いと1.0に近づき，脂質の消費量が高いと0.7に近づく．
11. 糖質は生命活動のエネルギー源として働く．
12. ATPに保存されたエネルギーは生体内の様々な活動のエネルギーとして利用される．
13. 脂質は他の栄養素に比べ高いエネルギーを放出する．
14. 中性脂肪（トリグリセリド）は貯蔵エネルギーとして重要な役割を持つ．
15. タンパク質は細胞の主要な構成成分であり，またエネルギー源としても利用される．
16. アミノ酸には体内で合成できる非必須アミノ酸と合成できない必須アミノ酸がある．

第6章 体　温

1. 核心温度は外気温が変化しても，狭い範囲内に保たれる．
2. 外殻温度は外気温の影響を受けやすい．
3. 核心温度は体内の熱産生と熱放散のバランスによって維持される．
4. 皮膚の温度受容器は外気温の変化を，視床下部では血液の温度の変化を感受する．
5. 体温調節中枢は温度受容器からの情報を受け体温の変化を防ぐ全身的反応を起こす．
6. 外気温低下時や外気温上昇時などには体温調節反応が起こり，体温は一定に保たれる．
7. 産熱は，身体が必要とするエネルギーを体内で作ったり利用したりする過程で生じる．
8. 基礎代謝によって産生されるエネルギーは体温の維持に重要である．
9. 寒いときには骨格筋が不随意的に細かく律動的に収縮するふるえ産熱が起こる．
10. 非ふるえ産熱は肝臓などの臓器で起こる．
11. 甲状腺ホルモンやカテコールアミン，黄体ホルモンは産熱を増大する．
12. 放熱は，放射，伝導と対流，蒸発などの物理的機序によって行われる．
13. 熱の伝導は対流によって促進される．
14. 体表面からの蒸発には不感蒸散によるものと，発汗によるものとがある．
15. 体温調節には全身に分布するエクリン腺から起こる温熱性発汗が重要である．
16. 汗腺を支配する交感神経活動が高まると発汗が増大する．

第7章 排　泄

1. 腎臓は尿を生成し，体液量や体液中の物質濃度を調節する働きを持つ．
2. 水や電解質の排泄を調節することにより，体液の量，浸透圧，pHが安定に保たれる．
3. 体液中の不要物は排除され，有用物質は保持される．
4. ネフロンは尿生成の機能単位である．
5. 腎血流量は通常血圧が変動しても，血圧にかかわらず，ほぼ一定に保たれる．
6. 腎臓に流入した血液は糸球体で濾過され，ボーマン嚢に入って原尿となる．
7. 糸球体濾過では血漿中の水や電解質，グルコースなどのような小分子が濾過される．
8. 原尿中のグルコース，アミノ酸，Na^+などは尿細管で血中に再吸収される．

9. 原尿の水分の約99％は尿細管で再吸収される．
10. アンモニアやH$^+$などは尿細管で分泌される．
11. 尿中には尿酸や尿素などの窒素代謝物が多く含まれる．
12. 代謝の結果生じて過剰となったH$^+$は，腎臓で尿中に排泄される．
13. 細胞外液の浸透圧が高まるとバゾプレッシン分泌が増加して尿量が減少する．
14. 細胞外液量の減少はレニン–アンジオテンシン–アルドステロン系により補われる．
15. 腎臓で生成された尿は，尿管を通って膀胱へ送られる．
16. 膀胱には蓄尿の仕組みがあり，尿をある量に達するまで貯めることができる．
17. 排尿時には，脳幹の排尿中枢を介する排尿反射が起こる．

第8章　内分泌

1. 内分泌系は神経系とともに生体機能の調節系として働く．
2. ホルモンは内分泌腺から血液中に分泌され，血液循環を介して標的細胞に作用する．
3. 内分泌腺には下垂体，甲状腺，副甲状腺，膵臓，副腎，卵巣，精巣などがある．
4. 消化管や腎臓の内分泌細胞，視床下部のある種の神経細胞もホルモンを分泌する．
5. ホルモンはペプチドホルモン，ステロイドホルモン，アミン類の3種類に分けられる．
6. 水溶性ホルモンは細胞膜受容体に，脂溶性ホルモンは細胞内受容体に作用する．
7. 多くのホルモン分泌は上位ホルモンから下位ホルモンへと階層的に支配されている．
8. 下位ホルモンはフィードバック機構により上位ホルモン分泌を調節する．
9. 視床下部ホルモンは下垂体前葉ホルモンの分泌を促進または抑制する．
10. 下垂体前葉からはGH，PRL，TSH，ACTH，LH，FSHが分泌される．
11. 下垂体後葉からはバゾプレッシンとオキシトシンが分泌される．
12. バゾプレッシンは抗利尿作用をもつ．
13. オキシトシンは射乳や子宮平滑筋収縮作用をもつ．
14. 甲状腺ホルモンは物質代謝の亢進や発育促進などの作用をもつ．
15. カルシトニンと副甲状腺ホルモンは血漿中Ca^{2+}濃度を調節する．
16. 膵臓から分泌されるインスリンとグルカゴンは血糖値を調節する．
17. 副腎髄質から分泌されるカテコールアミンは心拍出量増加，血糖値上昇作用を持つ．
18. 副腎皮質からは糖質・電解質コルチコイドや副腎アンドロジェンが分泌される．
19. 糖質コルチコイド（コルチゾルなど）は糖代謝調節や抗炎症作用をもつ．
20. 電解質コルチコイド（アルドステロンなど）は腎臓でNa$^+$と水の再吸収を促す．
21. テストステロンは精巣から分泌される．
22. エストロジェンとプロジェステロンは卵巣から分泌される．
23. 消化管からはガストリン，セクレチン，コレシストキニンなどが分泌される．
24. 腎臓からはレニンとエリスロポエチンが分泌される．
25. レニンはアルドステロン分泌に関与し，エリスロポエチンは赤血球新生を促す．

第 9 章　生殖・成長と老化

1. 新しい個体をつくる機能を生殖という．
2. 思春期になると生殖器は急激に成熟する．
3. 精巣の間質細胞から分泌されるテストステロンの作用で多数の精子が形成される．
4. 卵胞から分泌されるエストロジェンの急激な増加はLHサージを介して排卵を誘発する．
5. 卵巣周期は，卵胞期，排卵，黄体期よりなる．
6. 排卵後，黄体ホルモンの作用で子宮内膜は受精卵の着床しやすい状態となる．
7. 受精は通常卵管で起こる．受精卵が子宮内膜に着床して妊娠が始まる．
8. 分娩時には，オキシトシンの分泌が増大して子宮の激しい収縮（陣痛）が起こる．
9. 分娩後プロラクチンの作用で乳汁の産生と分泌が高まる．
10. 身長・体重の成長率は新生児期に高く，児童期に緩徐で，思春期に再び高くなる．
11. 骨格，筋肉，内臓は全身の成長に従った成長を示す．
12. 脳の神経細胞間シナプスが発達するには青年期が終わる頃までの時間を要する．
13. 細胞の寿命は腸管上皮のように数日のものや，神経のように個体と同じものもある．
14. 生理機能の加齢変化は各機能ごとに異なる速度で進む．
15. 高齢者では安静時のホメオスタシス機構は保たれている．
16. 高齢者では環境の激変や激しい運動に対する適応能力の低下が著しい．

第 10 章　神　　経

1. 神経系は生体内外の環境変化に関する情報の連絡・処理・統合の働きをする．
2. 神経組織はニューロンとその支持細胞からなる．
3. ニューロンは細胞体，樹状突起，軸索，軸索末端の神経終末より構成される．
4. ニューロンの静止電位は$-60 \sim -90$ mVである．
5. ニューロンが脱分極して閾値に達すると，自動的に一定の大きさの活動電位を発生する．
6. 神経線維は伝導速度の速い順にA，B，Cに，A線維群はα，β，γ，δに分類される．
7. 神経終末に到達した活動電位は，神経伝達物質を介して次の細胞に伝達される．
8. シナプス下膜には神経伝達物質が特異的に結合する受容体がある．
9. 神経系は末梢神経系と中枢神経系に分類される．
10. 末梢神経系は体性神経系と自律神経系に分類される．
11. 中枢神経系は脊髄と脳に分類される．
12. 反射弓は受容器―求心性神経―反射中枢―遠心性神経―効果器よりなる．
13. 求心性神経は後根を通って脊髄に入り，遠心性神経は前根を通って脊髄から出る．
14. 脳は脳幹，間脳，小脳，大脳に分類される．
15. 脳幹には呼吸，循環，消化，排尿，姿勢などの重要な中枢がある．
16. 小脳は運動調節や運動の記憶・学習に関与する．
17. 視床は，感覚，意識，運動に重要である．

18. 視床下部は体温，血糖，水分量調節などの自律機能調節統合中枢として働く．
19. 大脳基底核は運動の調節に関与する．
20. 大脳辺縁系は本能・情動行動の発現と，それに伴う自律性反応の統合に重要である．
21. 大脳の新皮質には感覚野，運動野などの機能局在がある．
22. 新皮質の連合野は言語，学習，知能，判断，思考，創造などの機能を分担する．
23. 脳室の脈絡叢から分泌されている脳脊髄液は，脳脊髄を保護する役割をもつ．
24. 自律神経は平滑筋，心筋，腺に分布する．
25. 自律神経系の遠心路は交感神経と副交感神経，求心路は内臓求心性神経である．
26. 交感神経は一般に内臓平滑筋弛緩，括約筋収縮，血管平滑筋収縮，心筋亢進に働く．
27. 副交感神経は一般に内臓平滑筋収縮，括約筋弛緩，心筋抑制，腺分泌亢進に働く．
28. 内臓器官の多くは交感神経と副交感神経による二重支配を受ける．

第11章 筋

1. 筋組織は骨格筋，心筋，平滑筋に分類される．
2. 骨格筋の収縮・弛緩によって関節が動き運動が生じる．
3. 骨格筋は運動作用に加えて姿勢保持や熱産生作用をもつ．
4. 骨格筋には白筋と赤筋がある．
5. 骨格筋は筋線維（筋細胞）が多数集まって構成される．
6. 筋線維内には直径 1〜2 μm の筋原線維が密に並んでいる．
7. 筋原線維内のアクチンとミオシンは収縮タンパクである．
8. 骨格筋の興奮収縮連関が急速に起こるには筋小胞体と横行小管が重要な役割をもつ．
9. 筋小胞体には大量の Ca^{2+} が貯えられている．
10. 筋の張力が一定で筋が短縮すると等張性収縮が起こる．
11. 筋の長さが一定で張力を生じると等尺性収縮が起こる．
12. 単収縮の加重で強縮が起こる．
13. 日常の運動は強縮によることが多い．
14. 白筋は赤筋より疲労しやすい．
15. 筋が消費するエネルギーは ATP の分解によってもたらされる．
16. 筋の収縮に伴って熱が発生する．
17. 心筋は骨格筋と同様に横紋を持つ．
18. 心筋の収縮は単収縮のみである．
19. 平滑筋は横紋を持たず，ゆっくりかつ持続的な収縮をする．

第12章 運　動

1. 骨格筋支配の運動神経は α 運動ニューロンと γ 運動ニューロンである．
2. α 運動ニューロンは錘外筋線維，γ 運動ニューロンは錘内筋線維を支配する．

3．1個のα運動ニューロンは数本から数百本の筋線維群からなる運動単位を支配する．
4．α運動ニューロンから神経筋接合部に放出されたアセチルコリンにより筋が収縮する．
5．筋の収縮に先立って起こる電気的な活動を記録したものが筋電図である．
6．筋紡錘は筋の長さに関する受容器である．
7．腱受容器は筋の張力を検出する．
8．筋が伸展すると筋紡錘も伸展し，Ⅰa群求心性線維の活動が増加する．
9．筋が収縮して腱が伸展すると，Ⅰb群求心性線維の活動が増加する．
10．運動中枢は脊髄・脳幹・視床・小脳・大脳基底核・大脳皮質などに存在する．
11．伸張反射，拮抗抑制，屈曲反射，交叉性伸展反射は脊髄反射である．
12．伸張反射は単シナプス反射である．
13．脳幹には緊張性頸反射や緊張性迷路反射，立ち直り反射などの姿勢反射中枢がある．
14．小脳は随意運動の協調，姿勢保持，熟練した運動の記憶と学習に関与する．
15．大脳基底核は運動の発現，円滑な運動の遂行や姿勢の制御に関与する．
16．大脳皮質の一次運動野には体部位の局在がある．
17．運動の指令を伝える中枢神経内の下行路には錐体路系と錐体外路系がある．
18．大脳皮質言語中枢が活動し，発声に関する運動系を駆動させて言語が発せられる．

第13章　感　覚

1．生体にはある特定の種類の刺激に応ずる感覚受容器が存在する．
2．感覚は体性感覚，内臓感覚，特殊感覚に大別される．
3．感覚受容器は，それぞれ特定の適刺激に敏感に応ずる性質をもつ．
4．異なる強さの刺激を区別するのに必要な刺激の最小差分を弁別閾という．
5．触覚や嗅覚などは順応が速く，痛覚は順応が起こりにくい．
6．感覚受容器で受け取られた感覚情報は大脳皮質の感覚野に伝えられて感覚を起こす．
7．体性感覚は触・圧覚，温度感覚，痛覚などの皮膚感覚と深部感覚に大別される．
8．顔面以外の体性感覚の情報は，脊髄神経の後根を通って脊髄に送られる．
9．後索—内側毛帯路と脊髄視床路は，体性感覚情報を大脳皮質感覚野へ伝える．
10．内臓感覚には空腹感，渇き，尿意，便意などの臓器感覚と内臓痛覚がある．
11．痛覚には表在性痛覚，深部痛覚，内臓痛覚がある．
12．表在性痛覚は局在性が明確で，深部痛覚は局在性が乏しい．
13．味覚と嗅覚は，水に溶けた化学物質をそれぞれ味蕾あるいは嗅上皮を介して受容する．
14．聴覚は音波による鼓膜の振動を内耳の蝸牛（コルチ器官）を介して受容する．
15．平衡感覚は頭の向きや，直線・回転運動の加速度を内耳の前庭器官を介して受容する．
16．視覚は物体の色，形，明るさに関する情報を網膜を介して受容する．
17．毛様体筋は水晶体の厚みを変えて遠近の調節をする．
18．虹彩は瞳孔の大きさを変えて明るさの調節をする．

第 14 章　生体の防御機構

1. 生体は異物の侵入を防いだり侵入した異物を排除しようとする防御機構を備えている．
2. 生体防御機構には非特異的防御機構と特異的防御機構がある．
3. 非特異的防御機構の働きは，感染の初期に特に重要である．
4. 特異的防御機構は，異物を特異的に認識し破壊して排除する働きを担う．
5. 抗体は特定の抗原を凝集させたり感染力を失わせる作用をもつ．
6. 皮膚や粘膜は，異物の侵入を防ぐ生体表面のバリアとして働く．
7. 白血球は顆粒球，単球，リンパ球に分けられる．
8. 顆粒球の大部分は好中球が占める．
9. 単球は血管から組織中に出てマクロファージとなる．
10. 好中球は食作用をもつ．
11. リンパ球にはB細胞，T細胞，NK細胞などがある．
12. B細胞は抗原を認識すると分裂し，形質細胞に分化してその抗原に対する抗体を作る．
13. T細胞にはヘルパーT細胞やキラーT細胞などがある．
14. ヘルパーT細胞はサイトカインを放出してB細胞などの働きを助ける．
15. キラーT細胞やNK細胞は，ウイルス感染細胞や腫瘍細胞を傷害する．
16. 免疫系では白血球と液性因子が協調して働く．
17. 液性因子には抗体，サイトカイン，補体などがある．
18. 炎症とは，異物を除去し，損傷を受けた自己組織を修復する一連の反応である．
19. 炎症は発赤，熱感，腫脹，疼痛，機能障害の5大徴候を伴う．

第 15 章　身体活動の協調

1. 厳寒地に長く居住すると気候馴化により産熱亢進と放熱抑制反応が持続的に起こる．
2. 高山地帯に長く居住すると高地馴化により低酸素に適応した仕組みが作られる．
3. 生体に備わる数千種類のフィードバック調節機構によりホメオスタシスが保たれる．
4. 動脈圧が変化しても脳幹を介する自律神経反射によって基準値に戻る仕組みがある．
5. 体液のpHは体液の緩衝作用，呼吸器，腎臓の働きで一定範囲に保たれる．
6. 血糖はインスリン，グルカゴン，カテコールアミンなどによって調節される．
7. 環境温が変化しても内分泌系，神経系が作動し，基準値に戻る仕組みがある．
8. 日内リズムの最も顕著なものは，睡眠と覚醒のリズムである．
9. 自律神経機能，内分泌機能の多くは睡眠と覚醒のリズムに同調した日内リズムを示す．
10. 心拍動のように日内リズムより短いリズムや月経周期のように長いリズムがある．

本書に用いられる略語・単位・記号

●略語表

A
A	adenine	アデニン
A帯	anisotropic band	暗帯, 不等方帯
ACE	angiotensin converting enzyme	アンジオテンシン変換酵素
ACh	acetylcholine	アセチルコリン
AChE	acetylcholinesterase	アセチルコリンエステラーゼ
ACTH	adrenocorticotropic hormone	副腎皮質刺激ホルモン
ADH	antidiuretic hormone	抗利尿ホルモン, バゾプレッシン
ADP	adenosine diphosphate	アデノシン二リン酸
A/G比	albumin-globulin ratio	A/G比
AIDS	acquired immunodeficiency syndrome	エイズ, 後天性免疫不全症候群
ALS	amyotrophic lateral sclerosis	筋萎縮性側索硬化症
ALT	alanine aminotransferase	アラニンアミノ基転移酵素, GPT
AMP	adenosine monophosphate	アデノシン一リン酸 (アデニル酸)
AMPA	α-amino-3-hydroxy-5-methyl-4-isoxazolepropionic acid	α-アミノ-ヒドロキシ-5-メチル-4-イソキサゾルプロピオン酸
AST	aspartate aminotransferase	アスパラギン酸アミノ基転移酵素, GOT
ATP	adenosine triphosphate	アデノシン三リン酸
AVP	arginine vasopressin	アルギニンバゾプレッシン

B
B細胞	bone-marrow-derived cell	B細胞
BDNF	brain-derived neurotrophic factor	脳由来神経栄養因子
BMI	body mass index	BMI
BMR	basal metabolic rate	基礎代謝量(率)

C
C	cytosine	シトシン
CA	cornu ammonis	アンモン角
cAMP	cyclic AMP	サイクリックAMP
CCK	cholecystokinin	コレシストキニン
cGMP	cyclic GMP	サイクリックGMP
CGRP	calcitonin-gene-related peptide	カルシトニン遺伝子関連ペプチド
ChAT	choline acetyltransferase	コリンアセチル転移酵素, CAT
CoA	coenzyme A	補酵素A
COMT	catechol-O-methyl-transferase	カテコール-O-メチル基転移酵素
CRH	corticotropin-releasing hormone	副腎皮質刺激ホルモン放出ホルモン
CT	calcitonin	カルシトニン

D
DA	dopamine	ドパミン
DHEA	dehydroepiandrosterone	デヒドロエピアンドロステロン
DNA	deoxyribonucleic acid	デオキシリボ核酸
DNIC	diffuse noxious inhibitory controls	広範囲侵害抑制性調節

E
ECG	electrocardiogram	心電図
EDTA	ethylenediaminetetra-acetic acid	エチレンジアミン四酢酸
EEG	electroencephalogram	脳波
EMG	electromyogram	筋電図
EPSP	excitatory postsynaptic potential	興奮性シナプス後電位

F
FGF	fibroblast growth factor	線維芽細胞成長因子
FSH	follicle-stimulating hormone	卵胞刺激ホルモン

G
G	guanine	グアニン
GABA	gamma-aminobutyric acid	ガンマアミノ酪酸, ギャバ
GFR	glomerular filtration rate	糸球体濾過量
GH	growth hormone	成長ホルモン
GIH	growth hormone-inhibiting hormone	成長ホルモン抑制ホルモン
GIP	gastric inhibitory peptide	胃抑制ペプチド
GMP	guanosine monophosphate	グアノシン一リン酸 (グアニル酸)
GnH	gonadotropin, gonadotropic hormone	性腺刺激ホルモン, ゴナドトロピン
GnRH	gonadotropin-releasing hormone	性腺刺激ホルモン放出ホルモン
GOT	glutamic oxaloacetic transaminase	グルタミン酸オキサロ酢酸アミノ基転移酵素, AST
GPT	glutamic-pyruvic transaminase	グルタミン酸ピルビン酸アミノ基転移酵素, ALT
GRH	growth hormone-releasing hormone	成長ホルモン放出ホルモン
GTP	guanosine triphosphate	グアノシン三リン酸

H
H鎖	heavy chain	H鎖
H帯	H band, Hensen's band (またはHは独語「hell (明)の略)	H帯
Hb	hemoglobin	ヘモグロビン
HbO₂	oxygenated hemoglobin	酸素(化)ヘモグロビン
hCG	human chorionic gonadotropin	ヒト絨毛性ゴナドトロピン
HDL	high density lipoprotein	高密度(比重)リポタンパク(質)
5-HT	5-hydorxytryptamine	セロトニン
HIV	human immuno-deficiency virus	ヒト免疫不全ウイルス, エイズウイルス
HLA	human leukocyte antigen	ヒト白血球抗原

I
I帯	isotropic band	明帯, 等方帯

Ig	immunoglobulin	免疫グロブリン
IGF-1	insulin like growth factor-1	インスリン様成長因子-1
IMC	interdigestive migrating contractions	食間期伝播性収縮
IP$_3$	inositol triphosphate	イノシトール三リン酸
IPSP	inhibitory postsynaptic potential	抑制性シナプス後電位

J

JG細胞	juxtaglomerular cell	糸球体近接細胞

L

L鎖	light chain	L鎖
LDL	low density lipoprotein	低密度（比重）リポタンパク（質）
LH	luteinizing hormone	黄体形成ホルモン
LTP	long-term potentiation	長期増強

M

MALT	mucosa-associated lymphoid tissue	粘膜関連リンパ組織
MAO	monoamine oxidase	モノアミン酸化酵素
METs	metabolic equivalents	メッツ
mGluR	metabotropic glutamate receptor	代謝調節型グルタミン酸受容体
MHC	major histocompatibility complex	主要組織適合遺伝子複合体
mRNA	messenger RNA	メッセンジャーRNA
MSH	melanocyte-stimulating hormone	メラニン細胞刺激ホルモン

N

NA	noradrenaline	ノルアドレナリン
NGF	nerve growth factor	神経成長因子
NK細胞	natural killer 細胞	ナチュラルキラー細胞
NMDA	N-methyl-D-aspartate	N-メチル-D-アスパラギン酸
NMN	normetanephrine	ノルメタネフリン
NO	nitric oxide	一酸化窒素
non-REM	non-rapid eye movement	ノンレム

P

PAH	para-aminohippuric acid	パラアミノ馬尿酸
pH	hydrogen ion exponent	水素イオン指数
PIH	prolactin inhibiting hormone	プロラクチン抑制ホルモン
PRH	prolactin releasing hormone	プロラクチン放出ホルモン
PRL	prolactin	プロラクチン
PTH	parathormone, parathyroid hormone	副甲状腺ホルモン，パラソルモン
PTP	post-tetanic potentiation	反復刺激（テタヌス）後増強
PZ	pancreozymin	パンクレオザイミン

R

RBF	renal blood flow	腎血流量
REM	rapid eye movement	レム
Rh因子	rhesus factor	Rh因子
Rh式血液型	rhesus blood group (type)	Rh式血液型
RMR	relative metabolic rate	エネルギー代謝率
RNA	ribonucleic acid	リボ核酸
RPF	renal plasma flow	腎漿流量
rRNA	ribosomal RNA	リボソームRNA

S

SCS	spinal cord stimulation	脊髄電気刺激法
SLE	systemic lupus erythematosus	全身性エリテマトーデス

T

T	thymine	チミン
T管	transverse tubule	横行小管
T細胞	thymus-derived cell	T細胞
T$_3$	triiodothyronine	トリヨードサイロニン
T$_4$	thyroxin(e)	サイロキシン
TCA回路	tricarboxylic acid cycle	トリカルボン酸回路
TENS	transcutaneous electrical nerve stimulation	経皮的神経電気刺激
TNF-α	tumor necrosis factor-α	腫瘍壊死因子-α
tRNA	transfer RNA	トランスファーRNA，運搬RNA
TRH	thyrotropin-releasing hormone	甲状腺刺激ホルモン放出ホルモン
TSH	thyroid-stimulating hormone	甲状腺刺激ホルモン

U

U	uracil	ウラシル

V

VD	vitamin D	ビタミンD
VIP	vasoactive intestinal peptide	血管作動性腸ペプチド

W

WAIS-R	Wechsler adult intelligence scale, revised	ウェクスラー成人知能検査（改訂版）
WHO	World Health Organization	世界保健機関

Z

Z帯	Z band（Zは独語「zwischen（隔てる）」の略）	Z帯

● 単位の名称と記号

量	記号	単位の名称	関係
長さ	m Å	メートル オングストローム	$1\text{Å} = 10^{-10}\text{m}$
重量	g	グラム	
面積	m^2	平方メートル	
体積	m^3 l	立方メートル リットル	$1\ l = 1,000\ cm^3$ $1\ dl = 100\ ml$
時間	s min h d	秒 分 時間 日	
物質量	mol	モル	$1\ mol = 6 \times 10^{23}$ 個の分子の集団
周波数	Hz	ヘルツ	
圧	mmHg cmH₂O hPa	ミリメートル水銀柱 センチメートル水柱 ヘクトパスカル	760 mmHg ＝1 気圧 1 cmH₂O ＝0.74 mmHg 1013 hPa＝1 気圧
エネルギー	J cal	ジュール カロリー	1 J＝0.239 cal 1 cal＝4.186 J
電位差	V	ボルト	
温度	℃	摂氏の度	
角度	°	度	
音の強さ	dB phon	デシベル ホン	
眼の屈折率	D	ジオプトリ	

● 一般的に用いる10の累乗の接頭語と記号

記号	接頭語	10の累乗
k	キロ	10^3
d	デシ	10^{-1}
c	センチ	10^{-2}
m	ミリ	10^{-3}
μ	マイクロ	10^{-6}
n	ナノ	10^{-9}
p	ピコ	10^{-12}

索　引

α運動ニューロン　228
α受容体　209
α波　196
α-γ連関　232
I帯　220
IPSP　174
R波　34
RBF　119
REM　196
Rh式血液型　28
RNA　5, 7
RPF　122
アウエルバッハ神経叢　71
アキレス腱反射　233
アクチンフィラメント　220
アシドーシス　23
アセチルコリン　176, 207, 229
アセチルコリン受容体　210
アデニン　6
アデノシン三リン酸　5
アドレナリン　142
アドレナリン作動性ニューロン　207
アドレナリン受容体　209
アブミ骨　268
アポクリン腺　114
アマクリン細胞　275
アミノ酸の合成　99
アミノペプチダーゼ　83
アミラーゼ　80
アミン類　130
アレルギー　286
アルカリ性　10
アルカローシス　23
アルドステロン　45, 123, 127, 145
アルブミン　22
アンジオテンシンⅡ　145
アンドロゲン　147
アンドロジェン　147
アンモニア　102
亜鉛　104
明るさの調節　272
圧覚　253
圧受容器　45
圧受容器反射　45
暑さへの適応　289
暗順応　272
暗帯　220

い

1回換気量　57
1回拍出量　34
Ⅰa群求心性線維　228
Ⅰa群線維　171
Ⅰb群求心性線維　228
Ⅰb群線維　171

EEG　195
EMG　230
EPSP　174
インスリン　141
インターフェロン　284
インターロイキン　284
いびき　66
位置感覚　255
易疲労　173
胃運動　71
胃液　78
　──の成分　79
胃液分泌　79
胃─回腸反射　74
胃腺　78
胃相　80
胃体　71
胃腸系に起こる反応　213
胃腸ホルモン　83
胃底　71
胃底腺　78
胃抑制ペプチド　73
異化　8
意志　192
意識　186, 195
閾値　168
閾膜電位　168
痛みによる反応　260
痛みの分類　258
　──，原因別　260
　──，組織別　258
　──，部位別　259
痛みの抑制系　261
一次運動野　192, 243
一次止血　24
一方向性伝達　173
色の感覚　273
咽頭相　70
飲作用　13
飲水中枢　188

う

ウェーバーの法則　251
ウェルニッケ野　193
ウラシル　7
ウロビリノゲン　20
うつ熱　115
右脚　31
右心室　30
右心房　30
受け入れ弛緩　72
動きの感覚　255
運動　186, 187, 227, 228
　──の調節　186, 190, 232, 245
運動感覚　255
運動機能　161
運動系の統合　179
運動神経　164

運動性言語中枢　193
運動性線維　182
運動前野　244
運動単位　228
運動ニューロン　228
運動野　192, 243

え

A線維　171
Aα線維　172
Aβ線維　172
Aδ線維　172, 258
A帯　220
ABO式血液型　27
ACTH　136
ADH　137
ADP　98
ATP　5, 9, 98
FSH　137, 155
H帯　220
H波　235
Hb　18
HCl　79
LH　137, 155
M波　235
$NaHCO_3$　81
NK細胞　283
non-REM　196
S波　34
エクリン腺　114
エストロゲン　148
エストロジェン　148, 149, 155
エネルギー　98
エネルギー代謝　94
エネルギー代謝率　95
エネルギー必要量　93
エピネフリン　142
エリスロポエチン　19, 150
エンテロキナーゼ　83
栄養素　92
　──のエネルギー　93
液性因子　283
液性免疫　285
腋窩温　108
炎症　285
延髄　63, 184, 185
遠位尿細管　122
遠近の調節　271
遠心性神経　164
遠心性線維　182
嚥下　70
嚥下中枢　70, 185
嚥下反射　240

お

オーバーシュート　169
オキシトシン　138, 157
黄体　148, 156

黄体期　156
黄体形成ホルモン　137
黄体ホルモン　112, 148, 150, 155
黄斑　275
嘔吐　73
嘔吐中枢　73, 185
横隔神経　62
横隔膜　62
横隔膜呼吸　62
横隔膜反射　237
横行小管　221
横紋筋　31, 218
遅い痛み　258
音の局在　266
音の高さ　266
音の強さ　266
温覚　254
温受容器　254
温度感覚　254
温度感受性ニューロン　109
温度受容器　109, 254
温熱性発汗　114
温熱中性帯　110

● か
γ-アミノ酪酸　176
γ-グロブリン　283
γループ　235
γ運動ニューロン　228, 232
γ環　235
γ固縮　240
ガスの運搬　59
ガス交換　56, 59
ガストリン　79, 83
ガス分圧　59
カテコールアミン　45, 105, 112, 176
カテコールアミン受容体　209
カリウム　104
カルシウム　104
カルシトニン　139
下行性抑制系　261
下行路　183
下斜筋　274
下垂体　130, 134
　──のホルモン　135
下垂体後葉ホルモン　134, 137
下垂体前葉ホルモン　134, 135
下垂体ホルモンの調節中枢　187
下垂体ホルモン分泌の調節中枢　188
下垂体門脈　134
下直筋　273
化学受容器反射　45
化学受容器引金帯　73
化学的消化作用　69
加重　174
可塑性　175
過呼吸　65
過分極　169
蝸牛　268
蝸牛神経　268

顆粒球　21, 281
回腸　73
回復熱　225
回盲弁　74
灰白質　181, 189
海馬　190, 194
開口反射　240
開口放出　13
解糖　8, 98, 224
外殻温度　108
外呼吸　54, 55
外肛門括約筋　75
外耳　267
外側膝状体　187, 276
外側直筋　274
外転神経　199
外尿道括約筋　127
外分泌腺　80, 130
外膜　37
外肋間筋　62
咳嗽反射　240
概日リズム　188, 294
角膜　270
角膜反射　240
拡散　12, 40, 85
拡張期　32
拡張期血圧　43
核　3, 5
核酸　105
核小体　5
核心温度　108
核膜　5
覚醒　195, 294
獲得免疫　279
　──の多様性　280
学習　194
顎下腺　76
活動電位　168, 169
滑車神経　199
滑面小胞体　5
痒い感じ　255
渇き　257
　──の感覚　126
　──に起こる反射　214
汗腺　114
肝循環　48
肝臓　88
肝動脈　48
完全強縮　223
杆体細胞　274
冠循環　47
冠状循環　47
冠状動脈　47
換気　56
間質液　9, 50
間質細胞　147
感覚　186, 249, 250
　──とその分類　250
　──と情動　252
　──と知覚・認識　251
　──の順応　251
　──の投射　250

感覚記憶　194
感覚機能　162
感覚系の統合　179
感覚神経　164
感覚性言語中枢　193
感覚性線維　182
感覚入力の調節　252
感覚野　192
幹細胞　18
関連痛　259
緩衝作用　23
眼球運動　273
顔面神経　199, 205, 265

● き
QRS群　34
Q波　34
キヌタ骨　268
キモトリプシン　80
ギャップ結合　225
キラーT細胞　283
キロミクロン　86
気候馴化　289
気道　55, 56
季節のリズム　296
記憶　161, 191, 194
基礎代謝　94
基礎代謝率　94
基礎代謝量　94, 111
器官　2
器官系　3
機械的消化作用　69
機能局在　192
機能的合胞体　31, 226
機能的残気量　57
拮抗筋　235
拮抗(神経)支配　206
拮抗抑制　235
逆蠕動　75
逆行性伝導　170
逆行性変性　167
吸気　59
吸収　67, 68, 84
吸息　62
求心性神経　164
求心性線維　182
急性痛　260
球形嚢　269
嗅覚　264
　──の受容器　265
　──の性質　265
嗅球　266
嗅細胞　265
嗅神経　198, 266
巨核芽球　22
巨核球　22
挙睾筋反射　237
共同偏視　274
胸郭　55, 56
胸腔　56
胸腔内圧　63
胸式呼吸　62

胸神経　199
胸腺　282, 284
胸膜腔内圧　63
強縮　222
橋　64, 184
凝固阻止物質　26
凝集原　27
凝集素　27
凝集反応　27
局所性調節　44
近位尿細管　122
筋　217, 218
　　──のエネルギー供給　223
　　──の収縮　221
　　──の熱産生　225
　　──の微細構造　220
　　──の疲労　223
筋緊張　232
筋原性　44
筋原線維　219, 220
筋固有性　44
筋収縮のエネルギー代謝　223
筋循環　49
筋小胞体　221
筋性防御　215
筋節　220
筋線維　219
筋層間神経叢　71
筋電図　230
筋分節　199, 257
筋紡錘　230
緊急反応　143
緊張性頸反射　241
緊張性迷路反射　241

く

グアニン　6
クエン酸回路　98, 225
クスマウルの呼吸　65
クモ膜下腔　197
クリアランス　124
グリコーゲン　96
　　──の合成・分解　98
グリシン　176
グリセロール　100
グルカゴン　141, 142
グルコース　8, 96
　　──の分解　97
グルタミン酸　176
クレアチンリン酸　224
クレブス回路　98
グロビン　18
グロブリン　22
くしゃみ反射　240
くすぐったい感じ　255
駆出期　32
空腸　73
空腹感　257
屈曲反射　236
屈筋　235
屈折異常　272
屈折力　271

け

解毒作用　88
形質細胞　282, 283
頸神経　199
頸動脈小体　64
血圧　42
血圧と血液量の調節　290
血液　16
　　──のガス運搬　60
　　──の貯蔵　88
血液型　27
血液凝固　25
血液凝固因子　25
血液凝固調節因子の生成　88
血液循環　37
血液・循環機能　162
血液脳関門　49
血管　37
　　──の神経支配　41
血管拡張神経　42
血管収縮神経　41
血色素　18
血小板　16, 21
血小板血栓　24
血漿　9, 16, 22
　　──の膠質浸透圧　121
血漿 Ca^{2+} 濃度の調節　140, 292
血漿タンパク　22
血清　25
血沈　18
血糖値　141
血糖調節　142, 293
血糖調節中枢　188
血餅　25
血流速度　39
血流量　39
結腸　75
月経期　156
月経周期　156
嫌気呼吸　98
腱受容器　230, 231, 234
元素　104
言語　161, 248
言語機能　193
言語中枢　248
原始卵胞　154

こ

ゴナドトロピン　136
コリン作動性ニューロン　207
ゴルジ装置　5
コルチゾル　144
コルチ器官　268
コルチコステロイド　144
コルチコステロン　144
コレステロール　100
コレシストキニン　81, 82, 84
呼気　59
呼吸　53, 54
　　──による調節　291
　　──の反射性調節　64

呼吸運動　62
呼吸器　54
呼吸器系　55
呼吸機能　162
呼吸商　95
呼吸数　58
呼吸性ニューロン　64
呼吸中枢　63, 185
呼吸反射　64
呼吸リズム　63
呼息　62
固有感覚　255
固有心筋　31
個体　3
鼓膜　267
口腔温　108
口腔相　70
甲状腺　130
　　──のホルモン　138
甲状腺刺激ホルモン　136
甲状腺ホルモン　105, 112, 139
交換血管　37
交感神経　36, 127, 164
交感神経幹　203
交感神経系　201, 203
交叉性伸展反射　236
好塩基球　21, 281
好気呼吸　97
好酸球　21, 281
好中球　21, 281, 285
抗原　27, 280
抗体　27, 283
抗貧血ビタミン　19
抗利尿ホルモン　122, 137
更年期　158
後角　181
後根　199
後索─内側毛帯路　256
後索路　183
後天性免疫　279
後頭葉　189
恒常性　289
恒常性維持　289
虹彩　271, 272
咬筋反射　240
高圧受容器反射　45
高閾値機械受容器　258
高温期　156
高次神経機能　161, 180
高次脳機能　193
高地馴化　289
膠質浸透圧　22, 40
興奮性シナプス　174
興奮性シナプス後電位　174
興奮収縮連関　221
興奮伝導　167
興奮の伝達　172
興奮の伝導　170
骨格筋　218
　　──の緊張　232
　　──の神経支配　228
骨髄　282, 284

骨髄芽球　21
骨盤神経　205

さ

Ⅲ群線維　171
サーカディアンリズム　294
サイトーシス　13
サイトカイン　284
サイロキシン　138
左脚　31
左心室　30
左心房　30
再生　167
再分極相　169
細静脈　37
細動脈　37
細胞　2
　——の寿命　160
細胞外液　9
　——のpHの調節　291
細胞質　3, 5
細胞小器官　5
細胞成分　16
細胞性免疫　285
細胞体　165
細胞内液　9
細胞内受容体　131
細胞分裂　6
細胞膜　3
細胞膜受容体　131
最高血圧　42
最低血圧　42, 43
刷子縁膜　85
寒さへの適応　289
三叉神経　199
三尖弁　30
三大栄養素　92
三半規管　269
産熱　111
酸塩基平衡　61
酸化的リン酸化過程　98
酸性　10
酸素解離曲線　60
酸素化ヘモグロビン　18
残気量　57

し

θ波　196
C線維　171, 172, 258
Ca^{2+}濃度　139
CCK　84
GABA　176
GFR　122
GH　135
GnH　136
ジェットラグ　295
シトシン　6
シナプス　172
　——の構造と働き　173
シナプス下膜　173
シナプス間隙　173
シナプス後抑制　174

シナプス小胞　173
シナプス前終末　173
シナプス遅延　173
シナプス伝達　172, 173
　——の可塑性　175
子宮内膜周期　156
子宮に起こる反射　214
支持細胞　165, 166
止血　23
止血作用　21
糸球体　120, 121
糸球体近接細胞　127
糸球体濾過　121
糸球体濾過量　122
死腔　58
刺激の強さ　250
刺激伝導系　31, 32
姿勢の保持　186
姿勢反射　241
姿勢反射中枢　185
思考　195
思春期　158
脂質　92, 99
　——の合成　99
　——の働き　100
脂質代謝　88, 100
脂肪　99
　——の吸収　82, 86
　——の消化　82
脂肪酸　86, 100
脂溶性ビタミン　103
視蓋脊髄路　183
視覚　187, 270
　——の受容器　274
　——の性質　270
　——の伝導路　276
視覚野　192, 276
視交叉　276
視細胞　274
視床　186
視床下部　109, 134, 187
視床下部外側野　188
視床下部腹内側核　188
視床下部ホルモン　134
視神経　198, 276
視野　273
視力　273
耳下腺　76
耳小骨　268
自然免疫　278
自己調節　44
自己免疫疾患　286
自動能　31
自発性活動　206
自由神経終末　254
自律機能の統合　180, 191
自律神経系　164, 198, 200, 201, 207
　——の概要　201
　——の最高位の中枢　187
　——の中枢　210
自律神経節　202, 207

自律神経調節の特徴　205
色覚　273
色弱　273
色素細胞　275
色盲　273
軸索　165
軸索反射　46, 215
軸索輸送　166
膝蓋腱反射　233
射精　153
射乳反射　138, 158
主吸息筋　62
主細胞　78
主動筋　235
受精　156
受容器電位　252
受容体　176, 209
授乳　158
樹状突起　165
収縮期　32
収縮期血圧　42
収縮の加重　222
収束　174
終板電位　229
集合管　122
十二指腸　73
十二指腸腺　82
充満期　32
重炭酸イオン　18, 61
絨毛　85
縦走筋　71
出産　156
循環　15, 16
　——の反射性調節　45
循環器系の日内リズム　295
循環系に起こる反射　213
循環中枢　45, 185
循環調節　44
順行性伝導　170
順行性変性　167
馴化　288
初期熱　225
女性生殖器　154
女性の月経周期　296
徐呼吸　65
徐脈　34
除脳固縮　240
小循環　28
小腸—胃反射　73
小腸吸収　84
小腸の運動　73
小脳　186
　——による調節　241
小脳核　242
小脳皮質　242
小胞体　5
松果体　130
　——のホルモン　150
消化　67, 68
　——に関する中枢　185
消化液　76
消化管　70

索引 313

消化管ホルモン 83, 150
消化器系 68
消化酵素 69, 79
上行性網様体賦活系 195
上行路 183
上斜筋 274
上直筋 273
条件反射 78, 194
情動 180
情動行動 189
　――の調節 187
　――の発現と動機づけ 191
情動反応 260
蒸発 113
静脈 30, 37, 41
静脈還流 41
静脈血 30
食作用 13, 286
食事摂取基準 93
食事誘発性産熱反応 95, 112
食道相 71
食品 92
植物神経系 201
触・圧覚 253
　――の受容器 253
触覚 253
心音 32
心機能の調節 32
心筋 31, 218, 225
　――の電気現象 35
心室中隔 30
心周期 32
心臓 30
　――の神経支配 36
心臓血管系 28
心臓血管中枢 45
心電図 34
心肺部圧受容器 46, 127
心肺部圧受容器反射 46
心拍出量 34, 43
心拍数 34
心房性ナトリウム利尿ペプチド 150
心房中隔 30
心房のホルモン 150
伸筋 235
伸張反射 233, 233, 235
　――のメカニズム 234
伸展反射 233
身体各部位の成長 158
身体活動の協調 287, 288
身体機能の加齢変化 161
身体の平衡 186
身長の経時的変化 158
神経 163, 164
　――のトーヌス 206
神経下垂体 134
神経筋接合部 229
神経細胞 165
神経終末 165
神経節細胞 275, 276
神経線維 166
　――の分類 171
神経伝達物質 176, 203, 207
振動感覚 255
浸透 12
浸透圧 13, 118
　――の調節 292
浸透圧受容器 126
深部感覚 255
深部体温 108
深部痛覚 255, 258
新生児期 158
新皮質 192
陣痛 157
腎の血管系 119
腎盂 120
腎機能の測定 124
腎血漿流量 122
腎血流量 119
　――の自己調節 119
腎循環 119
腎小体 120
腎臓 118, 120
　――などによる調節 291
　――のホルモン 150

す

スクラーゼ 83
スターリングの心臓の法則 31
ステロイドホルモン 130
水晶体 270
水分の出納バランス 11
水平細胞 275
水溶性ビタミン 103
睡眠 195, 294
睡眠時の脳波 196
睡眠時無呼吸症候群 66
睡眠と覚醒のリズム 294
膵液 80
　――の成分 80
膵外分泌腺 81
膵臓 130
　――のホルモン 141
膵島 141
錘外筋線維 230
錐体外路 183
錐体外路系 246
錐体細胞 274
錐体路 183
錐体路系 246
錘内筋線維 230
随意運動 235
髄鞘 166

せ

Z帯 220
セカンドメッセンジャー 131
セクレチン 79, 81, 82, 84
生殖 151, 152
生体の恒常性 201
生体の適応 288
生体の防御機構 277, 278
生体表面のバリア 278
生体防衛作用 88
生体リズム 294
生命現象 2
生理的老化の特徴 160
成長 151, 152, 158
成長曲線 159
成長ホルモン 105, 135
性周期 155
性腺刺激ホルモン 136, 155
性反射 153
精液 153
精細管 147, 152
精子 152
精子形成 152
精神性発汗 114
精巣 130, 147, 152
　――のホルモン 147
静止電位 168
赤芽球 18
赤核脊髄路 183
赤筋 218
赤沈 18
赤血球 16, 17
赤血球沈降速度 18
咳反射 240
脊髄 178, 181
脊髄後根神経 215
脊髄視床路 183, 256
脊髄小脳路 183
脊髄ショック 183
脊髄神経 198, 199
脊髄内の伝導路 183
脊髄反射 182
脊髄分節 257
脊髄網様体路 256
脊髄レベルでの調節 233
摂食 89, 188
節後ニューロン 202
節前ニューロン 202
舌咽神経 199, 205, 265
舌下神経 199
舌下腺 76
絶縁性伝導 170
絶対不応期 169
仙骨神経 199
仙髄の排尿中枢 127
先天性免疫 278
染色体 6
腺下垂体 134
腺房 80
線維素溶解 26
線条体 242
線溶 26
全か無の法則 169
全肺気量 57
前角 181
前根 199
前赤芽球 18
前庭 269
前庭器官 269
前庭神経 270
前庭脊髄路 183

前庭窓　268
前庭動眼反射　240
前頭葉　189
蠕動運動　72, 74

そ
ソマトスタチン　141, 142
咀嚼　70
組織　2
組織呼吸　55
粗面小胞体　5
双極細胞　275
走化性　285
相対不応期　169
創造性　195
僧帽弁　30
総末梢抵抗　43
増殖期　156
増幅単極肢誘導　34
臓器感覚　257
促通　175
側頭葉　189

た
タンパク質　92, 101
　　──の吸収　86
　　──の代謝　102
　　──の働き　101
タンパク質合成　5, 7
タンパク質代謝　88
立ち直り反射　241
多糖類　96
多シナプス反射　235
唾液　76
　　──の成分　76
唾液アミラーゼ　77
唾液分泌中枢　185
代謝　8, 91, 92, 93, 94
　　──の調節　105
体液のpH　10
体液のpH調節　125
体液（主として血液）の緩衝作用　291
体液の区分　9
体液の浸透圧　11
体液の浸透圧調節　126
体液の組成　9
体液の調節　118, 125
体液の電解質調節　291
体液量　11, 118
　　──の調節　126
体温　107, 108
　　──の日内リズム　295
体温調節　108, 293
　　──の障害　115
体温調節中枢　109, 187, 188
体温調節反応　110
体重の経時的変化　158
体循環　28
体性運動神経　127
体性感覚　253
　　──の伝導路　256

体性感覚刺激　46
体性感覚受容器　46
体性感覚野　192
体性神経系　164, 198, 200
体性─内臓（自律神経）反射　211, 213
　　──の特徴　212
体内時計　294
体熱の産生　111
対光反射　272
対光反射中枢　186
対流　112
胎児の発育　157
大循環　28
大静脈　37
大蠕動　75
大腸運動　75
大腸液　83
大腸の運動　75
大動脈　37
大動脈小体　64
大動脈弁　30
大脳　189
大脳基底核　190
　　──による調節　242
大脳皮質による調節　243
大脳辺縁系　190
第Ⅲ脳神経　205
第Ⅶ脳神経　205
第Ⅸ脳神経　205
第Ⅹ脳神経　205
脱水　12
脱分極　168
単芽球　21
単球　21, 281, 282
単極胸部誘導　35
単収縮　222
単純脂質　99
単糖類　85, 96
単シナプス反射　234
炭酸脱水酵素　61
炭水化物　92, 96
胆汁　81
　　──の生成　88
　　──の成分　81
胆汁酸　82
胆汁色素　82
淡蒼球　242
短期記憶　194
男性生殖器　152
男性ホルモン　147
弾性血管　37

ち
チェイン-ストークス呼吸　65
チミン　6
知能　161, 195
力, 重さの感覚　255
蓄尿　127
着床　156
中間質　181
中耳　268

中心体　5
中枢神経系　164
　　──の分類　178
中性脂肪　99
中脳　184
中膜　37
注意　195
長期記憶　194
長期増強　175
長期抑圧　175
長脊髄反射　238
腸液　82
　　──の成分　83
腸腺　82
腸相　80
跳躍伝導　170
聴覚　186, 266, 268
　　──の性質　266
聴覚器　267
聴覚野　192
直腸　75
直腸温　108

つ
ツチ骨　268
痛覚　255, 258

て
δ波　196
DHEA　146
DNA　5, 6
T_3　138
T_4　138
T管　221
T細胞　283
T波　34
TCA回路　98
TSH　136
デオキシリボ核酸　6
テストステロン　105, 147
デヒドロエピアンドロステロン　146
デルマトーム　199
低圧受容器　46, 127
低圧受容器反射　46
低温期　156
抵抗血管　37
適刺激　250
鉄　19, 104
伝導　112
　　──の一般的仕組み　170
伝導速度　171
電解質コルチコイド　145
電解質の吸収　87
電子伝達系　98, 225

と
トーヌス　206
ドパミン　142
トリグリセリド　99, 100
トリプシン　80
トリヨードサイロニン　138

索引

統合　192
等尺性収縮　222
等張性収縮　222
等容性弛緩期　32
等容性収縮期　32
糖質　92, 96
　　——の吸収　85
　　——の代謝　97
　　——の働き　97
糖質コルチコイド　105, 144
糖新生　99
糖代謝　88
頭相　79
頭頂葉　189
同化　8
洞房結節　31
動眼神経　199, 205
動静脈吻合　39, 49
動脈　30, 37
動脈血　30
導管　80
瞳孔　272
瞳孔括約筋　272
瞳孔散大筋　272
特異的防御機構　279
特異動的作用　95, 112
特殊心筋　31
特殊投射系　187
特殊な部位の循環　47

な

ナイアシン　103
ナトリウム　104
ナトリウムポンプ　168
内因性オピオイド　261
内因性の鎮痛物質　261
内因性発痛物質　260
内肛門括約筋　75
内呼吸　8, 54, 55, 97
内耳　268
内耳神経　199
内臓—体性（運動）反射　211, 215, 239
内臓—内臓（自律神経）反射　211
内臓感覚　257
内臓求心性神経　164, 203, 207
内臓循環　48
内臓痛覚　257, 258
内側膝状体　186, 268
内側直筋　274
内尿道括約筋　127
内部環境　2, 289
　　——の恒常性　2, 289
内分泌　129, 130
内分泌機能　162
内分泌系に起こる反射　214
内分泌細胞　78
内分泌腺　130
内膜　37
長いリズム　296

に

2点弁別閾　253
2点識別閾　253
Ⅱ群線維　171
ニコチン受容体　210
ニューロン　165
二次止血　25
二重（神経）支配　205
二重層膜　3
二重らせん構造　6
二糖類　96
日内リズム　188, 294
　　——の変更と正常化　295
乳化　82
乳汁分泌　158
尿の成分　125
尿意　128, 257
尿管　120, 127
尿細管　120
尿細管再吸収　122
尿細管分泌　122, 124
尿酸　125
尿生成　120, 120
尿素　102, 125
尿道　127
妊娠　156
妊娠黄体　157
認識　192

ぬ

ヌクレアーゼ　81

ね

ネフロン　120
熱産生　111
熱放散　112
粘液細胞　78
粘膜　278
粘膜下神経叢　71

の

ノルアドレナリン　142, 176, 207
ノルエピネフリン　142, 207
ノンレム睡眠　196
能動輸送　13, 85
脳　178
脳幹　184
　　——による調節　240
　　——の排尿中枢　128
脳室　197
脳循環　48
脳神経　198, 240
　　——の神経核　184
脳脊髄液　197
脳波　195

は

バイオリズム　294
バゾプレッシン　45, 122, 126, 137
パチニ小体　254
パラソルモン　140

肺　55
　　——の伸展受容器　64
肺活量　57
肺気量　57
肺機能　57
肺呼吸　55
肺循環　28, 48
肺動脈弁　30
肺胞　56
肺胞換気量　58
肺胞気　56, 59
排泄　117, 118
排尿　127, 128
排尿機能　162
排尿筋　127
排尿中枢　185
排便　75
排便中枢　75
排便反射　75
排卵　154, 156
白筋　218
白血球　16, 21
　　——の働き　281
白質　181, 189
発汗　113, 114
発汗調節　114
発散　174
発声　248
発達段階の区分　158
発熱　115
発熱物質　115
速い痛み　258
反射　180
　　——の特徴　181
　　——の種類　181
反射機能　179
反射弓　180
半規管　269
半側発汗　114
半透性　4
半透膜　12
判断　195

ひ

B細胞　282, 283
B線維　171
BMR　94
P波　34
pH　118
PRL　136
PTH　140
ビオー呼吸　65
ヒス束　31
ヒスタミン　285
ビタミン　92, 102
　　——の吸収　87
　　——の代謝　88
ビタミンA　103
ビタミンB_1　103
ビタミンB_2　103
ビタミンB_6　103
ビタミンB_{12}　103

ビタミンB群　103
ビタミンD　103
ビタミンE　103
ビタミンK　103
ビリルビン　20, 82
皮下静脈叢　49
皮質延髄路　246
皮質脊髄路　183, 246
皮膚　278
　──の痛み　258
皮膚温　108
皮膚感覚　253
皮膚血管　113
皮膚循環　49
皮膚反射　237
皮膚分節　199, 257
肥満細胞　282, 285
非特異的防御機構　278
非特殊投射系　187
非ふるえ産熱　112
被殻　242
脾循環　48
脾臓　284
尾骨神経　199
尾状核　242
微絨毛　85
光反射　272
必須アミノ酸　101
表在感覚　253
表在性痛覚　258
標準肢誘導　34
標的細胞　130
貧血　20
頻呼吸　65
頻脈　34

ふ

フィードバック機構　133
フィードバック調節系　290
フィブリノゲン　22
フィブリン　25
ブドウ糖　8
プラスミン　26
プルキンエ線維　31
ブローカ野　193
プロゲステロン　148
プロジェステロン　105, 148, 150
プロラクチン　136, 158
ふるえ産熱　111
不完全強縮　222
不感蒸散　113
不減衰伝導　170
不随意筋　31
不随意神経系　201
浮腫　12, 52
輻輳　274
副交感神経　36, 127, 164
副交感神経系　201, 204
副甲状腺　130
　──のホルモン　140
副甲状腺ホルモン　140
副神経　199

副腎　130
　──のホルモン　142
副腎アンドロゲン　146
副腎アンドロジェン　146
副腎髄質ホルモン　142
副腎皮質ホルモン　144
副腎皮質刺激ホルモン　136
腹式呼吸　62
腹壁反射　237
複合脂質　99
物質代謝　8, 88, 94
物理療法　213
振子運動　74
分時肺胞換気量　58
分節運動　74
分泌期　156
分娩　157
噴門　71
噴門腺　78

へ

β酸化　100
β受容体　209
β波　196
ペースメーカー　31
ヘーリング-ブロイエルの反射　64
ペプシノゲン　78
ペプチド結合　101
ペプチドホルモン　130
ヘマトクリット　17
ヘム　18
ヘモグロビン　17, 18
ヘルパーT細胞　283
ベル・マジャンディーの法則　182
ヘンレループ　122
平滑筋　218, 225, 226
平均血圧　43
平衡感覚　269, 270
　──の性質　269
平衡砂　269
閉塞　175
壁細胞　78
壁内神経叢　71, 207
変性　167
扁桃体　190, 191
弁別閾　251
便意　257

ほ

ボーマン嚢　120
ボーマン嚢内圧　121
ホメオスタシス　2, 201, 289
ホメオスタシス機構　161
ポリモーダル侵害受容器　258
ホルモン　130
　──の化学的性質　130
　──の作用機序　130
　──の受容体　130
　──の代謝　88
　──の特徴　130

　──の日内リズム　295
ホルモン分泌の階層的支配　132
ホルモン分泌の生体リズム　134
ホルモン分泌の調節　131
歩行リズム　240, 241
歩調とり　31
補足運動野　244
補体　284
放散　111
放射　112
放出ホルモン　134
放熱　112
房室結節　31
膀胱　120, 127
　──に起こる反射　213
勃起　153
本能　189
本能行動　189
　──の調節　187, 190

ま

マイスネル小体　254
マイスネル神経叢　71
マクロファージ　281, 282, 285
マルターゼ　83
毎分心拍出量　34
膜動輸送　13
末梢神経系　164, 198
　──の分類　198
末梢性化学受容器　45, 64
慢性痛　260

み

ミオシン頭部　220
ミオシンフィラメント　220
ミセル　86
ミトコンドリア　5
味覚　264
　──の受容器　265
　──の性質　264
味覚野　192
味細胞　265
味蕾　265
短いリズム　296
水　104
　──の吸収　86
脈圧　42, 43
脈拍　38
脈絡叢　197

む

ムスカリン受容体　210
ムチン　77, 79
無関(感)温度　254
無機質　92, 104
　──の代謝　88
無条件反射　78
無髄線維　166

め

メラトニン　150
メルケル盤　253

眼の運動反射　186
明暗順応　272
明順応　273
明帯　220
迷走神経　36, 199, 205
免疫グロブリン　283
免疫系に起こる反応　215
免疫反応　285

も

モノグリセリド　86
毛細リンパ管　50
毛細血管　37, 39, 40
毛包受容器　254
毛様体筋　271
盲腸　75
盲斑　273
網膜　271, 274
網様体脊髄路　183
門脈　48

ゆ

誘発筋電図　235
誘導脂質　99
輸出細動脈　120
輸入細動脈　120
有効濾過圧　121
有髄線維　166
有毛細胞　268, 269
幽門　71
幽門腺　79
幽門前庭　71
幽門部　71

よ

Ⅳ群線維　171
予備吸気量　57
予備呼気量　57
容量血管　37, 38
葉酸　103
溶血　20
腰神経　199
抑制性シナプス　174
抑制性シナプス後電位　174
抑制ホルモン　134

ら

ライソソーム　5
ラクターゼ　83
ランゲルハンス島　141
卵形嚢　269
卵細胞　154
卵子形成　154
卵巣　130
　——のホルモン　148
卵巣周期　155
卵胞　148, 155
卵胞期　155
卵胞刺激ホルモン　136
卵胞ホルモン　148, 149, 155

り

リソソーム　5
リパーゼ　80
リボ核酸　7
リボソーム　5

リボタンパク　100
リン　104
リン酸　98
リン脂質　3
リンパ　51
リンパ管　51
リンパ球　21, 281, 282
リンパ系　50
リンパ系器官　284
リンパ節　50, 284
流入期　32
両眼視　273
両方向性伝導　170
輪走筋　71

る

ルフィニ終末　253

れ

レニン　145, 150
レニン-アンジオテンシン系　45, 127
レム睡眠　196
冷覚　254
冷受容器　254
連関痛　259
連合野　192

ろ

ローマン反応　224
濾過　13
老化　151, 152, 159
肋間神経　62

【著者略歴】

内田 さえ（理学博士，薬学博士）
1993年　共立薬科大学薬学部卒業
2000年　お茶の水女子大学大学院卒業
2000年　東京都老人総合研究所・主任研究員
2019年　東京都健康長寿医療センター研究所・専門副部長

原田 玲子（医学博士）
1988年　東京大学医学部卒業
1995年　東京大学医学部解剖学・講師
2010年　大阪大学大学院医学系研究科細胞生物学・特任講師
2011年　宝塚医療大学・教授
2019年　医誠会病院・総合内科
2021年　介護老人保健施設千里・施設長

佐藤 優子（医学博士）
1957年　北海道大学理学部卒業
1973年　東京都老人総合研究所・助手
1990年　筑波技術短期大学・教授
2000年　人間総合科学大学・教授
2010年　筑波技術大学・人間総合科学大学・名誉教授

佐藤 昭夫（医学博士）
1959年　北海道大学医学部卒業
1972年　東京都老人総合研究所・研究室長
1990年　同上・副所長
1999年　人間総合科学大学・教授・学部長
2004年　同上・副学長
2006年　逝去

鈴木 敦子（医学博士）
1983年　お茶の水女子大学理学部卒業
1989年　帝京大学医学部・助手
1998年　東京都老人総合研究所・主任研究員
2001年　お茶の水女子大学大学院・客員教授
2003年　健康科学大学・教授
2018年　健康科学大学・名誉教授

鍵谷 方子（理学博士）
1994年　東京工業大学生命理工学部卒業
2001年　お茶の水女子大学大学院修了
2001年　お茶の水女子大学大学院・助手
2004年　新宿鍼灸柔整専門学校・教員
2007年　人間総合科学大学・講師
2016年　同上・教授

生理学　第3版　　　　　　　　　　　　　　ISBN978-4-263-24172-1

1991年 6月15日　第1版第1刷発行
2003年 2月25日　第2版第1刷発行
2014年 1月10日　第3版第1刷発行
2025年 1月10日　第3版第12刷発行

編　者　公益社団法人
　　　　東洋療法学校協会
著　者　内　田　さ　え
　　　　原　田　玲　子
　　　　佐　藤　優　子
　　　　佐　藤　昭　夫
　　　　鈴　木　敦　子
　　　　鍵　谷　方　子
発行者　白　石　泰　夫

発行所　医歯薬出版株式会社
〒113-8612　東京都文京区本駒込 1-7-10
TEL．(03) 5395-7641(編集)・7616(販売)
FAX．(03) 5395-7624(編集)・8563(販売)
https://www.ishiyaku.co.jp/
郵便振替番号 00190-5-13816

乱丁・落丁の際はお取り替えいたします．　　　　印刷・壮光舎印刷／製本・明光社
© Ishiyaku Publishers, Inc., 1991, 2014. Printed in Japan

本書の複製権・翻訳権・翻案権・上映権・譲渡権・貸与権・公衆送信権(送信可能化権を含む)・口述権は，医歯薬出版(株)が保有します．
本書を無断で複製する行為(コピー，スキャン，デジタルデータ化など)は，「私的使用のための複製」などの著作権法上の限られた例外を除き禁じられています．また私的使用に該当する場合であっても，請負業者等の第三者に依頼し上記の行為を行うことは違法となります．

JCOPY ＜出版者著作権管理機構　委託出版物＞
本書をコピーやスキャン等により複製される場合は，そのつど事前に出版者著作権管理機構(電話03-5244-5088，FAX 03-5244-5089，e-mail:info@jcopy.or.jp)の許諾を得てください．